La légende des comportements

Ont collaboré à l'ouvrage

Edition : Catherine Cornu

Fabrication : Murielle Vaux, Michel Moulins

Recherche iconographique : Béatrice Petit

Illustrations : Gilles Alkan

Conception graphique : Rampazzo & associés

Mise en pages : Daniel Leprince

Corrections : Alfred Zameaux

Photogravure : Bussière, Paris

ISBN : 2-08-035250-4

Dépôt légal 1er tirage : octobre 1994

© Flammarion, Paris, 1994

Tous droits réservés

LA LÉGENDE DES COMPORTEMENTS

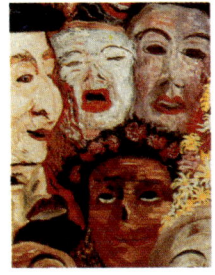

HENRI LABORIT

Flammarion

*J*e tiens à remercier François Joliat, qui a suivi, durant deux années successives, mes séminaires présentés dans le cadre du Campus européen de La Jolla University à Lugano. Ce jeune pianiste a réalisé un travail remarquable et original d'adaptation de notre travail de biopsychosociologie à l'enseignement de la musique. Il a rédigé un mémoire particulièrement clair sur la partie bio-comportementale, auquel j'ai emprunté avec son autorisation certains passages pour la rédaction de cet ouvrage.

*Sur cette terre chaque homme et chaque femme
se trouvent sur la route qui va de la loi aux légendes...
Les légendes sont du côté de l'humide, du marécageux,
du sauvage, de l'indompté. Les légendes sont faites
d'eau alors que la loi n'est que sécheresse.
Il faut vingt ans pour comprendre les lois,
mais toute une vie pour passer des lois aux légendes.*

Robert Bly
L'Homme sauvage et l'Enfant

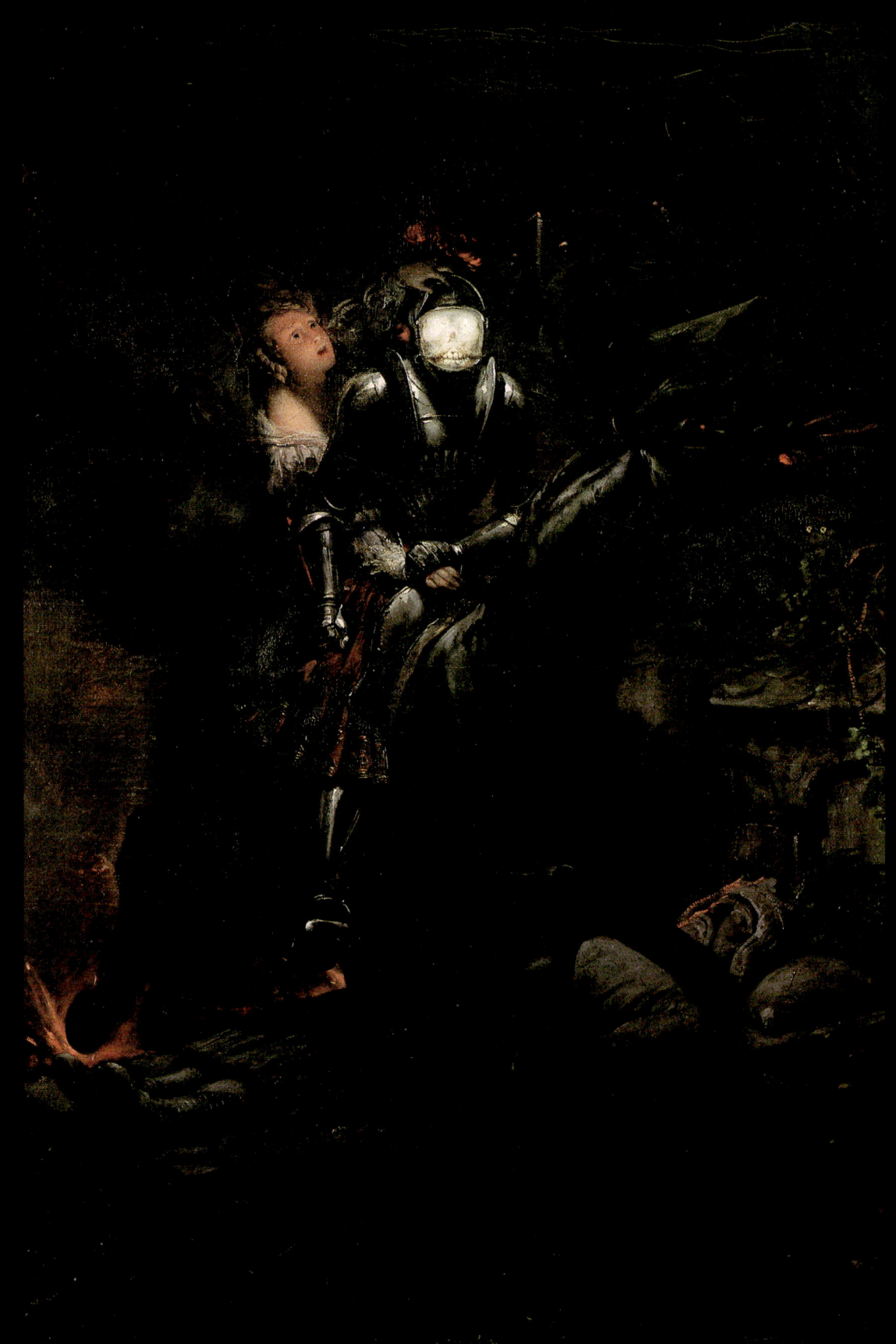

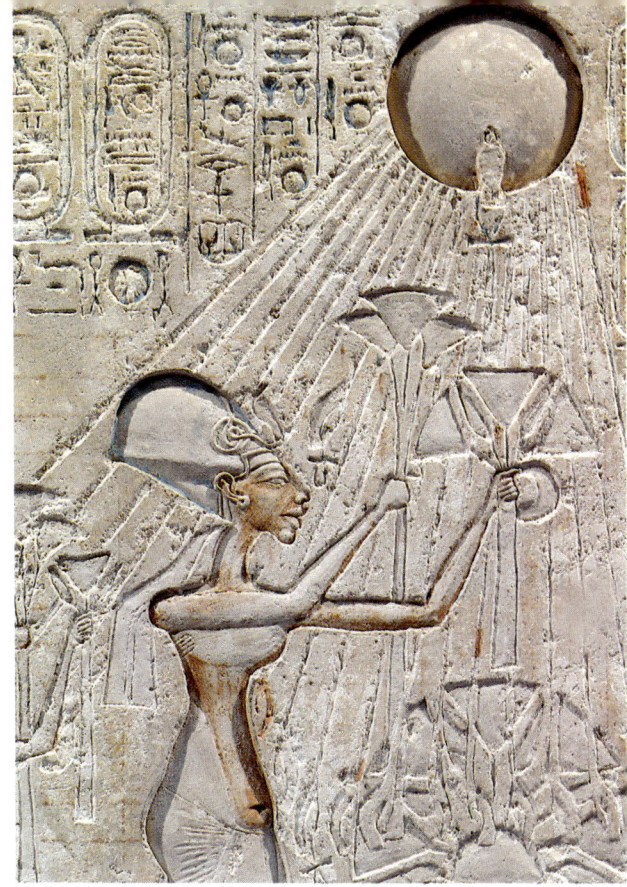

*D*e tout temps, l'angoisse de la mort a poursuivi l'homme, de tout temps il a tenté soit de l'occulter, soit de la sublimer. Elle a ainsi fait l'objet de nombreuses œuvres d'art dans des domaines aussi divers que la poésie, la musique ou, comme ici, la peinture. Divertissements, vertige de la consommation à outrance sont les moyens modernes de nous faire oublier l'inévitable issue. Horace Vernet (1789-1863), *La Ballade de Lénore*. Nantes, musée des Beaux-Arts.

*E*t le Soleil qui faisait naître toute chose sous sa chaleur devint un être divin auquel on offrait des présents… Akhenaton faisant des offrandes au disque solaire, relief provenant de Tell el Amarna. Le Caire, Musée égyptien, nouvel empire.

INTRODUCTION

*I*l y a plus de deux millions d'années, un être ressemblant plus ou moins à l'homme tel que nous le connaissons aujourd'hui faisait son apparition sur notre planète, au cœur d'un monde qui présentait de nombreux aspects effrayants et dangereux pour sa vie même.

Le monde de la matière, celui des pierres, des arbres, de leurs feuilles et de leurs branches, celui des bêtes et des hommes, toutes choses que l'on voit, que l'on touche, que l'on sent, que l'on entend, quel est-il ? Et le ciel, que les hommes ont considéré pendant des siècles comme une voûte au-dessus de leurs têtes, tournant avec ses étoiles autour de la terre, d'où vient-il ? Et qui est l'homme, au milieu de tout cela ?

*L'*interprétation du monde par les hommes n'a cessé de varier au cours des siècles et des millénaires. Ce tableau est une tentative de reproduction de la cosmogonie des Mésopotamiens par un artiste du XIXe siècle. En haut, le ciel forme une voûte au-dessus de laquelle se trouvent le séjour des dieux, éclairé par le Soleil, et l'Océan céleste, les « eaux d'en haut ». La Terre, creuse, renferme dans sa cavité les eaux de la mer. A l'est, « la montagne claire, la grande montagne du lever du Soleil », à l'ouest, « la montagne obscure, la montagne du coucher du Soleil ». Sous le sol, le séjour des morts, pays, ville ou maison dont l'entrée est située à l'ouest et dont les sept murs s'entourent réciproquement. M. Raenicke, d'après l'esquisse de P. Jensen, XIXe siècle.

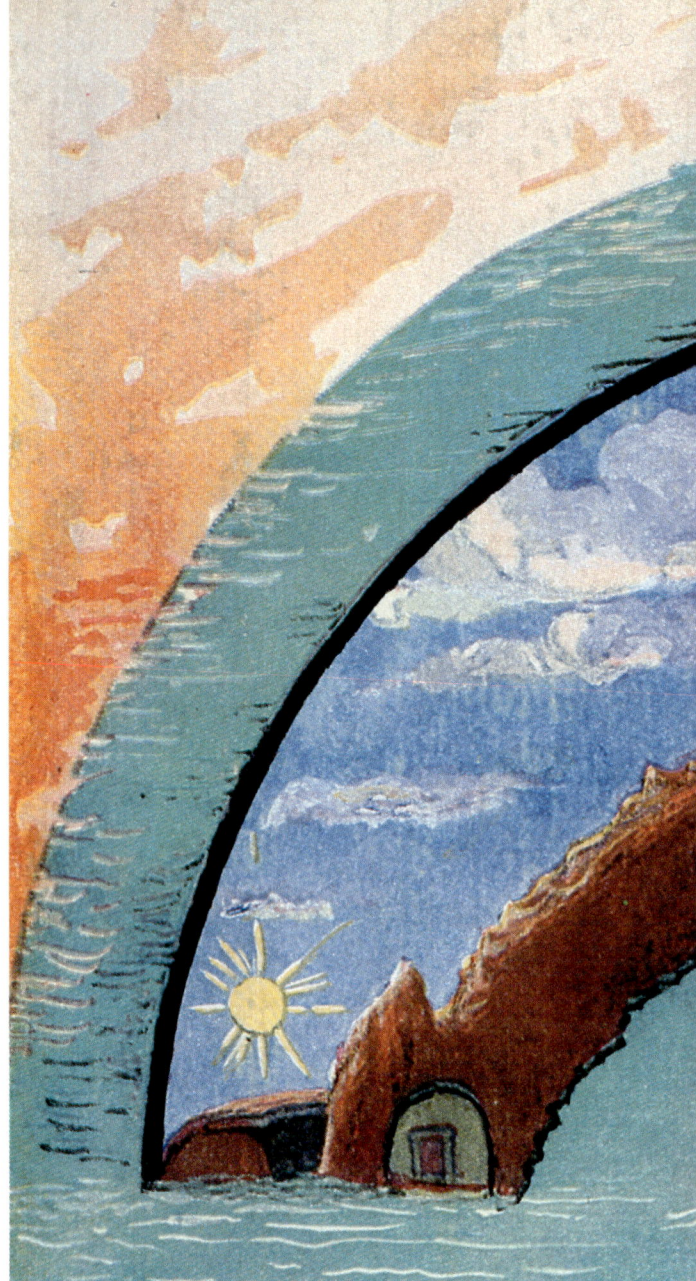

Pour assurer leur subsistance, les premiers hommes se conduisirent comme tous les prédateurs ; pour assurer leur survie, ils se défendirent contre tout ce qui envahissait leur espace. Leur conscience n'était pas encore pourvue de toutes les connaissances que les millénaires suivants reçurent, par transmission et accumulation, de génération en génération, grâce aux langages. L'homme primitif chercha un certain ordre dans le désordre apparent du monde. Un principe de causalité simpliste lui permit d'ordonner dans le temps les choses et les êtres, de fournir un sens à ses actions. Les animaux furent d'ailleurs contraints d'en faire autant. Mais à leur différence, l'homme, capable d'imagination, pouvait en outre trouver une raison d'être aux événements pour lesquels il ne découvrait aucun facteur de causalité évident. Il attribua aux choses et aux êtres une conscience et un comportement analogues à ceux qu'il sentait confusément vivre en lui. Le monde devint à ses yeux un vaste espace où tout était vivant, conscient, hostile ou au contraire

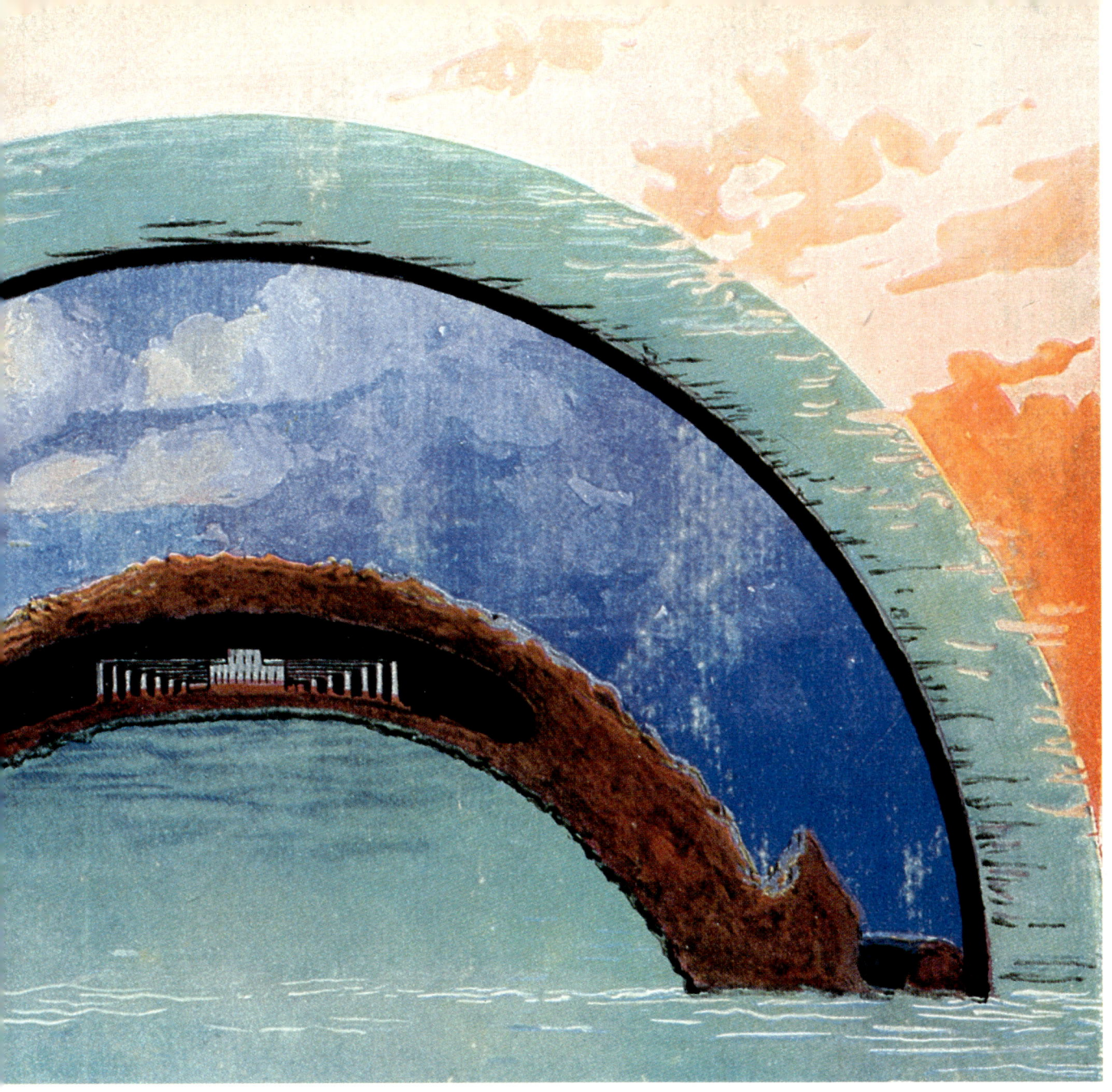

bienveillant et même favorable si l'on savait en comprendre le langage et dialoguer avec lui. Il baignait dans un univers poétique – si l'on considère que la poésie a été falsifiée par la connaissance –, dans un univers au sein duquel il se sentait inclus au même titre que les sources, les mers, les rochers et les autres êtres vivants. Il conversait avec eux et croyait comprendre leur langage. Cependant il ne pouvait concevoir comme supérieur au sien le pouvoir qu'il leur reconnaissait : il le voyait seulement différent. Il lui fallait trouver une source et une origine à ces objets et à ces créatures dont il se nourrissait souvent, mais qu'il respectait, car il avait à les combattre ; et ce fut un autre monde, celui des dieux. Une source spirituelle s'infiltra dans sa compréhension d'un monde invisible et présent avec lequel il était préférable de s'accorder parce que plus puissant que celui des hommes.

Pour agir, l'homme avait besoin de lois efficaces. Déçu bien souvent par l'absence de causalité apparente des événements, il imagina donc une autre causalité, celle

LA LÉGENDE DES COMPORTEMENTS

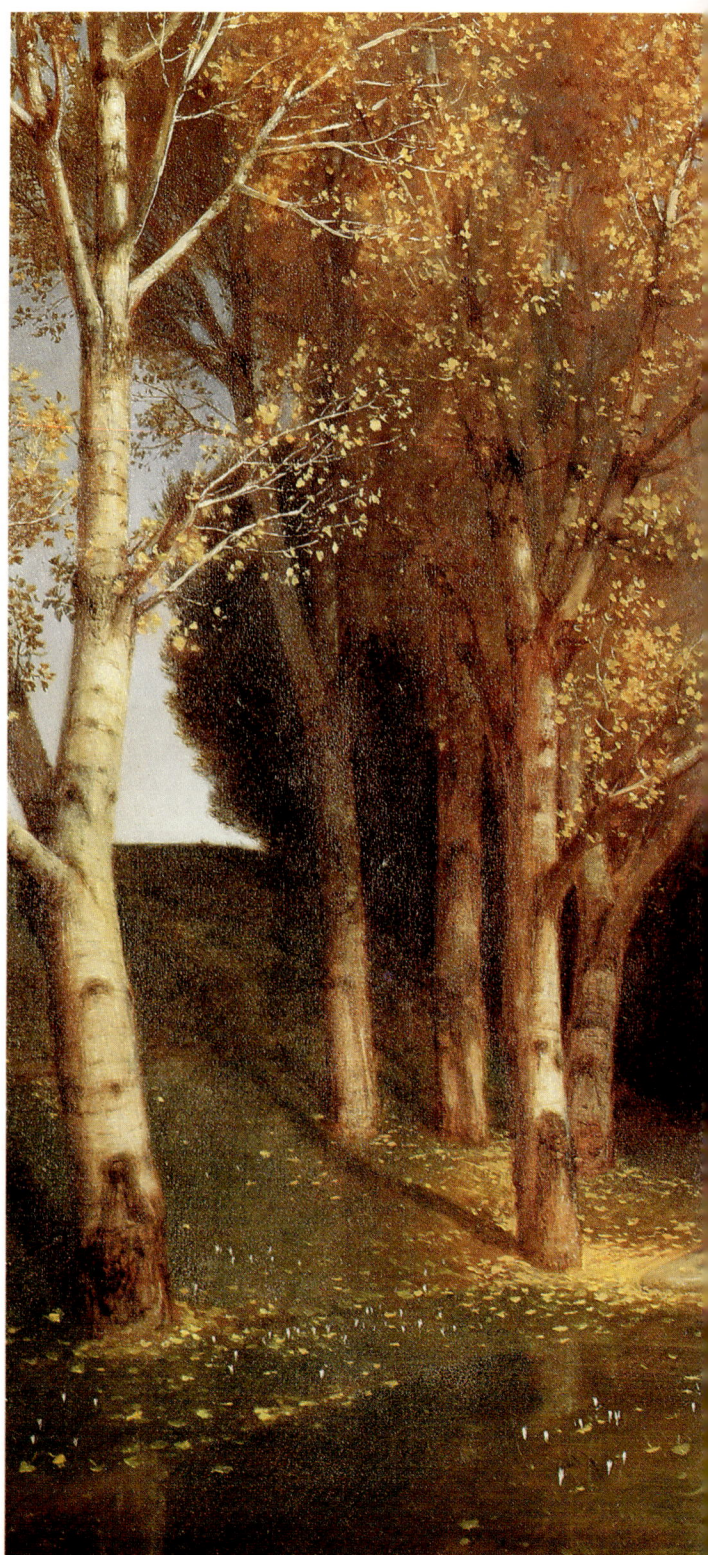

*D*oué d'imagination, l'homme en vint à attribuer au monde qui l'entourait, à la « nature », une conscience analogue à celle qu'il percevait confusément en lui-même. Il peupla son environnement de dieux qu'il se mit à honorer. Le monde devint pour lui tour à tour hostile ou bienveillant, tout y était vivant, conscient. Il s'agissait simplement d'en comprendre le langage et de dialoguer avec lui.
Arnold Böcklin, *Le Bois sacré*, 1882. Bâle, Kunstmuseum.

des dieux, qui devint, beaucoup plus tard, à l'époque des grandes religions monothéistes, celle de Dieu. Pour protéger son existence, son bien-être, sa survie individuelle et celle du groupe, il dut obéir aux règles de cette causalité nouvelle. Il établit ses lois et tenta de s'y conformer, individuellement et en groupe. L'angoisse résultant de l'impossibilité d'agir efficacement en l'absence de règles fut alors occultée par l'application de celles qu'il avait lui-même inventées, celles des dieux. Plongé dans l'absurdité quotidienne de son existence, il fit confiance à certains êtres, considérés comme investis d'un pouvoir d'intercession entre les divinités et lui, pour lui fournir ces règles. Mais, tout comme on émet l'hypothèse selon laquelle la connaissance aurait tué la poésie, on pourrait soupçonner ces êtres prophétiques de faire partie de ceux,

INTRODUCTION

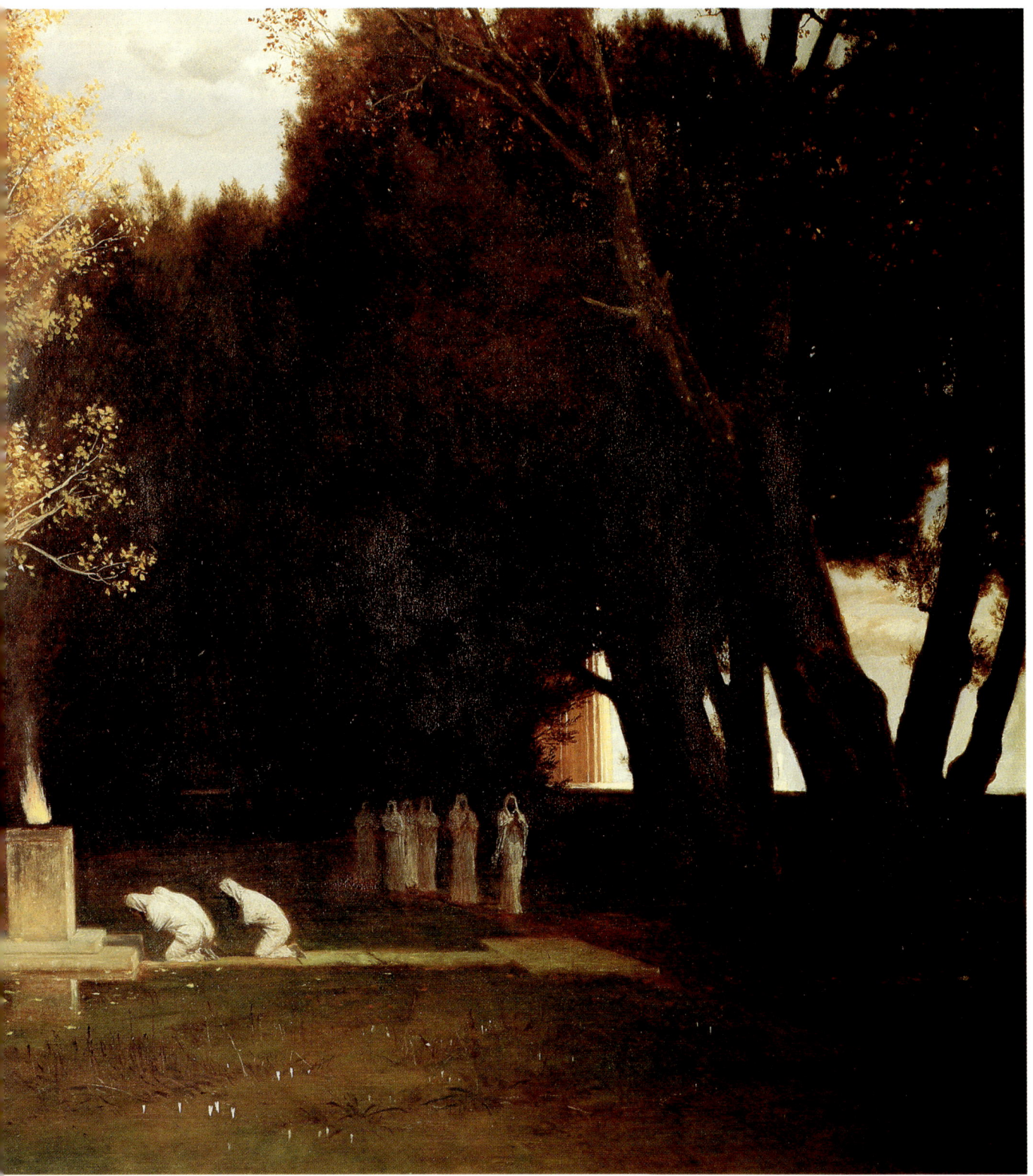

LA LÉGENDE DES COMPORTEMENTS

de moins en moins nombreux au fur et à mesure de l'élargissement analytique des connaissances, qui sont restés en communion avec l'ensemble de la création. Ces connaissances ont permis à l'homme de se protéger, mais elles ont aussi permis la dominance de certains groupes sur d'autres dont l'environnement géo-climatique était plus clément ou au contraire trop difficile pour leur laisser le temps de penser à autre chose qu'à leur survie immédiate. Fruit de l'activité de plus en plus exclusive de l'hémisphère gauche du cerveau humain, la recherche – et, partant, l'accumulation – des connaissances concernant le monde de la matière fut considérée comme sa faculté essentielle, voire unique. Les résultats dans les domaines de la physique, des mathématiques et de l'ensemble des sciences dites exactes étaient encourageants. Puis apparut une contradiction entre le discours explicatif du bon droit des comportements humains collectifs et le contrôle grandissant et destructeur des hommes sur la biosphère. Certains remirent en question la valeur de la connaissance scientifique, dénoncèrent cette science criminelle et favorisèrent le retour simplificateur aux mythes anciens. La crainte de ce que l'homme ne pouvait ni comprendre ni contrôler avait été à l'origine de ces mythes. Aujourd'hui, c'est sans doute encore la crainte de ce qu'il ne peut plus contrôler, résultat cette fois de sa propre action sur son environnement, qui l'oriente à nouveau vers l'interprétation globale et directe, vers l'union avec ce qui le dépasse, vers un tout mystique, un tout auquel il se sent profondément lié, sans langage, sans dissection, sans analyse. L'hémisphère droit, hémisphère globalisant, regimbe et n'accepte plus de confier sa destinée aux décisions péremptoires de l'hémisphère

*P*our ceux dont la représentation du monde ne va guère plus loin que les murs de leur bureau, de leur entreprise ou de leur HLM, l'espace s'est prodigieusement rétréci. Cité HLM à La Courneuve.

---

gauche, dont il conteste l'intérêt vital. Quand on ne peut plus contrôler quelque chose, c'est la fuite vers autre chose qui rend l'espoir, par l'acceptation du non-chosifié, c'est-à-dire de ce que l'on ne peut ni voir, ni entendre, ni toucher. Par ailleurs, la civilisation industrielle conduit à l'entassement dans les gigantesques cités modernes d'hommes soumis à un travail parcellaire, répétitif et sécrétant l'ennui ; l'espace d'improvisation se réduit et les dépendances augmentent chaque jour. La drogue, tranquillisante ou psychotogène, la névrose ou la psychose, le suicide – celui des adolescents s'accroît en nombre de façon inquiétante – constituent autant d'échappatoires. Il en va de même du retour aux mythes répandus par les multiples sectes souvent exploiteuses et cachant leur intérêt économique sous le masque de la spiritualité.

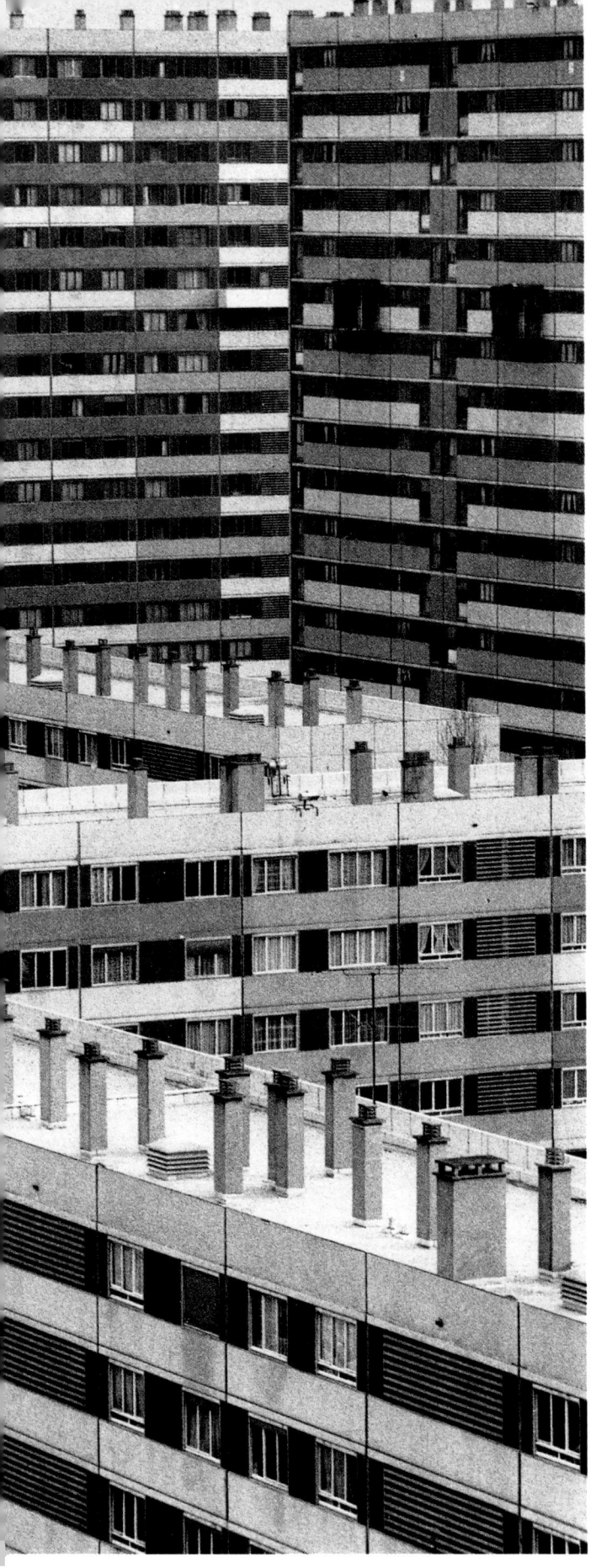

Quant à l'angoisse de la mort, qui se cramponne depuis toujours au ventre de l'homme, elle demeure, et ce malgré les efforts déployés par les sociétés productivistes pour la faire disparaître à cause du risque qu'elle présente de diminuer la productivité. Les moines médiévaux qui se rencontraient au cours de leurs promenades dans le cloître échangeaient ces mots : « Frère, songe que tu dois mourir » ; de nos jours, les jeux du cirque banalisés, la pseudo-liberté des vacances, les divertissements innombrables, du plus banal au plus sophistiqué, tentent de faire oublier que la mort est au bout de cette vie sans signification autre que de recevoir un salaire pour subsister et acquérir non seulement les biens répondant aux besoins fondamentaux, mais encore ceux satisfaisant aux besoins acquis qu'a fait naître la publicité, aussi indispensables désormais que les premiers. On attendait de la science qu'elle fît échec à la mort. Cette attente est déçue. Pour certains, la science a pu repousser très loin les limites de l'espace et du temps dans lesquelles l'homme se meut, mais pour la plupart – ceux dont la représentation du monde ne va guère plus loin que les murs de leur bureau, de leur entreprise ou de leur HLM – l'espace s'est au contraire prodigieusement rétréci. Ils se sentent cloisonnés, aliénés, déboussolés, ne sachant plus, devant leurs manettes ou leur ordinateur, où se trouve le nord qu'Ulysse, à la recherche de la route de l'étain, savait repérer grâce à l'étoile Polaire.

Curieusement, des physiciens contemporains, cherchant au-delà de leurs particules élémentaires, découvrent ce qu'ils ne sauraient exprimer ni par des mots, ni par les mathématiques, et qui les transporte avec les cosmologies modernes à l'origine de l'univers, jusqu'au temps que l'on ne saurait actuellement dépasser, le temps de Planck. Mais que fait l'homme, observateur de l'univers, dans cet univers ?

Avant qu'il ne se préoccupe d'autres galaxies, son environnement est d'abord constitué par les autres hommes, avec lesquels son système nerveux lui permet de communiquer. Or, jusqu'à une époque très récente, les connaissances concernant le système nerveux sont restées rudimentaires. Ce qu'on appelle la conscience réfléchie a fait croire aux hommes qu'ils étaient d'une essence différente de celle des choses inanimées et des autres espèces animales. Le symbolisme découlant du langage a eu pour conséquence l'interprétation langagière de tous les problèmes soulevés par le fonctionnement du cerveau humain en situation sociale. Un discours logique a toujours permis d'expliquer et de défendre tous les comportements, alors que la logique du discours n'est pas celle de la biochimie et de la neurophysiologie qui soustendent ces comportements et ce discours lui-même.

Selon Malraux, le XXIe siècle devrait réintégrer les dieux ; il est probable qu'il devra avant tout appliquer la formule de Socrate « Connais-toi toi-même », mais sans se limiter aux langages. Il faudra pénétrer et faire connaître les mécanismes qui commandent aux principales fonctions du cerveau, connues sous les noms de pulsions, affectivité, amour, haine, mémoire, imagination, désir, envie, altruisme, convivialité, compétitivité, etc., avec lesquels on a bâti l'édifice des sciences humaines : psychologie, sociologie, économie et politique, pour ne citer qu'elles.

Ces noms ne sont plus simplement des noms, mais l'expression de mécanismes de mieux en mieux interprétés et sur lesquels la pharmacologie, c'est-à-dire

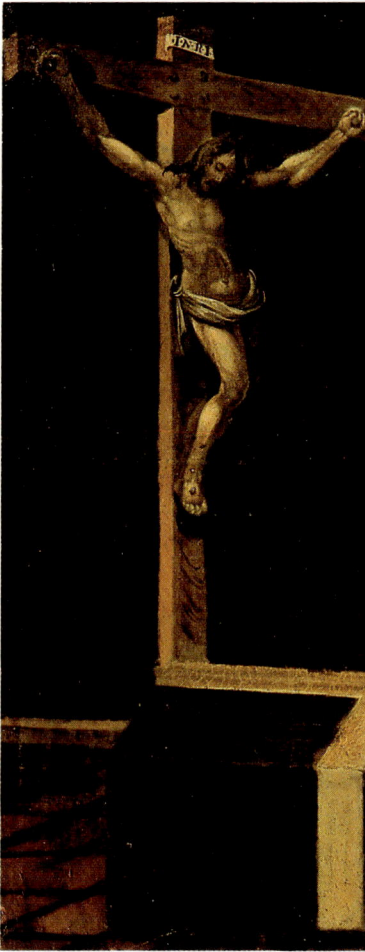

l'invention et l'étude par l'homme de molécules chimiques, est en mesure d'agir. L'intérêt que présente la pharmacologie pour la connaissance est sans doute plus important sur le plan de la confirmation de la réalité des mécanismes découverts que sur le plan strictement thérapeutique. Il faut cependant bien comprendre que c'est l'ignorance de ces mécanismes qui a longtemps permis de couvrir d'un discours logique l'ensemble de ce que l'on peut appeler l'inconscient, lequel ne peut plus être considéré comme ce qui est refoulé parce que les règlements de la socioculture n'en permettraient pas l'expression

INTRODUCTION

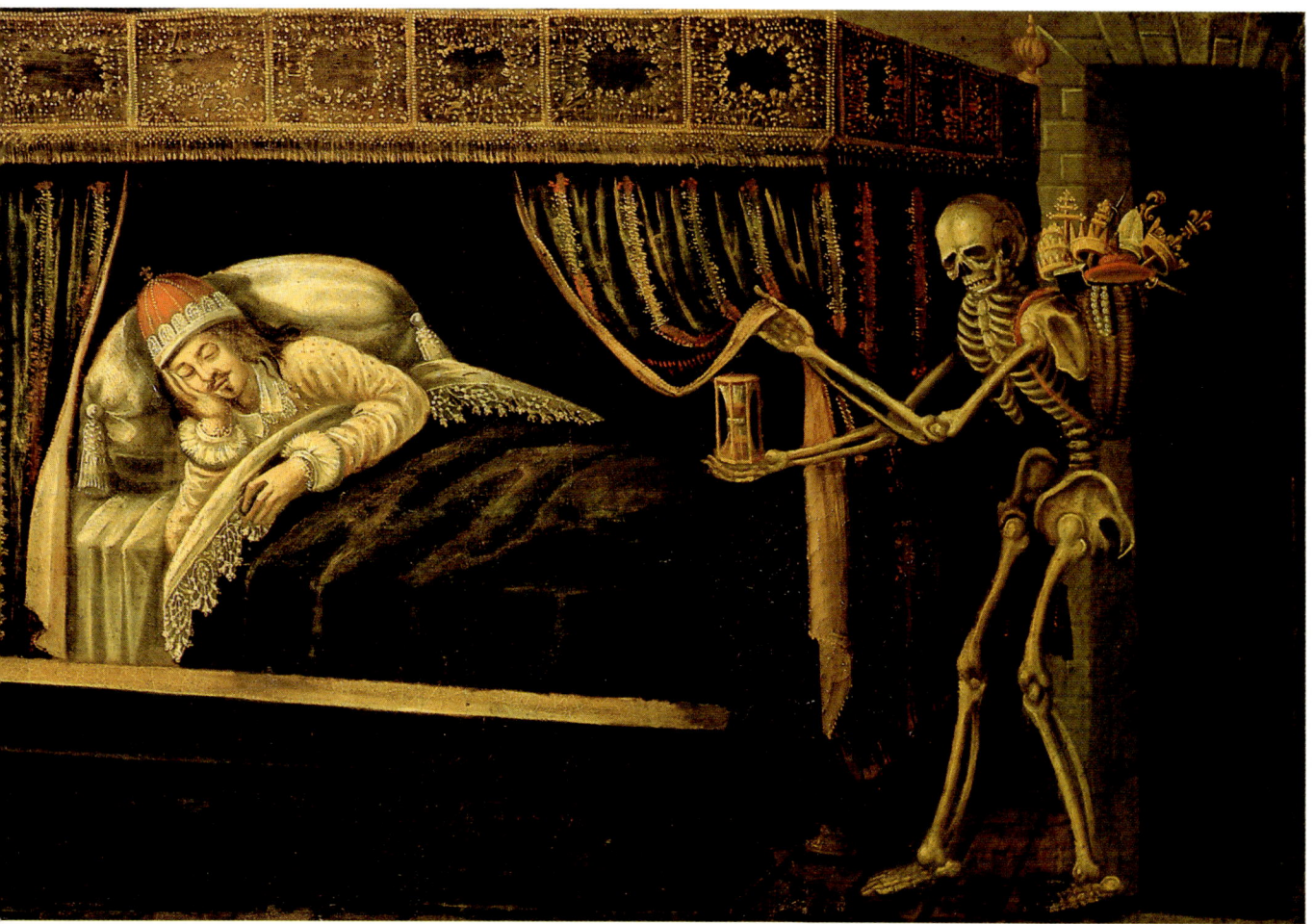

Qu'elle s'exprime par le biais de la peinture, de la poésie ou de la musique, l'angoisse de la mort est sans aucun doute un facteur essentiel de la créativité et une source inépuisable d'inspiration.

La société de consommation s'évertue néanmoins à la faire disparaître, à cause du risque de diminution de la productivité qu'elle représente. Peinture anonyme du XVIIe siècle, *Le Rêve macabre*. Château de Blois.

motrice. L'inconscient renferme tous les automatismes qui ont formé, pendant la période dite de l'empreinte, la structure relationnelle des neurones ou de certains neurones entre eux ; c'est le résultat de tous les apprentissages moteurs, conceptuels et langagiers, qu'une culture d'un certain lieu et d'une certaine époque, après avoir assimilé toute l'histoire des générations précédentes, a introduits dans le cerveau d'un enfant. On en arrive alors à la conclusion suivante : lorsque deux hommes communiquent, ce sont leurs apprentissages inconscients, leurs automatismes culturels qu'ils expriment.

Première partie

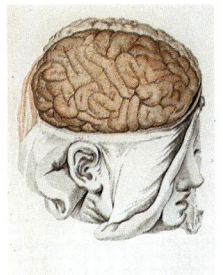

Le système nerveux

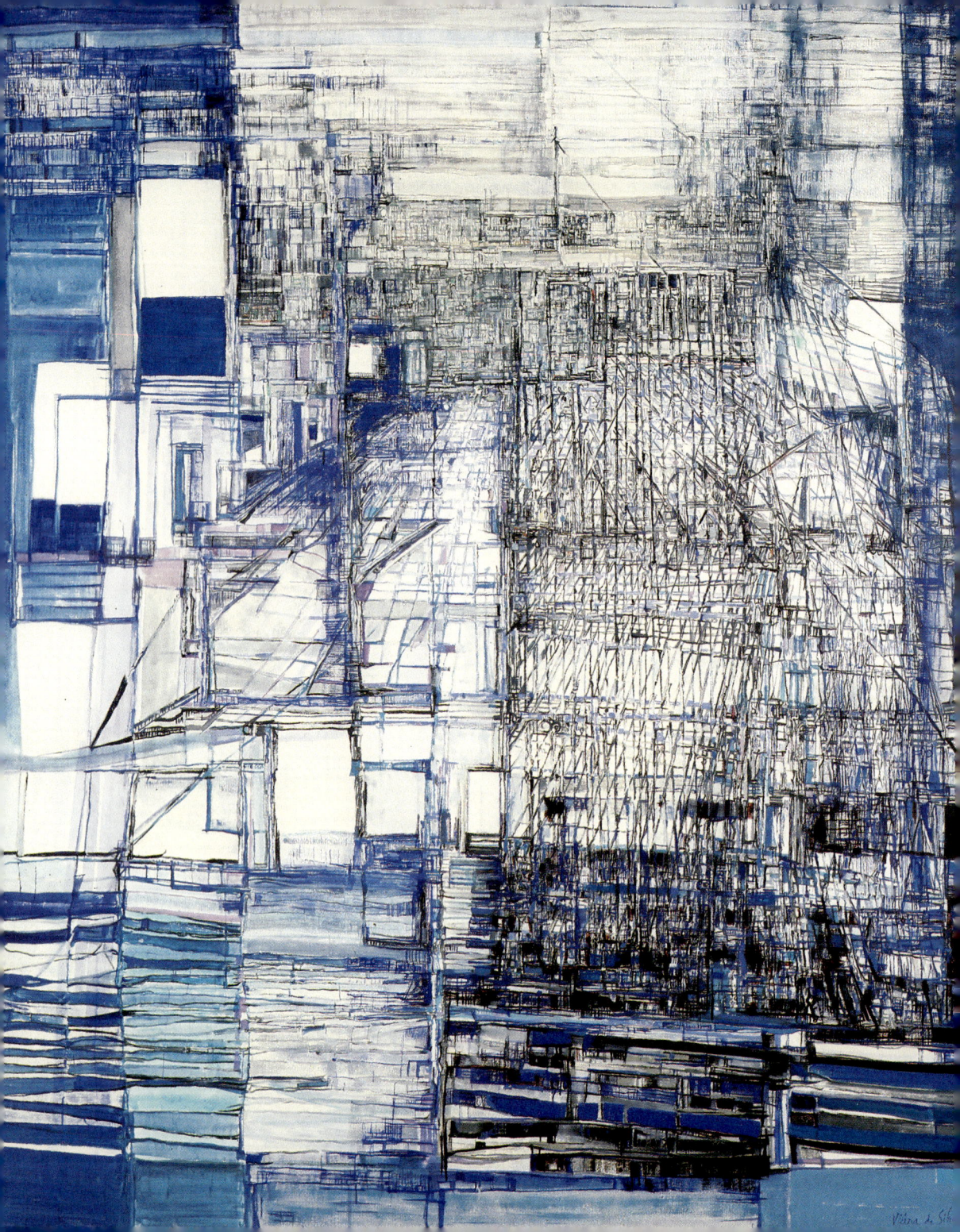

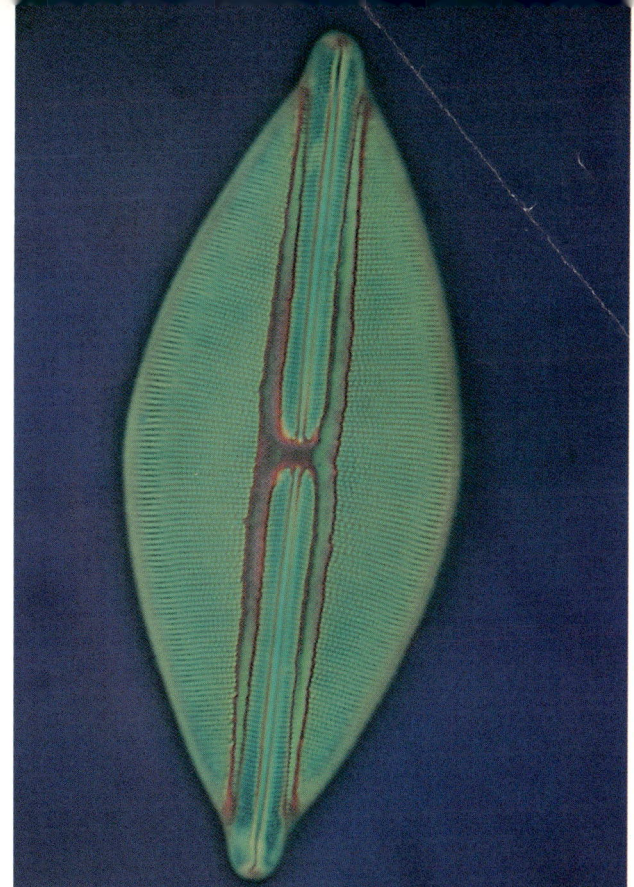

Cybernétique et biologie

*Il est bien rare qu'un organisme offre la simplicité élémentaire de cet être monocellulaire. Régulations, rétroactions caractérisent généralement le système complexe que constitue tout être vivant, formé de multiples structures emboîtées les unes dans les autres et en constante interaction.
Maria Elena Vieira da Silva (1908-1992), Le Théâtre de Gérard Philipe, 1975.
Colmar, musée Unterlinden.*

La cybernétique gouverne l'organisation dynamique des organismes vivants. Or cette organisation évolue dans le temps, elle est instable, et cette instabilité constitue sa première caractéristique. A aucun moment les organismes ne sont identiques à ce qu'ils étaient quelques instants auparavant. Cette instabilité obéit à des lois dont les unes correspondent à l'utilisation de l'énergie, et les autres au maintien temporaire de la forme. L'énergie chimique qui provient des aliments est mise en réserve dans les cellules sous la forme de composés phosphorés riches en énergie utilisée pour assurer des « fonctions » organiques. Mais elle permet avant tout le maintien de la structure organique de la forme.

STRUCTURE ET ENSEMBLE RÉGULÉ

Un ensemble étant constitué d'éléments, ceux-ci ayant des relations entre eux, la *structure* représente l'ensemble des relations existant entre les éléments d'un ensemble.

Mais l'homme n'est pas à même de connaître l'ensemble de ces relations : il devra donc se contenter d'en approcher un sous-ensemble. L'erreur serait de confondre la Structure d'un ensemble – Structure avec un grand *S* – et le sous-ensemble que nous parvenons à en abstraire – structure avec un petit *s*. On peut appeler idéologie le fait de croire que la structure représente la Structure. On peut aussi appeler cela objectivité. Il s'agit bien d'objectivité, mais à l'égard d'un sous-ensemble.

Tous les discours politiques, tous les médias, toutes les relations interindividuelles parlent d'objectivité, celle-ci étant supposée déboucher sur l'expression de la vérité ou de la réalité. Mais, il faut le dire, tout est objectif. Dix personnes ayant assisté à un accident de la circulation donneront dix versions de l'événement qui toutes seront objectives. Un tel exemple ne devrait pourtant autoriser aucune interprétation. Mais chacune ne voit que ce que son passé, son éducation, ses préjugés, ses jugements de valeur lui laissent voir.

Le danger est encore plus grand au cours du reportage télévisé, censé ne fournir que l'aspect objectif d'un événement. Cette mission ne saurait être remplie par la caméra, pas plus que par l'opérateur qui en dirige l'*objectif*. Le cameraman ne filmera en général que ce que sa quête du sensationnel, qui le valorise, ou son éducation, sa classe sociale, son appartenance politique, son affectivité, tous processus inconscients

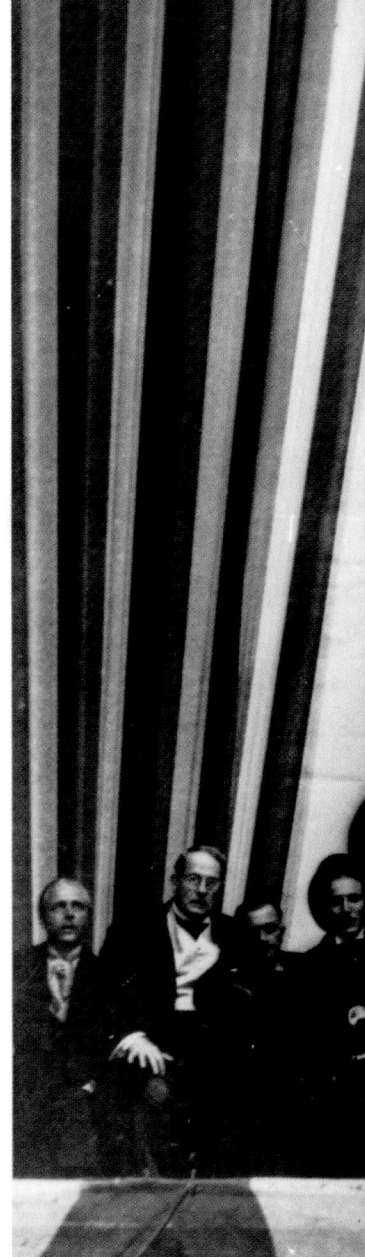

*S*ous un discours qui se veut logiquement convaincant, mais qui dissimule ses objectifs réels, la plupart des hommes politiques ont pour motivation inconsciente la recherche de la reconnaissance et de l'admiration de leurs concitoyens.
Citizen Kane, photo tirée du film d'Orson Welles (1941).

et que de ce fait il ignore, le pousseront à cadrer. Or, c'est ce qu'on appelle l'information objective, à laquelle nous devrions ajouter foi sous prétexte que l'image se présente comme impersonnelle, dénuée de jugements de valeur, jugements qu'elle suscite pourtant en nous, en manipulant notre affectivité et notre inconscient.

Quant aux hommes politiques, je ne pense pas que la plupart d'entre eux soient conscients de ce que leurs discours, leurs attitudes, leurs intonations, leurs

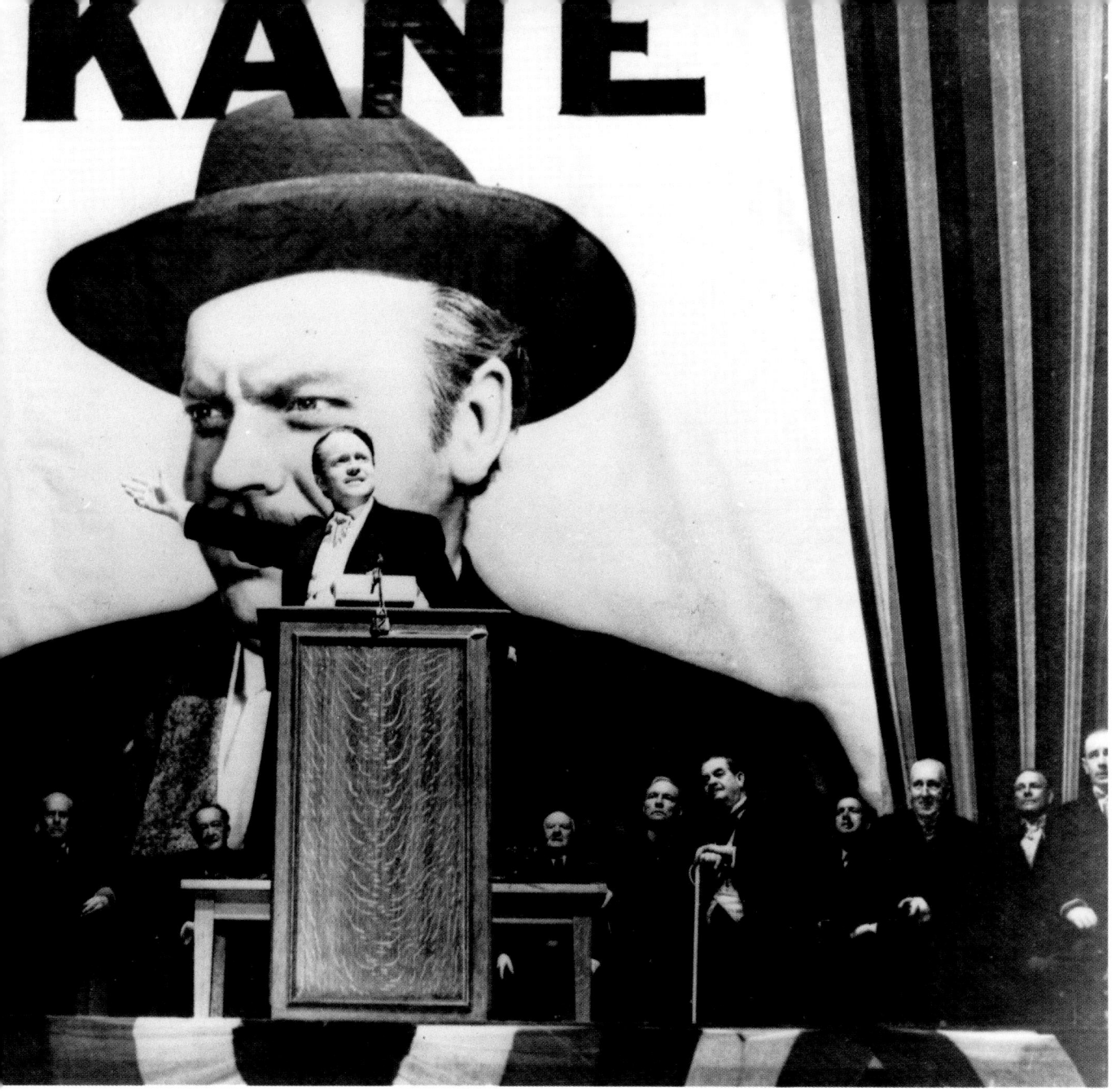

gestes sont animés beaucoup plus par l'envie d'être admirés, aimés, trouvés beaux et généreux et par la recherche de la dominance que par un souci de ce qu'il est convenu d'appeler l'objectivité. S'ils le savaient, si surtout ceux qui les écoutent en étaient persuadés, la vie politique serait sans doute différente. On pourrait multiplier à l'infini les exemples concernant la subjectivité de l'objectivité. Pourquoi en est-il ainsi ? Parce que l'homme n'appréhende qu'un sous-ensemble de la Structure.

Les relations entre les éléments d'un ensemble réalisent sa mise en forme, étymologiquement son information. D'où l'appellation d'information-structure, pour la distinguer de l'information circulante. L'information-structure, grâce à laquelle nous savons distinguer un éléphant d'un homme, caractérise généralement les organismes appartenant à une espèce. La structure peut paraître invariante, mais en réalité, au niveau moléculaire, elle varie avec le temps et l'expérience. L'information que nous

LE SYSTÈME NERVEUX

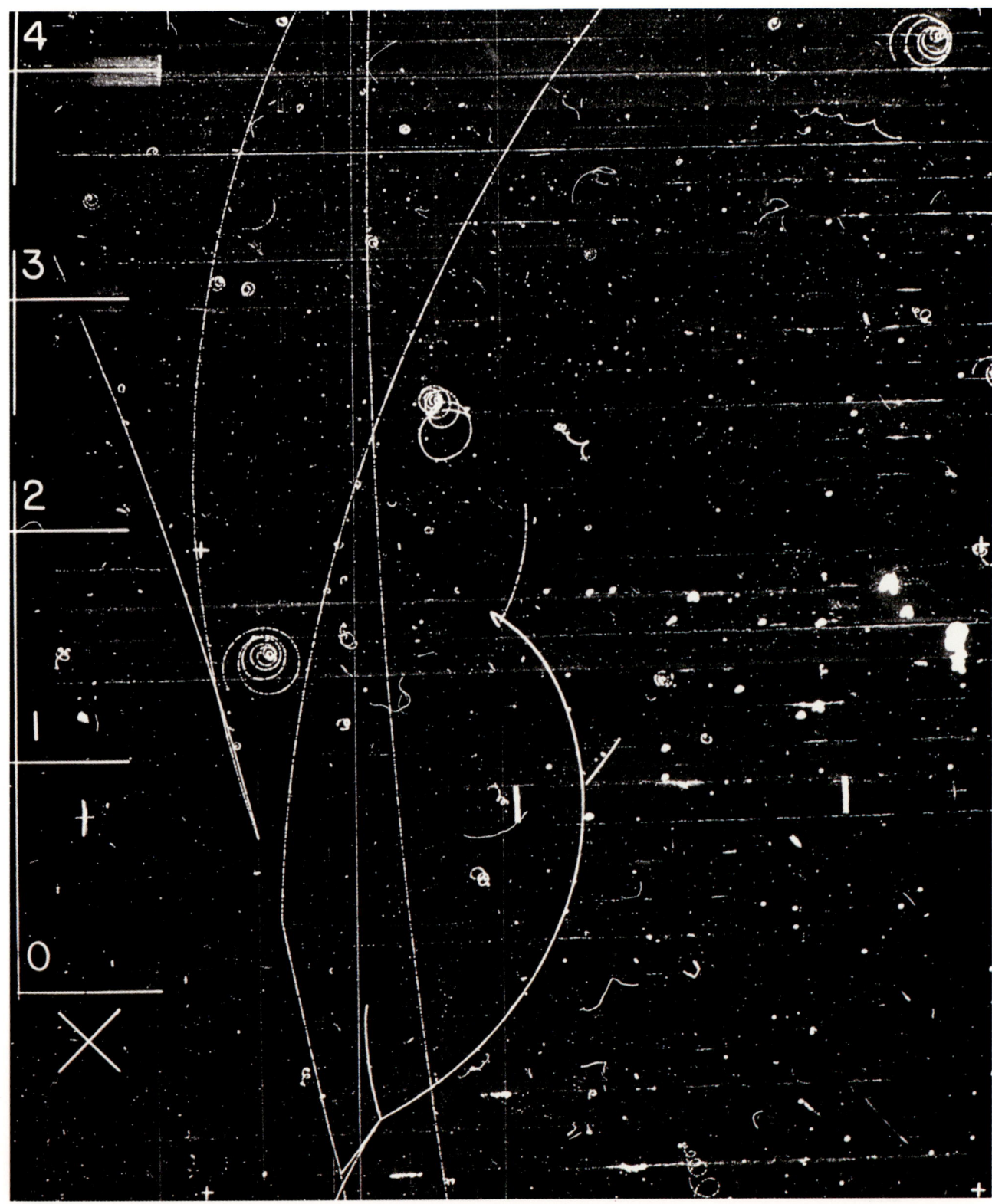

CYBERNÉTIQUE ET BIOLOGIE

*U*n ensemble organisé
ne peut être réduit à la somme
de ses éléments.
En effet, ceux-ci établissent
des relations entre eux,
et c'est l'ensemble de ces relations
qui définit la structure
de l'ensemble de départ.
On a toujours considéré
que ces relations ne possédaient
ni masse ni énergie. Cependant,
les physiciens nous ont récemment
appris qu'elles pouvaient
ne pas avoir de masse,
mais être encore de l'énergie.
Le vide quantique ne contient
que des masses virtuelles
qui peuvent se concrétiser
sous certaines conditions,
comme dans le cas
de la photographie ci-contre.
Photo de choc de particules
dans une chambre à bulle.

appelons information circulante, comme son nom l'indique, circule entre les éléments d'un ensemble organique et entre les ensembles réalisant un système. Norbert Wiener, considéré comme le père de la cybernétique, travailla avec des neurophysiologistes célèbres tels que Lorente de No et Arturo Rosenblueth. Il énonça que l'information n'était ni masse ni énergie, mais qu'elle mettait en relation des éléments et créait de nouvelles relations entre éléments ; ainsi, un ensemble organisé ne pouvait être réduit à la somme de ses éléments, mais c'étaient ces relations qui donnaient une forme à l'ensemble. Pourtant, depuis quelques décennies, la physique quantique réétudie la question : le vide quantique, les particules virtuelles, satellisent en effet des électrons autour du noyau d'un atome et participent également à sa forme. A l'intérieur du noyau lui-même, les quarks – particules élémentaires hypothétiques – sont maintenus en relation par les gluons – particules élémentaires sans masse. Ces particules, sans masse mais d'énergie non nulle, participent donc à l'information de l'atome. Ainsi, l'information peut ne pas être masse, mais elle demeure énergie.

Certains biologistes contemporains ont suggéré l'existence de champs morphogénétiques. Or les organismes vivants sont constitués des mêmes particules que les objets inanimés. On peut alors prévoir que ce sont les relations entre ces particules – donc l'information-structure des êtres vivants – qui, en partant du niveau d'organisation de la molécule, vont leur fournir leurs caractéristiques fondamentales.

Quoi qu'il en soit, l'information n'est pas matière, on ne peut la toucher. Elle présente les caractéristiques de ce que certains appellent l'esprit. Mais comme, depuis

Einstein, nous savons que E = mc^2 – en d'autres termes, que l'énergie peut se transformer en matière et inversement –, il semble difficile de distinguer « objectivement » esprit et matière. A quel niveau d'organisation cette distinction se ferait-elle ?

NIVEAUX D'ORGANISATION ET SERVOMÉCANISMES

Au cours de la décennie 1950-1960, les articles de Louis Couffignal et l'excellent ouvrage de De Latil *La Pensée artificielle* nous avaient entraînés, mes collaborateurs et moi-même, à assimiler la forme naissante de la pensée cybernétique. Les rétroactions emplissaient notre champ de conscience, nous les trouvions à tous les niveaux d'observation, de la molécule à l'organisme entier. Il nous apparut rapidement que, si ce que nous appelâmes dès lors niveau d'organisation – nommé *holon* par Arthur Koestler en 1965 et *intégron* par François Jacob en 1972 – représente, lorsqu'il est isolé, un système régulé, sa fonction dépend du niveau d'organisation qui l'englobe. La commande de cette régulation par une information venant de l'extérieur du système nous semblait aussi importante que la structure du niveau lui-même. C'est pourquoi nous nous attachâmes à comprendre l'ensemble des servomécanismes dans les systèmes vivants, c'est-à-dire comment un niveau d'organisation, quel qu'il soit, voit son activité transformée et régulée par une information extérieure. Au niveau de la réaction enzymatique par exemple, on trouve une molécule, le substrat, qui donne naissance, grâce à la présence d'une autre molécule, l'enzyme, à une nouvelle molécule, produit de la réaction. Le plus souvent

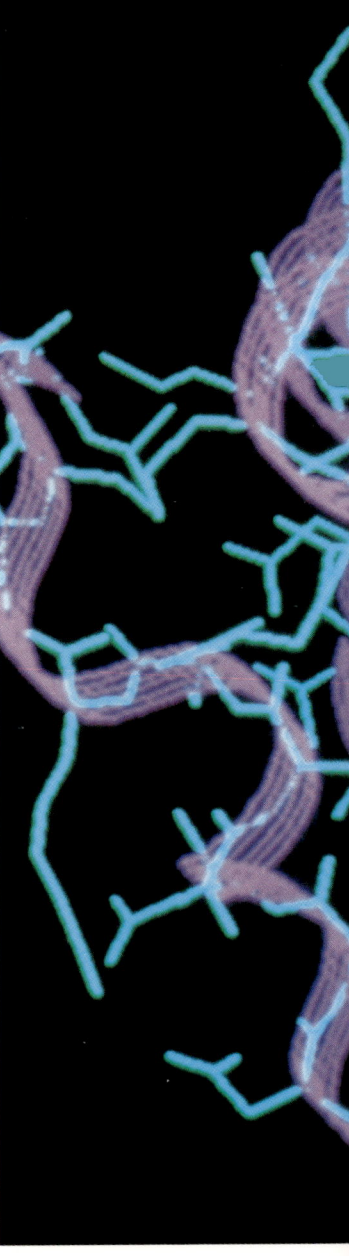

C'est la présence de la protéine enzymatique qui permet la transformation d'une molécule, le substrat, en un produit de la réaction enzymatique. Pour ce faire, la structure de cette protéine doit être adaptée spécifiquement à la réaction qu'elle détermine.

il s'agit d'un déplacement d'électrons du substrat qui se trouve oxydé – perte d'un électron – au produit de la réaction qui se trouve réduit – gain d'un électron – dans les processus d'oxydoréduction. Mais le biochimiste constate qu'après un temps variable suivant la réaction en cause, les quantités du substrat et du produit de la réaction ne changent plus. La réaction – dite d'équilibre pour cette raison – se stabilise, du moins au niveau d'organisation du chimiste observateur, car au niveau des échanges électroniques les déplacements se font dans les deux sens : du substrat

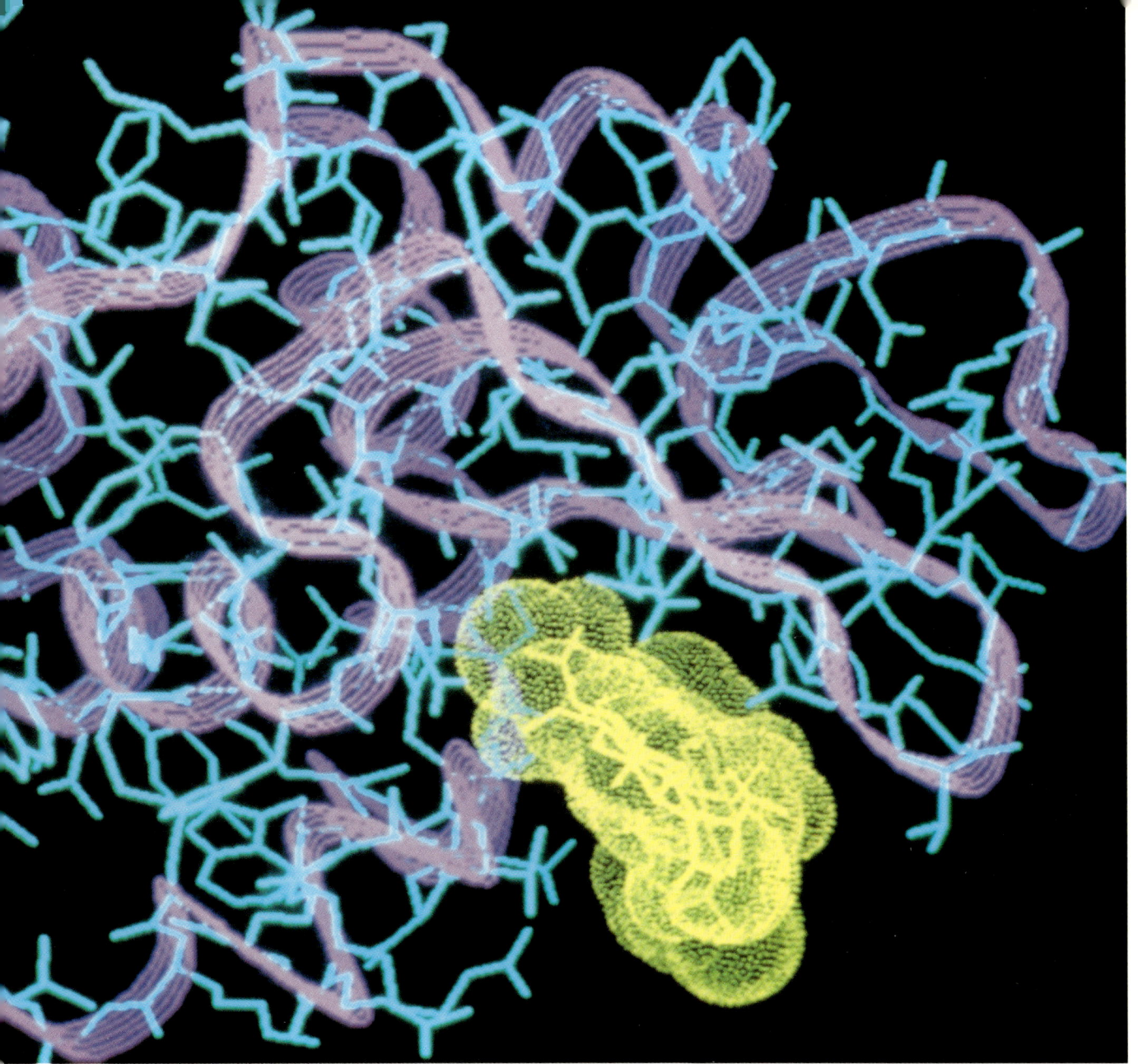

vers le produit de la réaction, mais aussi de ce dernier vers le substrat. Or, dans les systèmes vivants, le substrat d'une réaction enzymatique est le produit d'une réaction qui la précède et le système régulé précédent dépend d'un autre système régulé qui le précède également. On peut remonter ainsi du point de vue uniquement énergétique jusqu'au substrat d'origine, aliment fourni par la photosynthèse, qui emprunte son énergie potentielle au photon solaire. Ces structures enzymatiques se trouvent incluses dans le niveau d'organisation des organites intracellulaires : mitochondries, noyau, réticulum endoplasmique, ribosomes, membranes, etc., eux-mêmes éléments d'un ensemble cellulaire. Les cellules sont réunies dans un organe ou un tissu qui appartiennent à un système : nerveux, endocrinien, cardiovasculaire, digestif, etc. Les systèmes sont rassemblés dans un organisme entier, lui-même intégré dans des ensembles sociaux de plus en plus complexes. Ces niveaux d'organisation se sont constitués historiquement, depuis les premières cellules isolées dans l'Océan primitif, il y a plus de trois milliards cinq

*L*a structure d'un cristal de chlorure de sodium est peu complexe. Même s'il présente, au niveau des structures sous-atomique, atomique et moléculaire, des structures qui s'emboîtent les unes dans les autres, on trouve au-delà de la molécule l'arrangement qui apparaît ici sous forme de cubes et qui se répète : le cristal de chlorure de sodium a une structure redondante...

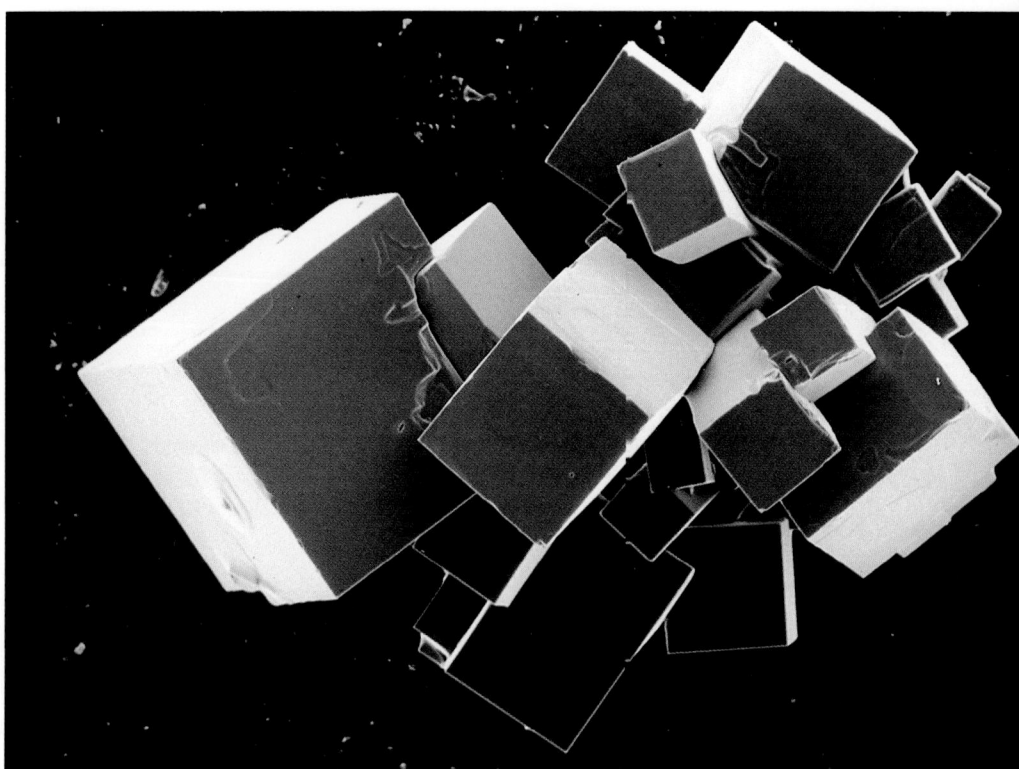

cents millions d'années, jusqu'à l'homme, par englobements successifs, systèmes régulés et servomécanismes.

Ainsi, une des caractéristiques des systèmes vivants est leur structure par niveaux d'organisation. Un cristal de chlorure de sodium, même s'il pèse trois kilos, est moins complexe que le ciron, minuscule animal cher à Pascal. Certes, il existe déjà dans ce cristal des niveaux d'organisation sous-atomique, atomique, moléculaire, s'emboîtant les uns dans les autres, mais la complexité s'arrête là. L'ensemble moléculaire est « redondant » : que l'on prenne un morceau de ce cristal en un point ou un autre morceau en un autre point, on retrouvera la même structure, les mêmes relations entre le chlore et le sodium. Ces derniers ne sont pas situés au hasard l'un par rapport à l'autre, ils le sont dans une structure précise. Il en va tout autrement pour la fourmi, car elle est constituée de multiples niveaux d'organisation, non redondants : la structure de chacun de ces niveaux d'organisation ne peut être calquée sur celle du niveau qu'il englobe ou qui l'englobe. Elle est fermée sur elle-même, et son ouverture ne peut résulter que de son englobement.

Sur le plan énergétique, l'organisation caractéristique des organismes vivants, leur néguentropie, se fait aux dépens de l'entropie solaire ; ce sont des systèmes ouverts à travers lesquels coule l'énergie solaire qu'ils dissipent.

L'énergie se présente sous deux formes : l'énergie cinétique, qui est celle des molécules animées de mouvements désordonnés, proportionnelle à la tempé-

CYBERNÉTIQUE ET BIOLOGIE

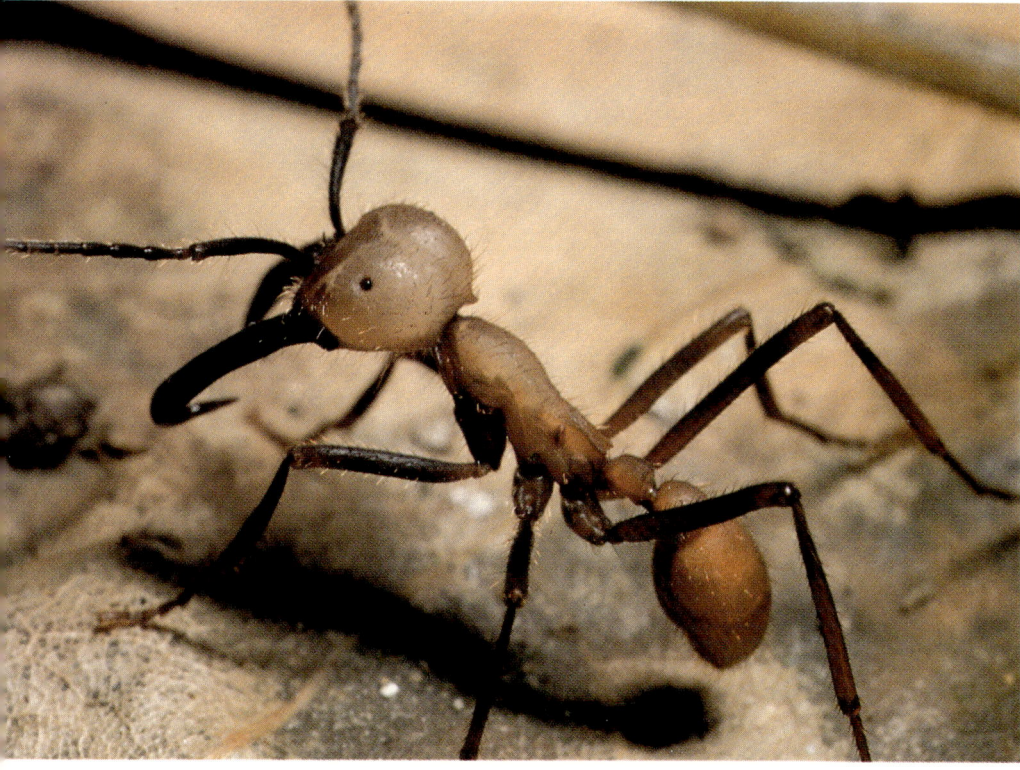

... alors que la fourmi, qui possède de multiples niveaux d'organisation, présente une structure beaucoup moins simple : chez elle, les molécules se trouvent englobées dans des organites intracellulaires, eux-mêmes englobés dans des cellules associées à leur tour en organes, organes qui forment des systèmes et finalement un organisme complexe.

rature, nulle au zéro absolu, et l'énergie potentielle, qui peut être utilisée pour produire de l'énergie cinétique et qui se présente sous des formes variées : de position, électrique, calorique, chimique, lumineuse. Selon le deuxième principe de la thermodynamique, le principe de Carnot, le passage d'une forme d'énergie à une autre procède de façon telle que l'énergie capable de produire le travail diminue. Ce deuxième principe montre qu'il existe une hiérarchisation de l'énergie selon sa capacité d'utilisation pour produire du travail ; en effet, un système caractérisé par un haut niveau s'abaisse jusqu'à une valeur inférieure par la transformation de son énergie potentielle en énergie cinétique, forme dégradée de l'énergie. C'est ce mécanisme de dégradation de l'énergie que l'on appelle entropie.

Grâce aux travaux de Ludwig Boltzmann, James Maxwell et Willard Gibbs, on sait que l'énergie potentielle accompagne l'ordre et l'énergie cinétique le désordre, ou encore que l'énergie potentielle est plus chargée d'information que l'énergie cinétique. L'entropie correspond donc à une augmentation du désordre, ou perte d'information. L'entropie d'un système isolé ne peut aller qu'en augmentant. La néguentropie, contraire de l'entropie, se caractérise par l'apparition d'un ordre croissant, ou augmentation de l'information.

Cependant, du désordre peut aussi naître l'ordre. En 1960, j'ai émis l'hypothèse que l'augmentation d'entropie d'un système, que l'on a coutume de concevoir comme un accroissement du désordre, intensifie l'énergie cinétique des éléments qu'il

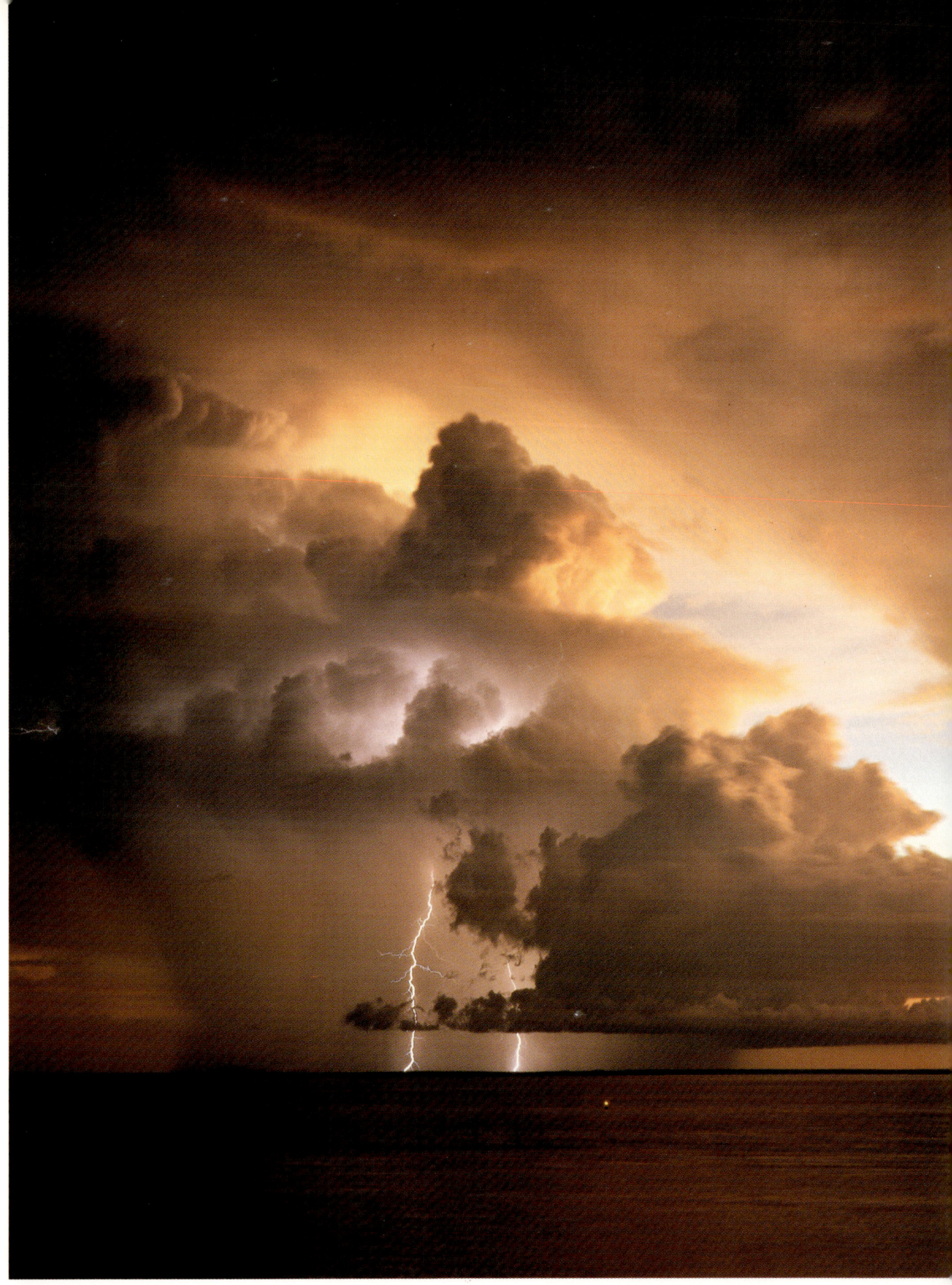

*L*es éclairs
ont fait leur apparition
dans l'atmosphère terrestre
primitive voici trois
ou quatre milliards d'années.
Leur colossale énergie,
au lieu d'augmenter
le désordre moléculaire,
a multiplié les chances
de rencontre des molécules.
C'est probablement ainsi
que des molécules plus complexes
comme les acides aminés
ont pu être synthétisées.
Une fois n'est pas coutume,
du désordre naissait l'ordre.

renferme, en particulier atomiques et moléculaires, ce qui multiplie leurs chances de se rencontrer et donc de former des structures plus « complexes ». Comme Stanley Miller lors de ses fameuses expériences, on peut tenter de soumettre une atmosphère analogue à celle qui a dû régner sur notre planète il y a trois ou quatre milliards d'années à une énergie électrique rappelant celle des éclairs auxquels l'atmosphère primitive fut exposée. Au lieu de favoriser le désordre, d'augmenter l'entropie du système, cela provoque la formation d'acides aminés : l'énergie fournie vient alors de l'accroissement d'entropie d'une source extérieure au système.

Les structures vivantes sont dites dissipatives, mais elles constituent également, comme l'a souligné Ilya Prigogine, des états qui se situent loin de l'équilibre thermodynamique, c'est-à-dire de l'entropie maxima, du désordre, qui ne se réalise que dans la mort. L'étude de la réaction enzymatique isolée réalisée *in vitro*, qui atteint vite sa position d'équilibre, nous a permis de schématiser l'un des aspects du non-équilibre des structures vivantes, lorsque cet ensemble enzymatique est introduit dans une chaîne biocatalytique. Cet aspect énergétique est nécessaire au maintien de l'état de non-équilibre, nécessaire en d'autres termes au maintien de l'information-structure d'un organisme. Finalement, la seule raison d'être d'un être, c'est d'être, et fournir l'énergie indispensable aux fonctions de chaque niveau d'organisation est un autre moyen d'y parvenir. Mais ces fonctions ne serviront encore qu'à maintenir l'information-structure en maintenant la cohérence fonctionnelle de l'ensemble d'une part et celle de l'ensemble organique par rapport à son environnement d'autre part : la motricité d'un organisme dans l'espace où il est situé, par exemple, lui permet de contrôler au mieux de sa survie les caractéristiques de son milieu.

Chaque niveau d'organisation, ouvert sur le plan thermodynamique, c'est-à-dire sur le plan de l'énergie qu'il dégrade, est fermé sur le plan de sa structure. Pour s'ouvrir, il doit être englobé par un nouvel ensemble, lui-même englobé par un ensemble, et ainsi de suite. Il y a à cela, semble-t-il, plusieurs raisons. La première résulte du rapport entre la surface et le volume d'un niveau : une cellule, notamment, ne peut s'agrandir qu'en assimilant des matériaux, puisés dans son milieu, qui traversent sa surface. Mais celle-ci ne s'accroît qu'à la manière des carrés, alors que les volumes croissent comme des cubes. Dans ces conditions, tôt ou tard la surface deviendra insuffisante pour l'amplification des volumes. La cellule, qui, pas plus que la grenouille, ne peut se faire aussi grosse qu'un bœuf, se trouvera alors dans l'obligation de se diviser et de s'associer pour se développer : toute l'évolution ontogénique – ou évolution de l'individu, depuis la fécondation de l'œuf jusqu'à l'état adulte – est soumise à ce principe.

Mais la division implique la spécialisation fonctionnelle : dans une masse de cellules qui ne seraient pas fonctionnellement spécialisées, les éléments situés au centre, n'étant plus en contact avec l'environnement nourricier, ne pourraient plus maintenir leur structure, faute d'approvisionnement énergétique suffisant. Il faut donc leur porter leurs substrats à domicile, si l'on peut dire, et évacuer les déchets de leur activité. Un système cardiovasculaire devient indispensable, dans lequel chaque cellule présente les caractéristiques correspondant à sa fonction. S'y ajou-

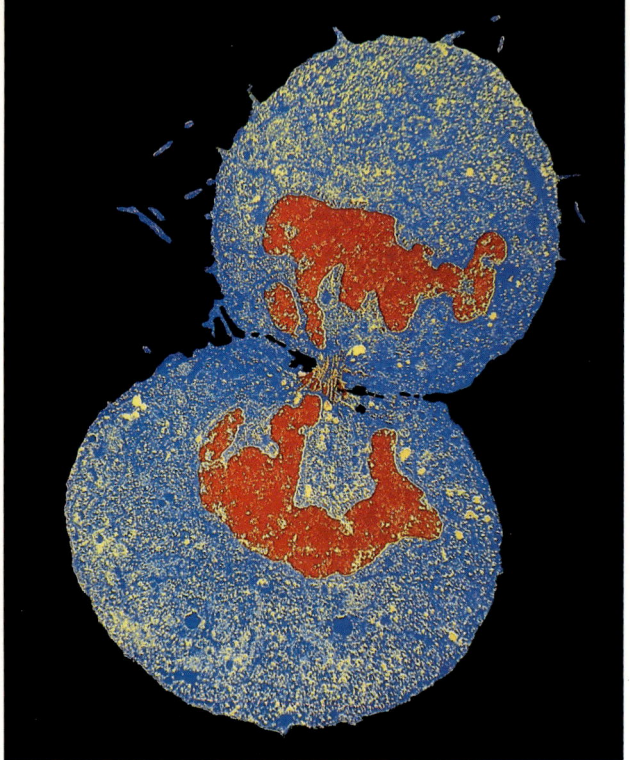

tent des systèmes d'évacuation des déchets – poumons et reins –, des systèmes de mise en réserve des substrats permettant un gain d'autonomie dans le temps et dans l'espace – foie et tissu adipeux – et des systèmes aboutissant à l'autonomie motrice dans le milieu – système neuromoteur et système de captation des informations en provenance du milieu extérieur par le système sensoriel. Le système immunitaire lui-même peut être considéré comme un système sensoriel sensible à des informations ne passant pas par les organes des sens habituels, mais liées à l'introduction dans l'organisme d'éléments microscopiques étrangers. Il est véhiculé par le sang, par le système cardiocirculatoire et par l'ensemble aqueux. C'est dire l'importance de ce milieu liquide baptisé « milieu intérieur » par Claude Bernard, dans lequel baignent toutes les cellules de l'organisme. Il n'est en fait que l'infime partie de l'Océan primitif que les êtres multicellulaires ont gardée en eux en passant de la vie aquatique à la vie aérienne.

Toutefois, pour qu'un ensemble puisse fonctionner de manière à conserver son information-structure

CYBERNÉTIQUE ET BIOLOGIE

La surface d'une cellule s'accroît comme les carrés et son volume comme les cubes. Le processus ne pouvant se poursuivre indéfiniment, la cellule finit par se diviser. Pas plus que la grenouille, elle ne saurait se faire aussi grosse que le bœuf.

La division cellulaire des organismes multicellulaires a conduit à une spécialisation fonctionnelle. Les cellules les plus éloignées peuvent ainsi recevoir leurs aliments et évacuer leurs déchets. Différents organes et systèmes apparaissent, comme les systèmes circulatoire et nerveux, permettant à chaque élément de fonctionner pour l'ensemble. Planche d'anatomie de *L'Encyclopédie* (1751-1772), reprenant la *Nevrographia universalis* de R. Vieussens (1684). Paris, bibliothèque des Arts décoratifs.

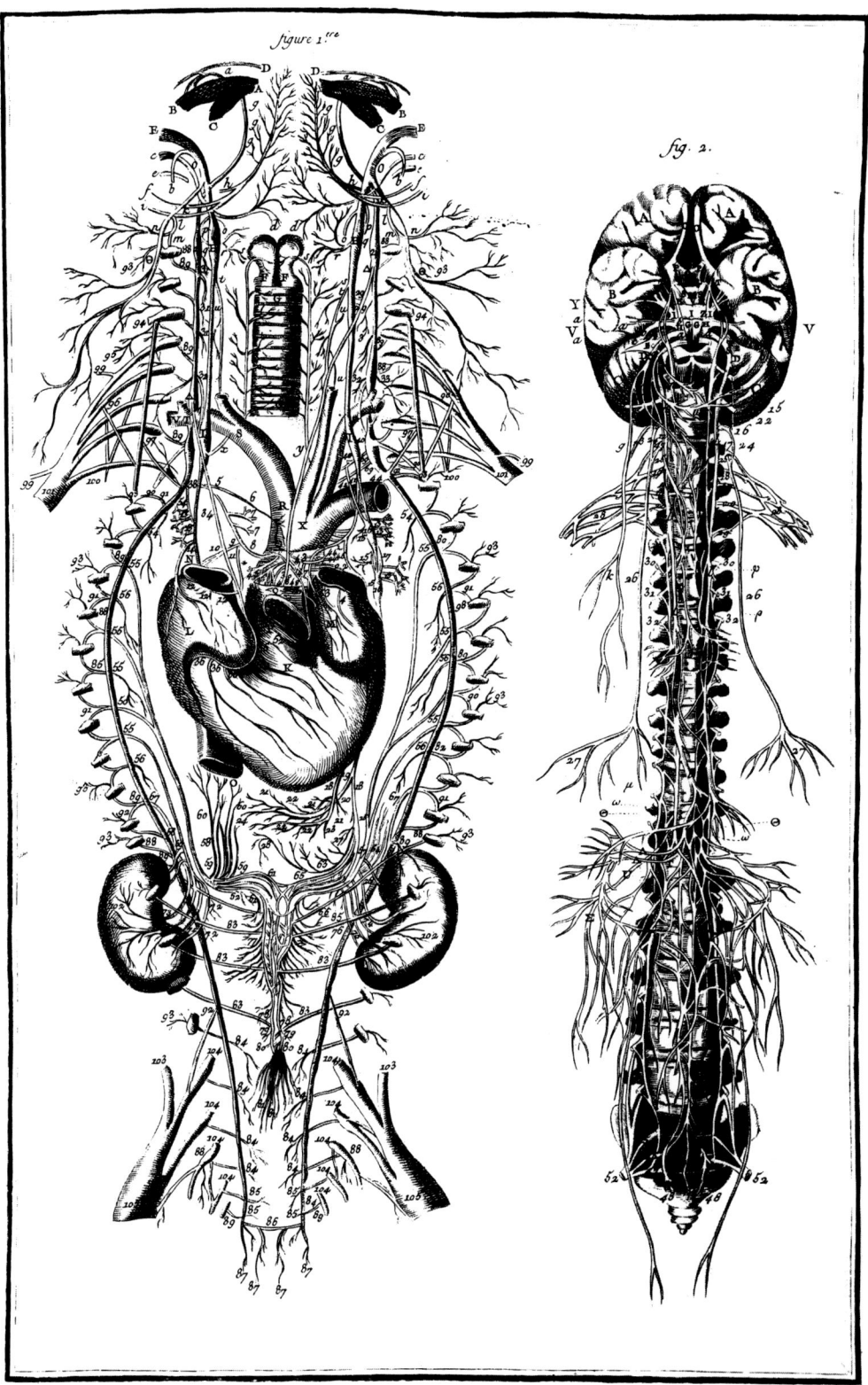

globale, il lui faut préserver l'information-structure de chaque niveau d'organisation. Il fait donc appel à une information circulante qui réalise une partie du servo-mécanisme, c'est-à-dire de la commande extérieure à chaque niveau d'organisation.

Tout spécialiste en biologie, en isolant le niveau d'organisation sur lequel il travaille, coupe cette commande extérieure au système. Le biochimiste étudie une réaction enzymatique *in vitro*, ou l'activité d'un organite intracellulaire isolé, des mitochondries par exemple, ou une cellule isolée en culture, ou une coupe de tissu. Le physiologiste examine un organe isolé, ou un système, voire l'activité globale d'un organisme dans le cadre d'un laboratoire. L'éthologiste observe le comportement chez l'animal ou chez l'homme, tandis que le psychologue s'attache à son expression langagière. Le sociologue s'intéresse aux groupes sociaux, l'économiste à leur activité productrice, et le politique essaie de gérer et de contrôler l'activité de masses humaines plus ou moins importantes. Chacun d'eux – et ce ne sont encore là que quelques types de réduction – ignore à peu près tout de ce que les autres ont pu retirer de l'étude du niveau d'organisation auquel ils se sont consacrés. Mais dans ces systèmes hypercomplexes, les facteurs qui interviennent sont si nombreux qu'on est obligé d'isoler un niveau d'organisation pour l'examiner correctement en ne faisant varier qu'un seul facteur à la fois et en observant ce que cette variation produit sur la valeur de l'effet. C'est l'un des intérêts du réductionnisme. Mais il ne faut surtout pas croire pour autant qu'une fois replacé en situation dans le système, ce niveau d'organisation va continuer à se comporter de la même façon. De nombreuses variables auront été ignorées, et seul le retour à sa situation d'origine révélera que les effets vérifiés sur le niveau d'organisation isolé ne sont pas les mêmes que ceux observés lorsqu'il est remis en place, ce qui conduira peu à peu à découvrir les facteurs manquants. Il est finalement plus important, pour comprendre la dynamique des structures vivantes, de se préoccuper des relations existant entre chaque niveau d'organisation que de se limiter à la structure d'un de ces niveaux, bien qu'il soit indispensable de connaître celle-ci.

On a parfois comparé à des poupées russes les niveaux d'organisation dans les organismes vivants. C'est la raison pour laquelle Alain Resnais a montré à plusieurs reprises, dans son film intitulé *Mon oncle d'Amérique*, des poupées russes non emboîtées les unes dans les autres. Chacune demeure poupée russe, mais déboîtée. Ce même procédé appliqué à un organisme vivant, du plus simple au plus complexe, le transforme en cadavre. Cependant, on peut faire survivre chacun des niveaux d'organisation – intracellulaire, cellulaire, d'organes ou de systèmes, pour ne

*A*vec ses surfaces et ses volumes s'imbriquant les uns dans les autres, ce tableau de Frank Kupka symbolise la complexité des structures vivantes, formées de multiples niveaux d'organisation emboîtés et reliés par un réseau de relations permettant des échanges permanents entre tous ces niveaux. Frank Kupka (1871-1957), *Les Superficies diagonales et verticales*, 1913. Prague, Galerie nationale.

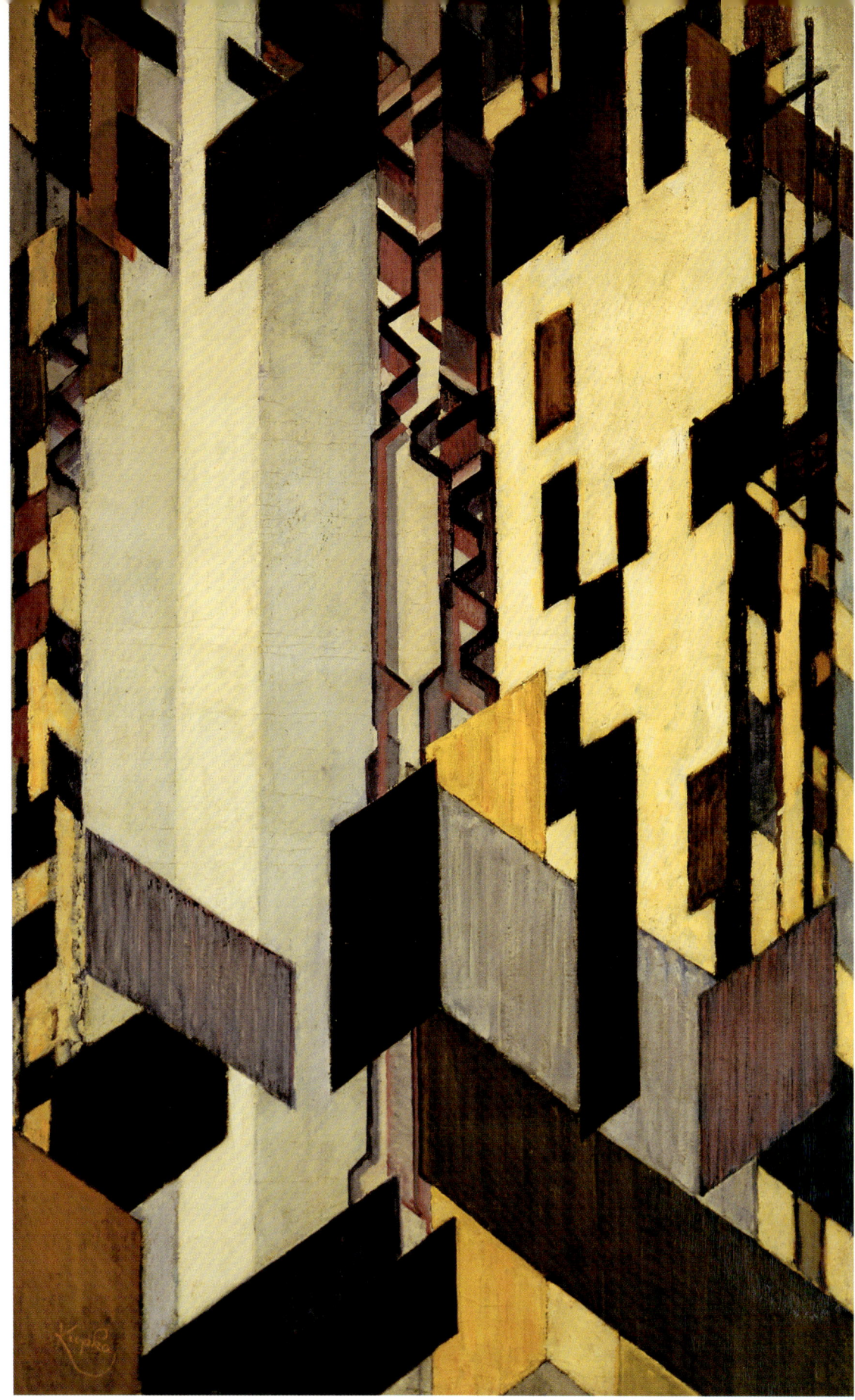

citer qu'eux – en les plaçant dans des milieux de survie appropriés. Ce qu'on supprime ainsi, c'est la commande extérieure à chaque niveau d'organisation qui lui parvient de ceux qui l'englobent – toutes ces commandes extérieures qui lui permettent de survivre en tant que tout organisé.

La spécialisation au sein des disciplines biologiques et médicales a longtemps retardé et gêne parfois encore l'établissement de modèles d'intégration de nombreux niveaux d'organisation. L'expert, reconnu tel sur concours par ce qu'il est convenu d'appeler ses « pairs », satisfait dans son narcissisme, a généralement tendance à considérer que sa discipline peut répondre à tous les problèmes posés. Une première difficulté dans l'approche systémique du vivant va donc être de pratiquer une transdisciplinarité que l'on a trop souvent tendance à croire réalisée par la réunion autour de la même table de spécialistes différents : comme ils ne parlent pas le même langage, ils se trouvent en fait dans l'incapacité de dialoguer.

Cette interdisciplinarité ne concerne pourtant pas les techniques qui, de plus en plus sophistiquées, demandent pour une même discipline de nombreuses années d'apprentissage et des recyclages fréquents. Elle s'applique aux langages et aux concepts, chaque individu d'un groupe devant être à même d'échanger des informations avec d'autres. En résumé, nous avons davantage besoin de polyconceptualistes que de polytechniciens.

Dans les processus du vivant, la question se complique du fait que ce qu'il est convenu d'appeler l'objectivité n'est souvent envisagée qu'à un seul niveau d'organisation. Or chacun des niveaux d'organisation est dépendant des niveaux qui l'englobent, comme il dépend lui-même de ceux qu'il englobe. Cela est valable pour les particules élémentaires comme pour les individus en situation sociale, sans oublier les bases biologiques de leur comportement dans une société planétaire, au sein d'une biosphère que peuplent toutes les espèces, depuis les végétaux jusqu'à l'homme.

La cohérence fonctionnelle entre les structures – avec un petit s – abstraites des ensembles et successivement englobées paraît néanmoins limiter ce relativisme apparent. Elle ne fournit pas une étiquette de réalité à la structure du niveau d'organisation auquel on s'arrête, mais au moins un caractère d'efficacité temporaire. Chaque niveau englobant asservit les niveaux englobés et diminue leur degré de liberté. De ce fait, la cohérence accroît la crédibilité des sous-structures qui ont été abstraites, mais exige une approche interdisciplinaire des événements observés et la mise en évidence des relations existant entre les différents niveaux d'organisation. Ainsi, bien des erreurs psychologiques, sociologiques, économiques et politiques pourraient être évitées si on traitait les problèmes dans leur ensemble.

L'INFORMATION CIRCULANTE

*D*eux systèmes concourent plus particulièrement à la circulation de l'information dans un organisme, lui permettant de fonctionner comme un tout au sein de son environnement : ce sont les systèmes endocrinien et nerveux.

Le système endocrinien sécrète des hormones, autrefois appelées messagères chimiques, ce qui montre bien leur rôle de transport d'informations. Avant de

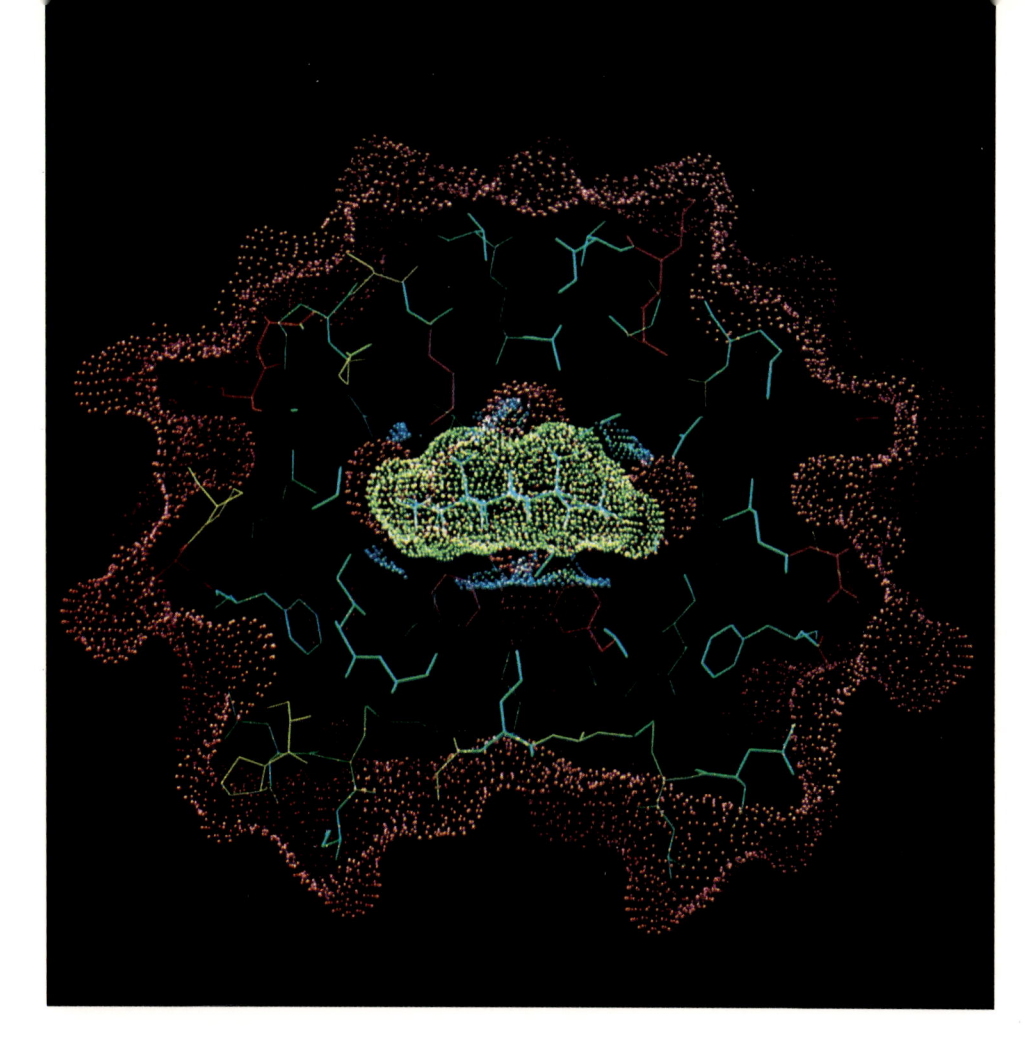

*C*haque glande endocrine est spécialisée dans la sécrétion d'une hormone, messagère chimique qui véhicule l'information entre les organes. Pour pouvoir transmettre cette information, l'hormone doit trouver sur l'organe cible une molécule complémentaire, le récepteur. Cette photo révèle une hormone, la progestérone, en jaune, et son récepteur, l'utéroglobuline.

circuler, une information doit être émise : ce sont les glandes endocrines qui se chargent de cette émission, chacune d'elles étant spécialisée dans la sécrétion d'une hormone. Un message est caractérisé par un signifiant, la forme concrète de son support, qui est dans ce cas la structure moléculaire spécifique de l'hormone. Pour être compris, le message doit être décodé par les cellules de l'organe cible auquel il s'adresse pour en transformer l'activité fonctionnelle. Les membranes de ces cellules sont donc équipées de récepteurs, c'est-à-dire de molécules protéiques dont la structure correspond spécifiquement à une hormone considérée. La liaison de la molécule hormonale avec son récepteur va mettre en jeu un système complexe de transduction du signal qu'elle véhicule, qui est non seulement à l'origine de modifications multiples dans l'activité métabolique de la cellule, mais qui parvient aussi à influencer le génome. Celui-ci va, à son tour, orienter la synthèse de protéines qui transformeront la structure même de tout élément cellulaire.

Le système endocrinien se trouve sous le contrôle des variations physico-chimiques du milieu intérieur, mais surtout sous celui du système nerveux, alors que des rétroactions multiples interviennent pour transformer partiellement l'activité de ce dernier sous l'action des concentrations hormonales. Quant à l'action desdites concentrations hormonales, elle est fonction des densités variables des récepteurs dans certaines aires du système nerveux central.

Entre systèmes nerveux et endocrinien, les ressemblances fonctionnelles sont grandes. Le système nerveux, constitué de cellules particulières, les neurones, agit aussi en libérant des substances chimiques, les médiateurs chimiques de l'influx nerveux. On les

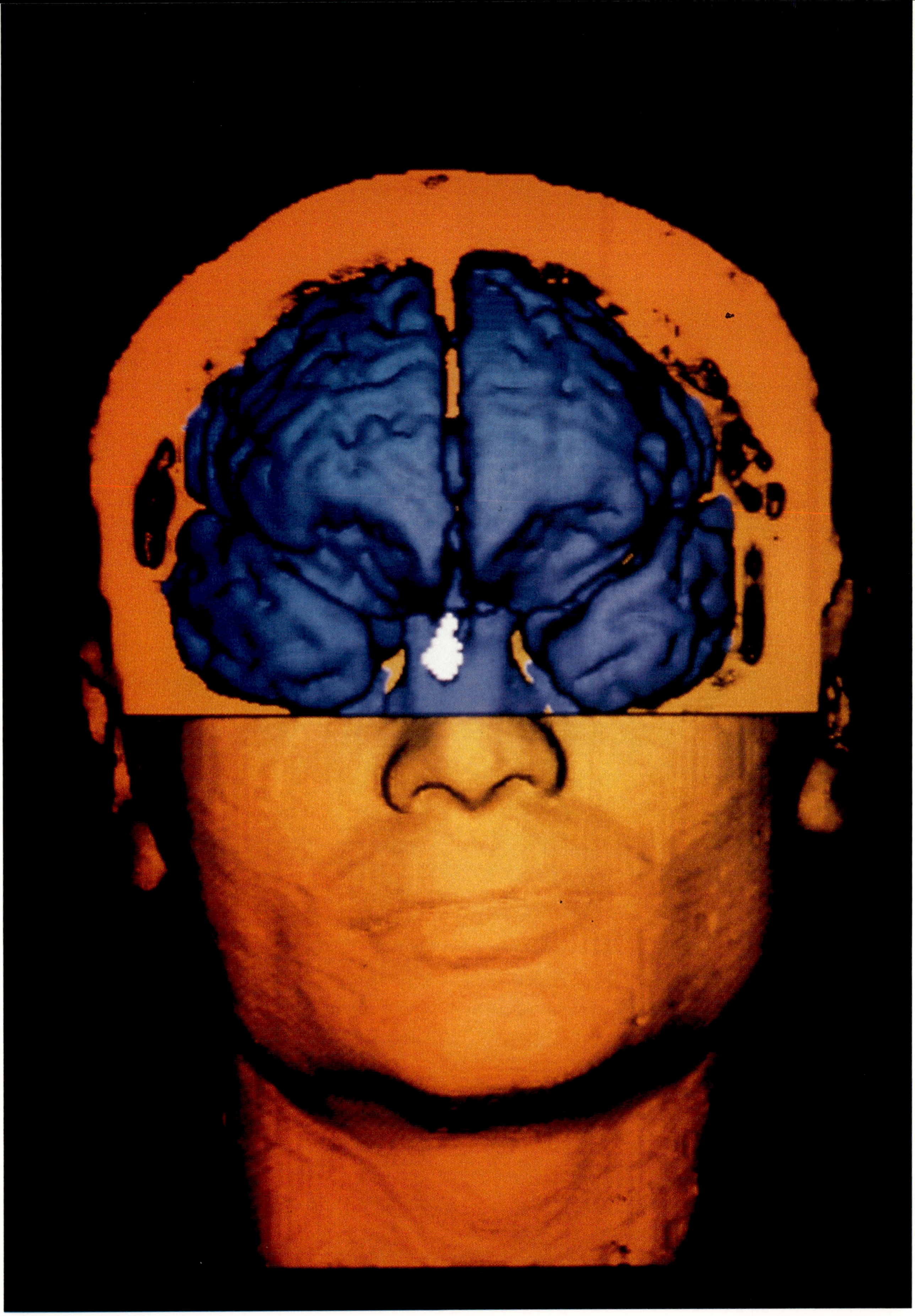

CYBERNÉTIQUE ET BIOLOGIE

L'hypophyse – en blanc sur cette photo –, que l'on surnomme le chef d'orchestre du système endocrinien, provoque une cascade de sécrétions hormonales. Cependant elle se trouve sous la dépendance d'une région du cerveau située au-dessus d'elle, l'hypothalamus, lui-même sous la dépendance du fonctionnement de l'ensemble du cerveau. Quant au cerveau, il répond à des structures externes, liées à l'environnement, et internes, liées à l'équilibre métabolique. Nous sommes donc là en présence d'un bel exemple de chaîne de régulations et de servomécanismes.

◆

appelle neurohormones. Elles doivent trouver sur le « site » cellulaire sur lequel elles agissent des récepteurs spécialisés capables de reconnaître leur forme moléculaire et de servir d'intermédiaire dans la transduction intraneuronale de l'information, autrement dit la propagation de l'information à l'intérieur du neurone. De même qu'il existe une mémoire immunitaire, puisque le système se souvient des agressions microbiennes, il existe une mémoire nerveuse.

Beaucoup des activités des glandes endocrines sont orchestrées par une glande située à la base du cerveau, l'hypophyse. Celle-ci sécrète différentes hormones, qui déclenchent à leur tour l'activité spécifique d'hormones particulières dont les glandes sécrétrices sont dispersées dans l'organisme. Les sécrétions de l'hypophyse dépendent elles-mêmes d'une région primitive du système nerveux central, l'hypothalamus. Ce dernier sécrète des *releasing hormones* – hormones libératrices – commandant la libération par l'hypophyse de certaines de ses hormones spécifiques, et il constitue la commande extérieure – ou servomécanisme – du système endocrinien.

Prenons par exemple la sécrétion des glucocorticoïdes – comme le cortisol – par des glandes périphériques, les surrénales. Cette sécrétion est déclenchée par la corticotrophine (ACTH), hormone hypophysaire dont l'émission est elle-même provoquée par la libération de *corticotropin releasing hormone* (CRH) par l'hypothalamus. Or, on sait que les glucocorticoïdes inhibent la sécrétion d'ACTH par l'hypophyse et de CRH par l'hypothalamus, et donc leur propre sécrétion. Il s'agit là d'une superbe régulation en constance par rétroaction négative. A quoi peut bien servir un système aussi bien régulé si ce n'est à maintenir constant le taux de cortisol sanguin ?

Alors comment se fait-il que chez les déprimés, ou plus généralement chez les individus en « inhibition de l'action », le taux de glucocorticoïdes plasmatiques soit très élevé et que l'hypophyse ne réponde plus à la rétroaction négative qu'ils provoquent ? C'est que l'hypothalamus est lui-même dépendant des différents « étages » du cerveau situés au-dessus de lui : apparaît ainsi un autre servomécanisme, une nouvelle commande extérieure au système endocrinien. Finalement le cerveau est lui-même englobé par le milieu extérieur qui constitue à son tour la commande extérieure au système, la commande d'un nouveau servomécanisme.

Tome 3. Pl. 13.

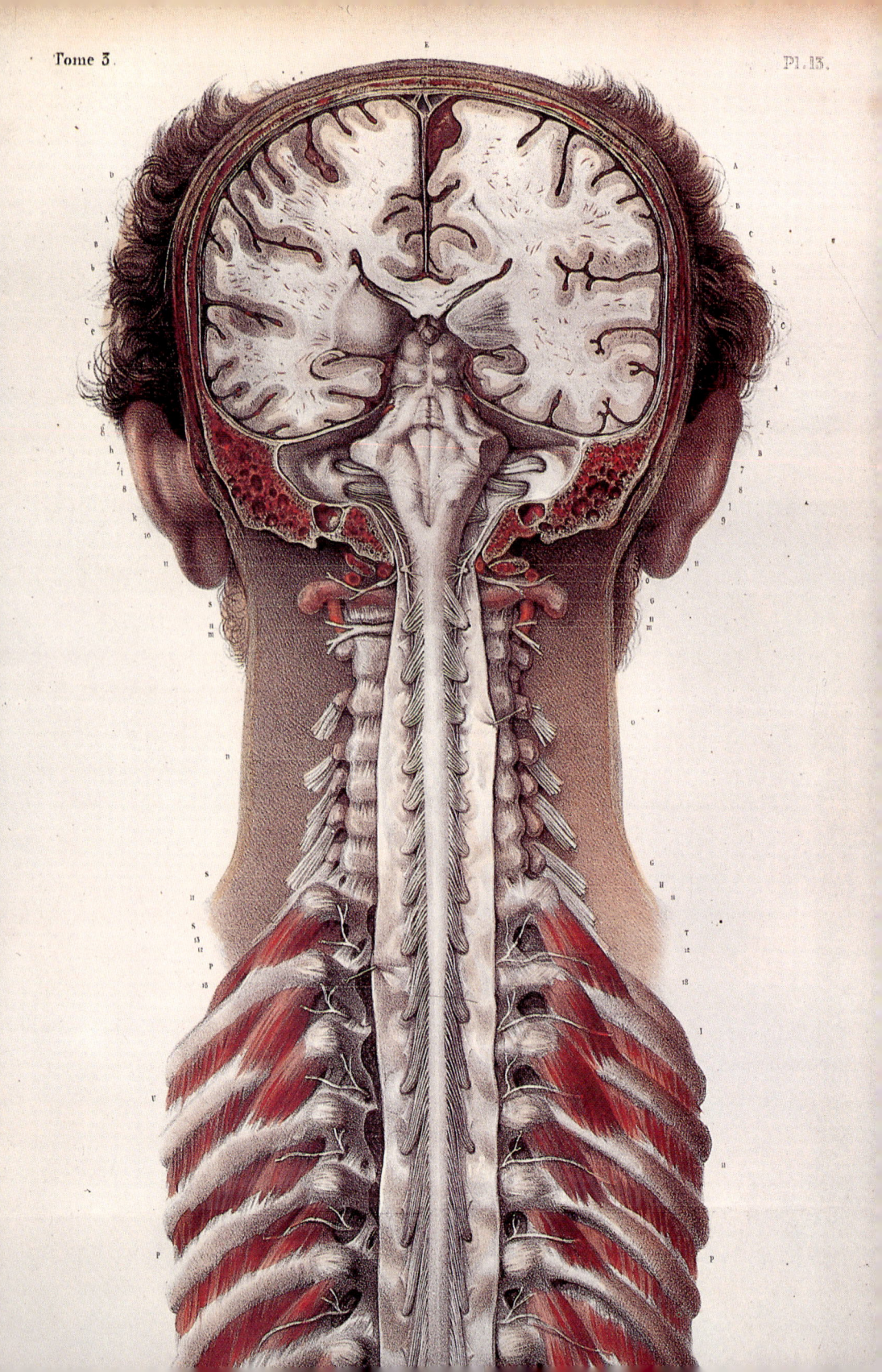

Cette vue postérieure
du cerveau et des segments
cervicaux dorsaux
de la moelle épinière,
gravée au XIXe siècle (à gauche),
tout comme cette coupe
horizontale du cerveau
obtenue par résonance
magnétique nucléaire (à droite)
montrent l'activité
d'un cerveau humain normal.
Le cerveau intègre l'état
de bien-être ou de mal-être
de l'ensemble cellulaire
que constitue l'organisme,
tandis que les organes des sens
le renseignent
sur l'environnement.
Il est alors capable, à partir
de ces deux sources d'information,
l'interne fondamentale
et l'externe, d'agir sur ce même
environnement de façon
à en maintenir les caractéristiques
physicochimiques
favorables à son bien-être.
Gravure réalisée
pour l'ouvrage d'anatomie
Bourgery-Jacob en 1866.
Paris, bibliothèque de l'ancienne
faculté de médecine.

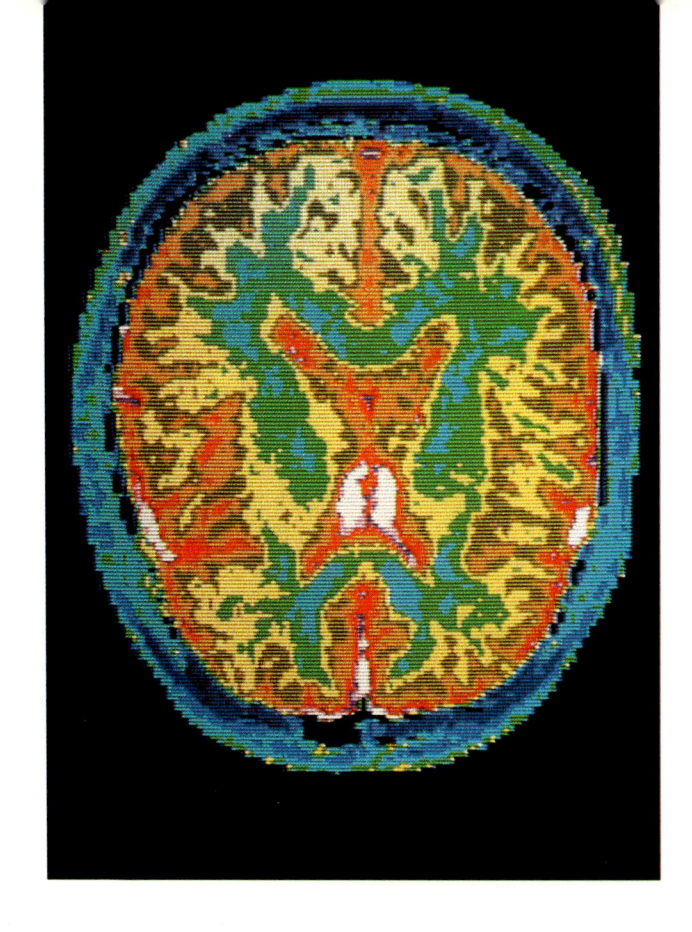

STRUCTURE GÉNÉRALE DU SYSTÈME NERVEUX

Tout organisme évolué utilise son cerveau pour être en mesure d'agir et de contrôler son environnement. Cependant le cerveau ne répond pas pour autant principalement aux stimuli – c'est-à-dire aux variations d'énergie lumineuse, sonore, mécanique, chimique, etc. – de l'environnement : son rôle premier consiste à intégrer l'état de plaisir, disons de « bien-être », de la société cellulaire à laquelle il appartient, autrement dit l'organisme. Certains groupes de neurones dans le cerveau ancien et dans l'hypothalamus sont en effet sensibles à toutes les variations de l'équilibre physico-chimique du milieu intérieur, qui représentent la source d'information principale du cerveau. Mais pour contrôler l'environnement de façon à maintenir l'information-structure de l'organisme à tous ses niveaux d'organisation, encore faut-il pouvoir percevoir ce qui s'y passe : c'est le rôle des différents systèmes sensoriels. Le cerveau, qui est ainsi à même d'intégrer les deux sources d'information, dont l'interne prédomine, peut aussitôt mobiliser l'activité musculaire à l'aide d'influx moteurs afin d'agir sur le milieu en vue du maintien ou du rétablissement de son non-équilibre structural.

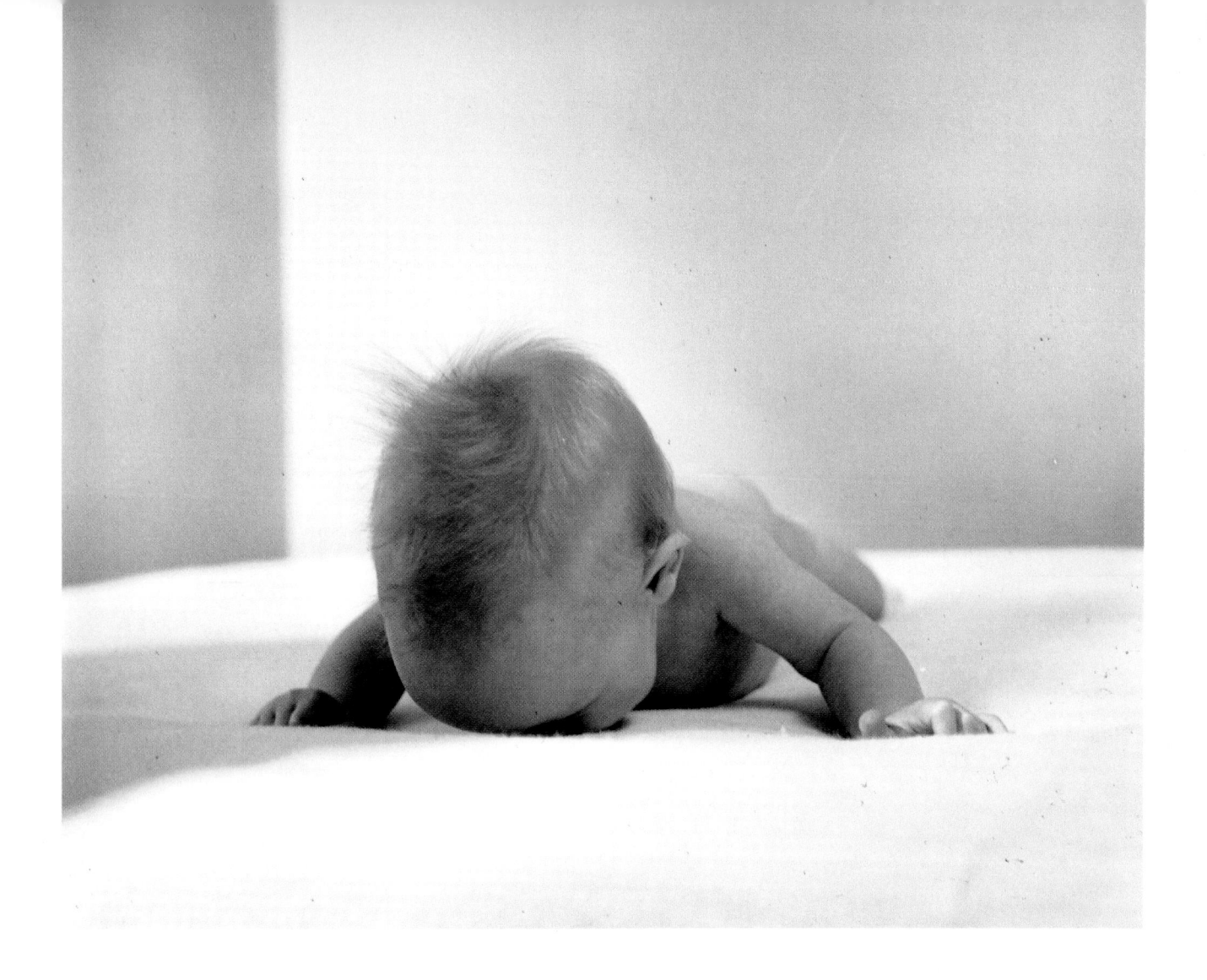

Suivant le niveau auquel un individu est parvenu dans l'échelle des espèces, son cerveau répond soit de manière stéréotypée par sa structure primitive – son cerveau ancien –, soit en tenant compte des expériences passées grâce aux processus de la mémoire, comme c'est le cas pour les mammifères. La mémoire fait alors appel à la mise en jeu de formations nerveuses nouvelles, réunies sous le terme de système limbique. Ce sera ensuite au cortex cérébral associatif d'entrer en action. En effet, les stimuli survenant dans l'environnement et donnant naissance aux influx nerveux sensoriels vont suivre des canaux différents dans le système nerveux central et aboutir à des régions corticales différentes. Ils vont alors être collectionnés en pièces détachées, si l'on peut dire, et c'est grâce aux systèmes associatifs corticaux réunissant ces aires cérébrales que la notion d'objet pourra se constituer : on comprend dès lors que cette notion n'a rien d'inné, mais qu'elle est bel et bien acquise.

Pour l'animal comme pour l'homme, le premier objet à construire est l'individu lui-même. L'élaboration du

*P*our le nouveau-né, le premier objet à construire, c'est lui-même en tant qu'individu, dans l'élaboration de ce que l'on appelle le schéma corporel. Au cours de cette période dite de l'empreinte, le cerveau, encore immature, crée de nouvelles synapses et en fait disparaître d'autres, devenues inutiles, en fonction des stimuli qui ont parcouru son système nerveux.

---

schéma corporel demande quelques semaines à quelques mois chez l'animal, deux à trois ans chez l'homme. Cette élaboration précoce est indélébile, d'où l'importance du rôle de l'environnement au cours des premiers mois pour l'animal, des premières années pour l'homme. A ce stade, le cerveau est encore plastique et immature. C'est la période dite de l'empreinte, durant laquelle d'innombrables synapses font leur apparition, en fonction du nombre et de la variété des stimuli, tandis que d'autres, inutilisées, disparaissent.

Les trois niveaux d'organisation du système nerveux – le système primitif, le système limbique et le système associatif ou néocortex – révèlent comment un individu reçoit les informations du milieu dans lequel il évolue et comment, après les avoir analysées, il agit sur ce milieu. Ces trois cerveaux sont le résultat de l'évolution des espèces.

Certaines des connaissances actuelles sur le système nerveux sont très récentes. La biochimie du système nerveux central en particulier date des années cinquante. C'est dire que l'on commence seulement à avoir une vision synthétique des différents niveaux d'organisation – moléculaire, métabolique, cellulaire et fonctionnel – des grandes aires ou voies nerveuses ; en d'autres termes, à mettre en place les commandes des servomécanismes et à comprendre les systèmes de régulation. Or cet ensemble dynamique débouche sur des comportements qui se réalisent dans un milieu donné. Au niveau d'organisation de l'individu, le stimulus vient du milieu physique et socioculturel et la réponse consiste en une action sur ce milieu quand elle est possible. Mais la motivation est toujours la recherche de l'équilibre interne, autrement dit du maintien de la structure.

Il faut bien comprendre que les comportements, dont l'approche est le but essentiel de cet ouvrage, n'existent que par l'activité des niveaux d'organisation sous-jacents qui, de la molécule aux gènes puis aux processus biochimiques et neurophysiologiques, leur permettent de s'exprimer.

LES NEURONES

---

*L*e système nerveux est constitué d'éléments cellulaires appelés neurones. Ceux-ci présentent un corps, ou soma, et des prolongements généralement parcourus par l'influx, soit de la périphérie vers le soma – et ce sont alors des dendrites –, soit du soma

vers la périphérie – ce sont des axones. Dans le premier cas, l'influx possède une orientation cellulipète, dans le second une orientation cellulifuge. Pour passer d'un neurone à un autre, l'influx doit franchir une synapse, c'est-à-dire le point de contact entre deux neurones. La surface postsynaptique met en présence la terminaison d'un axone renflée en bouton, dite terminaison présynaptique, et la surface de contact du neurone suivant. Le point de rencontre peut se situer au niveau d'une dendrite, on parle alors de synapse axodendritique, ou du corps même du neurone, et il s'agit dans ce cas d'une synapse axosomatique.
L'influx est à même de franchir la synapse grâce à la libération par la terminaison présynaptique d'un médiateur chimique de l'influx nerveux. Synthétisé par le neurone et libéré par l'arrivée de l'influx dans l'espace synaptique, ce médiateur agit pour exciter ou inhiber, suivant sa nature chimique, le neurone suivant. Il n'est pas sûr que toutes les substances auxquelles on accorde la qualité de médiateurs chimiques de l'influx nerveux agissent comme tels. Il est possible que beaucoup d'entre elles ne soient que des modulateurs de l'activité métabolique des neurones, autrement dit des modulateurs de l'intensité avec laquelle travaillent ces usines microscopiques que sont les neurones, réglant ainsi leur excitabilité, et le seuil de l'amplitude de leur réponse aux stimuli de l'environnement. Les nerfs qui libèrent de l'acétylcholine constituent le système parasympathique ou cholinergique. Ceux qui libèrent de l'adrénaline, de la noradrénaline ou de la dopamine constituent le système adrénosympathique ou catécholaminergique.
Nous connaissons aujourd'hui beaucoup d'éléments du processus de synthèse, par les neurones, de ces

*C*e schéma d'une cellule nerveuse, ou neurone, fait apparaître, en haut à droite, le soma neuronal, ou corps de la cellule, d'où s'échappent de nombreuses dendrites et un seul axone, lequel se dirige vers la partie gauche du dessin, en bas. On a ouvert la gaine de myéline qui l'entourait. Les filaments colorés en rose sont des dendrites de neurones voisins qui font synapse – petites taches roses – avec le soma et les dendrites du neurone.

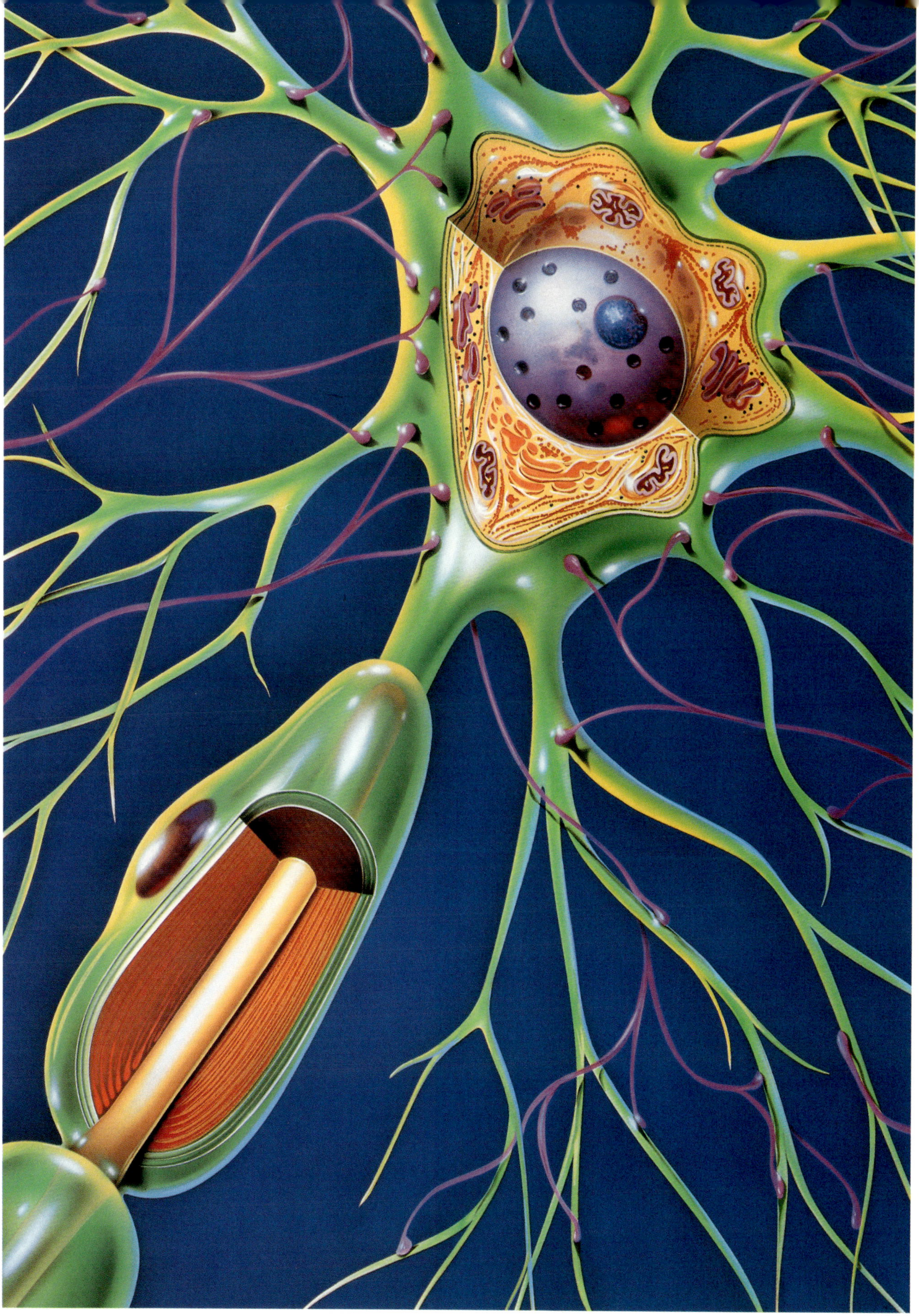

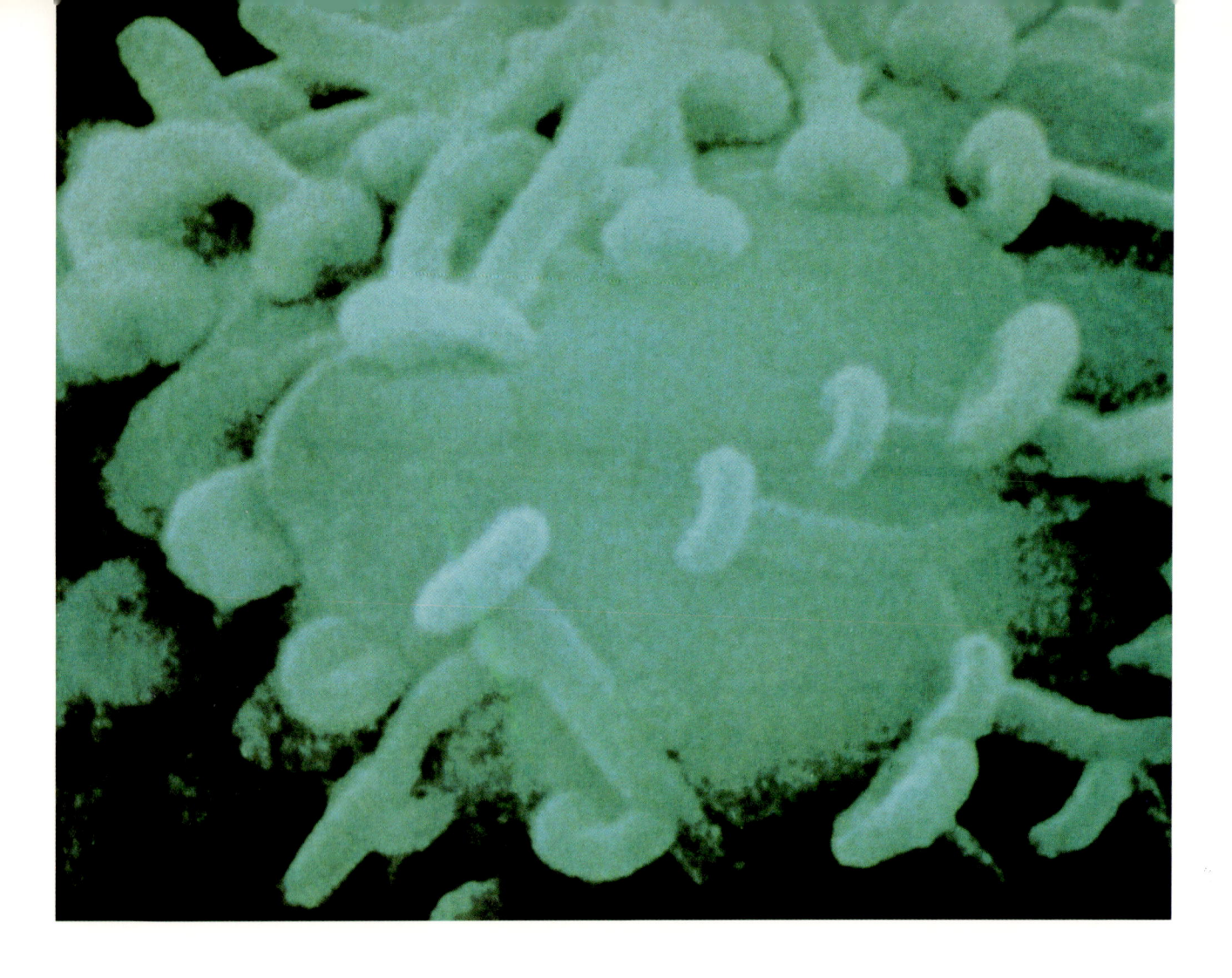

*O*n peut ici observer, grâce au microscope électronique, des synapses prenant contact avec un corps cellulaire. Au niveau de ces synapses est libéré un médiateur chimique qui provoque le fonctionnement de l'organe innervé.

———◆———

neuromédiateurs chimiques de l'influx nerveux : la façon dont ils sont stockés et libérés, les mécanismes de leur action biochimique et ceux assurant leur destruction ou leur recaptation dans l'extrémité neuronale. Nous pouvons souvent agir sur chacun de ces processus pour le faciliter ou l'empêcher. En résumé, nous sommes déjà capables, grâce à la neuropsychopharmacologie, d'influencer de façon assez précise le fonctionnement global du système nerveux ou certaines de ses fonctions spécifiques, et en conséquence de transformer le psychisme humain normal ou pathologique et les comportements.

Le système nerveux agit sur les organes pour contrôler leur fonctionnement et sur les muscles des membres ou sur ceux des vaisseaux et de l'intestin en libérant certains des neuromédiateurs chimiques de

STRUCTURE GÉNÉRALE DU SYSTÈME NERVEUX

l'influx nerveux. Il règle également le fonctionnement de l'ensemble du système endocrinien par la libération d'hormones hypothalamiques, influençant de cette manière le fonctionnement de l'hypophyse, tour de contrôle des activités endocriniennes. On comprend alors combien la connaissance récente de la biochimie du système nerveux a pu revêtir d'importance en thérapeutique, et peut-être plus encore pour la compréhension des comportements.

Cependant chacun des neuromédiateurs de l'influx nerveux semble posséder plusieurs types de récepteurs, qui servent d'intermédiaires entre l'action membranaire et l'action métabolique et fonctionnelle de ces neuromédiateurs. Le neuromédiateur est le premier de deux messagers : en agissant sur des récepteurs, il déclenche l'action dans le neurone d'un second messager qui est responsable, à la suite de processus biochimiques complexes, de variations d'activités métaboliques ou d'une activité sur le génome. De plus, tout neurone semble être équipé de récepteurs postsynaptiques, les premiers connus, auxquels se lie le neuromodulateur pour entamer son action sur le neurone postsynaptique. Tout neurone possède également des autorécepteurs sensibles au même neuromédiateur, mais capables d'en contrôler, par rétroaction négative, la synthèse et la libération synaptique. Pour ces deux types de récepteurs, les antagonistes et les agonistes ne sont pas toujours les mêmes, et les autorécepteurs paraissent beaucoup plus sensibles au neuromédiateur que les récepteurs postsynaptiques. Ces notions laissent imaginer la difficulté d'interpréter toute activité pharmacologique.

On a pu constater une certaine plasticité des neurotransmetteurs au sein des neurones : au cours de son

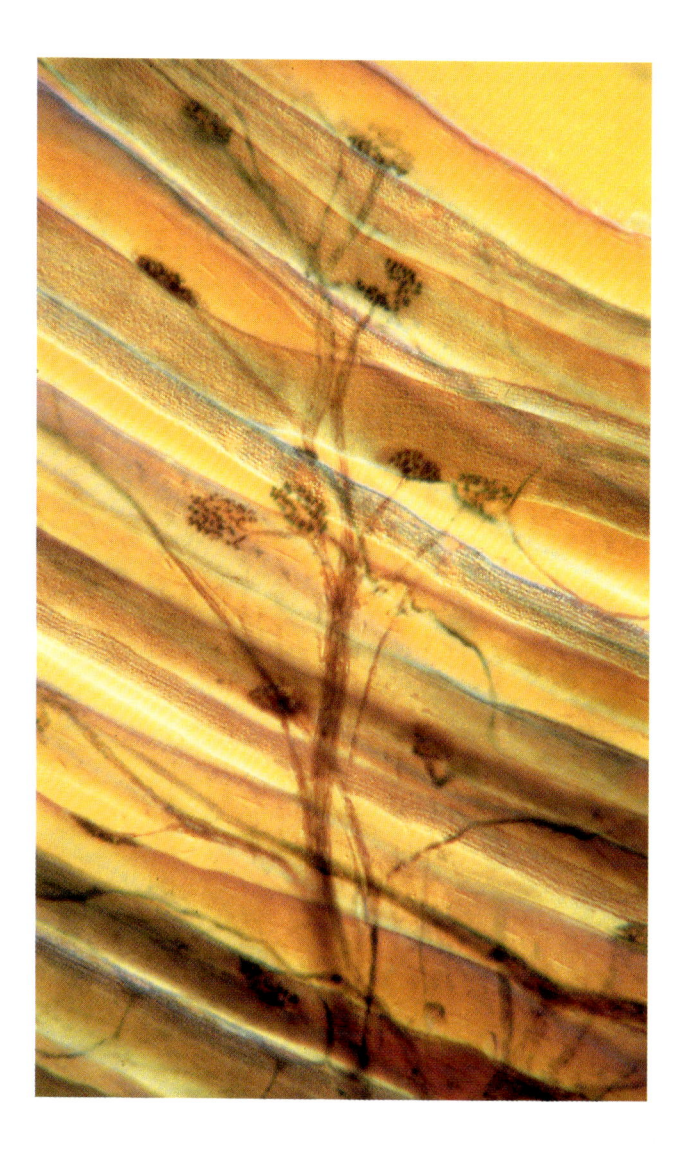

*C*i-dessus, les synapses ont lieu entre un neurone moteur et les cellules d'un muscle. De tels neurones provoquent la contraction du muscle ou l'inhibition de cette contraction selon le neuromédiateur libéré.

*V*ision peu commune

du corps du neurone, ou soma,

et de ses nombreux prolongements,

axone et dendrites,

cette coupe montre notamment

les boutons synaptiques

– en particulier en haut à gauche.

On distingue également

des organites intracellulaires

à l'intérieur du corps neuronal :

noyaux, mitochondries

et réticulum endoplasmique,

ainsi que les microfilaments

et microtubules qui permettent

le transport de molécules

le long du neurone :

ils figurent en rouge

à l'intérieur des dendrites,

sur la partie droite du dessin.

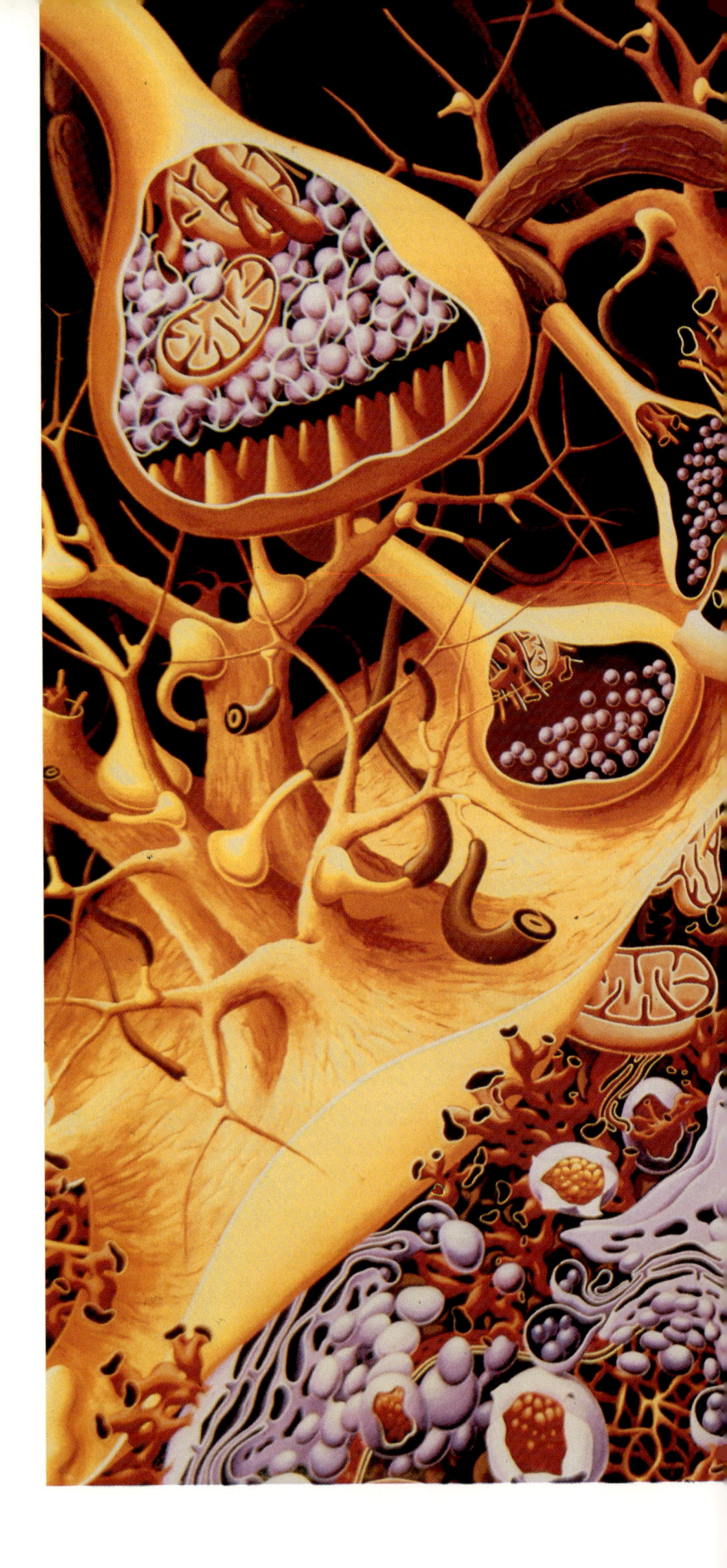

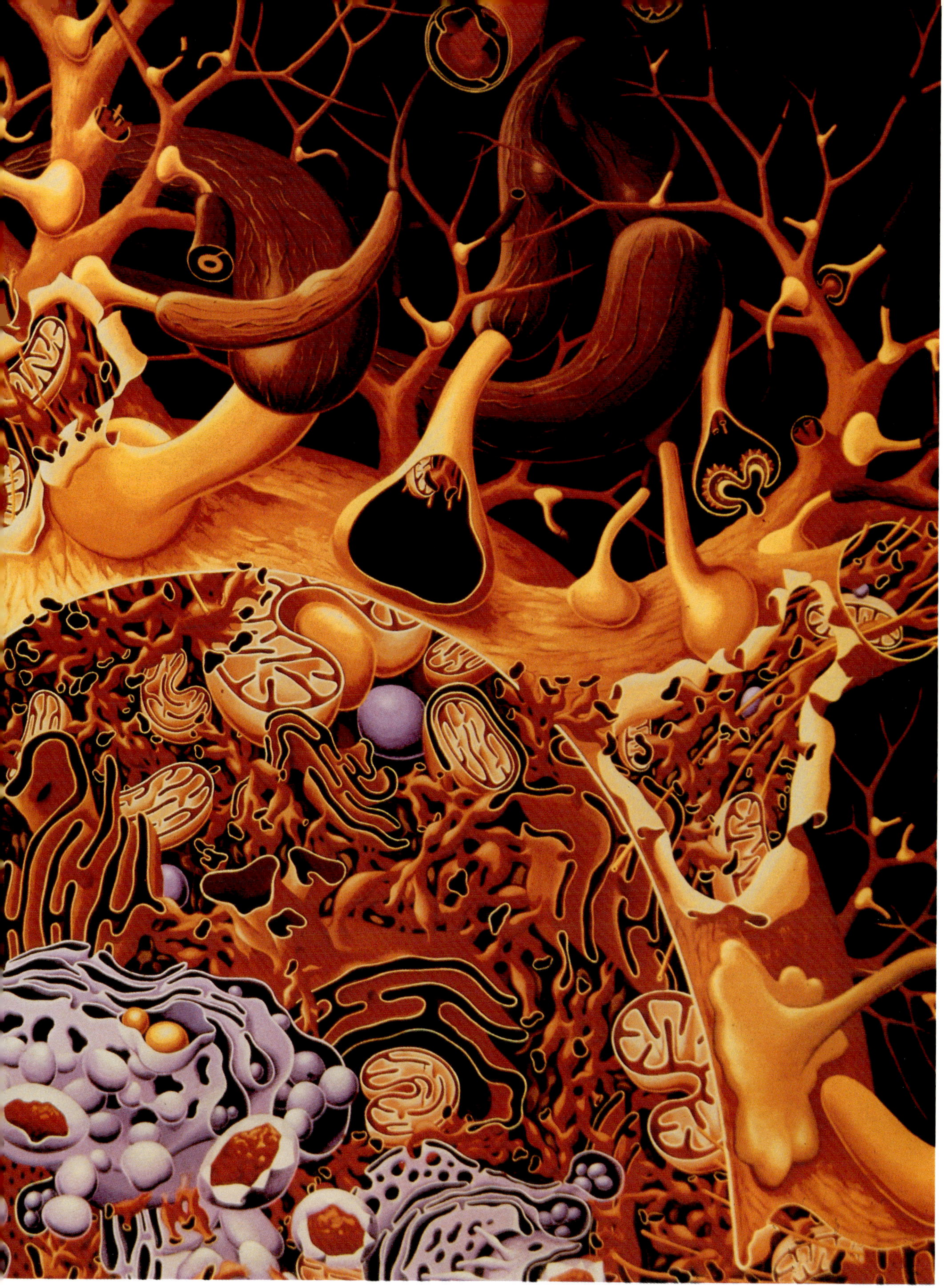

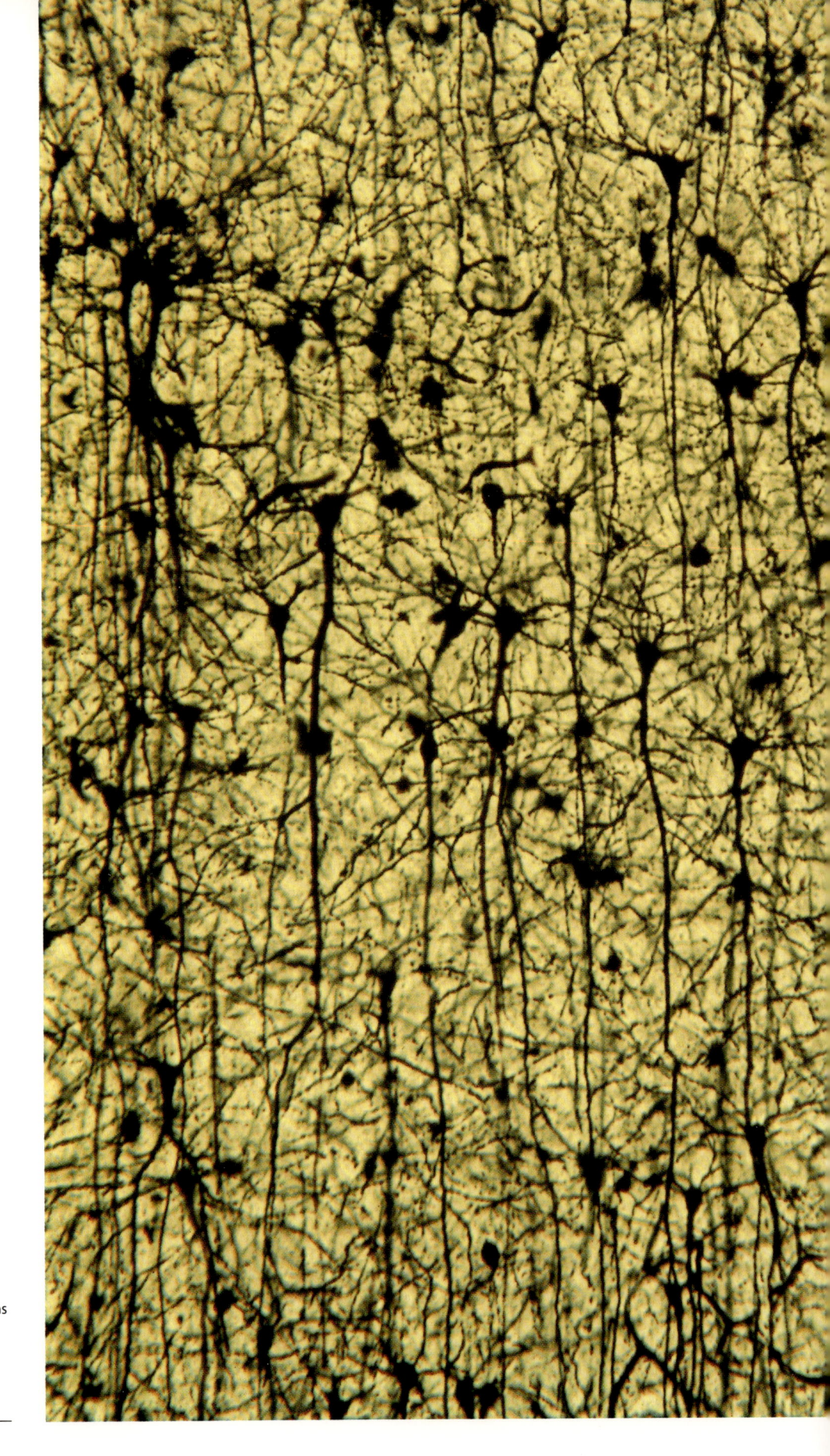

*L*es neurones, placés
les uns derrière les autres,
entrent en contact
les uns avec les autres
grâce aux synapses
et réalisent des voies nerveuses
fort complexes.
Celles-ci permettent
à l'influx nerveux de se déplacer
de la périphérie sensible
vers les centres nerveux
et inversement, et aux connexions
entre les différentes
aires cérébrales de s'établir.

développement et à maturité, un neurone peut changer de neurotransmetteurs. La transplantation de tissu cérébral embryonnaire a également mis en évidence la plasticité synaptique au cours du développement et même à l'âge adulte. L'apport de l'immunologie à l'étude de la biologie nerveuse a été considérable. Il en a été de même des techniques histochimiques et neuroanatomiques.

Enfin, il est important de souligner le fait que les cellules entourant le neurone et le séparant des vaisseaux sanguins, appelées cellules gliales ou névroglies, longtemps considérées comme un simple tissu de soutien, jouent en réalité un rôle fondamental en neurophysiologie. Les actions pharmacologiques influant sur leur métabolisme sont capables d'influencer le fonctionnement d'ensemble du système nerveux central.

On sait désormais que l'influx nerveux résulte de la propagation d'une dépolarisation de la membrane du neurone. La polarisation de cette membrane résulte, elle, des différences de concentration des ions – en particulier sodium, potassium, calcium – de chaque côté de celle-ci. D'où une différence de potentiel entre sa face interne, chargée négativement, et sa face externe, chargée positivement. Un stimulus mécanique, chimique ou électrique ayant provoqué l'entrée dans la cellule de certains ions externes et la sortie d'ions internes, les potentiels – négatif à l'intérieur et positif à l'extérieur – s'inversent, ce qui entraîne la dépolarisation. On peut globalement enregistrer ces variations de potentiels à la surface du crâne par électroencéphalogramme ou encore par stéréotaxie, c'est-à-dire à l'aide d'électrodes implantées dans certaines aires spécifiques du cerveau, ou même à l'aide de microélectrodes sur un neurone isolé. Les processus biochimiques fournissent l'énergie chimique nécessaire pour faire parcourir aux ions le chemin inverse, assurant ainsi la repolarisation. On recherchera les conséquences de l'électrogenèse, cette production de courant électrique par les neurones, sur les activités exprimées par les comportements, éveil ou sommeil par exemple.

IL ÉTAIT UNE FOIS LES REPTILES

Chez les êtres les plus simples – à savoir les reptiles – apparaît un système nerveux central, appelé système nerveux primitif. Réduit au minimum, il permet à l'organisme de capter au moyen des organes des sens les modifications survenues entre son environnement et lui-même, et de réagir de façon à maintenir sa structure. Il maintient l'équilibre du milieu intérieur. Il y a donc un lien réciproque entre organisme et environnement, même si les sensibilités sensorielles varient d'une espèce à une autre : ainsi les dauphins sont-ils sensibles aux ultrasons, alors que les hommes ne les perçoivent pas.

Le système nerveux primitif achemine ces informations sensorielles vers des centres supérieurs où confluent des informations internes. Puis il agit sur l'environnement lorsque se manifestent des signaux internes résumant l'état d'équilibre ou de déséquilibre dans lequel se trouve l'ensemble de l'organisme. Quand, par exemple, le dernier repas remonte à plusieurs heures, les déséquilibres biologiques qui en découlent constituent les signaux internes – stimulant certaines régions latérales de l'hypothalamus – qui vont provoquer un comportement de recherche de nourriture. Les organes des sens mis en éveil signalent

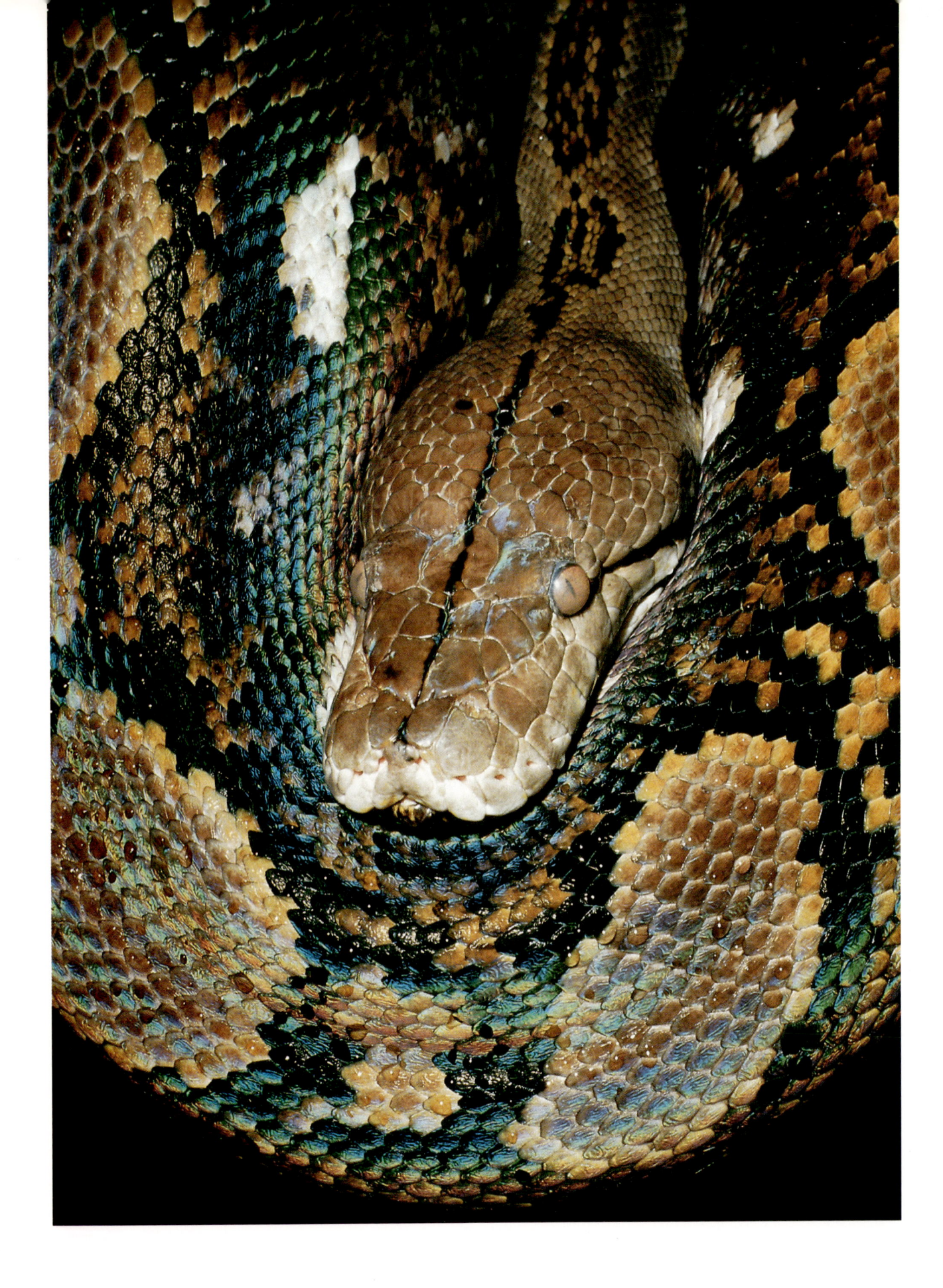

STRUCTURE GÉNÉRALE DU SYSTÈME NERVEUX

Chez les animaux les plus simples, comme les reptiles, apparaît un système nerveux primitif qui sera conservé par la suite dans l'échelle des espèces, des plus simples aux plus performantes. Que l'on se représente une boucle partant de l'environnement pour y revenir, en vue d'en contrôler les caractéristiques : c'est en effet le système nerveux primitif qui permet de ressentir les variations survenant dans l'environnement et d'y réagir de façon à maintenir la structure de l'organisme.

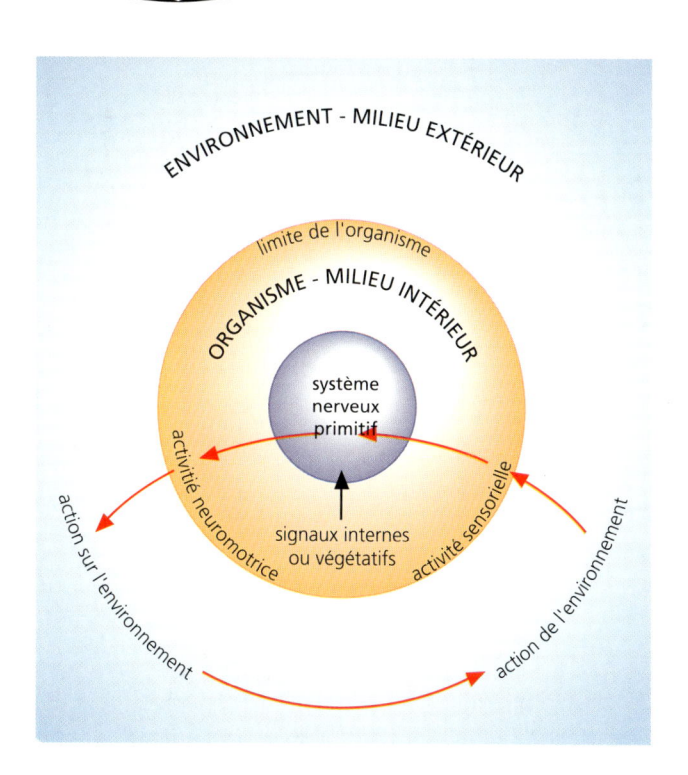

alors la présence de toute proie dans les environs, et déclenchent le comportement de prédation. Si l'action qui s'ensuit est couronnée de succès, l'équilibre interne est rétabli, ce qui entraîne la stimulation d'un autre groupe de cellules de la même région hypothalamique et permet le retour du comportement de satiété.

Ces comportements sont parmi les plus simples. Or, du point de vue biochimique et neurophysiologique, ils sont déjà très complexes. On peut les qualifier d'instinctifs, et leur ajouter la danse nuptiale précédant l'accouplement, la préparation du gîte, l'éducation de la progéniture. Nécessaires aussi bien à la survie de l'individu qu'à celle de l'espèce, ils répondent à des besoins fondamentaux et obéissent à des programmes qui résultent de la structure même du système nerveux, c'est-à-dire des fonctions de l'hypothalamus et du tronc cérébral. Ce sont des comportements stéréotypés qui ne tiennent aucun compte de l'expérience, car la mémoire de ce système nerveux simplifié est une mémoire à court terme, ne dépassant pas quelques heures. Ce n'est que de façon primitive que l'individu, par une action motrice sur son environnement, peut satisfaire à la recherche de son équilibre biologique. Pour certains, cet équilibre s'apparente au plaisir, au bien-être. En réalité, il s'agit de conserver l'information-structure.

PUIS VINRENT LES MAMMIFÈRES

L'évolution des espèces fera naître un comportement de plus en plus complexe correspondant à une organisation nerveuse de plus en plus complexe également. Apparaissent alors chez les mammifères des fonctions nouvelles, liées cette fois au système limbique. C'est à ce niveau qu'interviennent la mémoire à long terme et l'affectivité. Le système limbique est plus communément appelé « cerveau de l'affectivité ». Or sans mémoire, pas d'affectivité : telle situation ne saurait être jugée agréable ou désagréable sans avoir été éprouvée antérieurement, et mémorisée afin qu'un affect – ou résurgence de la sensation d'une expérience précédente – puisse émerger. C'est l'expérience agréable qui aura primitivement permis le retour ou le maintien de l'équilibre biologique. L'expérience désagréable, elle, compromet cet équilibre, et par conséquent la survie, le maintien de la structure.

La mémoire à long terme s'avère donc un élément déterminant dans la répétition de l'expérience agréable et dans la fuite ou l'évitement de l'expérience désagréable. D'où l'apparition des réflexes conditionnés : l'association entre le signal signifiant d'un événement donné, le temps et l'espace est en effet un produit de la mémoire. Ainsi, un chien à qui l'on présente chaque jour à l'heure du repas sa nourriture en accompagnant ce geste d'un tintement de clochette ne tardera pas à saliver au seul son de la clochette, avant même de voir arriver la nourriture.

RÉCOMPENSE ET PUNITION

*P*oussant plus avant les recherches, Olds et Milner, en 1954, ont mis en évidence dans le cerveau un « faisceau de la récompense », le *medial forebrain bundle* (MFB), qu'on peut également appeler faisceau de la récompense du renforcement, le renforcement étant la répétition de l'action gratifiante pour en consolider les traces nerveuses. Il existe également un faisceau de la punition, le *periventricular system* (PVS). Ces deux faisceaux, qui réunissent les régions hypothalamique, limbique et, chez l'animal supérieur, corticale, ont un rôle capital, puisqu'ils donnent à l'ensemble cérébral les moyens d'assouvir les pulsions instinctives et d'éviter les expériences désagréables ou dangereuses. L'expérience suivante le montre. On introduit dans le MFB d'un rat une électrode qui peut être activée par un levier. Appuyer sur ce levier provoque la fermeture d'un circuit présentant une source d'énergie électrique de faible intensité. Une première fois, l'animal appuie fortuitement sur le levier, ce qui a pour effet de déclencher une stimulation du MFB. On remarque alors que, très vite, négligeant toute nourriture, le rat passe son temps à activer inlassablement la manette bienfaisante. En revanche, lorsqu'on active le PVS, l'animal, s'il se trouve dans l'impossibilité de fuir, devient aussitôt agressif, sous le coup de la douleur.

A un autre niveau d'organisation, on pourrait en déduire qu'il n'y a pas de « méchants », mais seulement des « souffrants », comme l'a écrit le poète français Fernand Gregh. Rien n'empêche en effet de penser qu'il n'existe pas d'être vivant agressif de façon innée. Un chien ne se montrera ainsi méchant qu'attaché – donc en inhibition de l'action – ou entraîné à se montrer agressif par son maître : l'agressivité est bien un comportement appris, apprentissage de la douleur sous toutes ses formes. Douleur physique d'abord, douleur dite psychique pour l'homme : en réalité, comme pour l'animal, douleur par inhibition de l'action.

Tous les types de frustrations entrent dans ce cadre et les réponses à celles-ci peuvent se faire soit par le biais d'un acte moteur, soit par le langage.

STRUCTURE GÉNÉRALE DU SYSTÈME NERVEUX

DE L'ANIMAL À L'HOMME

Au système nerveux primitif et à sa mémoire à court terme, au système limbique dont les possibilités de mémoire à long terme engendrent l'affectivité, est venu s'ajouter le système associatif, représenté par le cortex ; celui-ci possède des aires sensorielles, des aires motrices qui commandent les mouvements, et des aires associatives qui tentent de réunir les différentes afférences pour obtenir une image du monde intérieur et extérieur avec formation d'une représentation de l'objet dans les structures mentales : c'est ce que l'on appelle la proprioception, ou façon de percevoir son propre corps dans l'espace.

L'homme se différencie des autres animaux par son lobe orbito-frontal, son front droit : derrière celui-ci se

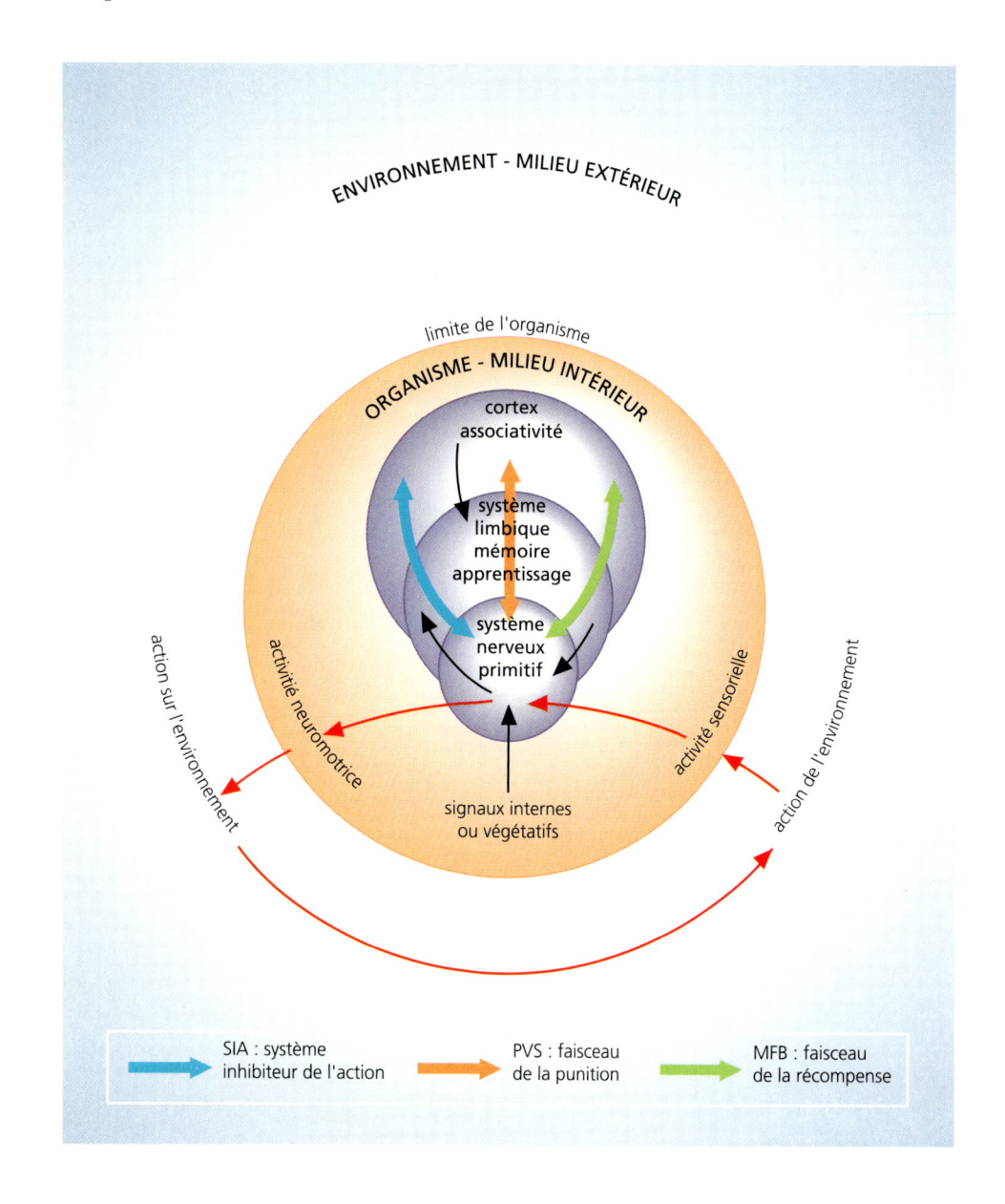

LE SYSTÈME NERVEUX

*L'*apprentissage
de la récompense met en jeu
le faisceau de la récompense,
structure du système nerveux
qui amène le sujet à répéter
l'action gratifiante pour
en consolider les traces nerveuses.
Dans ce tableau,
la récompense est attribuée
pour le respect accordé
à l'instance qui la distribue
et l'observance
du conformisme artistique.
N. Truit, *Distribution de prix
de l'Académie de dessin
et de peinture.*
Dunkerque,
musée des Beaux-Arts.

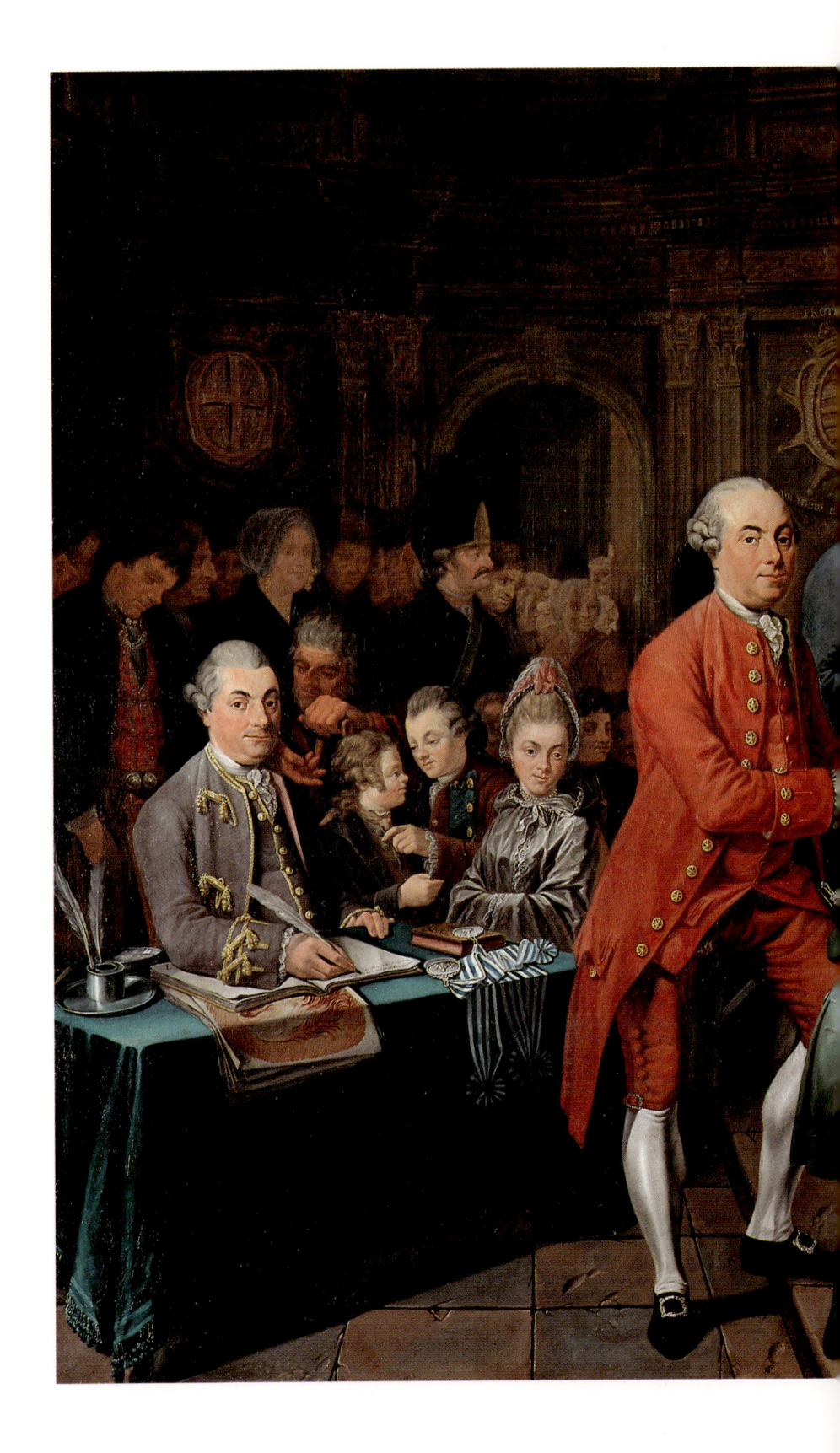

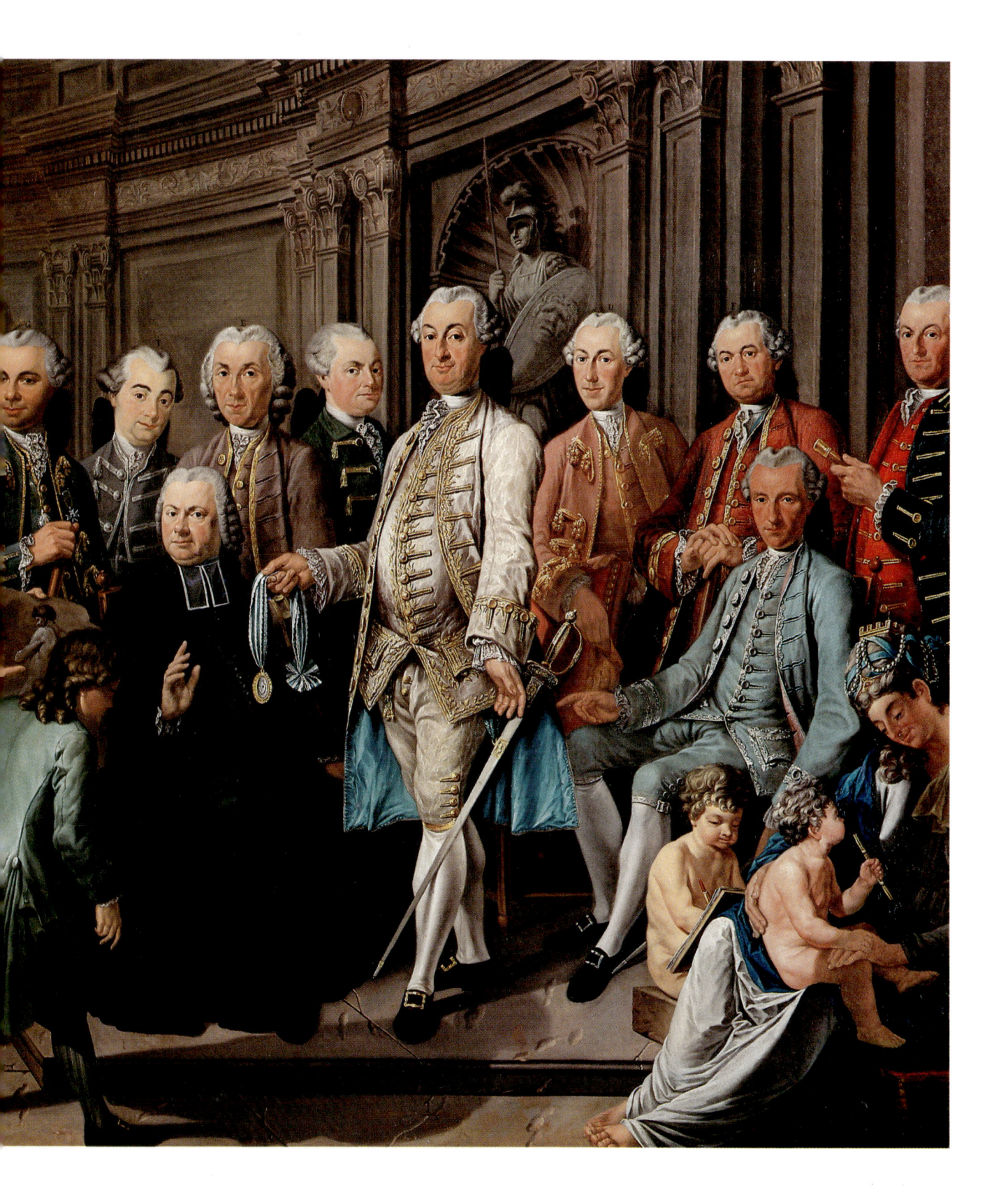

STRUCTURE GÉNÉRALE DU SYSTÈME NERVEUX

cachent des milliards de neurones, regroupés en aires associatives grâce auxquelles les différents éléments mémorisés sont mis en relation et se trouvent ainsi associés dans notre mémoire à long terme. L'action sur l'environnement montre par expérience qu'ils se trouvent associés dans un certain ordre, celui de la structure sensible d'un objet. Or, chez l'homme, ces structures associées sont suffisamment nombreuses et puissantes pour que les éléments mémorisés se retrouvent combinés d'une façon différente de celle qui avait été imposée par l'expérience du milieu. Le cerveau peut alors créer des structures imaginaires.

Un nouveau-né, pourtant, ne peut rien imaginer pour la simple raison qu'il n'a encore rien mémorisé. Ce qui signifie que plus le matériel enregistré est grand, plus l'imagination se développe, pour autant que ce matériel ne reste pas prisonnier d'automatismes acquis. On prend de la distance par rapport aux objets grâce aux langages, qui permettent de passer de l'expérience au concept, et on manipule les abstractions à l'infini grâce aux systèmes associatifs.

A LA RECHERCHE DE L'ÉQUILIBRE

Les nombreuses expériences effectuées en laboratoire sur des rats ont mis en évidence le fait que l'excitation ou au contraire l'inhibition du comportement de lutte ou de fuite provoquent en eux de nombreuses perturbations pathologiques. Ces actions de lutte ou de fuite sont guidées par la mémoire des choses gratifiantes – lutte pour les conserver – ou nociceptives – fuite pour leur échapper. S'il ne peut ni fuir ni agir, l'animal se retrouve en inhibition de l'action, comportement qui dépend de certaines aires cérébrales et constitue ce que l'on appelle le système inhibiteur de l'action (SIA).

L'organisme détecte tout changement survenu dans son environnement, qu'il soit provoqué par l'individu dans le but d'activer son système de récompense, ou subi à cause d'une douleur ayant activé son système de punition. A ce premier niveau, deux directions sont possibles. Suivant la première, les voies sensorielles, après avoir décelé les changements survenus dans l'environnement, en avertissent les centres sensori-moteurs, qui réagissent en faisant fonctionner l'appareil moteur. Cette première boucle (voies sensorielles/centres sensori-moteurs/action de l'organisme sur le milieu) est très archaïque ; elle représente les réflexes que l'on possède à la naissance. Suivant la seconde direction, ces voies sensorielles passent par l'hypothalamus, qui renseigne sur l'homéostasie – ou stabilisation, chez les organismes vivants, des différentes constantes physiologiques.

Claude Bernard, qui connaissait l'importance du milieu intérieur, a signalé que la « constance des conditions de vie dans le milieu intérieur est la condition nécessaire à notre vie libre et indépendante ». Constance, autrement dit, des caractéristiques physico-chimiques de ce milieu ; constance de ses concentrations en eau, en sels minéraux, en substrats, en hormones, etc.

C'est cette constance que Walter Bradford Cannon a appelée homéostasie. On peut ajouter que l'homéostasie coïncide avec un état de bien-être, avec le principe de plaisir, suivant la terminologie freudienne. Toute variation du milieu intérieur, perturbant sa constance, va stimuler certains neurones de la région hypothalamique et avertir le cerveau de l'existence de

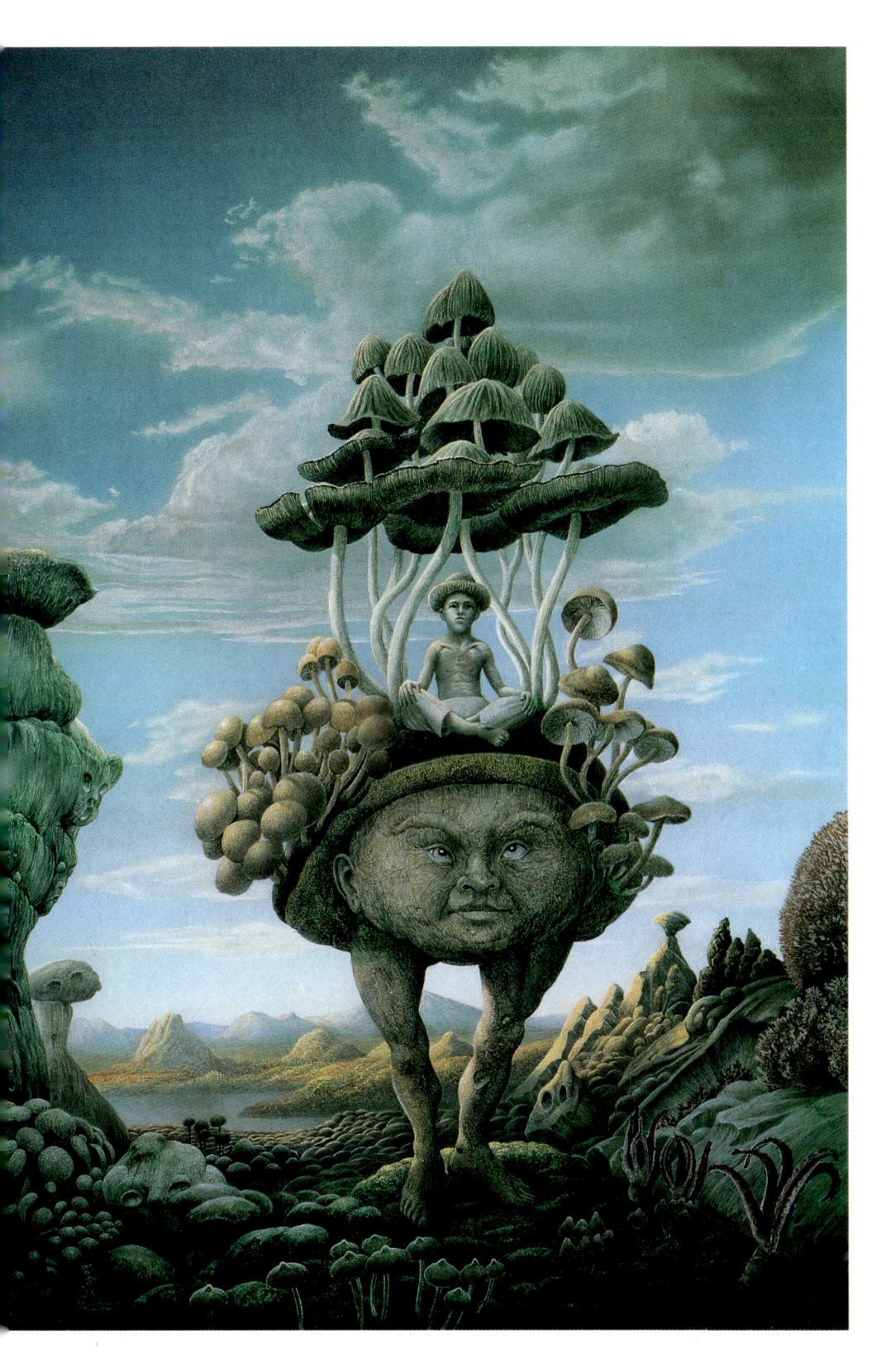

$É$tant donné la quantité phénoménale de possibilités d'associations entre les éléments du cortex, les fonctions du cerveau humain connaissent une véritable révolution en comparaison de ce qu'elles étaient capables d'effectuer chez l'animal. On voit en particulier émerger la possibilité de jongler véritablement avec l'ensemble des éléments mémorisés, de les associer de façon nouvelle et originale par rapport à ce qu'autorisent les contraintes du milieu extérieur. C'est ainsi que le cerveau de l'homme peut créer des structures imaginaires, tel cet « homme-champignon ». Pierre Lacombe (né en 1931), *Le Champignon du voyage*. Paris, collection Michèle Boulet.

LE SYSTÈME NERVEUX

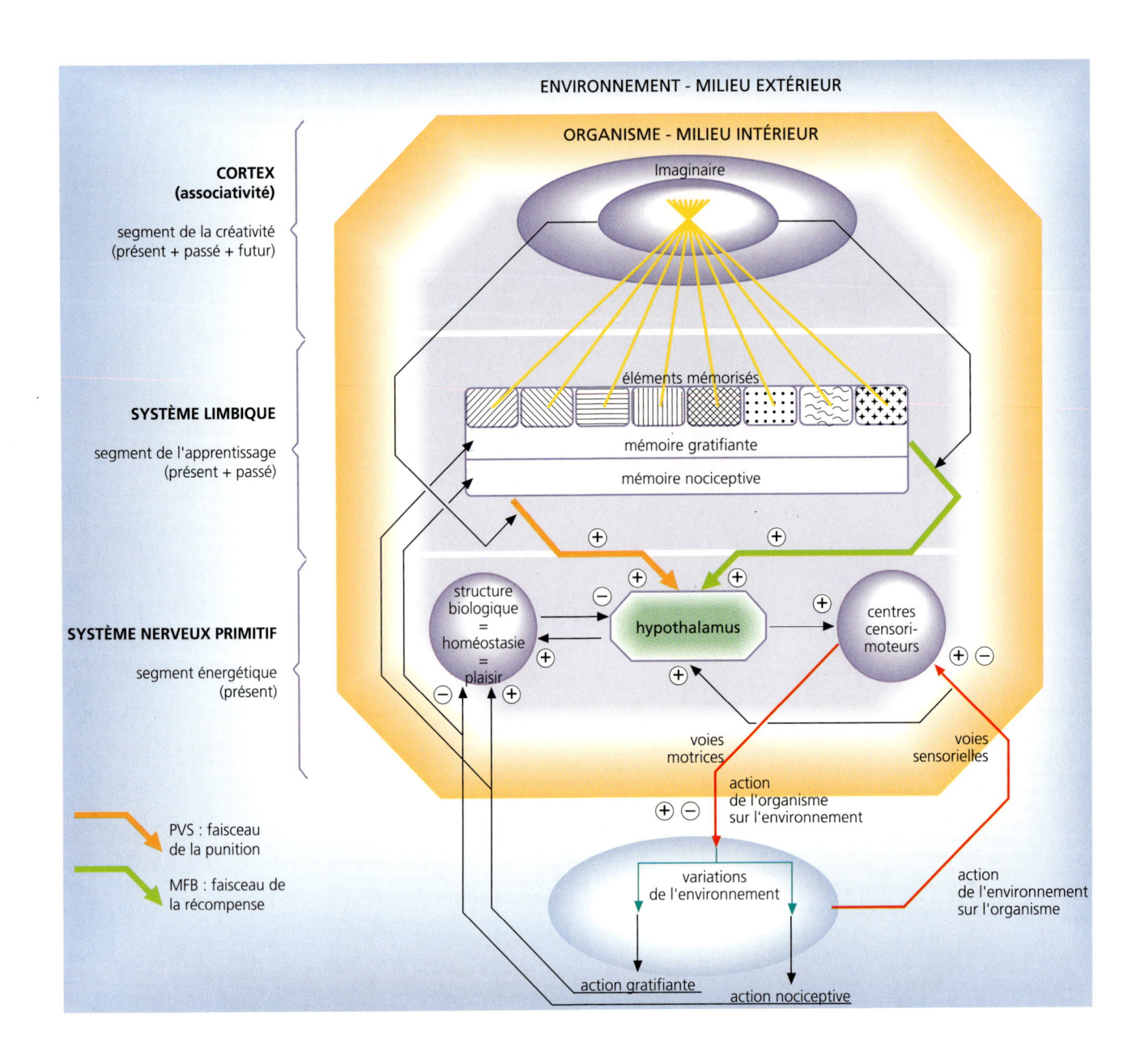

cette perturbation. Le cerveau va alors engager une action, soit interne, soit externe, pour remédier à la perturbation.

Parvenir à l'homéostasie provoque un état de plaisir qui met en jeu le faisceau de la récompense (MFB) et qui sera mémorisé grâce au système limbique et reproduit aussi souvent que possible ; de la même façon, le fait de ne pas parvenir à l'homéostasie provoque un état de déplaisir qui, lui, met en jeu le faisceau de la punition (PVS) et qui sera également mémorisé grâce au système limbique. Il sera dorénavant évité dans la mesure du possible.

STRUCTURE GÉNÉRALE DU SYSTÈME NERVEUX

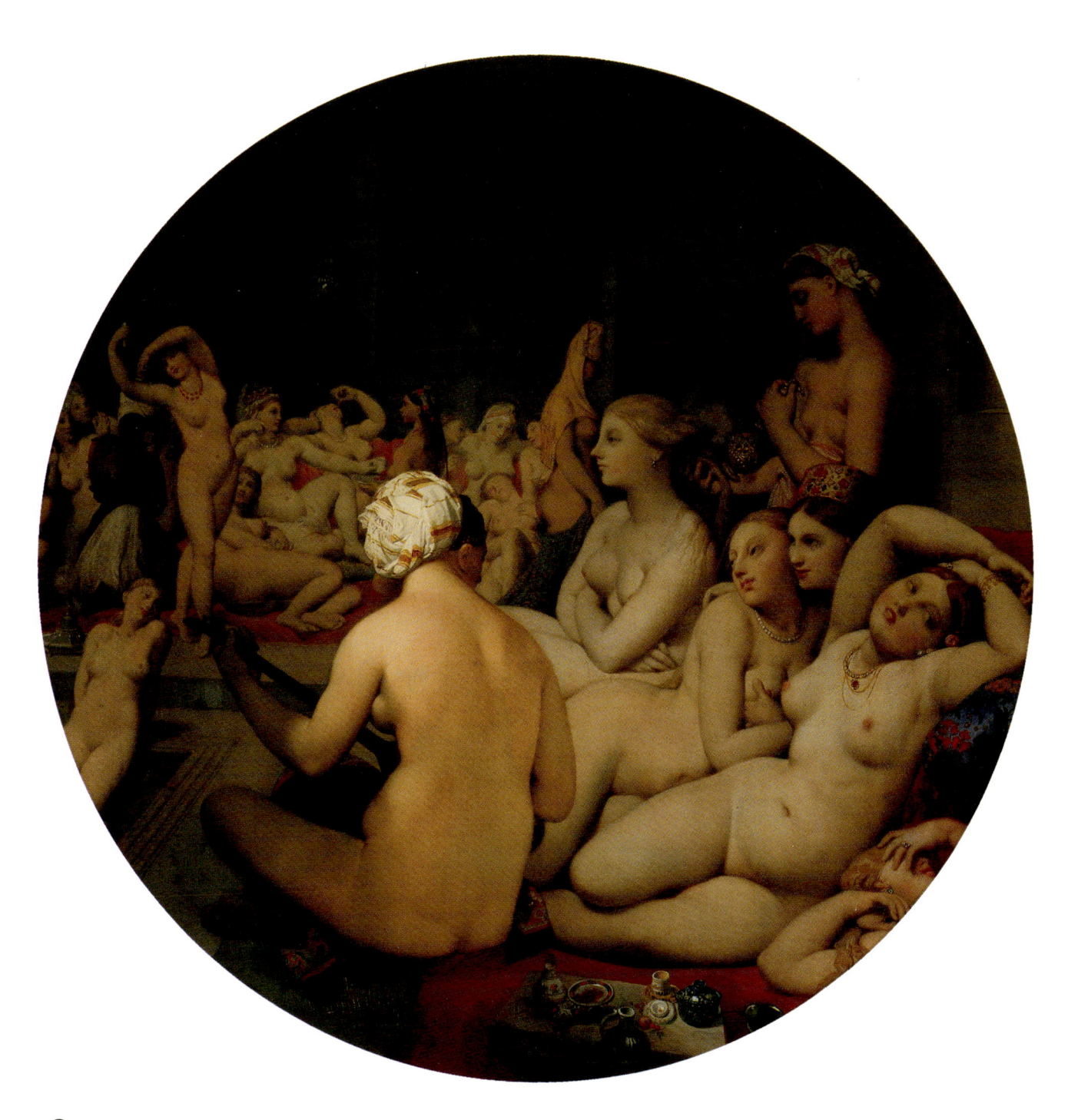

Ces femmes au bain éprouvent un bien-être certain, dû à l'état d'homéostasie que leur corps est parvenu à atteindre : elles n'ont ni soif, ni faim, ni trop chaud, ni trop froid, et chercheront dorénavant à reproduire cet état de plaisir mémorisé par leur système limbique.

Jean Auguste Ingres (1780-1867), *Le Bain turc*, 1862. Paris, musée du Louvre.

LE SYSTÈME NERVEUX

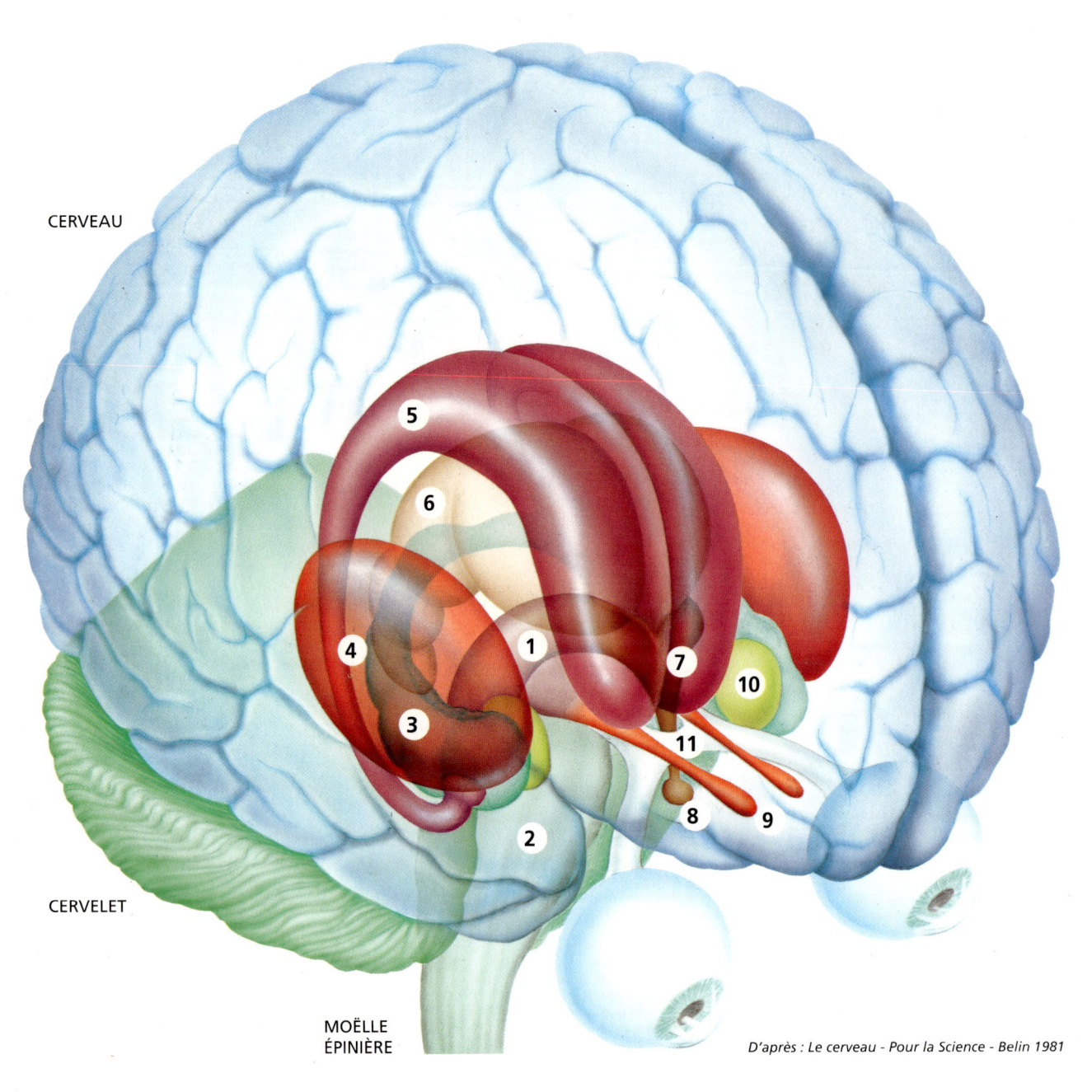

CERVEAU

CERVELET

MOËLLE ÉPINIÈRE

D'après : Le cerveau - Pour la Science - Belin 1981

1 mésencéphale
2 pont et cerveau postérieur
3 hippocampe
4 putamen et globus pallibus
5 noyau caudé
6 thalamus
7 hypothalamus
8 hypophyse
9 bulbe olfactif
10 amygdale
11 chiasma optique

Le cortex peut donc agir à la fois sur le faisceau de la récompense et sur celui de la punition, et provoquer une réaction en cascade de façon à commander une action sur le milieu environnant.

Tous ces événements mémorisés à long terme vont être associés par l'homme, formant ce que Jean Piaget appelle « l'avènement de la fonction sémiotique ». Le sujet se distingue du milieu dès qu'il a intégré une image intérieure d'un objet, et le langage découle naturellement d'associations de plus en plus complexes : ainsi l'individu parvient-il non seulement à communiquer d'une manière de plus en plus précise, mais encore à décrire ce qu'il ressent.

L'homme découvre alors la possibilité d'associer entre eux des éléments d'objets, ce qui aboutit à une forme qui n'existait pas dans son environnement. Pour la désigner, le langage devient métaphorique, il prend valeur de symbole, reflétant bien son imaginaire, à la manière d'un Paul Verlaine :

> Rien de plus cher que la chanson grise,
> Où l'Indécis au Précis se joint.

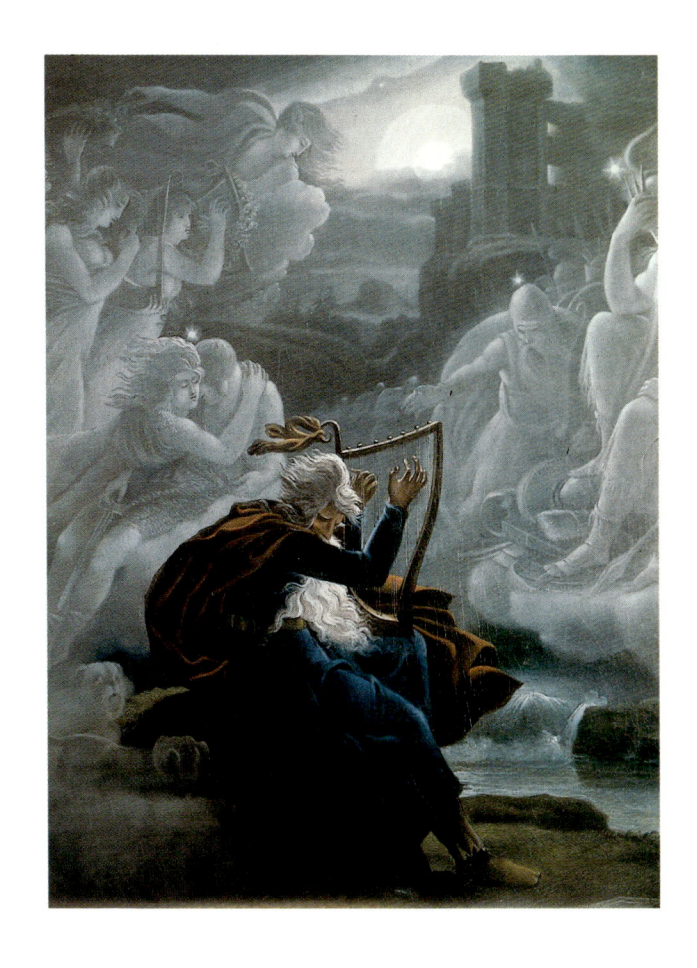

LA SCIENCE, C'EST L'HOMME

Un organisme primitif dépend totalement du milieu dans lequel il se trouve. Le moindre écart énergétique est donc susceptible de provoquer des déséquilibres tels qu'ils peuvent aller jusqu'à entraîner sa mort, faute de réaction immédiate. L'homme, qui présente le cortex associatif le plus développé de tous les mammifères, possède la faculté de pouvoir imaginer les choses sans les vivre réelle-

Grâce à l'acquisition du langage, l'homme peut traduire en mots ce qu'il ressent ; mieux, il peut, par le jeu des associations, créer un langage métaphorique, véritable reflet de son imaginaire. Ossian, barde écossais légendaire, pleure la mort de son fils. C'est par le chant que ce vieil homme parvient à exprimer les émotions qui l'habitent. Karoly Kysfaludy, *La Douleur d'Ossian*, début du XIXe siècle. Budapest, Galerie nationale.

ment, si sa mémoire est suffisamment riche : il a ainsi la possibilité de prendre de la distance par rapport aux automatismes acquis.

Les psychologues ont appelé « phase du miroir » la phase de différenciation d'avec le milieu. Dix-huit mois environ après sa venue au monde, l'enfant se sépare de son « moi-tout », il se différencie de sa mère et se découvre comme personne à part entière dans le miroir. Jean Piaget, lui, parle du stade de l'« intériorisation des actions », autrement dit la mémoire, et de l'« avènement de la fonction sémiotique », c'est-à-dire la faculté de désigner un objet par un signe, et donc de créer une représentation mentale de l'objet grâce aux différentes associations sensori-motrices.

Capable d'imaginer des scénarios, l'homme va prévoir les conséquences de ses actes, émettre des hypothèses de travail à partir d'une mémoire des faits antérieurs et, grâce à son cortex associatif, combiner le tout dans un ordre différent afin d'aboutir à quelque chose de nouveau. Le néocortex, qui lui permet d'anticiper et d'associer différents phénomènes, est également à l'origine de la science, qui ne cesse d'expérimenter de nouvelles hypothèses de travail.

Ainsi, un chasseur du néolithique qui, à la suite d'une chute, s'est ouvert le genou sur une pierre pointue en déduit que cette pierre est plus dure que son genou, associant de cette façon l'aspect tranchant de la pierre et la fragilité de son propre corps. Si l'idée lui vient de se servir de cette pierre comme d'une arme pour la chasse, il fait une hypothèse de travail, à la suite de laquelle il va pouvoir construire un outil qui n'existait pas dans la nature : un silex prolongé d'un manche. Pourvu de cette nouvelle arme, il ira ensuite à la chasse pour vérifier son hypothèse.

Le nouveau-né ne fait aucune différence entre son environnement et lui-même. Mais environ deux ans après sa venue au monde, l'enfant connaît le stade dit du miroir, qui marque l'abandon de son « moi-tout » : il se différencie alors de sa mère et du milieu environnant, élabore son propre schéma corporel, et se découvre enfin comme personne à part entière dans le miroir.

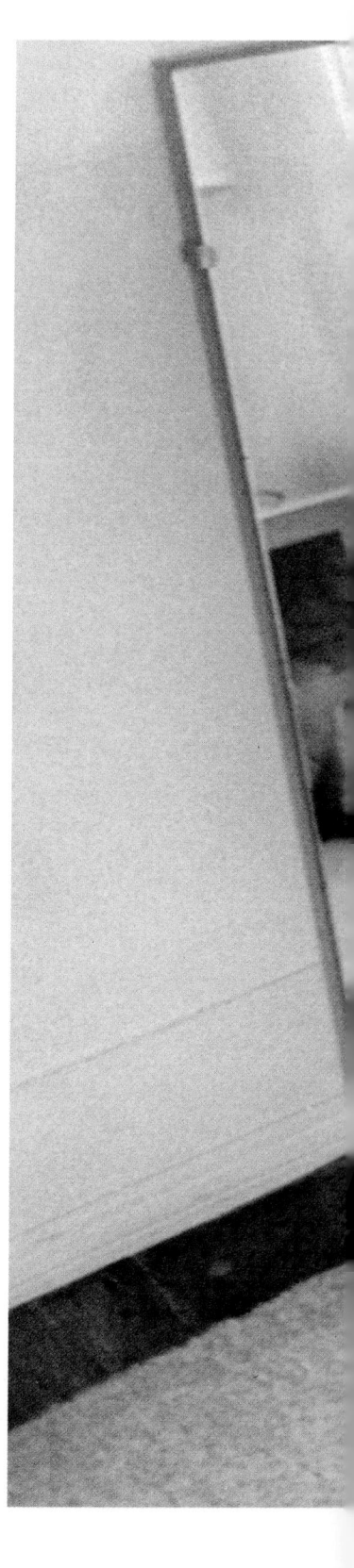

STRUCTURE GÉNÉRALE DU SYSTÈME NERVEUX

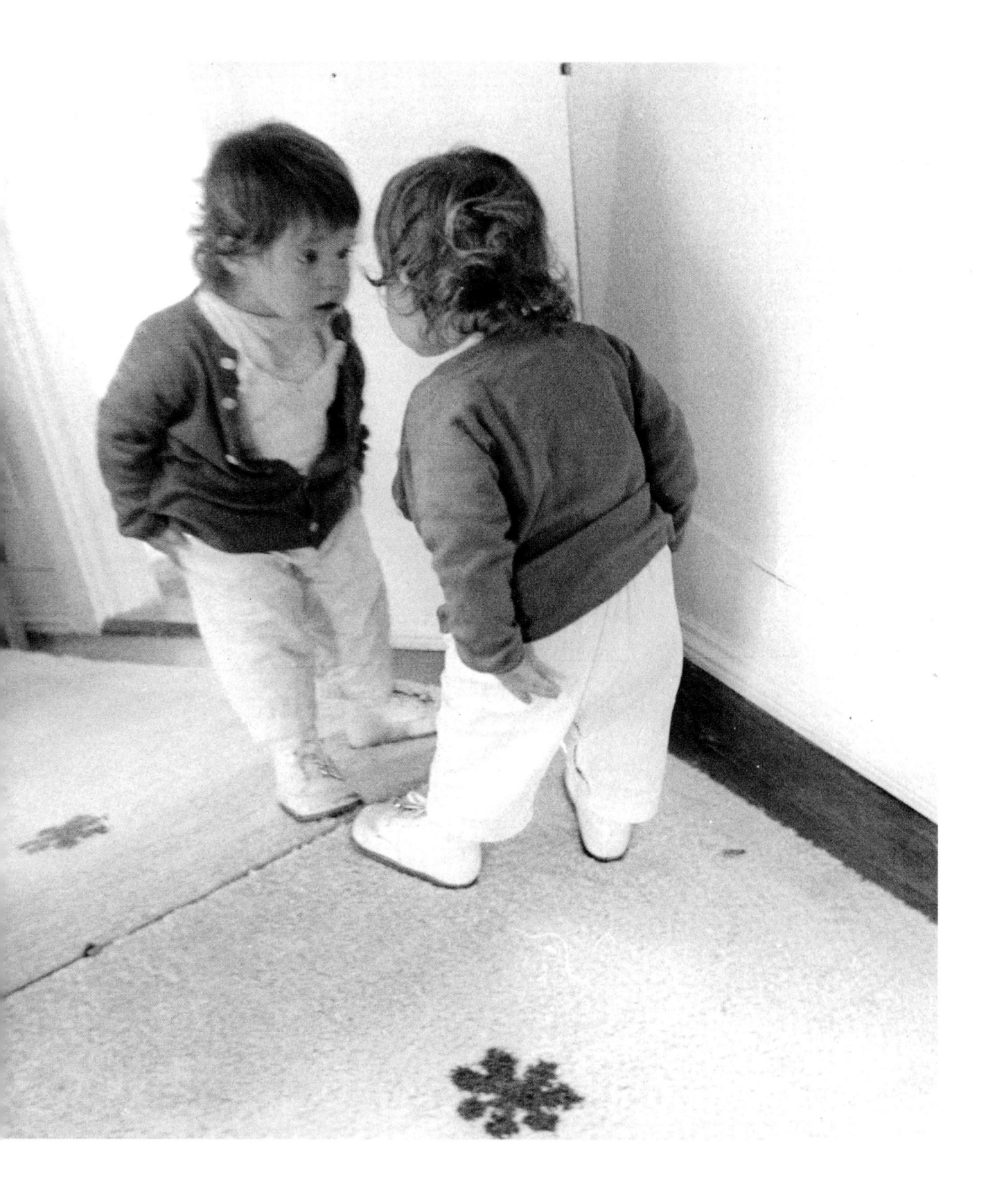

La science se caractérise avant tout par sa méthode. Celle que Claude Bernard, encore lui, a analysée consiste avant tout à utiliser la fonction imaginaire, qui fournira des hypothèses. Si l'on en reste là, on écrit des romans. Il faut en science tenter de confirmer les hypothèses par des protocoles expérimentés. Ce sont eux qui, si leurs résultats sont cohérents, permettront de progresser dans la connaissance et donc de rendre l'action plus efficace.

Mais la manière dont l'homme réunit certains phénomènes pour émettre des hypothèses est directement liée à la manière dont il les a emmagasinés : tout va donc dépendre du fonctionnement de son système nerveux ainsi que de ses mémoires, puisqu'on ne parlera pas d'une mémoire, mais de plusieurs – instantanée, à court terme, à moyen terme, à long terme.

En étudiant la morphologie des crânes des hommes de la préhistoire, on a découvert que plus on remontait dans le temps, plus ils étaient prognathes. Et plus ce prognathisme – ou saillie en avant de la partie inférieure de la face – était important, plus le front était fuyant. L'évolution de l'espèce a doté l'homme d'aujourd'hui d'un front droit, d'une mâchoire moins proéminente, d'un lobe orbito-frontal qui s'est développé, ce qui permet au cerveau de laisser davantage de place aux aires associatives, donc une plus grande possibilité d'associations et de découvertes instrumentales pour agir sur le milieu, comme le fait la science.

Le comportement d'un homme dans l'espace social où il vit, ses actes, ses pensées, ses sentiments dépendent donc bien de son cerveau. Mais comment celui-ci fonctionne-t-il ? C'est ce qu'il faut comprendre pour être en mesure d'apprécier ses actes.

*L*e beau profil de Simonetta Vespucci est révélateur de l'évolution du crâne humain : front droit, mâchoire peu proéminente. C'est ainsi que le cerveau a pu trouver la place qui a permis à ses aires associatives de se développer. Piero di Cosimo (1462-1521), *Portrait de femme*, dit *Simonetta Vespucci*. Chantilly, musée Condé.

STRUCTURE GÉNÉRALE DU SYSTÈME NERVEUX

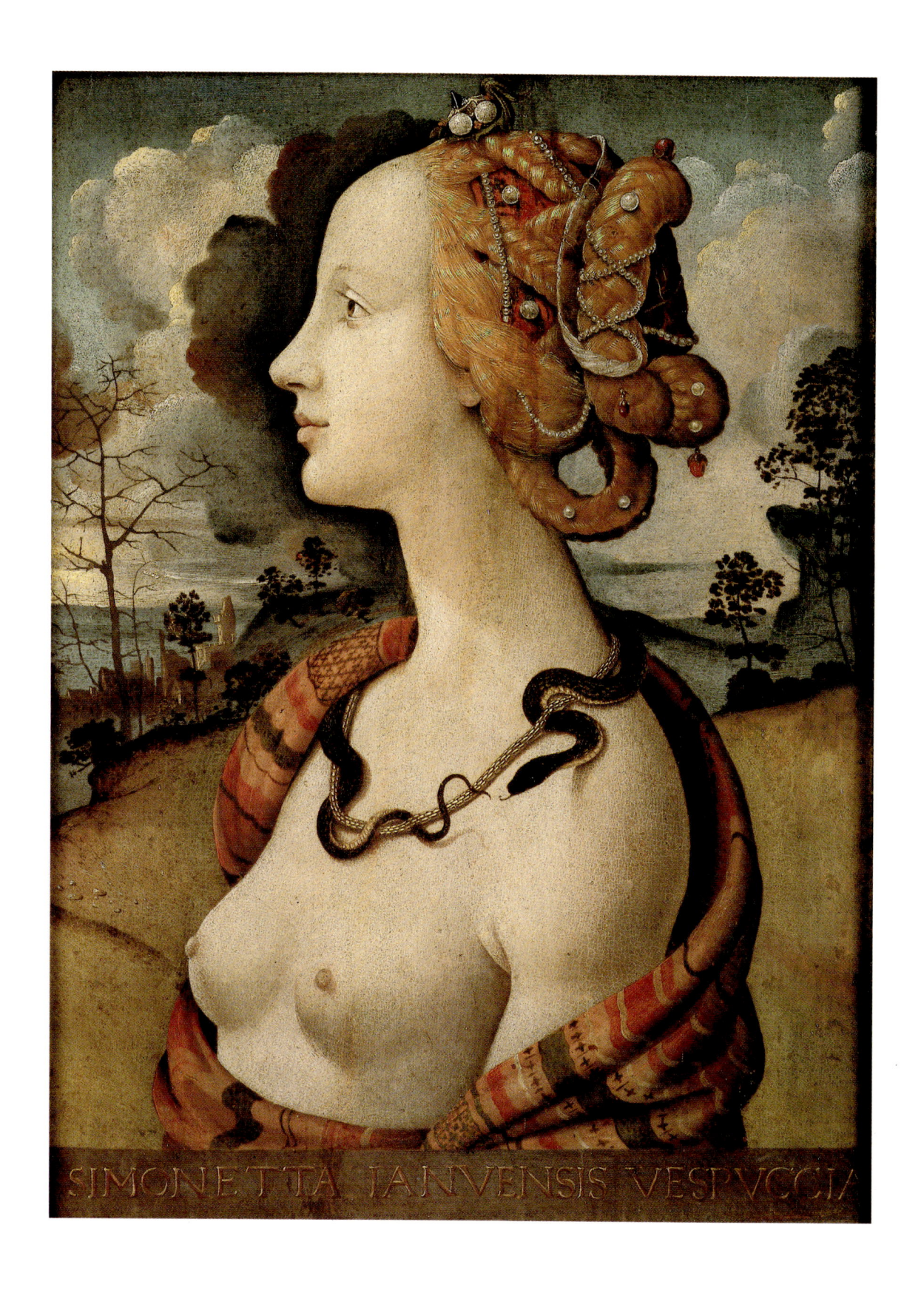

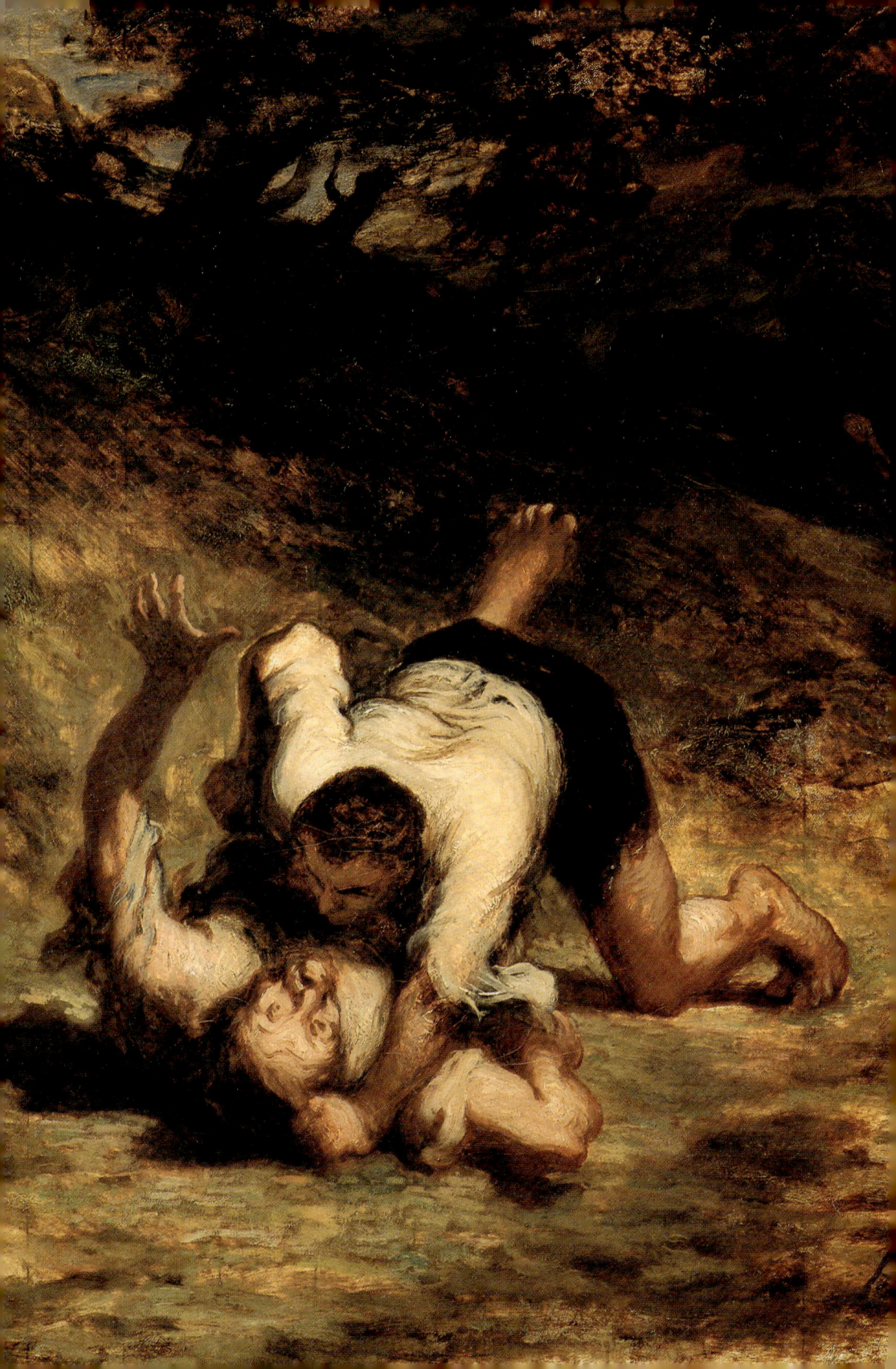

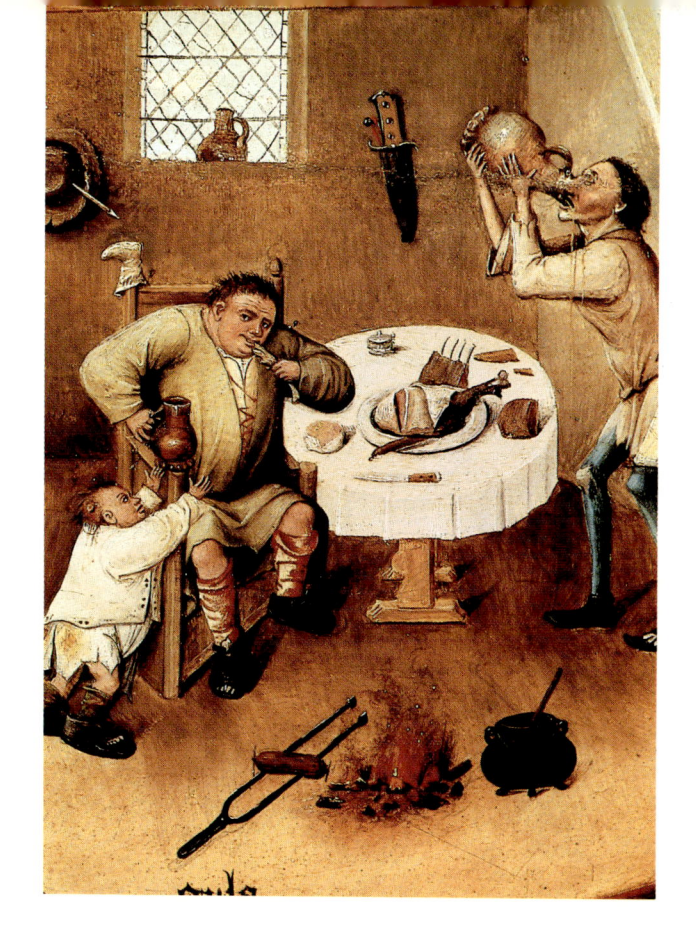

*L*a lutte et la fuite représentent
deux façons différentes
de se débarrasser d'un ennui.
Au premier plan, la lutte,
à l'arrière-plan, la fuite sur l'âne.
On ne sait laquelle
de ces deux attitudes sera
la plus efficace...
Honoré Daumier (1808-1879),
Les Voleurs et l'Ane,
d'après la fable de La Fontaine,
1858. Paris, musée d'Orsay.

*L*es instincts,
pulsions fondamentales
non contrôlées par
l'apprentissage ou l'imaginaire,
sont au nombre de trois :
manger, boire, copuler.
Deux d'entre eux se trouvent ici
illustrés, le manger et le boire
non contrôlés, pouvant
aller jusqu'à l'indigestion,
l'ivresse, l'obésité.
Jérôme Bosch (vers 1462-1516),
*La Table des sept péchés capitaux :
la gourmandise*.
Madrid, musée du Prado.

RÉFLEXES ET INSTINCTS

*U*n organisme parvient à obtenir son équilibre interne, son homéostasie, en agissant sur son environnement de façon à y maintenir ou à y rétablir les caractéristiques qui ne risquent pas de perturber cette homéostasie. En ce qui concerne les espèces animales les plus simples, les plus anciennes, cette finalité est obtenue par un réflexe qui réunit l'organisme à son environnement en mettant en jeu des voies nerveuses simplifiées. Les variations énergétiques qui apparaissent dans l'environnement stimulent alors certains nerfs sensoriels dont l'influx se propage sur une voie motrice qui commande la contraction de certains muscles. Ceux-ci mobilisent l'organisme qui, soit provoque la dispa-

LE SYSTÈME NERVEUX

rition de ces variations énergétiques, soit se déplace de façon à se soustraire à leur action.

LES RÉFLEXES : DU SIMPLE AU COMPLEXE

A la périphérie des organismes animaux, certaines cellules sont spécialisées dans l'enregistrement des variations énergétiques qui surviennent dans le milieu extérieur. Cela se traduit par une dépolarisation qu'elles ont la propriété de propager dans un sens déterminé suivant leur localisation et leur structure. Il s'agit des cellules nerveuses sensorielles, dont les terminaisons sensibles sont des prolongements dendritiques. Dans le cas le plus simple, l'influx propagé, suivant un trajet cellulipète, c'est-à-dire allant de l'environnement vers le centre de la cellule, rejoint le corps cellulaire situé dans le ganglion spinal des racines postérieures de la moelle : le long de la moelle épinière se trouvent en effet des groupes de neurones réunis en ganglions placés sur le trajet des nerfs qui pénètrent la partie postérieure de la moelle. Puis il parcourt dans un sens cellulifuge l'axone de ces mêmes cellules, se dirigeant vers la moelle où siège le premier relais synaptique. La dépolarisation y est propagée d'un neurone à l'autre par la libération d'une substance chimique – un médiateur chimique de l'influx nerveux. Cela exige un temps très court, mais non négligeable, qui constitue le délai synaptique – de l'ordre de la milliseconde. Toujours dans le cas le plus simple, cette excitation du neurone sensoriel se réfléchit immédiatement dans la moelle sur un neurone moteur qui répond à l'excitation initiale par une contraction musculaire. C'est là un arc réflexe mono-

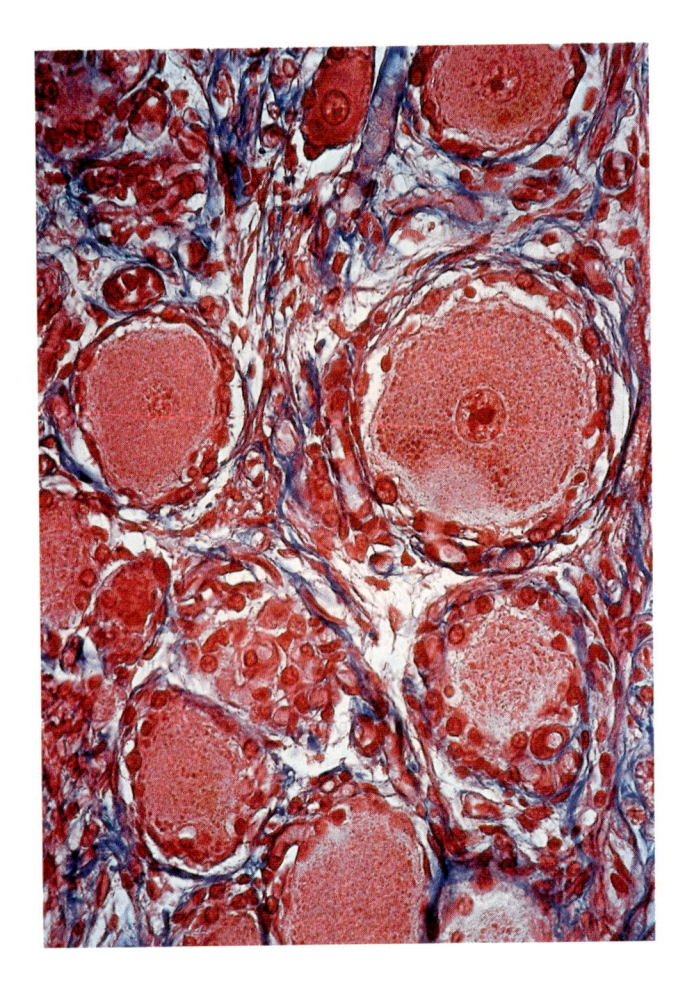

Cette micrographie optique d'un ganglion spinal permet de bien distinguer les groupes de cellules nerveuses qui le constituent. Les cellules nerveuses ganglionnaires, situées en dehors du système nerveux central, apparaissent comme de larges corps circulaires, chacun d'entre eux étant entouré d'une couche de cellules plus petites, les cellules satellites.

RÉFLEXES ET INSTINCTS

synaptique, comme celui déclenché chez la grenouille démédullarisée par une goutte acide sur une patte que l'autre patte vient frotter. C'est aussi le cas du réflexe commandant l'extension de la jambe à la suite de la percussion du tendon rotulien.

A partir du deuxième neurone, l'influx peut également se propager vers les centres supérieurs en suivant une voie « directe », dite lemniscale, dont le dernier relais avant d'atteindre le cortex cérébral se fait dans les noyaux ventro-latéraux et postérieurs du thalamus.

La voie lemniscale se termine en faisant synapse avec les corps des grandes cellules pyramidales de la cinquième couche du cortex. Celles-ci, excitées, réfléchissent l'influx vers la périphérie par une voie centrifuge, la voie pyramidale, qui prend fin essentiellement sur les formations musculaires au niveau d'une « plaque motrice ». La dépolarisation, propagée depuis la périphérie sensible, aboutit là encore à la libération d'un médiateur chimique, l'acétylcholine, qui provoque la dépolarisation et la contraction du muscle strié. Cette contraction aura pour résultat le mouvement d'un membre assurant soit la disparition du facteur de variation situé dans l'environnement qui est à l'origine de l'excitation sensorielle, soit le déplacement de l'organisme entier, soustrayant celui-ci à l'action de ce facteur de variation ou lui permettant de l'utiliser au mieux de sa survie. Et la boucle est bouclée : partie de l'environnement, elle y revient, et si l'arc réflexe est efficace, il maintiendra l'« homéostasie généralisée », celle de l'organisme entier à l'égard de son milieu, à distinguer de l'« homéostasie restreinte », limitée au maintien de la constance des conditions de vie dans le milieu intérieur, suivant Claude Bernard.

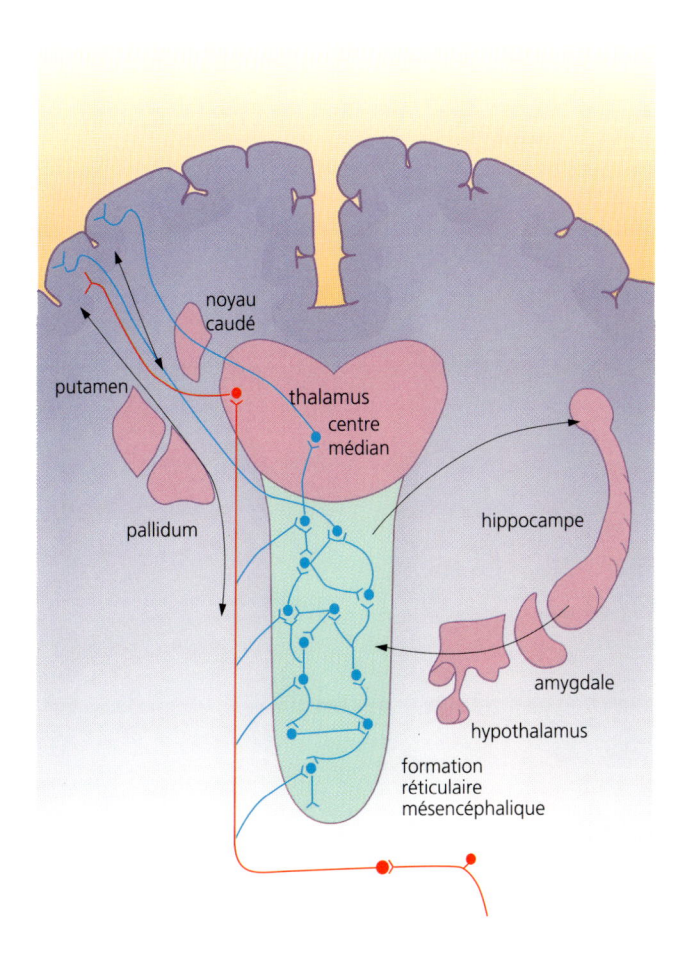

*E*n rouge, la voie lemniscale. En bleu, la voie extralemniscale, qui fait relais dans le centre médian du thalamus – système thalamique diffus. Les influx, dans ce cas, s'orientent d'abord vers des noyaux localisés du thalamus pour rejoindre secondairement des régions précises du cortex. La formation réticulaire, en bleu, est le centre de distribution de l'ensemble du système limbique et du cortex.

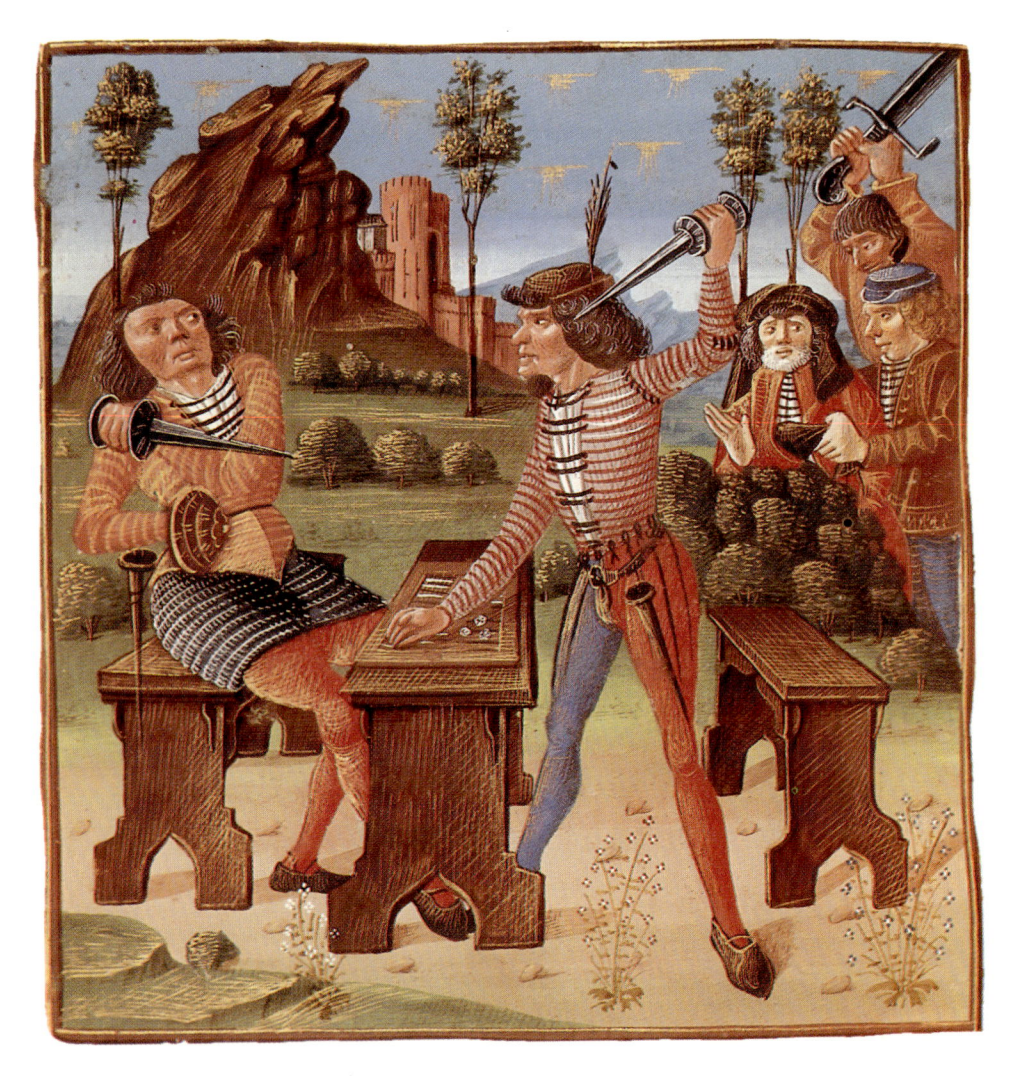

Colère, agressivité, peur, autant d'émotions qui motivent une action motrice exceptionnelle, rendue possible grâce à l'effort fourni par l'ensemble de l'organisme : accélération du rythme cardiaque, vasoconstriction des vaisseaux sanguins, augmentation de la ventilation...
Jacques le Grant,
*Le Livre des bonnes mœurs :
deux joueurs de dés se disputent*,
miniature du XVe siècle.
Chantilly, musée Condé.

L'autonomie motrice n'est possible que si les organes qui en permettent la réalisation fournissent un effort supplémentaire : le système nerveux doit pouvoir commander la coordination des muscles squelettiques, ceux de la motricité, et ces derniers fournir un effort considérable, donc recevoir une masse sanguine plus importante pour leur approvisionnement et pour l'évacuation des déchets de leur métabolisme accru. Par conséquent, la pompe cardiaque doit augmenter son débit, la ventilation aussi. La masse sanguine ne pouvant se modifier brutalement, c'est par la vaso-constriction, réduisant le lit circulatoire des organes inutiles à la fuite et à la lutte, que la nouvelle répartition de cette masse sanguine se fera. Toute l'aire abdominale et la peau vont ainsi se trouver en dette d'oxygène. Il faut alors que la fuite ou la lutte soient rapidement efficaces et capables de restaurer les caractéristiques habituelles de l'environnement. Toute cette réaction est dominée par le système adréno-sympathique.

L'homéostasie du milieu intérieur va donc se trouver bouleversée en quelques instants. La conservation de notre vie libre et indépendante ne sera plus la conséquence de la conservation de la constance des conditions de vie dans le milieu intérieur, mais de sa perte. Grâce à cet abandon momentané, la fuite, en soustrayant l'organisme au danger survenu dans l'environnement, ou la lutte, en agissant sur ce danger et en le faisant disparaître, permettront le retour à des conditions de vie normales dans l'environnement. C'est seulement alors que le retour à l'homéostasie du milieu intérieur redeviendra possible. D'où la distinction entre une homéostasie restreinte au milieu intérieur et, au niveau d'organisation supérieur, une homéostasie généralisée de l'organisme dans l'environnement. Il y a bien là changement de programme pour atteindre un but identique : la survie. C'est un phénomène analogue qui fait passer les sociétés humaines d'une économie de paix à une économie de guerre.

L'entraînement peut dans une certaine mesure éloigner les limites à partir desquelles le changement de programme survient. Mais il faut bien comprendre que cette réaction, si elle défend effectivement la vie, ne la défend pas par le truchement de la conservation de la constance des conditions de vie dans le milieu intérieur – constance qu'au contraire elle détruit rapidement – mais par la conservation de l'autonomie motrice. La réaction organique à l'agression est bien une réaction « physiologique » dès que l'on ne confond pas son mécanisme avec celui assurant l'homéostasie restreinte.

A partir du concept d'arcs réflexes multiples du « stimulus-réponse » défini par Charles Scott Sherrington en 1898, on est parvenu aux facultés mentales associées, aux instincts, aux émotions, à la mémoire, aux motivations, et on a alors pu tenter un essai de compréhension des phénomènes de conscience et de l'inconscient.

A côté de ces voies pyramidales simples existe un système de voies beaucoup plus complexe appelé système extrapyramidal, par lequel le cortex se projette encore sur les neurones de la moelle épinière. Ces voies se projettent d'abord sur de nombreuses aires cérébrales, en particulier sur ce qu'il est convenu d'appeler les ganglions de la base et sur le cervelet, et, après de nombreuses boucles rétroactives, contrôlant les influx corticaux, elles commandent au tonus et à la dynamique musculaire.

La voie extralemniscale, elle-même indirecte, naît de la voie directe qui, en passant au niveau du tronc cérébral, donne naissance à des colatérales qui font synapses avec les neurones du système en réseau de la formation réticulaire située dans le mésencéphale. Cette formation réticulaire constitue un remarquable centre de distribution, à partir duquel les influx gagnent le cortex en suivant deux contingents de fibres à cheminement différent. Les unes se terminent par des synapses axodendritiques dans les couches superficielles du cortex. Les autres, avant d'y parvenir, font d'abord relais dans le thalamus et en particulier dans le centre médian qu'il est convenu d'appeler le système thalamique diffus de Jasper. Ce système dit diffus ou aspécifique est cependant aussi un système focalisateur. En le quittant, les influx s'orientent vers des noyaux localisés du thalamus avant de rejoindre des régions précises du cortex.

La voie lemniscale est celle dont la mise en jeu aboutit par voie réflexe à la réponse globale de fuite ou de lutte, à l'expression fondamentale de l'agressivité

Ce tableau met parfaitement
en scène l'ensemble
des réactions possibles
à une situation d'agression :
lutte, fuite, inhibition de l'action.
C'est la voie lemniscale
qui est mise en jeu dans de telles
situations, c'est elle qui,
dans le processus d'agressivité
défensive, oriente l'ensemble de
l'organisme vers la défense,
l'attaque ou la fuite.
Paul Bril (1554-1626),
*Attaque à main armée
dans un bois*, détail.
Paris, musée du Louvre.

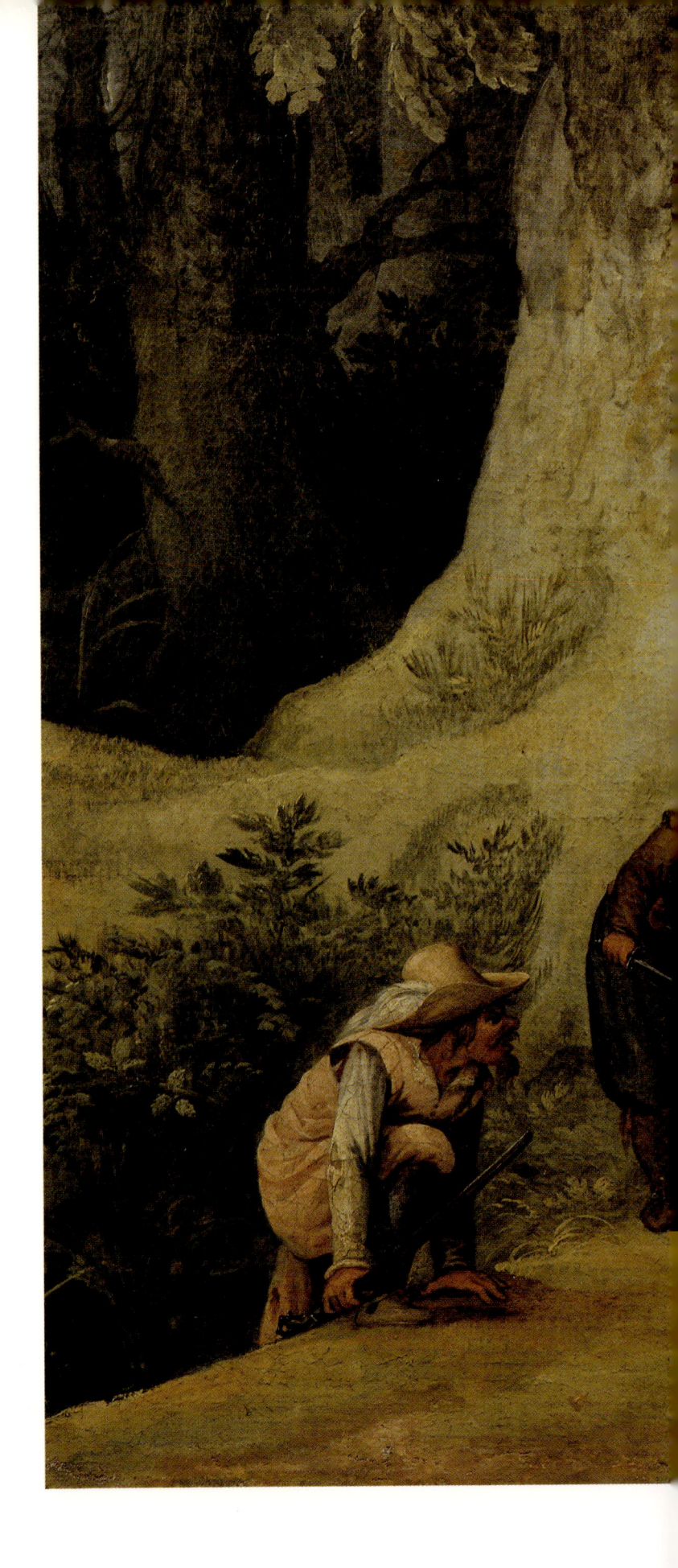

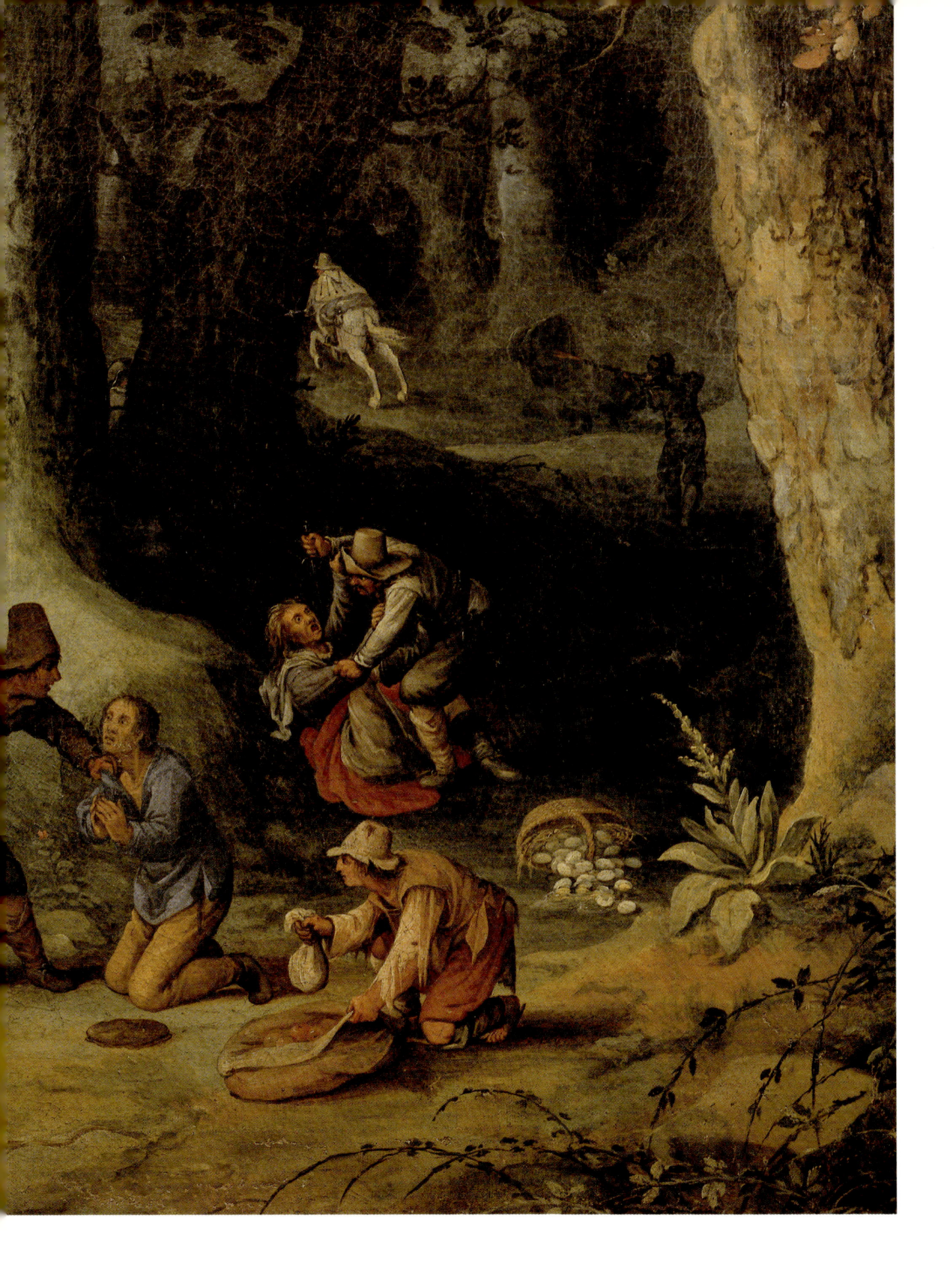

défensive. Elle submerge le cortex dans son ensemble d'ondes dites de stress. C'est cette voie qui oriente toute l'économie d'un organisme vers la défense, l'attaque ou la fuite, encore que chacun de ces comportements nécessite aussi pour se réaliser la mise en jeu de formations secondaires, de circuits nerveux plus spécialisés. La voie extralemniscale est celle dont la mise en jeu aboutit à l'attention, à la focalisation sur un problème particulier posé par l'excitation venue de l'environnement. Le fonctionnement de ces deux voies, lemniscale et extralemniscale, est antagoniste. La peur empêche le processus d'attention qui, dans une certaine mesure, diminue la réponse d'urgence de fuite ou de lutte. Ceux qui malheureusement ont fait la guerre le savent bien.

En temps de guerre, le médecin de bord d'un navire, lorsqu'il n'a pas de blessés auxquels prodiguer ses soins, est dévolu au « chiffre ». Il s'agit de traduire des messages codés suivant un code secret fondamental en langage clair capable d'orienter l'activité du bâtiment. Ce travail demande une attention soutenue, car il n'est pas simple. Si à ce moment une attaque aérienne d'avions ennemis survient, le bruit des bombes tombant autour du bâtiment ajoute à l'ignorance de ce qui se passe la notion qu'un danger de mort est imminent. Dans ces conditions, il est très difficile de soutenir l'attention nécessaire au déchiffrage. Si on conseille alors au médecin d'aller sur le pont, de s'emparer d'un mousqueton et de tirer sur les avions agresseurs, sa peur disparaît. Il agit et, la fuite étant difficile en mer, il lutte. C'est avant l'assaut, dans l'« attente en tension » qui précède l'attaque, que se développe l'angoisse. Quand l'assaut est donné, l'action fait s'estomper la peur.

*L*a peur panique éprouvée en présence d'un événement imprévu et inévitable supprime tout processus d'attention et de contrôle, et aboutit à la fuite d'urgence non contrôlée.
Arpad Schmihammer, *Panik*, illustration allemande, vers 1900, pour la revue *Jugend* de Munich. Paris, bibliothèque des Arts décoratifs.

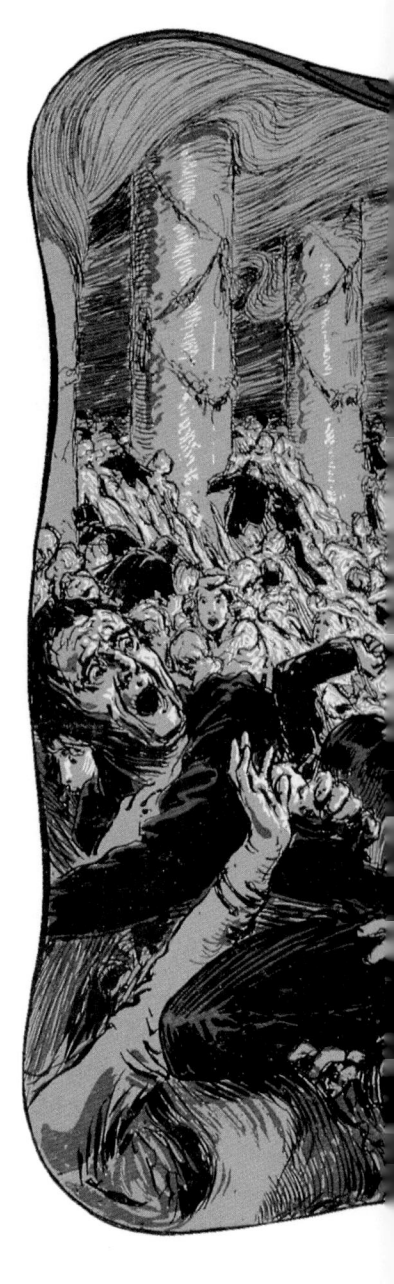

La vigilance, l'éveil exigent un état d'excitation de la formation réticulaire. Il s'agit d'un processus de base sur lequel s'établissent soit un état émotif, la peur ou la rage, accompagnant la fuite ou la lutte, soit un processus d'attention permettant un comportement diversifié, plus adapté à la spécificité caractéristique des variations de l'environnement. L'inhibition de la

RÉFLEXES ET INSTINCTS

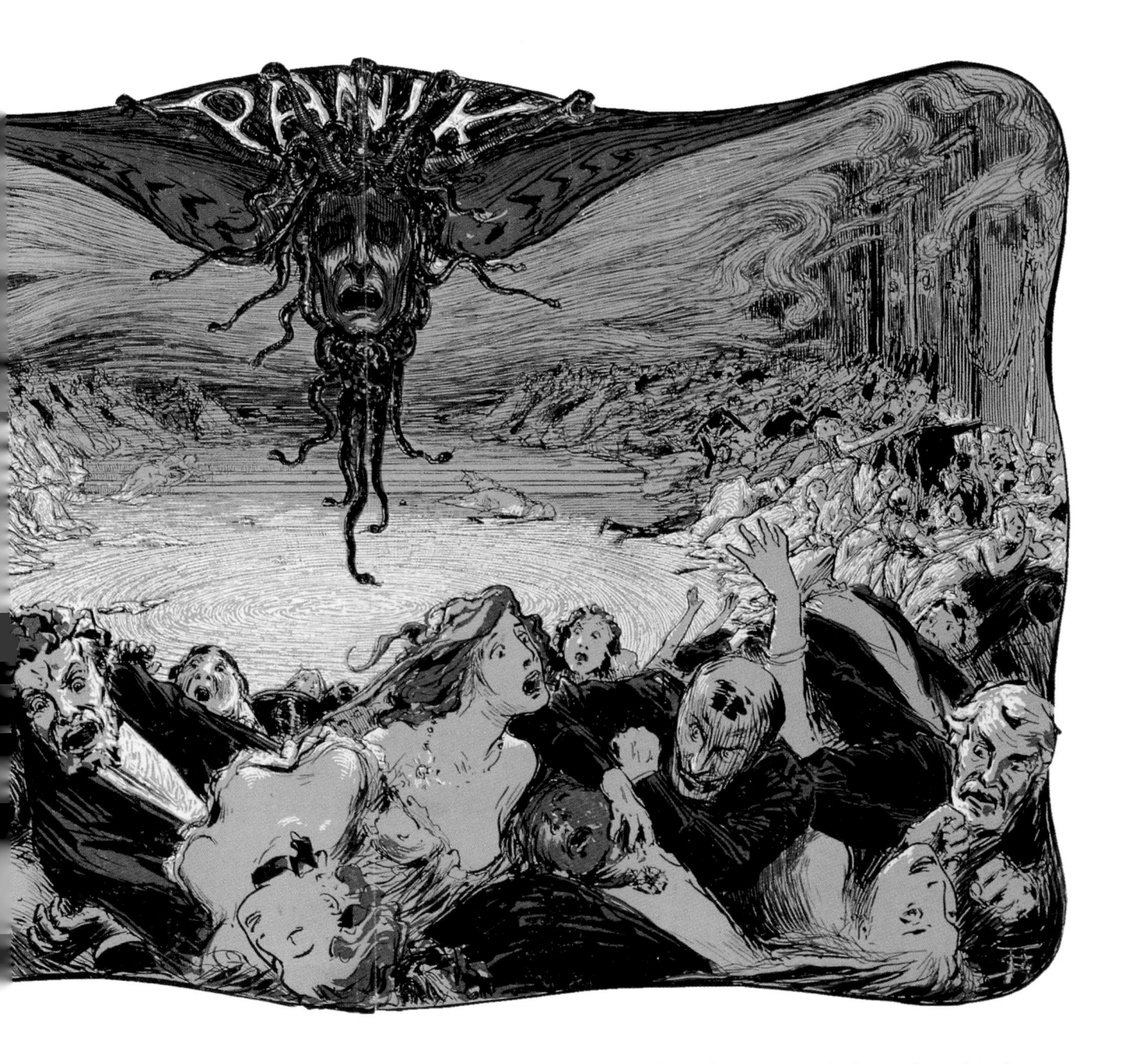

formation réticulaire activatrice ascendante conduit inversement au désintérêt, à la suppression des réactions de défense et d'agressivité, au sommeil. Certaines drogues antipsychotiques ou tranquillisantes agissent de cette manière, du moins en partie.
L'éveil et l'attention ont toujours pour référence l'utilité qu'ils peuvent avoir pour la protection de l'organisme. La relation entre la formation réticulaire et le système limbique – les mémoires – permet de comprendre pourquoi un nouveau signal est signifiant ou non quand il est comparé à un ancien mémorisé. Un signal est signifiant et provoque de l'intérêt s'il peut donner lieu à un renforcement. Sinon, il aboutit à une habituation.

Les instincts

La satisfaction des besoins organiques requiert des systèmes de réponses stables d'une part, et plastiques d'autre part. Les réponses stables s'adressent aux besoins fondamentaux dont l'assouvissement permet la survie de l'individu et de l'espèce, les réponses plastiques aux besoins acquis à la suite d'expériences, ces dernières réponses facilitant également, grâce à des stratégies plus complexes, les besoins fondamentaux. Dès l'apparition des mammifères, les deux types de réponse sont d'ailleurs en interrelation chez les espèces possédant des structures nerveuses qui autorisent l'apprentissage à partir du résultat de l'action. Les structures nerveuses affectées aux réponses stables stéréotypées à programme fixe peuvent ainsi être influencées, et leur réponse transformée par les structures plastiques permettant mémoire et apprentissage. La mémoire nerveuse se superpose alors à la mémoire génétique et modifie sa réponse.

Charles Scott Sherrington avait défini l'hypothalamus comme « le ganglion de tête du système nerveux autonome ». A partir de 1939, des études ont montré que les stimulations de cette aire cérébrale provoquaient des comportements accompagnés de phénomènes endocriniens et neurovégétatifs – autrement dit liés aux glandes endocrines et à la partie du système nerveux qui innerve les viscères. Ces comportements sont fondamentalement : manger, boire et copuler.

Comme les animaux qui ne sont pas en état de privation ne les expriment le plus souvent que pendant la stimulation, on dit que ces comportements sont « liés au stimulus » (*stimulus bound*). Et on ajoute qu'ils résultent d'une motivation, car ils ne surviennent que

*M*anger, boire, copuler, ces trois comportements fondamentaux ont chacun donné naissance à des créations raffinées destinées à les satisfaire : mets délicats, boissons capiteuses, positions érotiques. Nos ancêtres les Romains semblent avoir excellé dans les trois domaines. Pompéi, fresque érotique de la maison de Ménandre.

lorsque les objets auxquels l'action se rapporte sont présents. On pense en général qu'ils mettent en jeu certains circuits neuronaux spécifiques stimulés par la faim ou la soif.

En réalité, les neurones de certaines aires hypothalamiques sont sensibles aux perturbations de l'homéostasie. Se déclenche alors un circuit moteur, dont l'action doit aboutir au maintien ou au rétablissement de cette homéostasie. Du fait des nombreuses connexions de l'hypothalamus avec les autres aires cérébrales, il est extrêmement difficile de déterminer, après stimulation des aires hypothalamiques, si un comportement est inné ou acquis, puisque les aires qui recouvrent l'hypothalamus – aires sus-jacentes –,

RÉFLEXES ET INSTINCTS

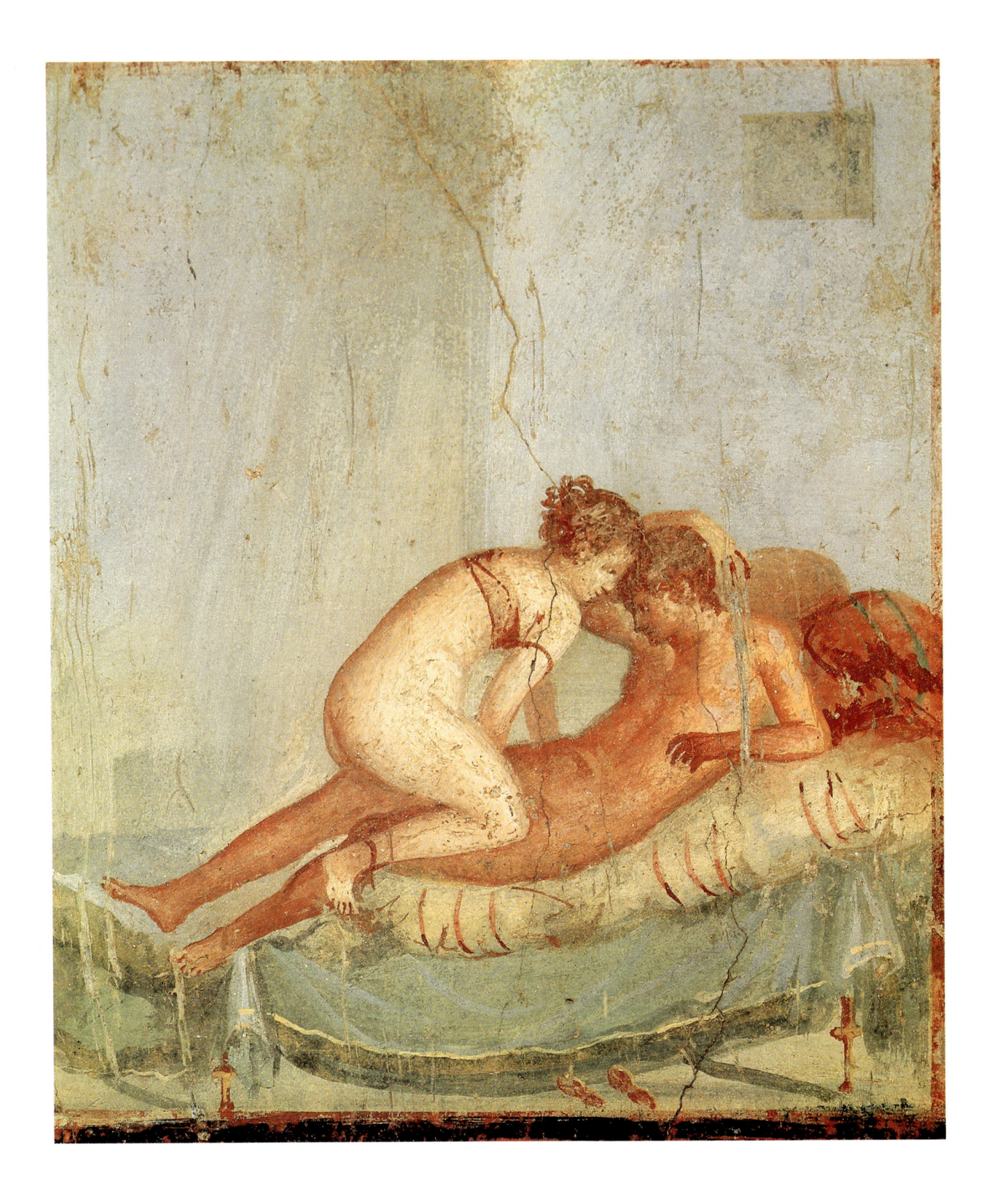

LE SYSTÈME NERVEUX

liées à l'apprentissage, viennent moduler l'activité hypothalamique. En revanche, les lésions des différents noyaux hypothalamiques peuvent, par leurs conséquences comportementales, apporter d'utiles informations complémentaires aux résultats recueillis par leurs stimulations.

Les comportements dits innés trouvent sans aucun doute leur origine dans ce que Paul Donald McLean nomme le cerveau reptilien, et particulièrement dans les noyaux hypothalamiques, mais ils sont aussi sous la dépendance de structures phylogénétiquement plus récentes, qui rendent l'animal capable d'apprentissage. C'est ainsi que le MFB et le PVS ou le SIA (système inhibiteur de l'action), qui relient l'hypothalamus au système limbique, permettent par l'expérience de la récompense ou de la punition d'influencer le comportement primitif.

Cependant des régions plus évoluées phylogénétiquement, comme l'amygdale nerveuse ou l'hippocampe, sont également sensibles aux influences hormonales et capables d'influencer en retour le fonctionnement hypothalamique – qui peut aussi être influencé directement par l'imprégnation hormonale.

Tout l'équilibre du milieu intérieur agit sur le fonctionnement hypothalamique pour le corriger en rétroaction. Par exemple, l'hyperosmolarité (c'est-à-dire la diminution de la quantité d'eau dans le milieu intérieur par rapport à la quantité d'éléments dissous) provoque la sensation de soif, et celle-ci un comportement aboutissant à l'acte de boire ; il en résulte une régulation en retour sur l'hyperosmolarité qui aboutit à la suppression de la soif et par conséquent du comportement qu'elle conditionne. L'hypothalamus se trouve ainsi être l'intégrateur des signaux internes,

*C'*est parce que l'organisme renseigne notre système nerveux sur son état interne que des sensations comme la soif ou la faim se manifestent et nous conduisent à boire ou à manger, et à rétablir ainsi l'équilibre de notre milieu intérieur. Les protagonistes de ce tableau semblent répondre avec entrain et bonne humeur aux ordres véhiculés par leur système nerveux ! Jan Steen (1626-1679), *Comme les vieux chantent, les petits gazouillent.* Montpellier, musée Fabre.

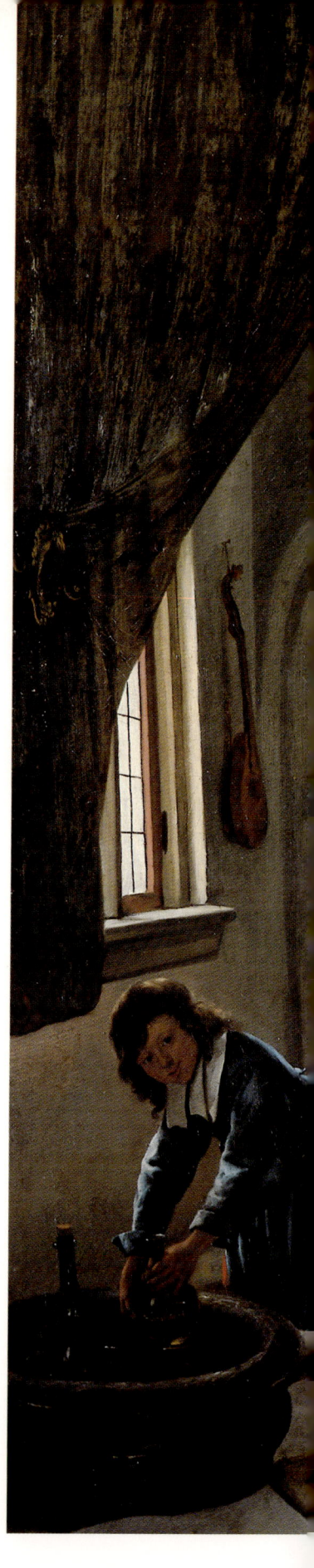

78

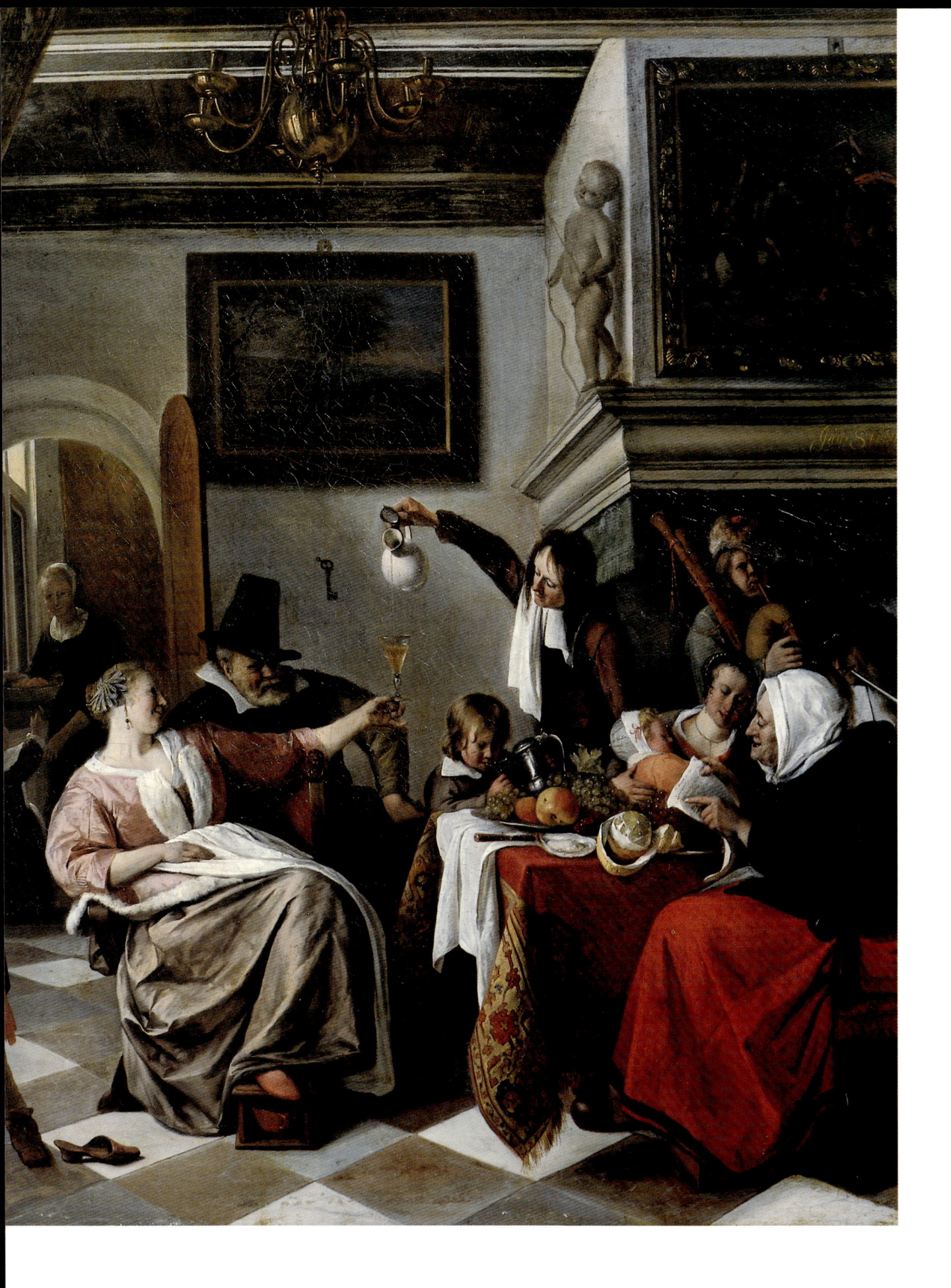

en d'autres termes des variations significatives de l'homéostasie. Comme l'hypothalamus dépend des aires cérébrales sus-jacentes, qui intègrent les rapports de l'organisme avec son milieu dans le temps et dans l'espace, cela le place dans une situation privilégiée pour contrôler la vie tissulaire en fonction de ses rapports avec l'environnement. Inversement, l'hypothalamus avertit ces mêmes aires sus-jacentes des nouvelles exigences tissulaires, qui vont être confrontées à la mémoire des expériences passées. Les stimuli peuvent provenir aussi bien du milieu intérieur que de l'environnement, la confrontation de ces deux sources d'information provoquant une action. Action dont la conséquence est la protection de l'information-structure de l'organisme.

Les deux sources distinctes d'information, l'une d'origine interne homéostasique, l'autre d'origine externe sensorielle, ont souvent mené à une confusion de termes suivant la discipline qui les utilise et qui n'en voit que l'aspect psychologique, comportemental, neurophysiologique ou biochimique.

La fonction fondamentale du système nerveux central est d'assurer l'autonomie motrice de l'organisme dans l'environnement grâce aux organes des sens. Et toute l'activité plus ou moins complexe du système nerveux, suivant le niveau auquel il est parvenu dans l'échelle des espèces, paraît finalement conduire à cette action fondamentale.

Le système nerveux, lorsqu'il ne met en jeu que sa partie la plus primitive, à savoir l'hypothalamus et le tronc cérébral, est organisé de façon telle qu'à un stimulus donné, qu'il provienne du milieu intérieur ou de l'environnement, il fournit une réponse simple, stéréotypée, incapable d'amélioration : c'est l'ensemble stimulus-réponse qui permet la survie immédiate. Ces comportements s'organisent autour des besoins primordiaux : faim, soif et reproduction. Ils sont le résultat de pulsions. En 1972, J. A. Gray a en effet proposé d'appeler pulsions (*drives*) les «états internes qui sont principalement provoqués par des variations survenant à l'intérieur de l'organisme». Il faut cependant préciser que les variations en question sont celles qui sont liées à des besoins innés, et non celles acquises par des apprentissages. Or le besoin se définit comme la quantité d'énergie ou d'information nécessaire au maintien d'une structure nerveuse, qu'elle soit innée ou acquise.

Les émotions apparaissent, elles, comme «des états internes qui sont surtout provoqués par des événements extérieurs à l'organisme». Mais la mémoire, qui commande l'apprentissage et qui dépend en partie de l'existence du système limbique, met en réserve les événements extérieurs à l'organisme. Si bien que, dans certains cas, leur évocation, sans relation de causalité évidente avec les variations du milieu extérieur, ne paraît plus liée directement à l'existence de stimuli environnementaux. On continue alors à parler d'émotions, et non de pulsions, car leur origine n'est pas liée à la structure innée, mais à la structure acquise : elle résulte de l'action antérieure de l'organisme sur son environnement. Et on appelle motivations les causes pulsionnelles ou émotionnelles à l'origine d'un comportement observable par quelqu'un situé dans l'environnement immédiat de l'organisme observé.

Pulsions et émotions ont toujours pour objectif une action, qu'elle soit ou non possible. Or le passage de l'état de repos à celui d'activité nécessite un réajustement de la circulation sanguine et du métabolisme. La

*D*ans cette gravure, où l'artiste s'est représenté en compagnie de quelques amis, l'homme à la flûte, Dürer lui-même, symboliserait le mélancolique, celui au grattoir serait colérique, celui à la fleur sanguin, la chope de bière caractérisant le flegmatique. Pour pouvoir effectuer ces différentes attributions, il faut les rapprocher de l'expérience personnelle, variable pour chacun d'entre nous.
Albrecht Dürer, gravure, Nuremberg, 1496. Philadelphie, musée des Beaux-Arts.

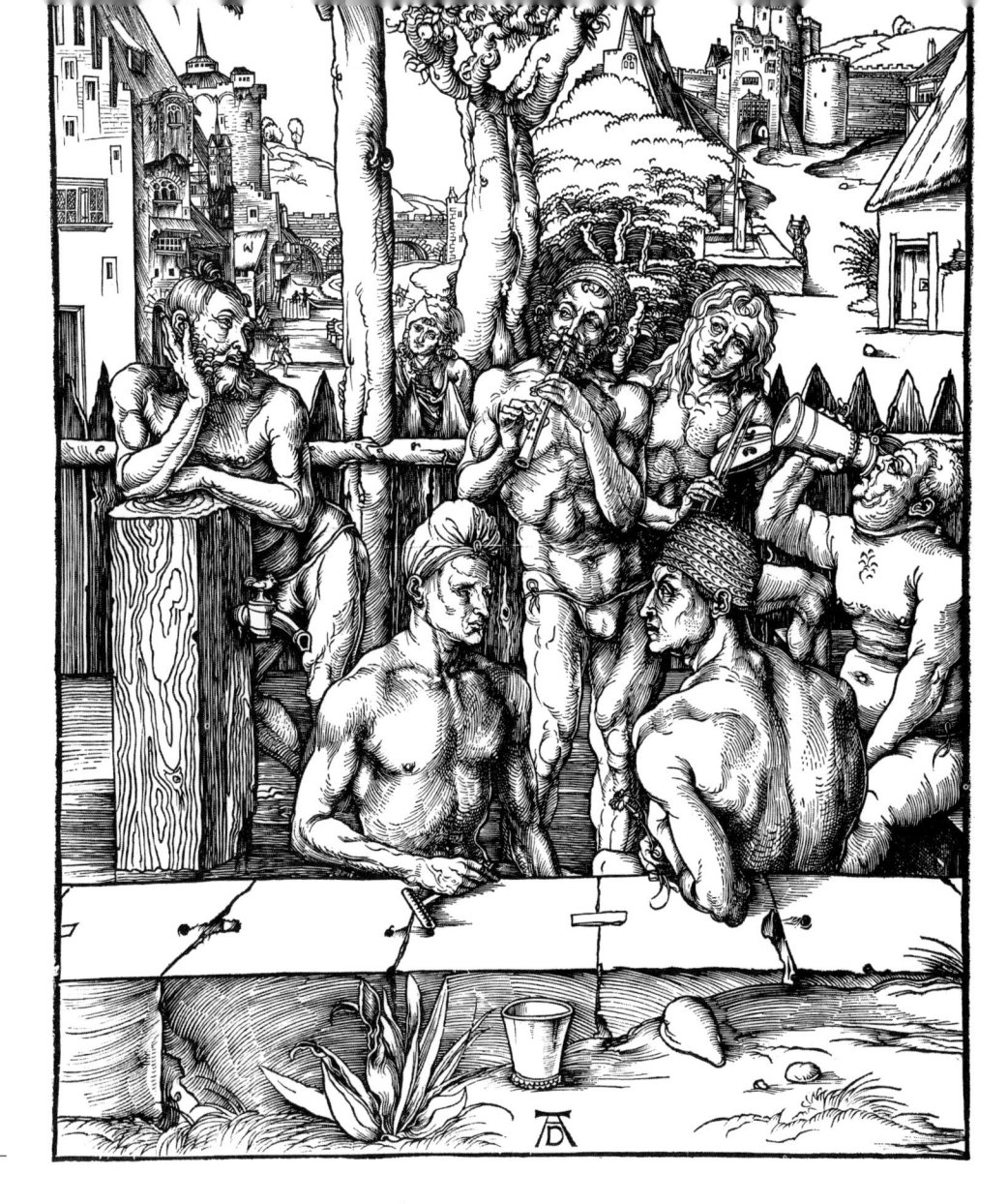

masse sanguine est orientée préférentiellement vers les muscles et vers les organes immédiatement indispensables à l'autonomie motrice, aux dépens des autres organes : les vaisseaux irriguant les organes de la région abdominale et la peau sont en vasoconstriction, tandis que les vaisseaux musculaires, pulmonaires et cérébraux sont vasodilatés. Ces ajustements vasomoteurs exigent la mise en jeu du système qui préside aux variations du calibre des vaisseaux et aux variations locales du débit circulatoire. La circulation musculaire peut être influencée de façon diamétralement opposée selon les circonstances : pendant la phase d'immobilité, en attente de l'attaque contre un adversaire, on observe une vasoconstriction musculaire généralisée, alors que, durant la période de combat, la vasodilatation est limitée aux muscles utilisés en défense.

Ce qu'il est convenu d'appeler émotion est en rapport avec une expérience subjective, réduite au sujet qui l'éprouve. L'observateur ne peut en prendre connaissance que par le truchement du comportement qui l'accompagne et qu'il peut rapprocher de son expérience personnelle.

Pulsions et émotions sont donc des processus fréquemment associés, mais dont l'approche expérimentale est forcément différente. La pulsion trouve son origine dans une sensation interne de besoin qui pousse à agir et qui provient de la structure même de l'organisme et du système nerveux qui en assure la pérennité. L'émotion paraît au contraire liée aux sensations qui résultent des ajustements vasomoteurs mis en jeu en vue de l'action, mais à la suite d'un apprentissage, ce dernier permettant de distinguer plus ou moins directement les événements gratifiants ou nociceptifs. Quand un événement ne peut être classé dans l'une de ces deux catégories, il est ou bien neutre et non signifiant, ou bien générateur d'angoisse, car il ne permet pas une action adaptée. Si nous sommes conscients d'une émotion, ce n'est pas tant en raison

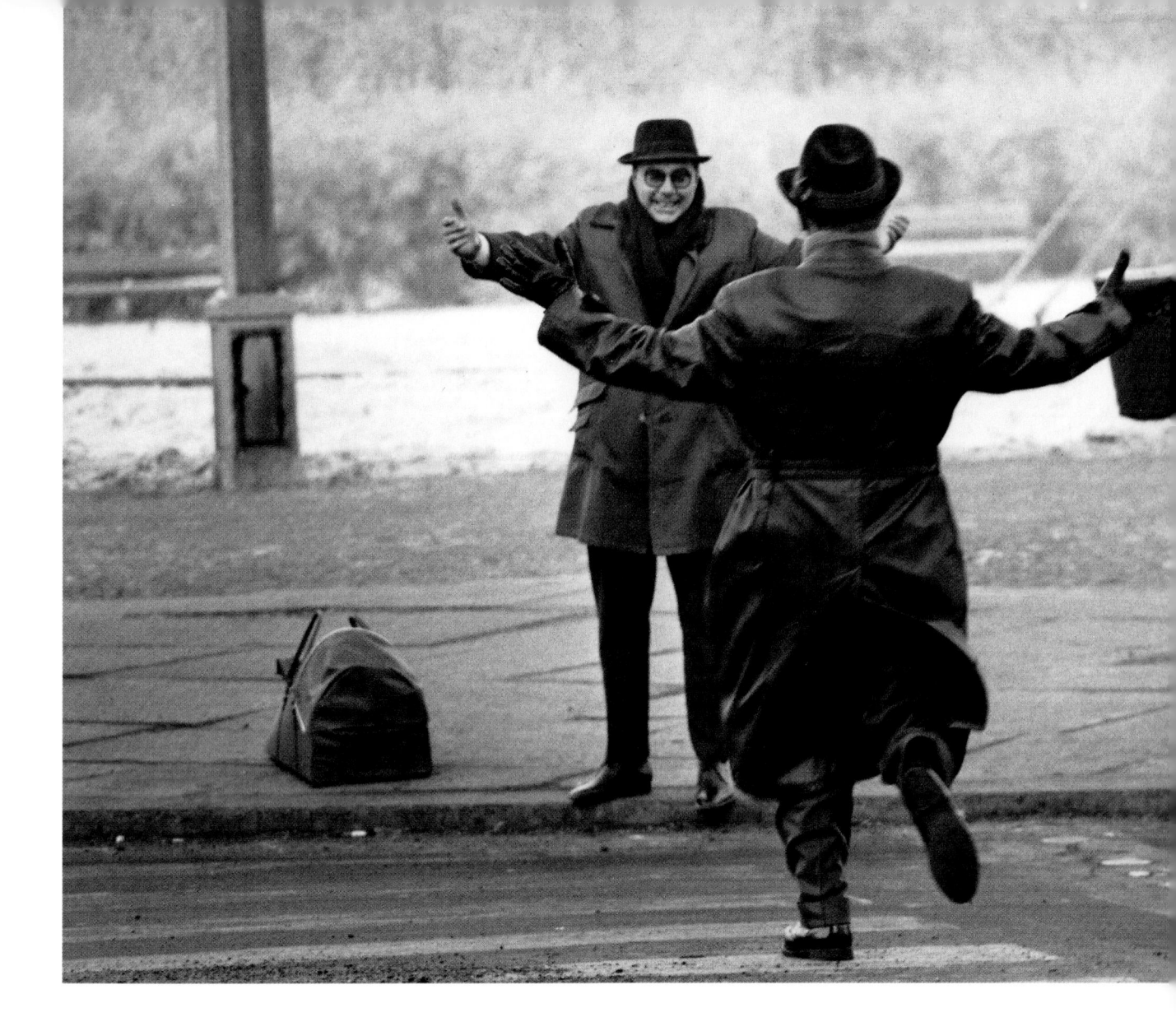

*L*es émotions sont liées aux ajustements vasomoteurs qui interviennent en vue de l'action. Certains de ces ajustements aboutissent à un comportement qui, vu par un observateur extérieur, semble en rapport avec un événement gratifiant.

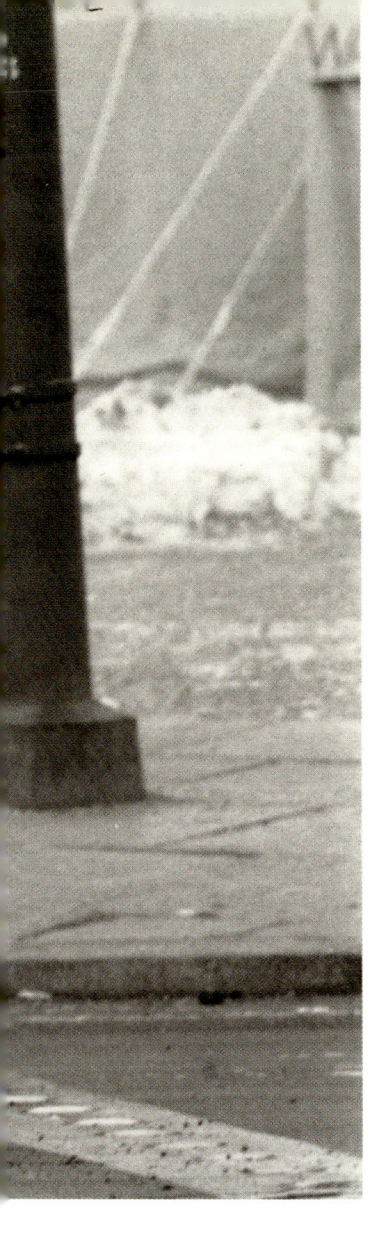

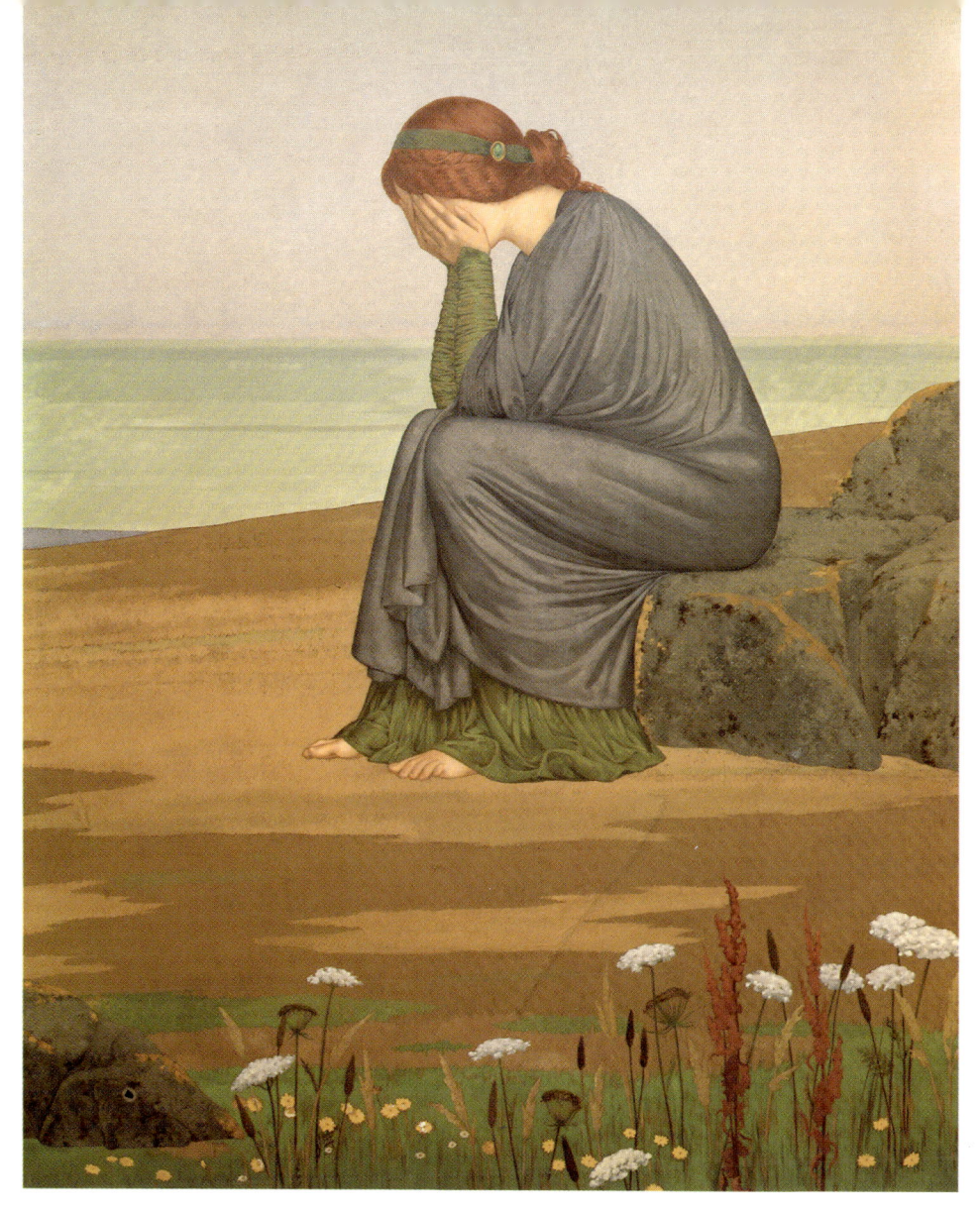

D'autres paraissent être en rapport avec des événements nociceptifs, douloureux. Alexandre Seon (1855-1917), *Le Retour au foyer*, détail : *femme pleurant*, vers 1913. Saint-Étienne, musée d'Art et d'Industrie.

du comportement qui l'accompagne qu'à cause des phénomènes qu'elle déclenche au niveau du système nerveux neurovégétatif.

Ainsi, la motivation naît de la combinaison d'une pulsion, conséquence d'un besoin inné ou acquis par apprentissage – dans ce dernier cas, elle s'accompagne généralement d'une émotion –, et d'une émotion déclenchée par un stimulus externe environnemental. Les motivations peuvent être positives ou négatives, selon que l'on recherche un objet capable d'assouvir la pulsion ou que l'on veuille éloigner ou détruire un objet répulsif. On peut donc dire que ni un certain état physiologique, comme la faim, ni la présence d'un objet qui peut être la source d'un comportement ne seront suffisants, pris isolément, pour provoquer ce comportement. Celui-ci exige une interaction entre l'état interne et l'objet-stimulus pour apparaître.

Qu'il s'agisse de pulsion ou d'émotion, il semble bien que la finalité soit le maintien de la structure organique. Dans le premier cas, les mécanismes mis en jeu sont la conséquence de l'organisation innée du système nerveux ; dans le second cas, de son expérience, donc de sa structure acquise au contact de l'environnement. La difficulté que l'on a, apparemment, à les distinguer résulte de plusieurs causes. L'une est la subjectivité du processus émotionnel qui cache sa finalité. Une autre vient du fait que, chez l'homme, l'expérience mémorisée ne demeure pas toujours au niveau des processus conscients. Dans ces conditions, il devient complexe d'établir un rapport entre les réactions neurovégétatives et ce qui les a provoquées.

En conséquence, on parvient à cette conclusion que les comportements instinctifs, qui ne font appel ni à un apprentissage ni à l'expérience favorable ou défavorable de l'action, les comportements que l'on peut appeler innés en quelque sorte et dépendant de l'organisation primitive du système nerveux de l'espèce, sont peu nombreux ; ils orientent le fonctionnement des aires sus-jacentes de l'hypothalamus, responsables de l'apprentissage et de l'associativité.

Lors d'expériences en laboratoire sur les rats, il paraît donc essentiel de ne pas confondre un comportement entraîné par un stimulus non conditionné aversif – un choc électrique par exemple, qui provoque la course, des sauts et des cris, ou une attitude agressive lorsque la fuite est impossible – et le comportement qu'entraîne, après apprentissage de l'inefficacité de l'action, le signal annonçant un tel choc – et qui pousse bien souvent l'animal, dans ce cas, à se tapir en silence.

On retrouve sur le plan neurophysiologique la distinction faite au plan comportemental. Désormais, il est très généralement admis que les comportements affectifs, qui semblent nécessairement mettre en jeu un processus de mémoire, font appel au système limbique et au cerveau antérieur, alors que les comportements pulsionnels, c'est-à-dire les comportements sexuels, de consommation, de fuite ou de lutte, non conditionnés, sont gouvernés par l'hypothalamus et le mésencéphale.

*L'*auteur de cette caricature a-t-il voulu dire qu'en suivant ses instincts, l'homme se rabaisse au niveau de l'animal ? Mais n'est-ce pas là un jugement de valeur ? L'instinct simple et honnête vaut peut-être mieux que le respect systématique des règlements culturels les plus triviaux.
J. J. Grandville, *Le Pique-assiette*, caricature parue dans *Les Métamorphoses du jour*, Paris, 1854.
Paris, bibliothèque des Arts décoratifs.

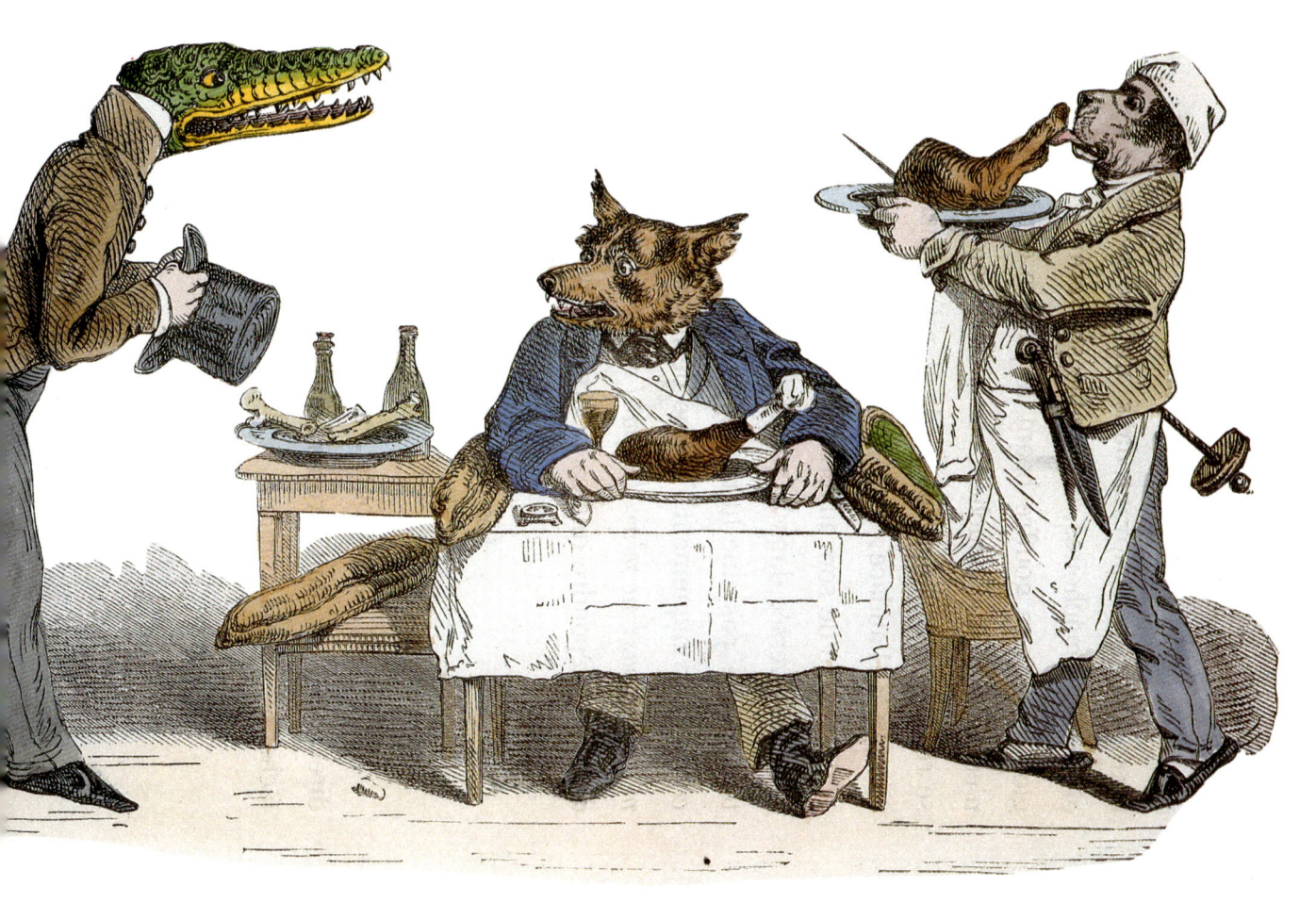

On peut alors distinguer deux grands types de comportements instinctifs, non conditionnés.

Le premier, le comportement d'approche ou de consommation, est déclenché par l'hypothalamus lorsqu'il reçoit à la fois un signal interne et un stimulus externe, l'objet de consommation : il s'agit de boire, manger et copuler. Si un comportement de consommation est récompensé et non puni, il met en jeu le MFB (ou faisceau de la récompense) et la mémoire de la stratégie adoptée pour obtenir satisfaction. Il devient alors un besoin acquis, et non plus un comportement instinctif.

Le second type de comportement instinctif, celui de fuite ou de lutte à la suite d'un stimulus aversif, ne fait pas appel à une pulsion interne et il met en jeu le PVS (ou faisceau de la punition). Ce comportement inné se manifeste dans l'agressivité défensive. C'est l'hypothalamus antérieur qui mobilise la réaction comportementale et neuro-endocrinienne de défense. Mais si l'action est efficace, si en d'autres termes la réaction de fuite ou de lutte est récompensée, l'apprentissage de sa stratégie met en jeu le MFB. Si au contraire elle est inefficace, la mémorisation de l'inefficacité de l'action est à l'origine de la mise en jeu du système inhibiteur de l'action (SIA), système faisant appel à un conditionnement. Dans les deux cas, c'est l'apprentissage qui transforme la réponse hypothalamique innée.

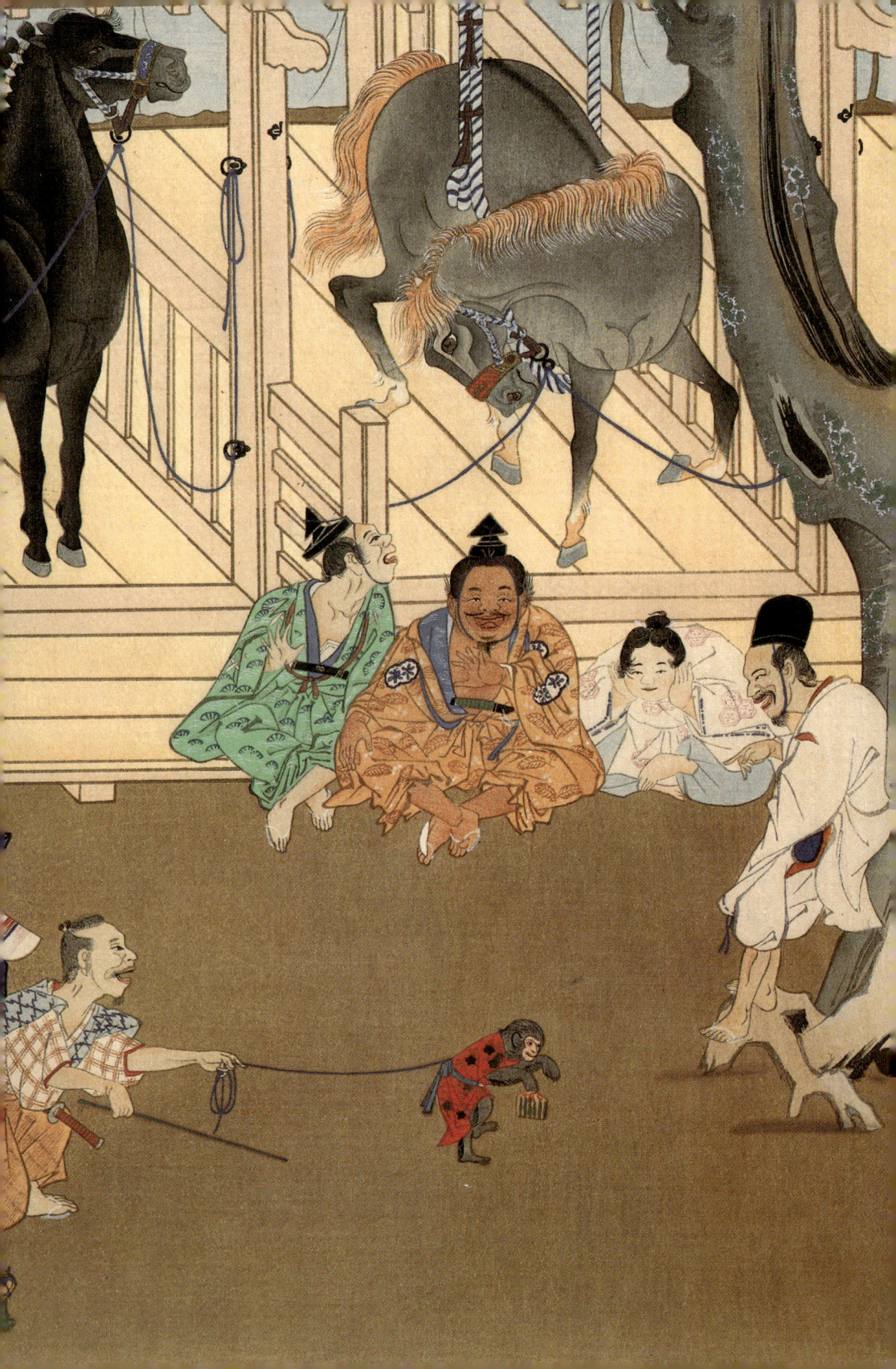

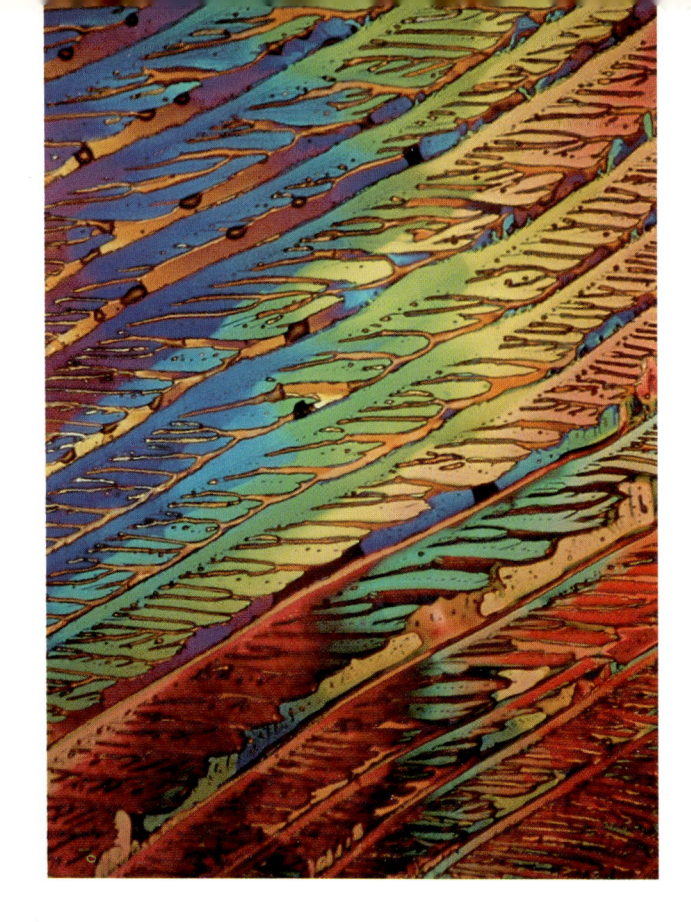

*L*e système limbique
est indispensable
à la fixation des expériences,
c'est-à-dire à la mémoire.
C'est par lui que passent les influx
pour aller se fixer au niveau
du cortex. Il est donc
essentiel à l'établissement
de l'apprentissage. Le dressage
de ce singe y fait forcément appel.
Hishikawa Moronobu
(vers 1618-vers 1694),
détail d'un paravent :
*Exhibition équestre à la cour,
dressage de singes*,
milieu du XVIIe siècle.
Paris, collection particulière.

*U*n des médiateurs chimiques
de ce système est la dopamine,
dont on voit ici
une microphotographie obtenue
sous lumière polarisée.

LE SYSTÈME LIMBIQUE

e système limbique peut être considéré comme un paléocortex, sorte de cortex primitif, plus profondément refoulé, chez les mammifères, par le développement du cortex. Le système limbique, siège de l'expérience émotive, est avant tout celui de la mémoire à long terme, et il paraît essentiel aux processus de mémoire. Or la mémoire des expériences passées est un élément important de la survie. Le fait de ne pas avoir plus souvent tenu compte des processus de mémoire et d'avoir mélangé les différents niveaux d'organisation anatomiques et physiologiques où ils se situent a faussé l'interprétation de nombreux comportements. Il en est résulté de graves erreurs sémantiques.

*C*e dessin met en évidence la structure anatomique du système limbique, qui comprend l'amygdale nerveuse (située à la base des deux bulbes au centre), l'hippocampe (en bas du dessin, devant la partie jaune sombre) et l'hypothalamus (non visible ici). Le système limbique est indispensable à l'établissement de la mémoire à long terme et, de ce fait, à l'expression des émotions, de l'affectivité. C'est en effet l'apprentissage de l'agréable et du désagréable qui se trouve à l'origine des sentiments.

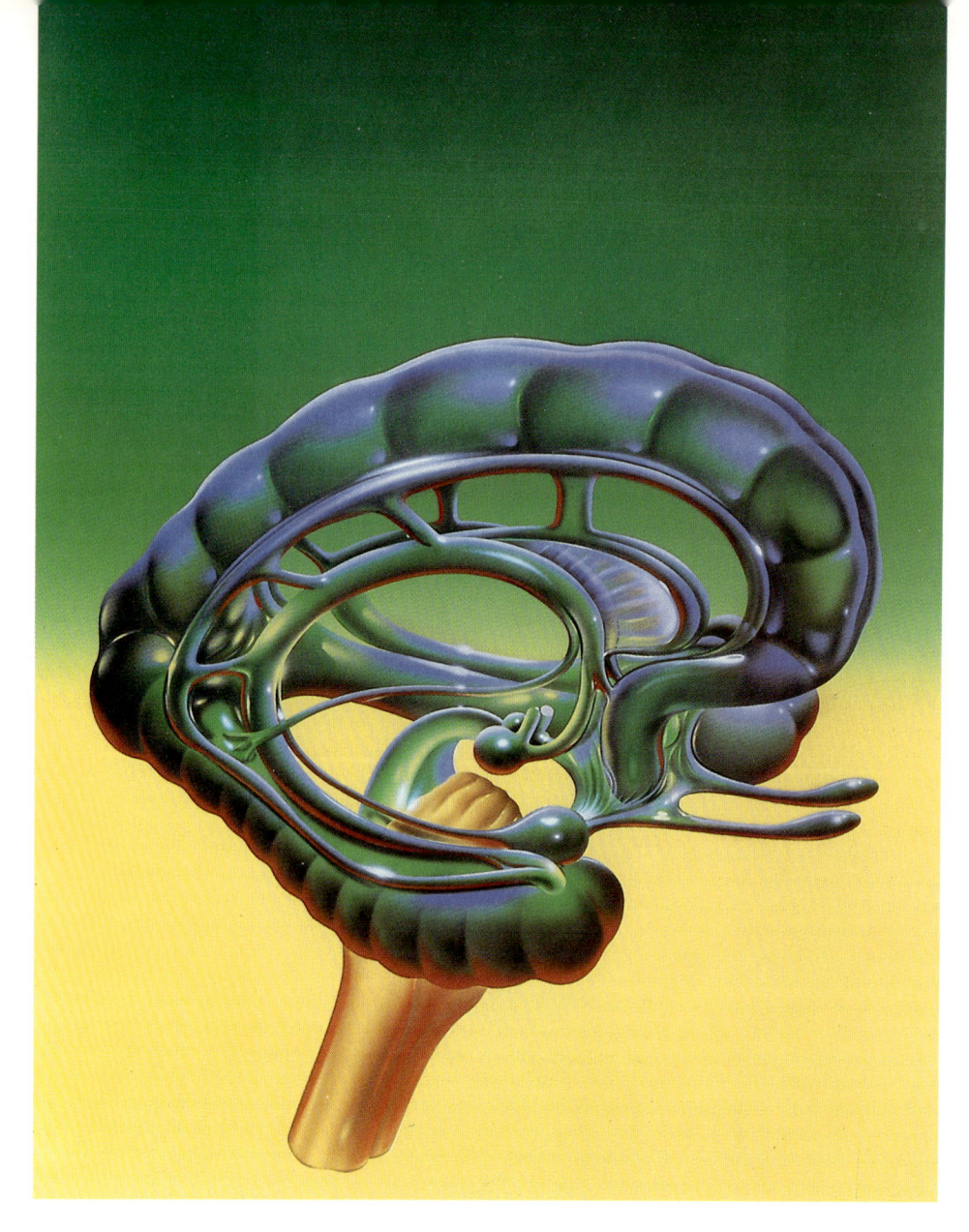

Le système limbique part de la formation réticulée du tronc cérébral pour y revenir après avoir décrit des circuits – dont le premier fut repéré par James Papez en 1937 – reliant de nombreuses formations encéphaliques entre elles. L'hippocampe, qui en constitue la formation la plus développée, entre également en relation avec l'amygdale nerveuse, celle-ci avec l'hypothalamus, et celui-ci enfin avec la formation réticulée. En outre, l'hypothalamus se trouve en connexion étroite avec l'hypophyse, centre de commande de tout le système endocrinien, en d'autres termes de la vie métabolique tissulaire.

Pour identifier les structures nerveuses centrales faisant le lien entre la sensation et l'action, on a été conduit à stimuler ou à détruire isolément ces structures. Lorsque l'une d'entre elles a été détruite, le changement de comportement qui en ressort ne signifie pas que cette structure soit la source du comportement devenu déficitaire, mais que la lésion ainsi provoquée a endommagé un circuit dont l'intégrité était nécessaire à la réalisation du comportement. De même, quand la stimulation d'une aire cérébrale déclenche un comportement, cela ne veut pas dire que cette aire cérébrale soit à l'origine de ce comportement, cela signifie seulement que l'on a stimulé, électriquement le plus souvent, une région appartenant à un circuit qui intervient normalement dans ce type de comportement.

Depuis que Charles Scott Sherrington a mis en évidence, en 1898, les processus neurophysiologiques reliant le stimulus et la réponse, on parle d'arc réflexe et de stimulus-réponse. On persiste néanmoins parfois à considérer que le système nerveux ne répond qu'aux stimuli de l'environnement, et à poursuivre le raisonnement jusqu'aux activités nerveuses « supérieures », limitant toutes les actions d'un organisme sur et dans l'environnement à une réponse à cet environnement. Or, les stimuli essentiels ne sont pas ceux qui prennent naissance dans l'environnement, mais ceux qui proviennent des perturbations internes de l'organisme lorsque celui-ci essaie de maintenir, par l'action sur son environnement, son information-structure.

L'action paraît liée à un stimulus extérieur, mais le stimulus premier, le système de référence, est interne, soit primitif – il consiste alors en une perturbation de l'homéostasie –, soit acquis par mémorisation des expériences antérieures. Si l'on ne prend pas ce système de référence interne en considération, la physiologie nerveuse est incompréhensible.

Mémoire nerveuse et mémoire immunitaire

*E*n 1973, une expérimentation sur le rat avait permis de vérifier que l'influx nerveux provoquait le déclenchement dans la mitochondrie d'une synthèse de glycoprotéines, car la mitochondrie possède son propre ADN et son propre ARN. Depuis lors, il a été démontré qu'il existait des altérations mitochondriales dans le vieillissement cérébral, lequel s'accompagne de perturbations du processus de mémoire à court et moyen terme.

La mémoire nerveuse se rapproche par bien des points de la mémoire immunitaire. En effet, la pénétration dans l'organisme de bactéries provoque également, dans les cellules du système immunitaire, une synthèse de protéines, dont les anticorps sont capables non seulement de s'opposer à l'action de l'envahisseur, mais encore de renouveler cette opposition chaque fois qu'il se représente : il s'agit bien là d'un processus de mémorisation. On peut donc considérer que le système immunitaire est un système de réponse à des stimuli. Dans le cas de la mémoire nerveuse, ces stimuli passent par les canaux sensoriels, alors qu'ici les stimuli sont des protéines étrangères. On s'aperçoit de plus en plus que le système immunitaire et le système nerveux sont biochimiquement et fonctionnellement liés de façon étroite. C'est ce lien que l'on appelle aujourd'hui la psycho-neuro-immuno-modulation.

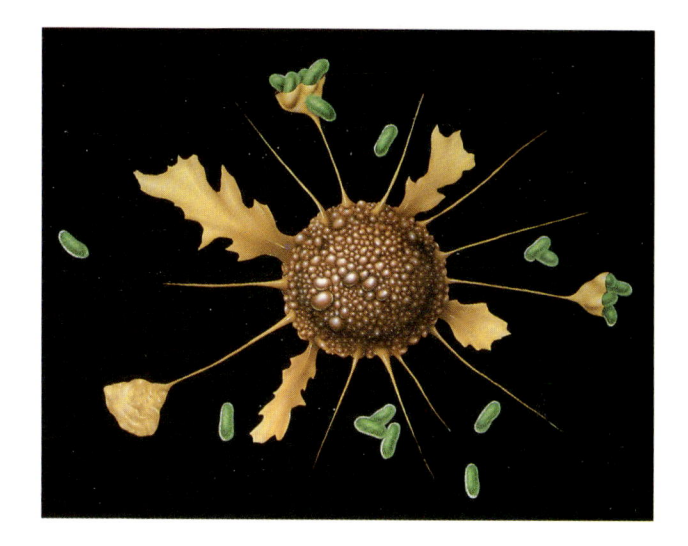

---

*L*es bactéries, représentées en vert, sont ici phagocytées par un macrophage, cellule mobile capable d'absorber et de digérer des corps étrangers. Largement répandus, les macrophages se trouvent dans le tissu conjonctif, autour des membranes basales des petits vaisseaux et dans les poumons et le foie où ils jouent un rôle de filtre.

Les mémoires

Que demandent les processus de mémoire ? D'abord, l'acquisition d'une information dans les réseaux nerveux. Ensuite, la rétention et le stockage de cette information pendant un certain temps. Enfin, le souvenir, le rappel d'un stimulus dont on a eu l'expérience antérieurement, en vue de sa réutilisation. Le mot « instinct » étant réservé aux activités hypothalamiques, tout le reste résulte d'un apprentissage et met donc en fonction la mémoire.

La mémoire que l'on conserve durant un temps limité, de l'ordre de la minute, est appelée mémoire immédiate. La mémoire des faits récents, de l'ordre de la demi-heure, est appelée mémoire à court terme. La mémoire qui dure de plusieurs jours à plusieurs années est appelée mémoire à long terme. On peut y ajouter une mémoire à moyen terme, sur laquelle je reviendrai.

La mémoire immédiate ne nécessite pas la mise en jeu du système limbique, tandis que la mémoire à long terme passe par celui-ci pour se fixer dans les cortex gauche ou droit suivant que les informations sont verbales, auditives ou visuelles. En 1979, Bock a pesé les cortex occipitaux d'animaux évoluant dans un milieu normal et ceux d'animaux placés dans un environnement enrichi de stimulations. Il a remarqué que le poids du cortex occipital de ces derniers était d'environ 6 % plus élevé que celui des autres animaux. Cette expérience avait pour but de montrer que l'acquis par l'apprentissage est stocké dans les mémoires, et qu'il peut être pesé : il s'agirait de traces protéiques, protéines que le système nerveux synthétise dans le cortex susjacent, alimenté en informations par le système

Qui ne se souvient avoir cherché, sur les bancs de l'école ou plus tard, à se rappeler une table de multiplication, une déclinaison, le nom d'un personnage célèbre ou les dates ayant illustré une glorieuse carrière ? Quels sont donc les processus de la mémoire qui, bien souvent, se révèle si fuyante ?

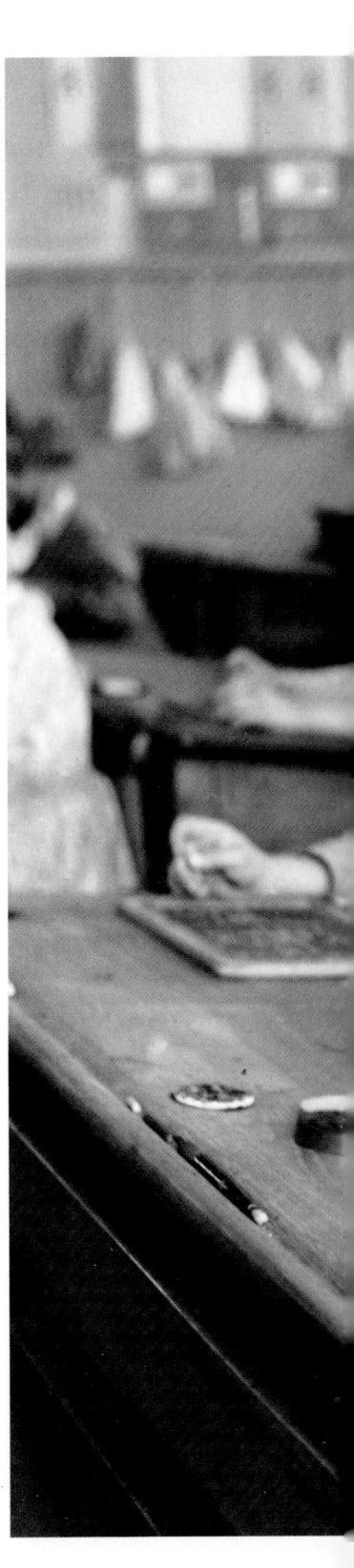

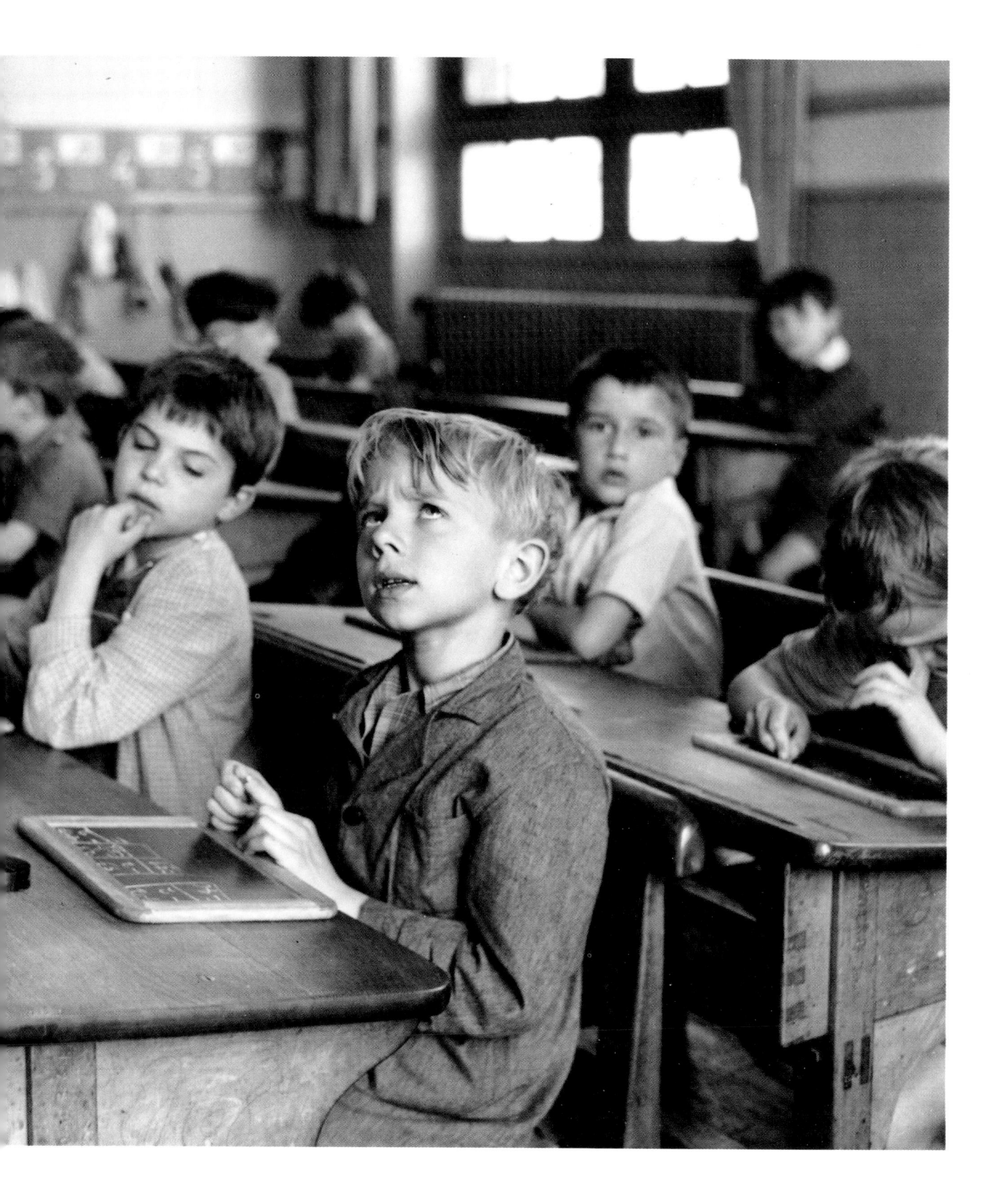

LE SYSTÈME LIMBIQUE

limbique. Ce dernier joue donc un rôle essentiel dans la mémorisation en fixant la mémoire sous forme de protéines.

La mémoire à court terme est une mémoire qui reste prisonnière de la formation réticulée. Comme celle-ci forme de nombreuses boucles à rétroaction, l'information reste présente tant que la formation réticulée est excitée. Dès qu'elle cesse de l'être, la mémorisation s'arrête si elle n'a pas la possibilité de passer par la boucle limbique qui consolide la mémoire à court terme en mémoire à long terme.

Au cours des années quatre-vingt, le travail en laboratoire a révélé que la mémoire d'un événement gratifiant ou nociceptif et celle d'une inhibition comportementale, expériences ne passant pas par les mêmes voies nerveuses, ne mettant pas en jeu les mêmes neuromédiateurs ni les mêmes récepteurs membranaires, ne faisaient pas non plus appel aux mêmes seconds messagers, responsables d'activités sur le métabolisme ou sur le génome. En agissant à ce niveau moléculaire par l'intermédiaire d'agents pharmacologiques, on parvient à faciliter ou à interdire l'établissement d'une mémoire à long terme d'une expérience donnée.

Plus intéressant encore, il a été montré qu'une expérience nociceptive, selon la durée pendant laquelle elle est subie, peut transformer de façon plus ou moins stable le nombre de certains récepteurs membranaires et la réponse neuronale qui s'ensuit.

Ces résultats permettent de commencer à comprendre pourquoi, lorsqu'il se répète, un stimulus nociceptif commande des perturbations des comportements et l'apparition de lésions somatiques, telles que celles constatées après que le sujet a été soumis à ce qu'il est convenu d'appeler un *stress*. Il est utile de préciser dès maintenant qu'il n'est pas de stress sans mémoire.

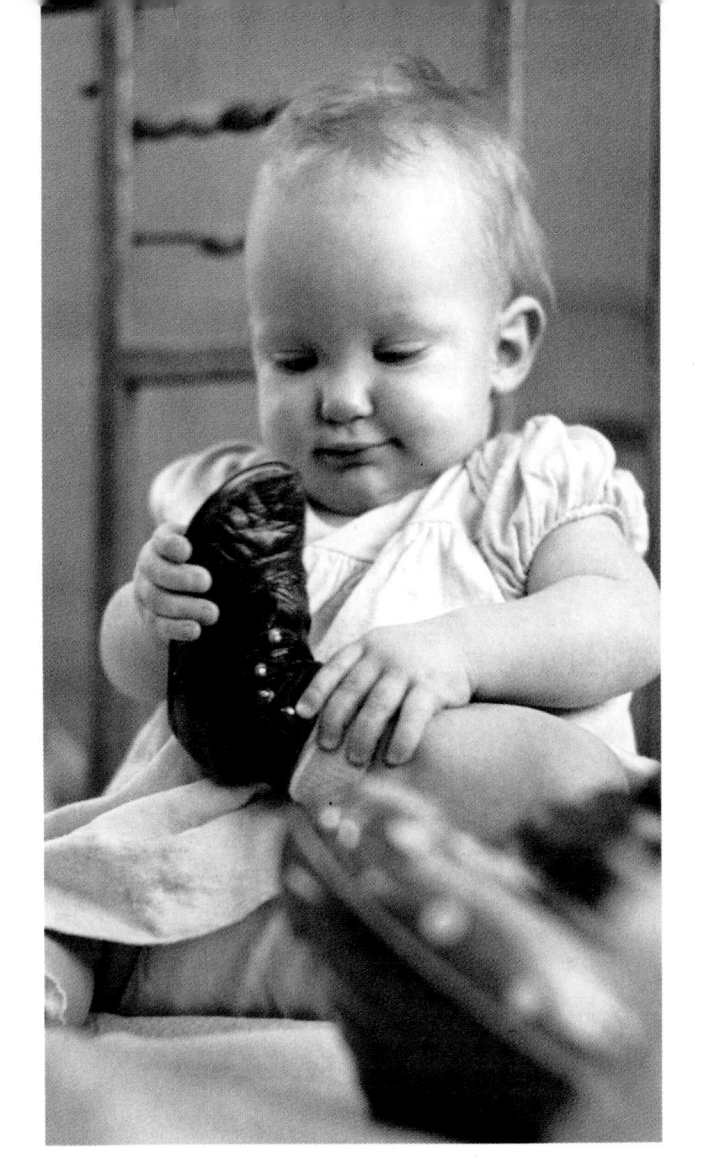

Le nouveau-né, lui, n'a encore rien mémorisé. Il passe d'un environnement intra-utérin pauvre en stimulations à un monde très riche – encore qu'*in utero* l'équilibre biologique de la mère, lié à ses réactions à l'environnement, puisse influencer le fœtus par la voie de la circulation placentaire. Les stimuli qui accueillent l'enfant à la naissance bombardent son système nerveux par le biais des organes des sens. Cela se traduit par un grand nombre d'influx qui se projettent sur différentes aires du cortex cérébral en suivant des canaux sensoriels distincts : ceux du toucher, de la vision, de l'audition, etc. On a même pu observer que,

*L*orsqu'il touche son pied, le bébé voit ses sensations se boucler sur lui-même au niveau des mains et du pied, alors que lorsqu'il touche son biberon ou sa mère, ses sensations s'ouvrent sur le milieu extérieur. La distinction entre ces deux types de sensations aboutit, après plusieurs mois, à la formation du schéma corporel limitant l'individu dans l'espace, entre son moi et le non-moi que constitue le monde extérieur.

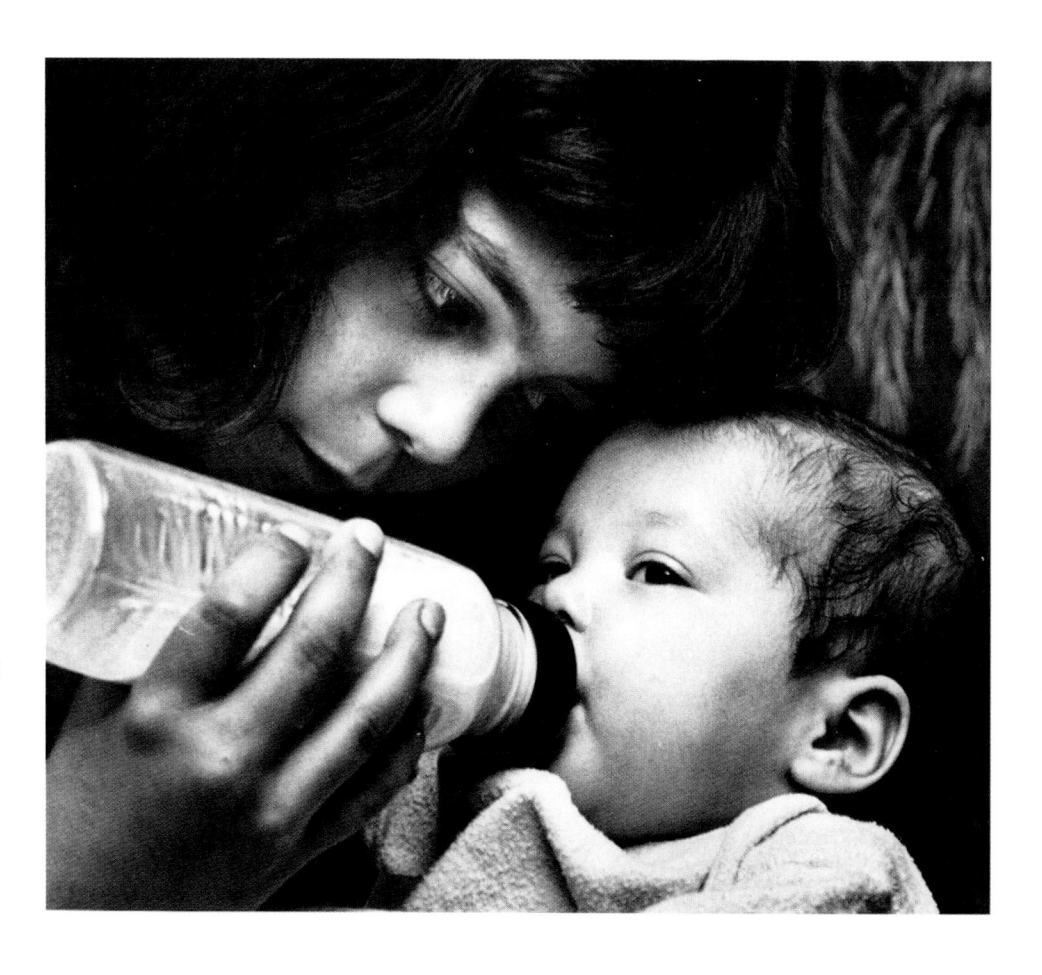

---

dans la zone des aires corticales recueillant les influx visuels, zone qui se situe au niveau de l'occiput, les influx liés à la forme et ceux liés au mouvement d'un objet n'influencent pas les mêmes neurones. Par conséquent, le nouveau-né ne saurait avoir la notion d'objet, car il est encore incapable d'associer ces différentes perceptions, de les rapporter à un même objet. Seuls l'apprentissage et l'association à l'aide des neurones associatifs de différentes aires corticales influencées par les caractéristiques variées d'un même objet – couleur, forme, poids, odeur, saveur, etc. – lui permettront d'acquérir cette notion.

Il en va de même pour la perception de son propre corps, premier objet dont il doit prendre conscience.

C'est par l'action que le nouveau-né construit son schéma corporel. Ainsi, lorsque sa main vient toucher son pied, les deux sensations, celle de la main et celle du pied, se referment sur lui, alors que si elle vient toucher son biberon ou le sein de sa mère, la sensation de la main s'ouvre sur le monde extérieur. Il lui faut dix-huit mois à deux ans pour se rendre compte qu'il est distinct du milieu qui l'entoure, qu'il est seul dans sa peau, jusqu'à la mort. Jusque-là, il était dans son « moi-tout ».

Le nouveau-né commence par mémoriser essentiellement des sensations agréables et désagréables, en particulier celles liées à la satiété et à la faim. Or ces sensations sont, la plupart du temps, liées à la mère qui

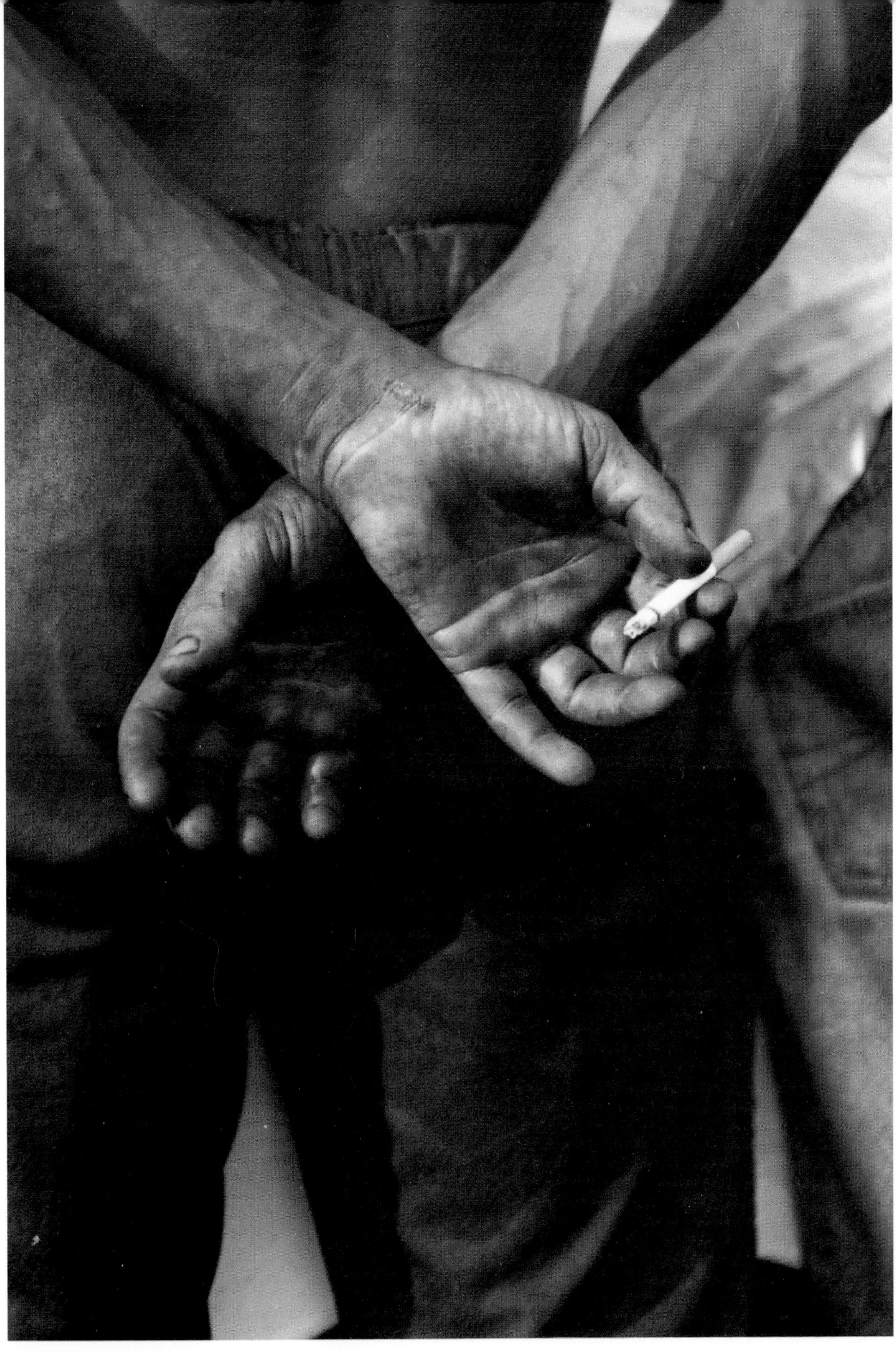

Le conditionnement opérant, ou conditionnement skinérien, se caractérise par l'action de l'organisme sur l'environnement. Ici, la prise d'une cigarette déclenche l'émotion du plaisir anticipé.

assure la satisfaction de ses besoins, à son contact, à son odeur, au son de sa voix, sans qu'il sache encore qu'elle n'est pas lui. Lorsqu'il comprend que non seulement sa mère n'est pas lui – ce que Jacques Lacan a appelé le « stade du miroir » –, mais qu'elle a des relations privilégiées avec d'autres êtres qu'il ne sait pas encore être son père ou ses frères et sœurs, il se met à craindre qu'on ne lui prenne son objet gratifiant, source de tous ses plaisirs. Il découvre alors la jalousie, la frustration, la douleur, l'angoisse. Cette période paraît bien être la source de fantasmes et de certaines formes d'angoisse apparemment instinctives, car elles trouvent leur origine à un moment de la vie, celui de l'empreinte, où l'on ne peut les rapporter à un soi-même séparé du monde environnant. Elles manquent d'un principe de causalité. Peut-être est-ce là ce que certains ont appelé inconscient collectif.

L'apprentissage et la mémoire semblent procéder de façon indépendante dans les deux hémisphères cérébraux, chacun de ceux-ci possédant sa propre sphère de sensation, de perception et de formation des idées. Ce qui expliquerait que la mémoire, tout en étant un processus global, présente un polymorphisme dû à l'utilisation de voies nerveuses différentes au cours de l'apprentissage.

RÔLE DE LA MÉMOIRE ET DE L'APPRENTISSAGE

*E*n 1975, J. V. Brady propose de distinguer les émotions qui surviennent « à l'intérieur de la peau » et les comportements émotifs qui sont à l'origine d'une interaction entre l'individu et l'environnement. C'est la distinction généralement faite entre le conditionnement pavlovien primitif, où le signal conditionné provoque une réponse involontaire telle que la salivation, et le conditionnement skinérien, dit opérant, caractérisé par des actions sur l'environnement. Dans le premier cas, le stimulus survient *avant* la réponse de l'organisme. Dans le second, l'événement déclenchant l'émotion *suit* l'action sur l'environnement : par exemple l'obtention de nourriture après appui sur un levier.

En réalité, le problème est plus complexe qu'il n'y paraît. L'objectif reste toujours le maintien de la structure de l'organisme, et, pour y parvenir, des mécanismes différents sont mis en jeu. Mais dans tous les cas, les ajustements vasomoteurs, qu'ils autorisent la réalisation de l'action ou qu'ils se révèlent inefficaces, sont ressentis comme une activité affective, comme des sentiments ou des émotions.

Il devient rapidement difficile de différencier les mécanismes liés à l'apprentissage, à la mémoire acquise, nerveuse, et ceux liés au système nerveux lui-même, mécanismes innés, instinctifs. Un enfant qui vient de naître peut-il éprouver des « émotions » ? Si on le pince ou si on ne lui fournit pas l'alimentation nécessaire à sa survie, il montrera des signes de souffrance – cris, pleurs –, mais qui ne sont sans doute rien de plus qu'une réaction très primitive à la perte de son homéostasie. C'est faire de l'« adultomorphisme » que de lui prêter les sentiments qu'un adulte ressentirait à la suite d'une atteinte comparable, que l'expérience mémorisée relierait aussitôt à un ensemble conscient de l'image corporelle au sein de son environnement, image historique et présente. Le conditionnement réflexe n'est pas encore établi entre cette niche et la sensation de plaisir ou de souffrance. Le nouveau-né ne paraît pas encore en mesure d'éprouver ni amour ni haine, ni même peur ou angoisse. La peur et l'angoisse ne peuvent apparemment provenir que de l'apprentissage de l'existence de dangers, c'est-à-dire d'événements survenant dans le milieu et susceptible d'avoir sur l'organisme une incidence nocive. Quand l'expérience a déjà antérieurement fourni la preuve de la nocivité d'un événement, l'émotion qui en résulte est la peur. D'un point de vue évolutif, cette dernière est avantageuse quand elle permet la fuite ou la lutte. Mais si l'expérience qu'on en a montre à la fois la nocivité et l'impossibilité d'agir efficacement contre cet événement, la peur débouche sur l'angoisse, qui semble toujours accompagner l'inhibition de

*L'*enfant qui s'est brûlé une fois connaît la peur du feu, mais sans forcément relier consciemment cette peur à la douleur ressentie antérieurement.

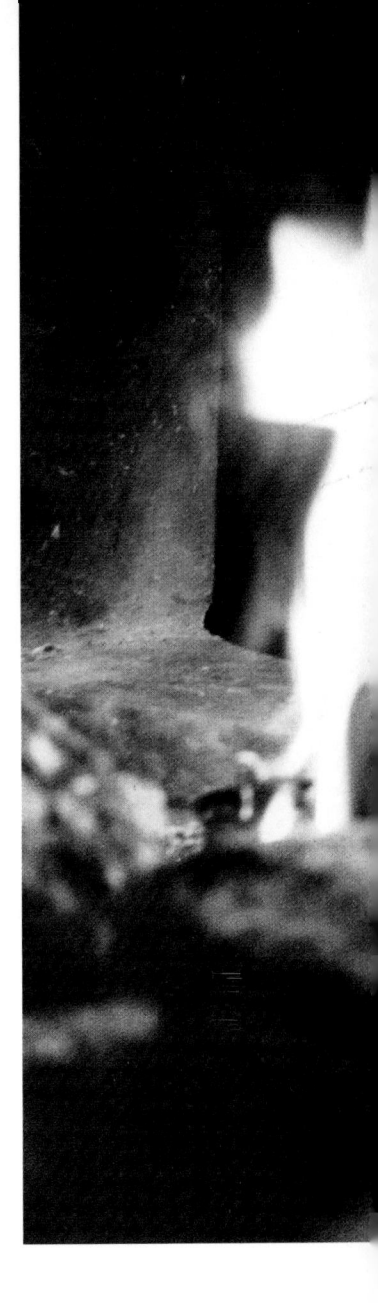

l'action. D'autre part, il n'y a pas d'action efficace possible lorsque l'expérience mémorisée a montré l'existence d'événements nociceptifs, mais que l'événement présent ne peut être classé parmi ceux-ci. L'angoisse qui fait alors son apparition est celle du déficit informationnel.

L'émotion dépend toujours d'une expérience antérieure, elle fait appel à un processus de mémoire et elle est la conséquence ou le facteur d'un comportement qui négocie avec le milieu le rétablissement ou le maintien de l'information-structure de l'individu qui l'éprouve. Les émotions d'origine apparemment interne ne semblent finalement être que le résultat de l'apprentissage du plaisir et de la douleur, et le processus qui leur donne naissance utilise les traces, conservées au sein du système nerveux, des rapports antérieurs de l'individu avec un environnement nociceptif ou gratifiant. Chez l'homme, les structures associatives corticales sont à même d'élaborer, à partir de ces traces, des scénarios imaginaires qui ne se réaliseront peut-être jamais, mais dont l'anticipation peut déclencher des réactions au niveau des vaisseaux et des viscères, réactions vasomotrices et végétatives qui seront perçues comme des émotions.

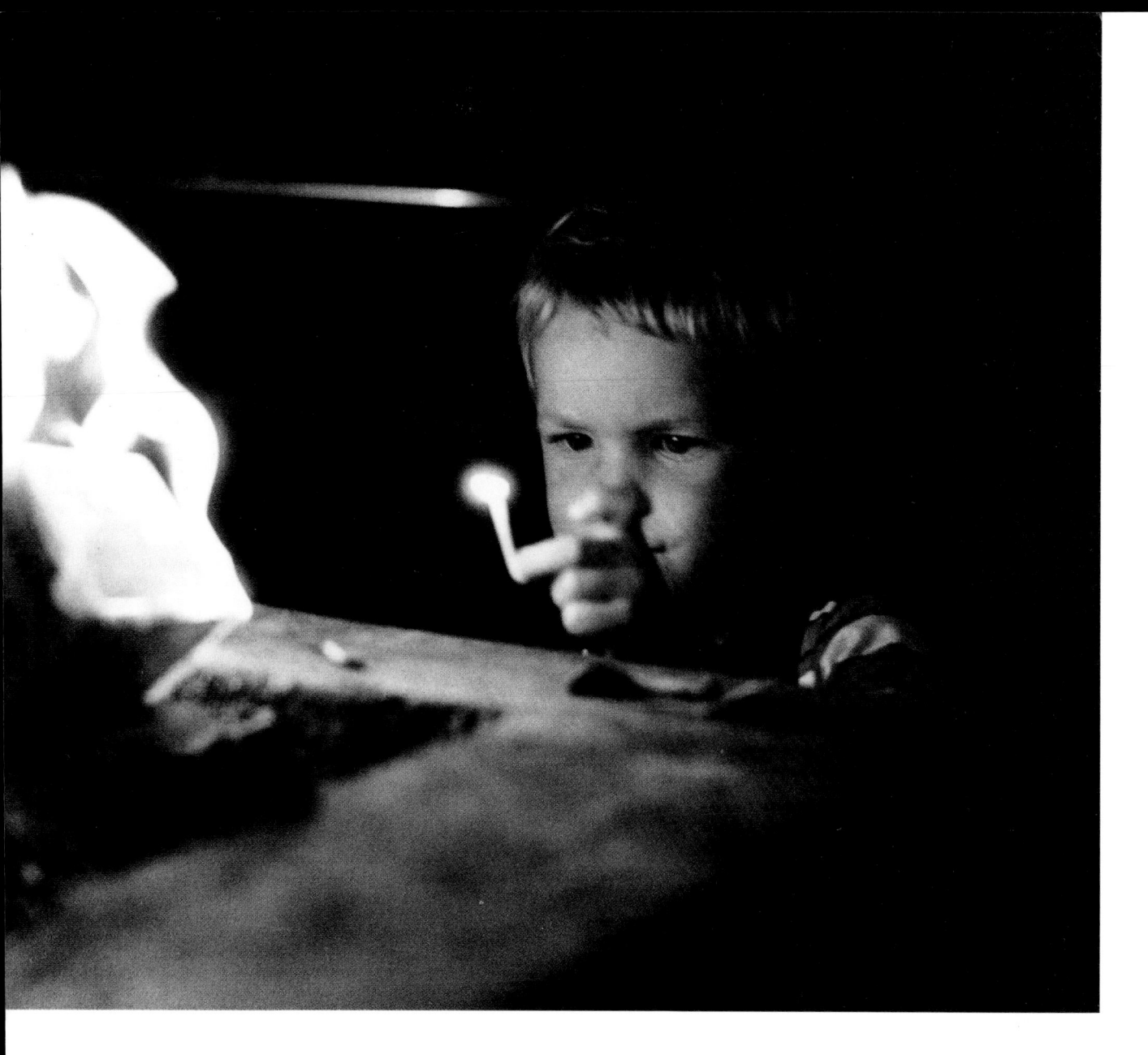

Une situation, un objet ou une personne peuvent être jugés « bons », « mauvais ou « indifférents » par l'individu qui les expérimente. L'appréciation est relative à cet individu et à lui seul, mais cet individu ne saurait être regardé comme tel que compte tenu de son expérience antérieure, acquise au contact des autres en particulier, donc de son expérience sociale. On peut le considérer comme un organisme ayant accumulé dans sa mémoire les souvenirs des relations qu'il a vécues avec les êtres vivants et avec les objets qui forment son entourage. Il est, lui, présent, avec son passé mémorisé, conscient et inconscient.

LE SYSTÈME NERVEUX

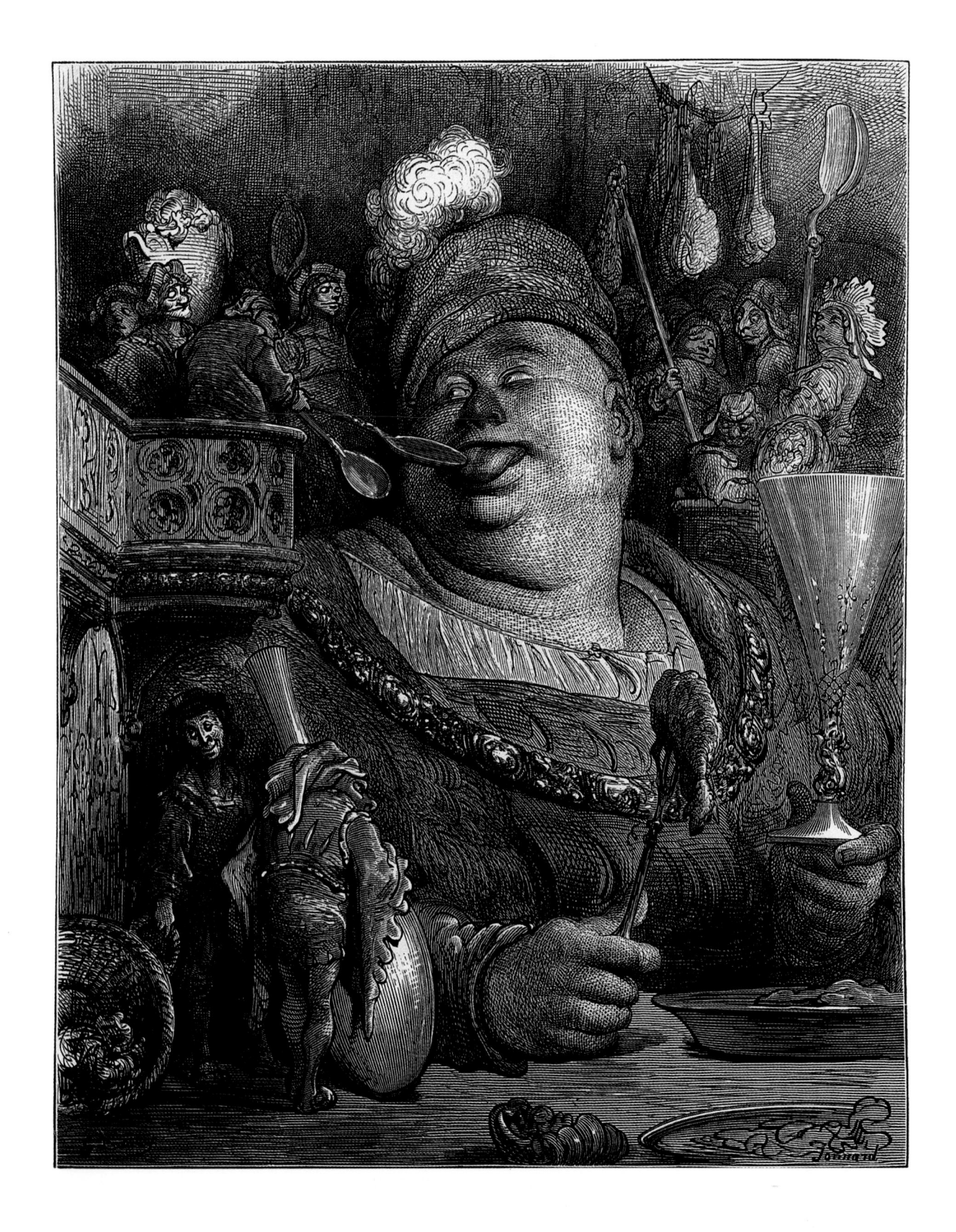

L'expérience antérieure donne la possibilité d'apprécier un événement, d'en établir un jugement de valeur qui débouche sur un comportement favorable ou défavorable à son égard. Seule la prise en compte de cette expérience antérieure, variable d'un sujet à l'autre, permet de comprendre pourquoi un objet, un être ou un événement particulier ne provoquent pas la même réaction comportementale chez tous les individus, ni chez un même individu à différents moments. Réagir à un stimulus, même du type le plus simple, nécessite une appréciation de son action. Quand le stimulus se répète à plusieurs reprises sans avoir la moindre conséquence, favorable ou défavorable, il perd toute importance et l'individu ne lui accorde plus d'attention. Cette absence d'attention n'est en rien un signe de fatigue nerveuse : il suffit d'un stimulus analogue mais légèrement différent pour provoquer un regain d'attention, que l'on appelle réflexe d'orientation. On peut donc dire que le réflexe d'orientation peut prendre place dans deux situations : il correspond aussi bien à l'appréciation de l'inexpérience que l'on a d'un stimulus, favorable ou défavorable, qu'à l'expérience de la possibilité que présente un stimulus d'être favorable ou défavorable, ce second cas impliquant un processus de mémorisation.

AFFECTIVITÉ ET MÉMOIRE AFFECTIVE

Lors de la première utilisation de neuroleptiques, mes collaborateurs et moi-même avions constaté qu'ils provoquaient une « indifférence du sujet à l'égard de son environnement », état qui fut qualifié par la suite d'ataractique. Nous avions d'abord appelé ces neuroleptiques des « neuroplégiques », car ils inhi-

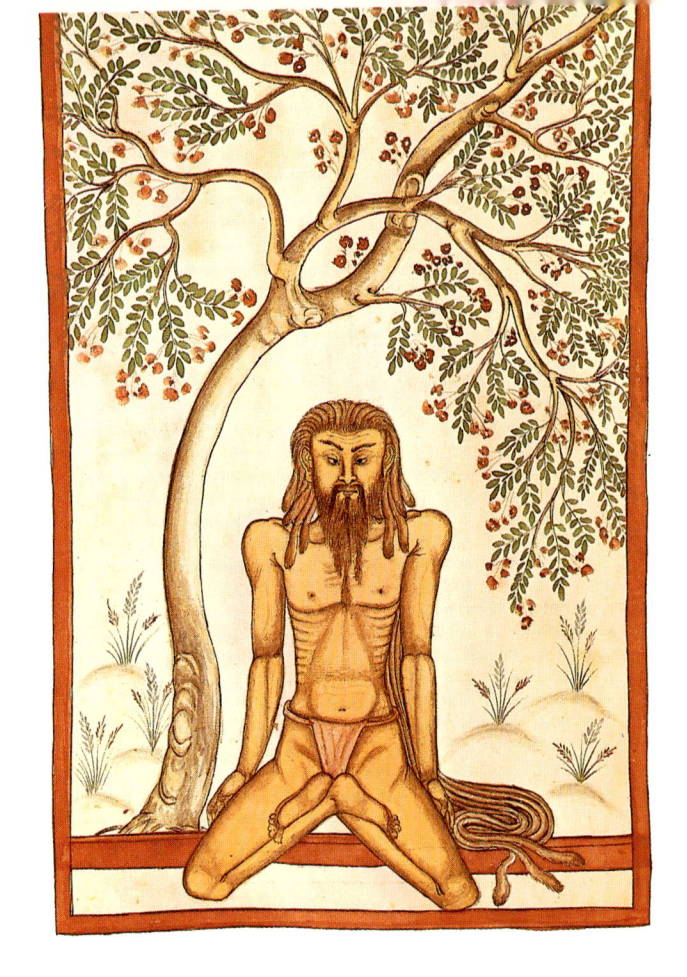

Chacun de nous établit ses propres jugements de valeur à l'aide de ses expériences antérieures, variables d'un sujet à un autre. C'est la raison pour laquelle un événement particulier ne provoque pas la même réaction comportementale chez tous les individus ou chez le même individu à différents moments. Ici, on voit combien les attitudes face à la nourriture peuvent différer, Gargantua et cet ascète oriental nous offrant l'exemple d'extrêmes opposés. A gauche, illustration pour Gargantua de François Rabelais, livre I, chapitre XXI : « ... se gens lui jettaient en la bouche l'un après l'autre continuement de la moutarde... » Ci-dessus, ascète pratiquant le yoga, Histoire des Mongols, manuscrit du XVIIe siècle. Venise, bibliothèque Marciana.

baient les ajustements vasomoteurs sous dépendance nerveuse. L'émotion qu'ils paraissaient supprimer nous semblait donc liée aux sensations résultant de ces ajustements vasomoteurs. Nous retrouvions ainsi la vieille théorie de William James qui, dès 1884, rejetait l'idée que la pensée et la sensation puissent être à l'origine des émotions. Il affirmait en effet que l'appréhension d'un événement avait des conséquences somatiques – viscérales, squelettiques et musculaires –, et que c'était la perception de celles-ci que nous nommions émotions. Ce fut Karl Georg Lange cependant qui, en 1885, attribua le premier la totalité de notre activité émotionnelle aux remaniements vasomoteurs. Plus récemment, en 1962, Schachter et Singer ont démontré que l'expérience émotive et son expression sont le produit d'une excitation sympathique, c'est-à-dire une réaction du système nerveux périphérique qui commande la vie organique et végétative.

L'activité sympathique et parasympathique sur le cœur, les vaisseaux et les viscères provoque d'ailleurs des sensations qui sont le plus souvent les seules que nous ayons à notre disposition pour décrire nos émotions : nous sommes « glacés d'effroi », notre cœur « bat à se rompre », nous en avons des « sueurs froides » ou le « souffle coupé » ; parfois nous « haletons d'angoisse », mais nous « rosissons de plaisir » et la « détente du bonheur » exprime la sensation de la résolution musculaire alors que l'inhibition de l'activité neuromotrice s'accompagne d'une sensation de « jambes coupées ». Toutefois, nous demeurons inconscients du rôle de protection que ces réactions ont sur la structure biologique. La vasoconstriction cutanée diminue la température de la peau puis refoule le sang vers les organes indispensables à la fuite ou à la lutte. L'accélération du rythme cardiaque aboutit à une meilleure alimentation sanguine de ces organes.

Certains biologistes ont tendance à considérer que seules les émotions négatives, c'est-à-dire les états produits par anticipation de la douleur, du danger, du combat ou du désagrément, appelant la crainte, l'angoisse, la colère ou la tristesse, sont de vraies émotions. L'anticipation d'événements agréables ou du plaisir sous toutes ses formes n'entrerait pas dans le cadre des émotions. Prenant ce principe pour base, des méthodes d'apprentissage réduisent certaines pulsions en offrant une récompense chaque fois que celles-ci ne sont pas satisfaites. Ce type d'enseigne-

*L'*action provoquée
par une émotion
dépend directement
des remaniements vasomoteurs.
Ce sont eux que nous ressentons
et qui nous permettent
d'identifier nos émotions.
Le langage est éloquent
à ce sujet :
nous sommes « glacés d'effroi »,
notre cœur bat « à se rompre »,
nous avons des « sueurs froides »
ou le « souffle coupé », etc.
Rufino Tamayo (1899-1991),
Le Cri, 1947.
Rome, galerie d'Art moderne.

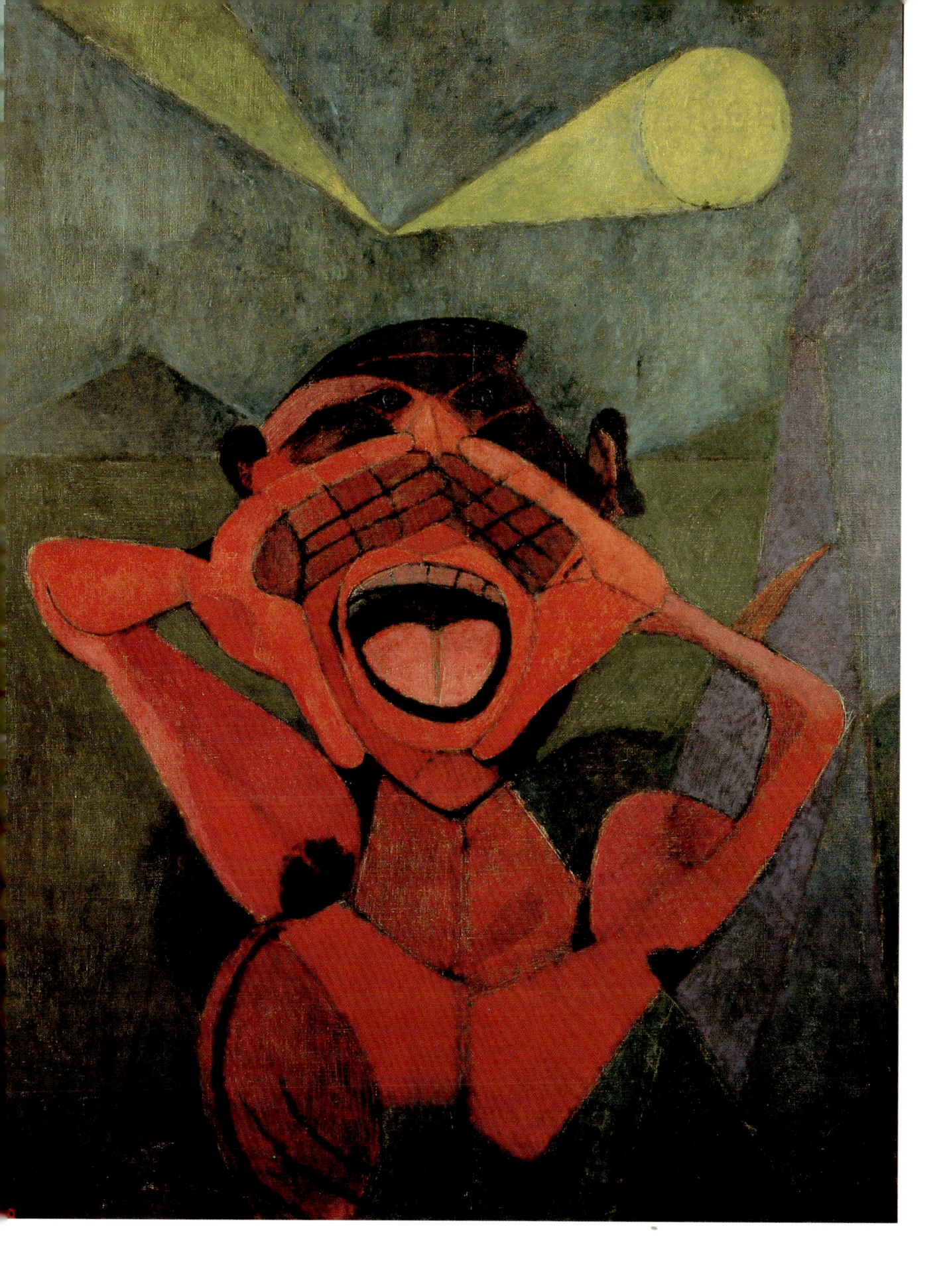

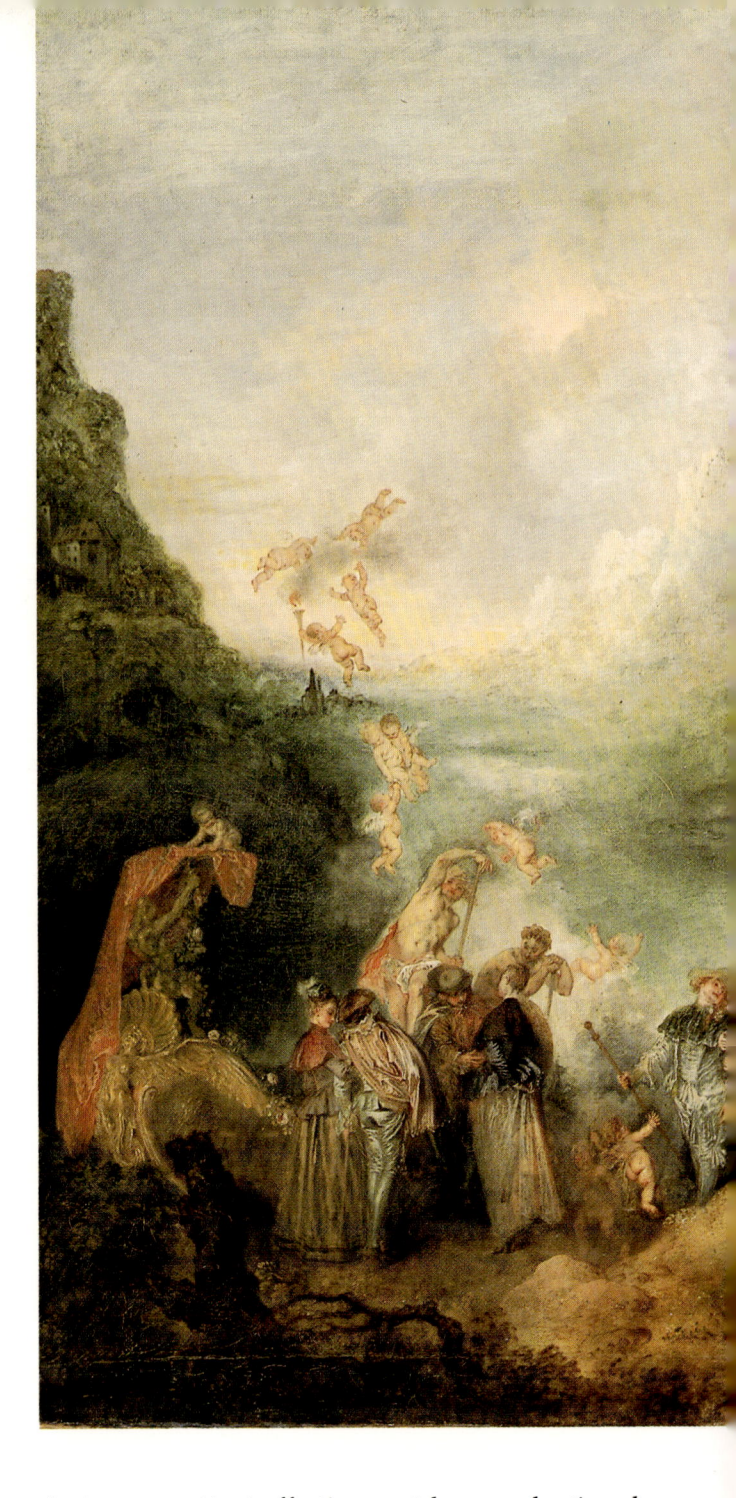

*N*os comportements sont autant motivés par l'anticipation d'un plaisir, comme dans cet embarquement pour Cythère, l'île enchanteresse de Vénus, patrie allégorique des amours, que par le souci d'éviter une douleur.
Antoine Watteau (1684-1721), *Pèlerinage à l'île de Cythère*. Paris, musée du Louvre.

---

ment paraît même être le plus fréquemment utilisé chez l'homme civilisé.

Pourtant il est difficile d'admettre comme seuls agréables les états provoqués par l'évitement d'un danger imminent ou d'une situation désagréable. Il semble que nos comportements soient tout autant motivés par l'anticipation d'un plaisir que par l'évitement d'une douleur. Des aires et voies cérébrales distinctes permettent effectivement la reproduction du comportement gratifiant et l'évitement des stimuli douloureux, mais l'apprentissage de la stratégie permettant d'échapper à la douleur devient l'équivalent secondaire d'un plaisir.

Pour que l'on puisse éprouver un sentiment, l'expérience présente doit être confrontée à la remémoration de l'expérience passée. Cette remémoration ne fait le plus souvent appel à aucune représentation, mais uniquement à la sensation globale qui a résulté de l'expérience. Il n'est même pas nécessaire de reconnaître consciemment l'expérience antérieure : l'enfant qui s'est brûlé une fois ne relie pas forcément consciemment sa peur du feu à la douleur ressentie antérieurement, et pourtant, la peur demeure. L'affect peut ainsi, à l'extrême, n'évoquer que des circonstances environnementales agréables ou désagréables, sans autre précision. Dans ce cas, tout nouveau stimulus, s'il n'est pas relié à une expérience spécifique antérieure, ne saurait être classé dans l'une ou l'autre catégorie, par déficit informationnel.

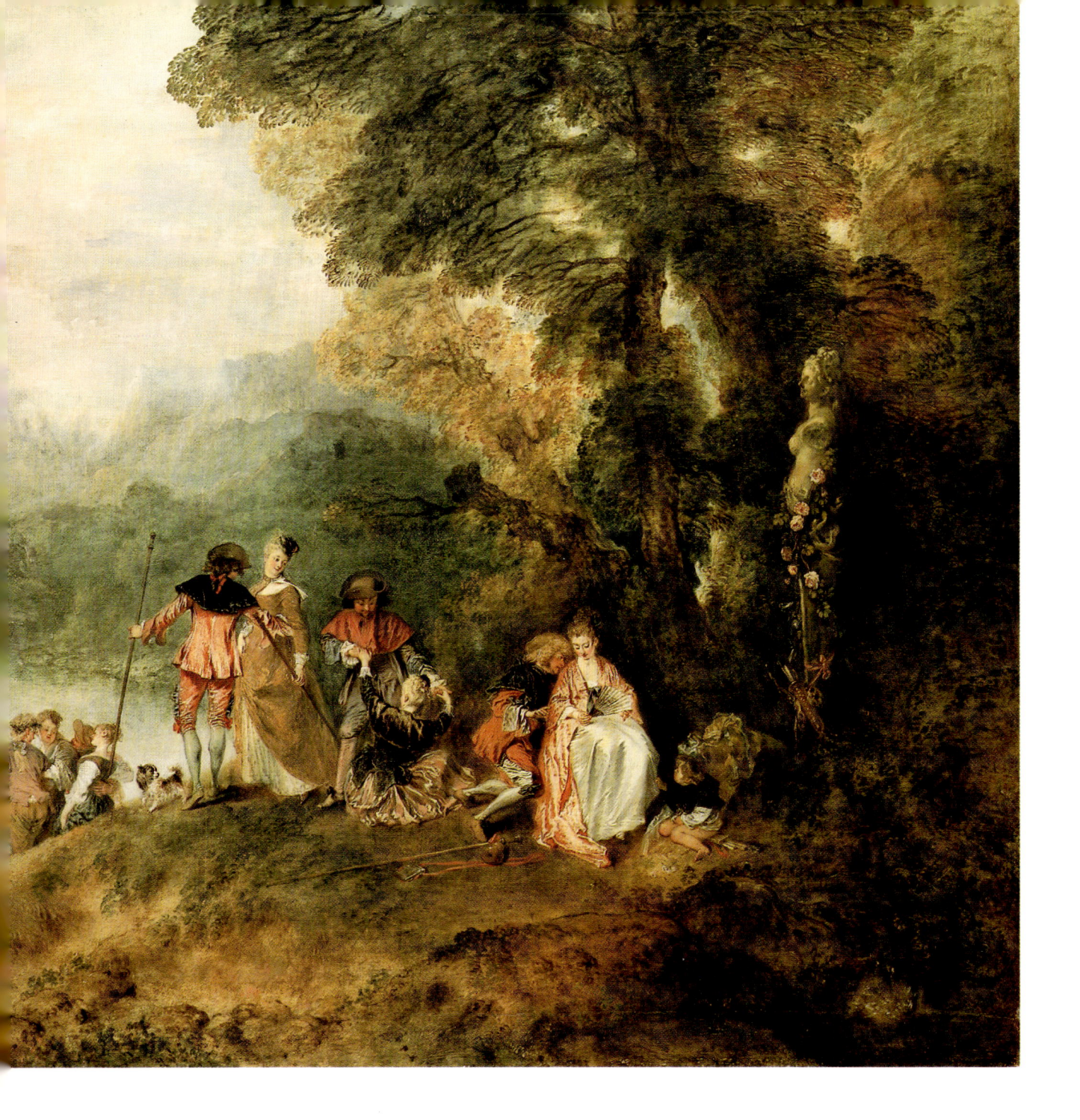

En conséquence, il provoque un état conflictuel émotif entre action et inhibition de l'action. Toute émotion semble donc obligatoirement liée à un processus de mémorisation affective d'une expérience passée. Elle ne présente généralement pas de caractéristiques particulières, mais n'en réalise pas moins le rappel d'une ambiance antérieure liée à l'expérience.

La pulsion, on l'a vu, vient d'un besoin fondamental, instinctif, inné. Il arrive que la motivation à agir dépende de la pulsion quand l'objet capable d'assouvir le besoin est présent. Mais la motivation résulte parfois aussi, et plus fréquemment, d'un besoin acquis par apprentissage, en d'autres termes de la mémoire affective liée à une expérience passée, qui permet d'anticiper la satisfaction à retirer de l'action. Pulsion et motivation peuvent donc se succéder dans le temps, mais l'apprentissage du plaisir provient également d'une découverte fortuite.

Les supports de la mémoire affective

Les structures nerveuses soutenant la mémoire affective sont essentiellement le système limbique et ses connexions avec l'hypothalamus et le cortex.

Les connexions qui se projettent sur l'hypothalamus, ou afférences hypothalamiques, proviennent du système limbique, du thalamus et du tronc cérébral. L'amygdale présente des noyaux dorso-médians et ventro-latéraux. Les premiers, en se projetant sur l'hypothalamus latéral, stimulent l'activité comportementale ; les seconds, en se projetant sur l'hypothalamus ventro-médian, sont inhibiteurs du comportement. En effet, l'hypothalamus ventro-médian exerce une action inhibitrice sur la voie qui réalise les comportements de fuite ou de lutte.

D'autres afférences hypothalamiques proviennent de l'hippocampe, du cortex orbito-frontal et du noyau caudé. Elles sont généralement inhibitrices. Mais là encore, on peut faire la distinction entre l'hippocampe dorsal, susceptible de favoriser le système inhibiteur de l'action, et l'hippocampe ventral dont la stimulation favoriserait le système activateur de l'action.

BIOCHIMIE DE LA MÉMOIRE

Pour mieux comprendre la biochimie de la mémoire, on a longuement observé les réactions d'évitement, passif ou actif, d'animaux en laboratoire. Réalisée sur le rat ou sur la souris, l'étude de l'évitement passif prend pour base le fait que ces rongeurs fuient la lumière et se réfugient instinctivement dans l'obscurité. On utilise deux cages adjacentes dont l'une – compartiment blanc – est fortement éclairée par une ampoule de 100 watts, alors que l'autre – compartiment noir – est obscure mais comporte un plancher électrifié. Une ouverture dans la cloison séparant les deux compartiments permet à l'animal d'aller de l'un à l'autre.

Placé dans le compartiment blanc, le rongeur pénètre rapidement dans le compartiment noir où il subit une décharge électrique plantaire. Allant à l'encontre de sa tendance instinctive, il retourne aussitôt dans le compartiment blanc pour éviter la « punition » du choc électrique. Celle-ci est donc évitée au prix du sacrifice de sa pulsion à se réfugier dans le compartiment noir : il y a là non seulement inhibition de l'action, mais aussi gratification partielle du fait d'éviter la punition. On applique le même test à plusieurs rongeurs, et vingt-quatre heures plus tard chacun d'entre eux est placé à tour de rôle dans le compartiment blanc. Le temps de latence s'écoulant avant qu'un animal ne pénètre dans le compartiment noir et le temps passé dans ce compartiment sont mesurés. Un score de durée zéro est attribué au rongeur ne pénétrant pas dans le compartiment noir.

Ce test offre la possibilité d'étudier l'influence de certains agents pharmacologiques sur l'apprentissage et sur la rétention dans la mémoire d'un évitement passif ainsi que l'action antagoniste ou facilitante de nombreuses molécules agissant sur différents récepteurs membranaires ou sur la stimulation des seconds messagers qui eux-mêmes peuvent avoir une activité spécifique sur le métabolisme neuronal ou sur l'expression de certains gènes.

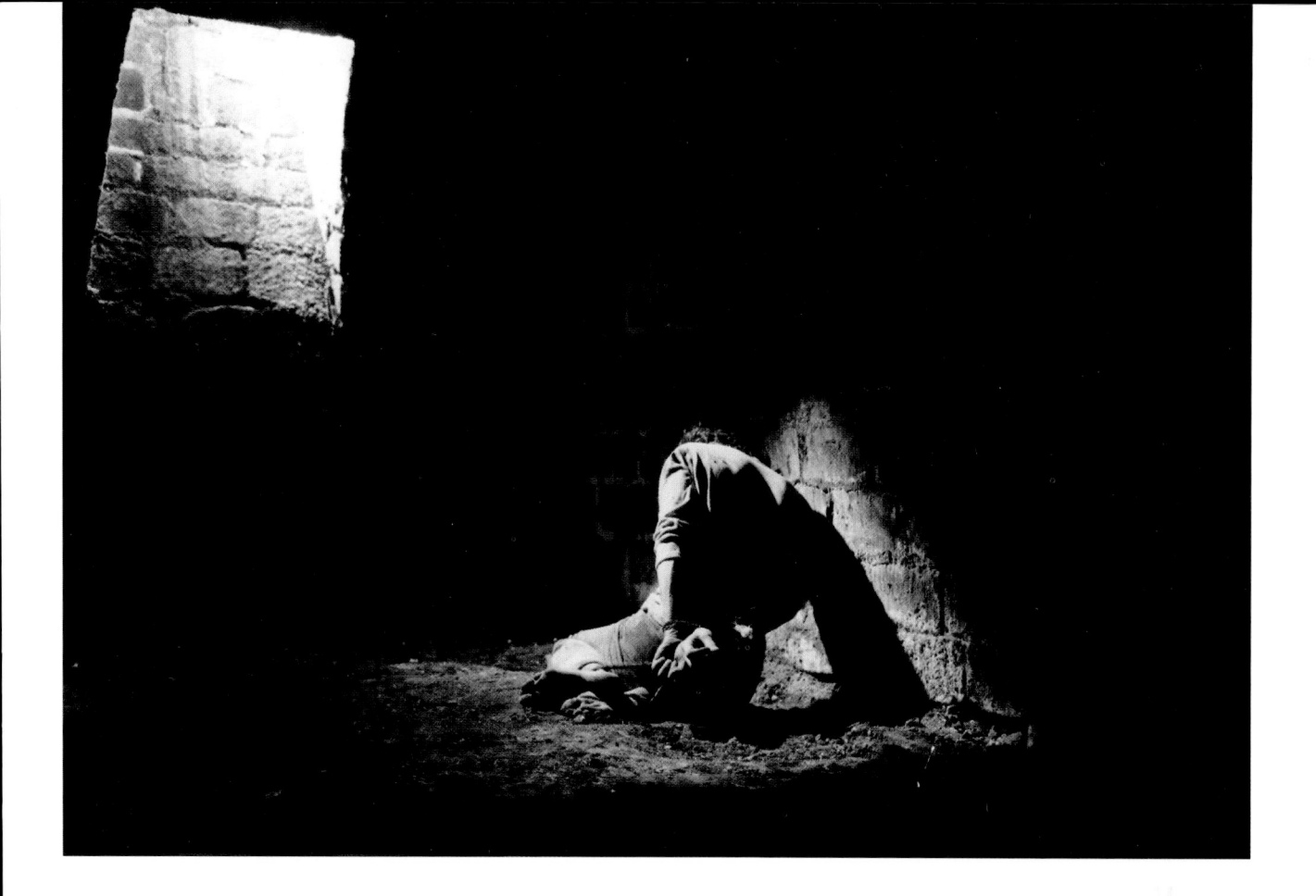

On met ainsi progressivement en évidence le rôle des seconds messagers dans le processus de mémorisation d'un évitement passif et dans les comportements qu'ils sous-tendent, en agissant à plusieurs niveaux d'organisation, et l'on commence dès lors à réunir les niveaux d'organisation moléculaire, génomique, métabolique, membranaire, neurophysiologique dans certains processus de mémoire et dans les comportements qui les accompagnent.

En ce qui concerne le test de l'évitement actif, la cage à conditionnement présente deux compartiments séparés par une cloison opaque avec porte de communica-

*L'*inhibition de l'action résulte d'un processus de mémoire, la mémoire de l'inefficacité de l'action.
Elle provoque d'importantes perturbations physiologiques.
Au bout d'un certain temps, l'apprentissage du désespoir est si profondément ancré dans le cerveau que, même si la possibilité de fuir est finalement retrouvée, le sujet n'en profite pas et reste prostré dans sa dépression.

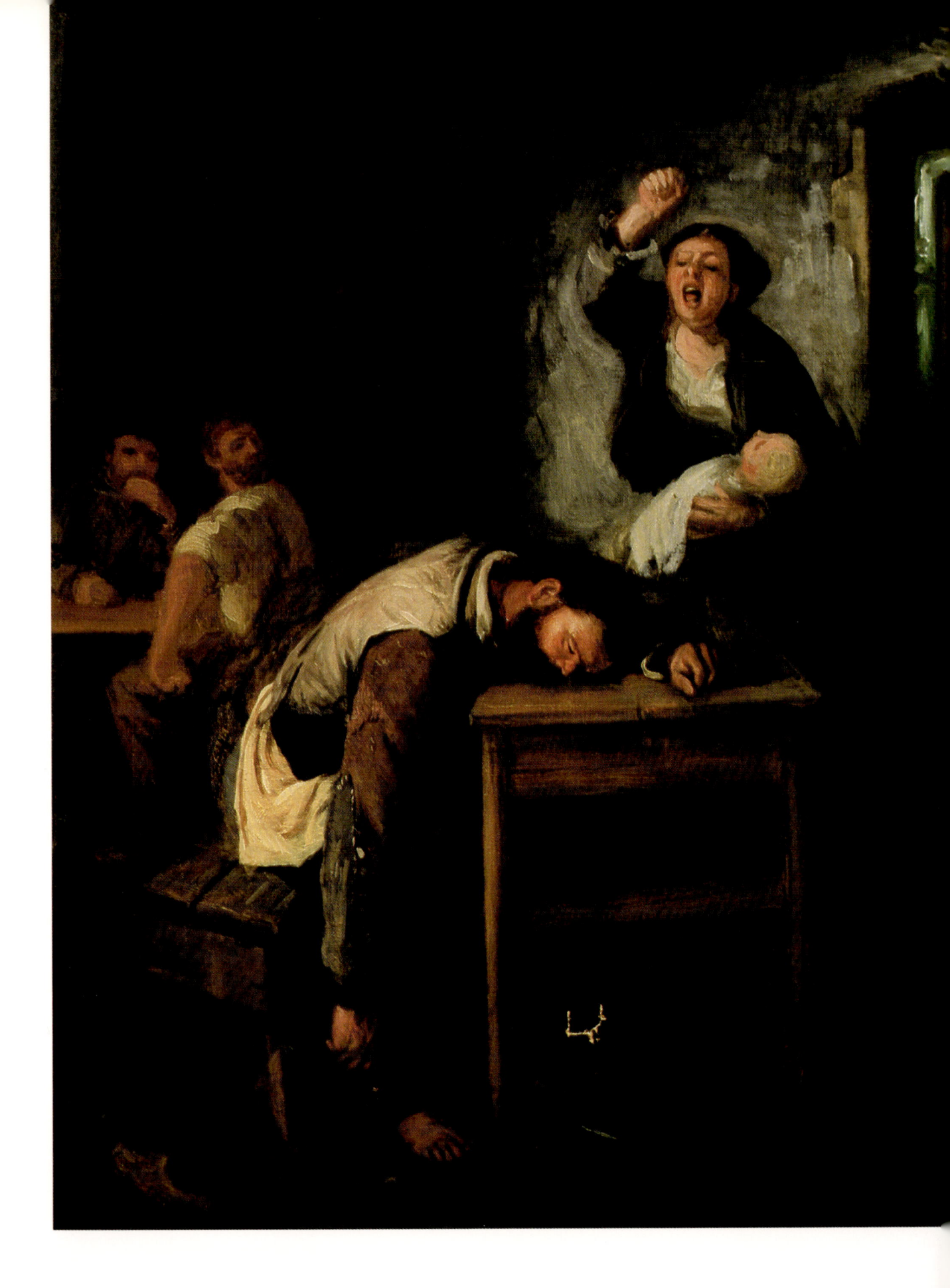

A même situation,
réactions différentes :
ici, l'homme fuit dans la boisson,
la femme choisit la bagarre.
Chacun, à sa façon,
évite l'inhibition de l'action,
qui serait fatale à son équilibre
biologique et provoquerait
rapidement de sérieuses lésions
qui pourraient être
plus graves encore,
ou tout au moins plus rapides,
que celles causées par l'alcool...
Gustave Brun (1817-1881),
L'Ivrogne.
Dôle, musée des Beaux-Arts.

---

tion. Le plancher est électrifié alternativement d'un compartiment à l'autre suivant un programme défini pour le voltage et pour le nombre de stimuli. La décharge électrique est précédée d'un double signal, sonore et lumineux. Le temps qui s'écoule entre les signaux – stimulus conditionnant – et la décharge électrique – stimulus inconditionné – est de trois secondes. Le cycle dure vingt et une secondes. Le temps de réaction de l'animal est automatiquement enregistré.

Les rongeurs sont soumis au test une fois par jour à la même heure pendant sept jours. Pour étudier la persistance du conditionnement, on teste à nouveau chaque animal une semaine, puis quatre semaines après la dernière séance d'apprentissage. Un animal est dit « éduqué » s'il accomplit un test ne comportant que trois réponses négatives au plus.

Plusieurs protocoles sont alors possibles.

Si la porte de communication entre les deux compartiments est ouverte, l'animal fuit dans le second compartiment dès l'apparition du double signal, sonore et lumineux, et évite ainsi la punition. Il apprend très vite la relation temporelle entre le double signal et la décharge électrique et n'attend pas celle-ci pour fuir, c'est-à-dire pour éviter activement la décharge : il est alors conditionné, « éduqué ». Dans ce premier cas, au bout de sept jours, l'animal est en parfaite santé ; sa courbe de poids est normale, il ne présente pas d'hypertension artérielle ni d'ulcère de l'estomac.

Si l'on ferme la porte de communication mais que l'on place deux animaux dans le même compartiment, à l'apparition du signal, ils se mettent en position de combat – on les appelle des *boxing rats*. Au bout d'une semaine de ce traitement, ils demeurent également en parfait état. Si le traitement dure plus longtemps, ils finissent par comprendre que leur lutte est inefficace et se comportent comme les animaux du protocole suivant, en « inhibition de l'action ».

Si cette fois l'animal est seul, porte de communication fermée, il essaie bien de fuir, mais sans succès. Il devient d'abord agressif, puis il se tapit dans un coin, poils hérissés, en inhibition de l'action du fait même de son inefficacité. Au cours de l'« attente en tension » du moment où il pourra agir, il subit d'importants bouleversements biologiques. Si l'inefficacité de l'action persiste, et c'est le cas dans ce dernier protocole, qui dure sept jours, de graves lésions somatiques apparaissent : amaigrissement, hypertension artérielle

Études pharmacologiques

On peut étudier, à l'aide de tests, l'influence de certains agents pharmacologiques sur l'apprentissage et la mémorisation de l'évitement passif comme de l'évitement actif.

Test de l'évitement passif

La scopolamine, qui bloque l'action de l'acétylcholine sur ses différents récepteurs, a une action amnésiante puissante dans le cas de l'évitement passif. Il est alors possible d'étudier l'action antagoniste ou au contraire facilitante de nombreuses molécules agissant sur différents récepteurs membranaires, ou la stimulation des seconds messagers qui eux-mêmes peuvent avoir une activité spécifique sur le métabolisme neuronal ou sur l'expression de certains gènes. On peut ainsi mettre progressivement en évidence le rôle des seconds messagers dans un processus de mémorisation d'un évitement passif et dans les comportements qu'ils sous-tendent en agissant à plusieurs niveaux d'organisation.

On admet que l'acétylcholine (ACh) commande aux comportements d'inhibition de l'action. On comprend pourquoi la scopolamine, qui, nous venons de le voir, est un antagoniste de l'action de l'ACh sur ses récepteurs, s'oppose à l'acquisition et à la rétention d'un comportement d'évitement passif, qui est un comportement d'inhibition d'une pulsion instinctive. Mais les récepteurs à l'ACh sont multiples. Les uns, dits récepteurs M1, lorsqu'ils sont stimulés par l'ACh, mettent en jeu un second messager, le cycle des phosphoinositides. Ce cycle aboutit à la stimulation d'une enzyme, la protéine kinase C (PKC), capable d'activer d'autres protéines enzymatiques et même d'agir sur le génome pour y déclencher les mécanismes de la synthèse de protéines à partir de certains gènes. Or il est possible d'activer la PKC sans passer par l'intermédiaire des récepteurs à l'ACh et du cycle des phosphoinositides. Dans ce cas, on est en mesure de s'opposer complètement à l'action amnésiante de la scopolamine dans le test de l'évitement passif. On peut donc commencer à réunir les niveaux d'organisation moléculaire, génomique, membranaire et neurophysiologique dans certains processus de mémoire et dans les comportements qui les accompagnent.

Test de l'évitement actif

Les médiateurs chimiques mis en jeu sont cette fois les catécholamines (dopamine et norépinéphrine). Les antidépresseurs en facilitent l'action. Le second messager nous a paru être l'adénylate cyclique (cAMP). Une molécule comme le propranolol, antagoniste des catécholamines sur les récepteurs ß et inhibant l'activité de l'adénylate cyclase, s'oppose à l'apprentissage et à la rétention d'un comportement d'évitement actif.

---

stable, ulcère de l'estomac, etc., et l'animal devient sensible à toute infection ou à tout développement de tumeur.

Pour démontrer que ce syndrome pathologique de l'inhibition de l'action résulte bien d'un processus de mémoire, la mémoire de l'inefficacité de l'action, on a soumis les animaux, au cours du dernier protocole expérimental, à un électrochoc avec convulsions et coma immédiatement après la séance journalière expérimentale. L'électrochoc, en dépolarisant les neurones, en particulier ceux de la formation réticulée, empêche le passage de la mémoire à court terme à la mémoire à long terme du fait de l'absence de mobilisation du système limbique. Ainsi, d'un jour à l'autre, l'animal ne se souvient pas qu'il est dans une situation désespérée. Et au bout de sept jours, il se porte parfaitement bien, alors que la sévérité des électrochocs convulsionnels aurait pu être une raison supplémentaire d'aggravation de son état physiopathologique.

L'apprentissage du désespoir est si profondément ancré dans le cerveau des animaux que si, après sept jours, on ouvre la porte de communication entre les deux chambres, ils n'en profitent pas et restent prostrés dans leur dépression comportementale.

Ici encore, on peut utiliser des agents pharmacologiques pour empêcher ou au contraire faciliter l'apprentissage et la mémorisation du comportement d'évitement actif.

LE SYSTÈME LIMBIQUE

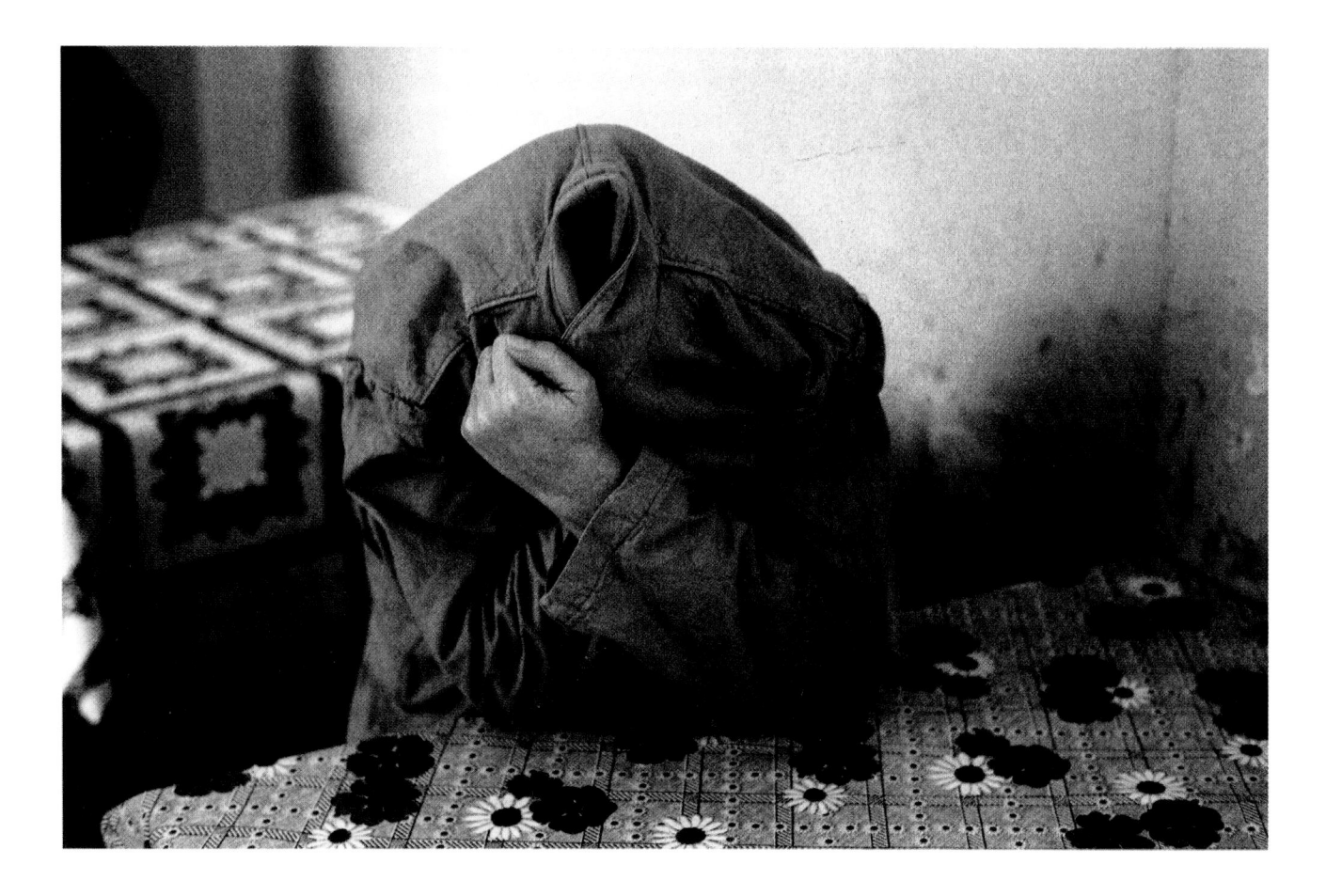

*I*mage du plus complet désespoir,
cet homme semble avoir
renoncé à toute possibilité
de réagir, d'émerger
de sa souffrance, de reprendre
contact avec le monde extérieur,
de communiquer
un tant soit peu avec lui.

La durée d'un stimulus nociceptif aboutissant à un comportement d'inhibition de l'action peut donc transformer profondément l'activité biophysiologique et comportementale de l'individu : une situation d'inhibition de l'action de longue durée est en effet susceptible d'influencer les processus de mémoire et de provoquer des troubles mnésiques comparables à ceux qui caractérisent le vieillissement cérébral par exemple.

On en arrive alors à la conclusion suivante : la réponse comportementale à une situation comportementale est capable d'influencer la réponse à un agent pharmacologique, alors que jusqu'ici c'était plutôt l'inverse qui était observé.

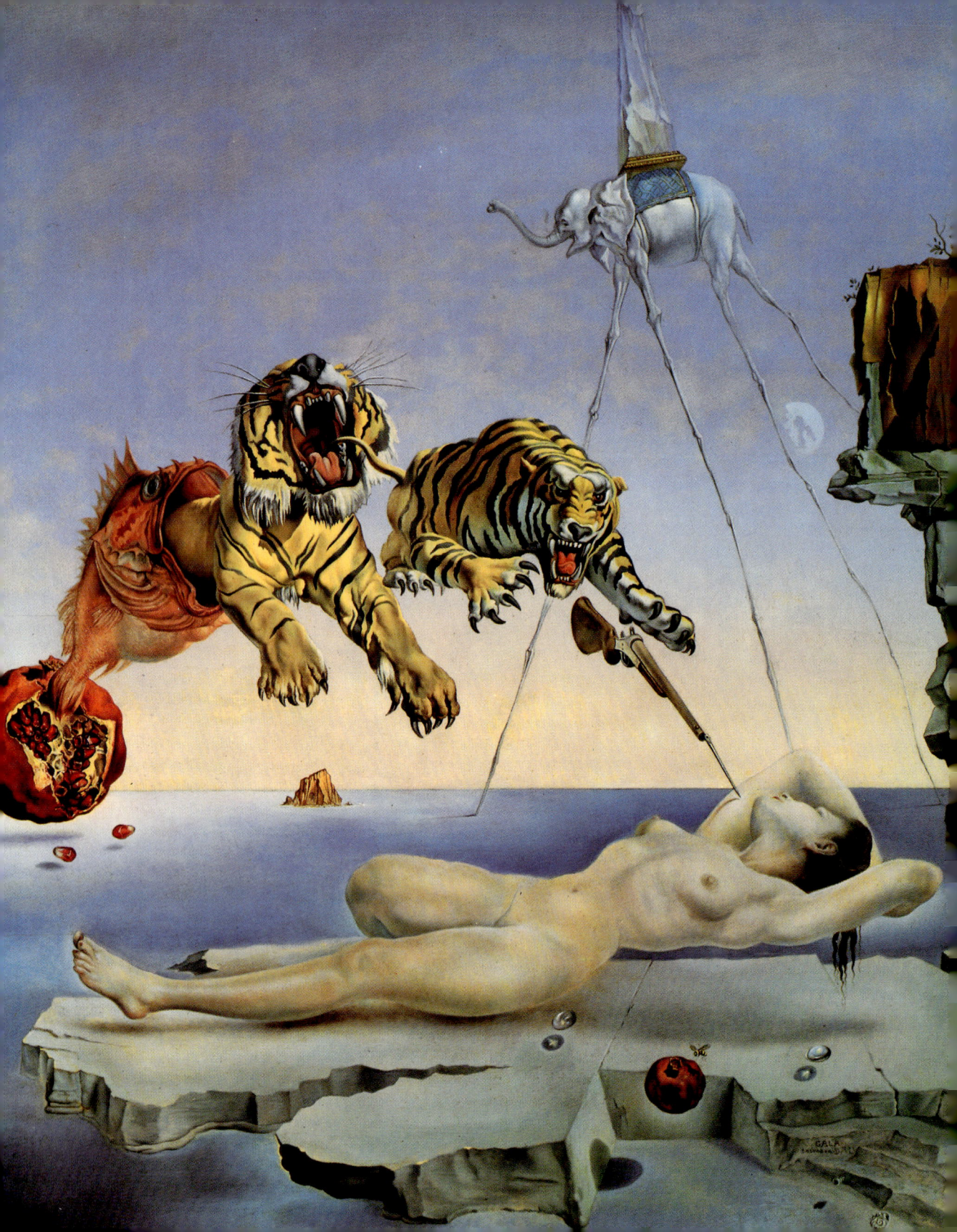

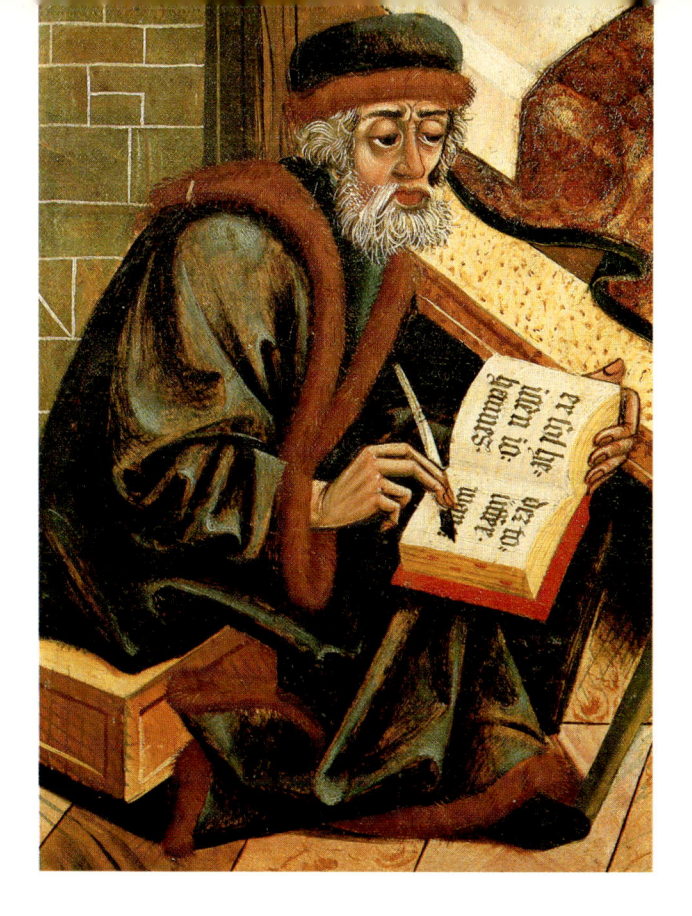

LE CORTEX

Le rêve, ici magistralement représenté par Dalí, ou l'écriture, symbolisée par ce scribe, sont deux expressions d'une activité corticale associative, caractéristique de l'homme.
A gauche,
Salvador Dalí (1904-1989),
Rêve causé par le vol d'une abeille autour d'une pomme grenade une seconde avant l'éveil, 1944.
Collection Thyssen-Bornemisza.
Ci-dessus, école rhénane,
Homme écrivant, fin du XVIe siècle.
Colmar,
musée Unterlinden.

Le problème de la conscience et de l'inconscient a été abordé par toutes les disciplines, que ce soit la biochimie, la neuroanatomie, la physiologie, la psychologie, la philosophie, la psychiatrie, etc. Nous en tenterons une approche interdisciplinaire, tout en essayant de ne pas nous laisser enfermer dans les cases de la spiritualité ni dans celles du matérialisme.

Nous avons déjà eu l'occasion de dire que l'énergie ne se touche pas. Quant à la pensée et à la conscience, elles ne se touchent pas non plus, elles ne sont pas faites de matière, mais elles n'en appartiennent pourtant pas moins au monde de la physique, c'est-à-dire au monde, tout simplement.

Conscience, inconscient et langage

Les méthodes modernes permettent d'obtenir une anesthésie sans perte de conscience grâce à la combinaison d'un neuroleptique et d'un analgésique – c'est ce que l'on appelle une anesthésie potentialisée ou neuroleptanalgésie. Des malades subissant une intervention majeure se trouvent ainsi en mesure de répondre pendant l'opération à des ordres simples comme « Ouvrez la bouche » ou « Fermez les yeux ». Ils semblent donc conscients, mais, interrogés quelques heures plus tard, ils n'en ont aucun souvenir. La réponse motrice qu'ils ont donnée aux ordres reçus pendant l'action pharmacologique suffit-elle dans ces conditions à prétendre qu'ils étaient alors en « état de conscience » ?

Je me souviens d'un jour où, au début de notre utilisation de ce type d'« anesthésie sans anesthésique » dans le service du professeur Sénèque à l'hôpital de Vaugirard, entre 1950 et 1954, une malade subissait une hystérectomie totale. Elle avait été intubée et respirait calmement, les yeux grands ouverts. L'abdomen avait été largement incisé, des champs – compresses qui délimitent la zone opératoire – interdisant aux anses intestinales d'envahir le petit bassin et des écarteurs exposant ce dernier aux mains des opérateurs. L'intervention était déjà bien avancée quand la malade, fermant soudain la bouche, coinça le tube trachéal entre ses dents. La circulation de l'air vers les poumons s'en trouva évidemment interrompue. L'anesthésiste, Pierre Huguenard, tenta aussitôt de placer un ouvre-bouche entre les dents serrées, mais, l'articulé dentaire de la patiente étant parfait, il n'y parvint pas. Et pen-

Dans ce tableau daté de 1929, le patient conserve les yeux ouverts, comme s'il était opéré sous neuroleptanalgésie. Ce serait donc un précurseur... En revanche, les chirurgiens opérant sans masque et sans bonnet semblent ne pas avoir encore été touchés par la révolution bactérienne. Christian Schad, L'Opération, 1929. Munich, Stadtische Galerie im Lenbachhaus.

dant ce temps elle s'asphyxiait. Pierre Huguenard, angoissé – on le comprend, c'était là un exemple typique d'inhibition de l'action –, hurla plus qu'il ne dit : « Mais nom de Dieu, madame, ouvrez la bouche ! », ce que la malade s'empressa de faire, sans pour autant reprendre sa respiration. Alors que nous étions prêts à la ventiler artificiellement, Pierre Huguenard tonitrua de nouveau : « Nom de Dieu, madame, mais respirez ! », et elle obéit aussitôt. Je ne saurais dire si les deux jurons blasphématoires avaient été indispensables à ce retour à une ventilation normale... Mais, interrogée le lendemain, la jeune femme n'avait aucun souvenir de l'incident, ni des ordres qui lui avaient été intimés, ni de notre angoisse évidemment. Ce cas me fit comprendre que l'on peut présenter un comportement apparemment conscient, et même répondre à des ordres oraux simples, sans être ce qu'il est convenu d'appeler « conscient ».

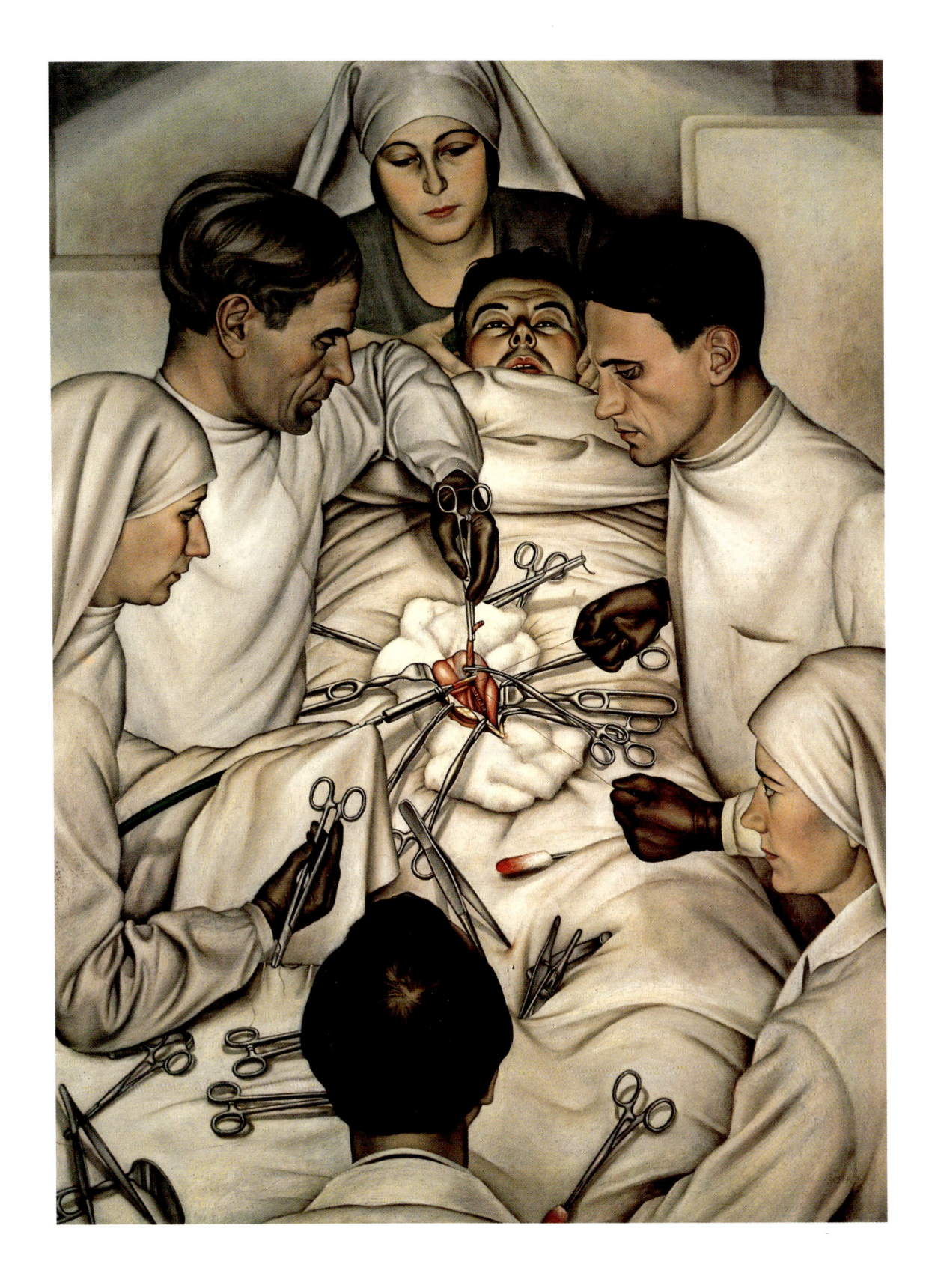

LE CORTEX

En effet, l'état de conscience implique la notion de schéma corporel. Le nouveau-né enfermé dans son « moi-tout » ne peut vraisemblablement pas être qualifié de conscient, même éveillé, car il n'a pas encore, par une expérience motrice sur l'environnement combinée à l'expérience interoceptive, intégré une image de lui-même séparée du monde extérieur. L'état de conscience se trouve également rapporté à une expérience de soi dans le temps, grâce aux processus de mémoire, car la conscience, c'est d'abord la conscience de la pérennité des schémas corporels dans le temps. Il faut à l'enfant un « état d'éveil » pour être à même de confronter constamment les stimuli présents avec l'expérience des stimuli passés. Si l'on place expérimentalement un enfant en état de privation sensorielle, il se retrouve rapidement en état d'endormissement, de perte de conscience. Or nous avons déjà vu que processus de mémoire et motivation s'adressent au système limbique et à l'hypothalamus, et que l'éveil dépend de la stimulation de la formation réticulaire ascendante.

Cependant tout acte réflexe ou automatique est généralement inconscient. Il semble même que ce soit là sa principale utilité, car il libère le système focalisateur de l'attention tout en permettant l'accomplissement de l'action. C'est l'avantage des habitudes de toute sorte et du « métier », qui nécessite un apprentissage – et nous connaissons le rôle du système limbique dans les processus d'apprentissage et de mémoire. Ce ne sont donc pas les actes réflexes ou automatiques qui pourront permettre isolément un phénomène de conscience. Inversement, un comportement strictement aléatoire, imprévisible autrement que statistiquement, exigerait l'absence de mémoire. La réponse

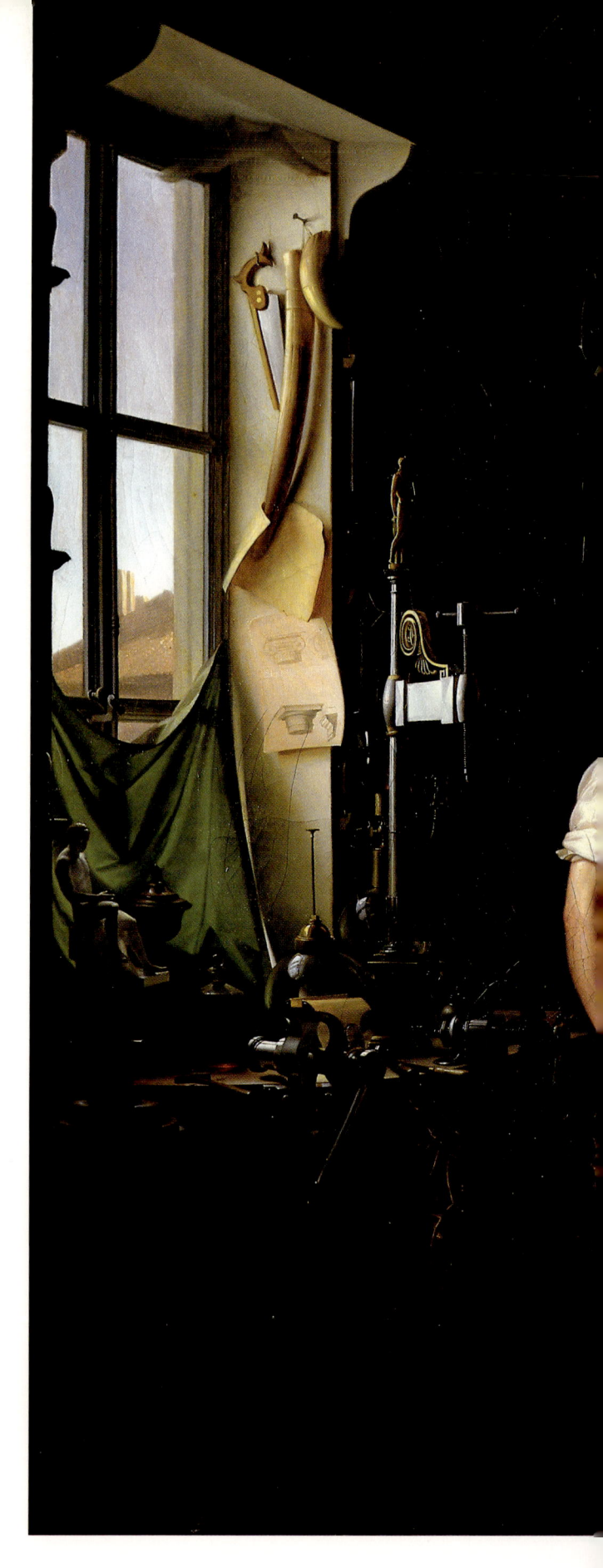

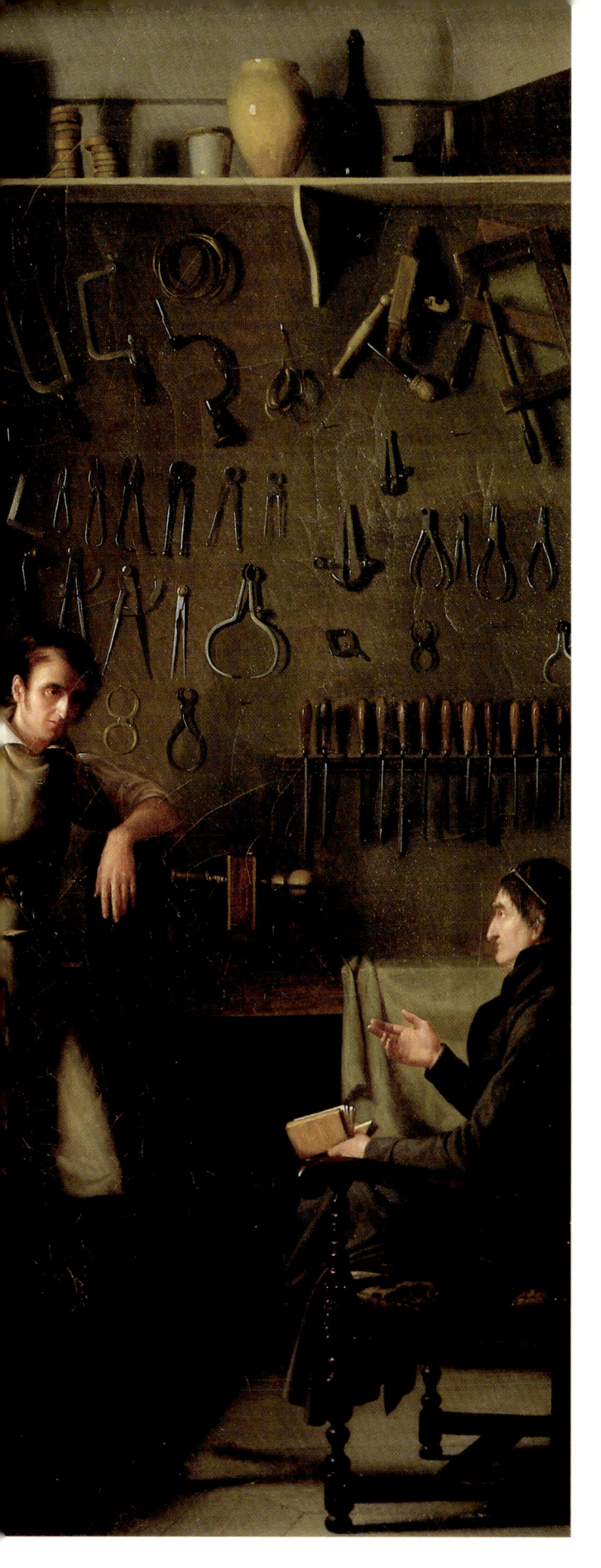

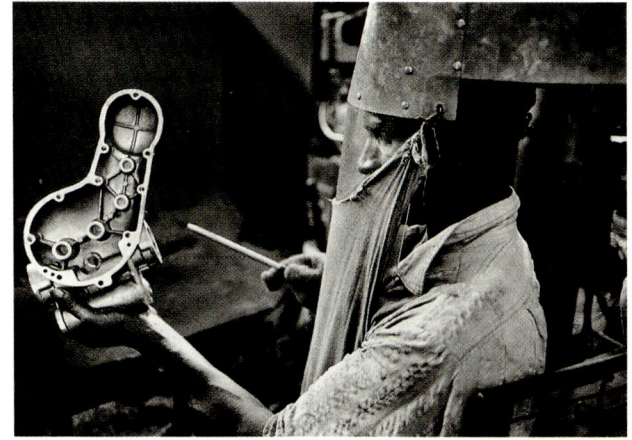

*U*n acte automatique est généralement inconscient. Il libère le système focalisateur de l'attention tout en rendant possible l'accomplissement de l'action. C'est l'avantage de ce que l'on appelle « avoir du métier », qui permet la production d'objets manufacturés. En revanche, l'artisan n'a plus sa place dans les chaînes mécaniques animées par les machines. Anthelme Trimolet (1798-1866), *L'Atelier du mécanicien*, 1819 (Ennemond Eynard dans son atelier, avec son élève Brun). Lyon, musée des Beaux-Arts. La fabrique Enfield, à Madras, en Inde, qui produisait parmi les meilleures motocyclettes du monde.

du système nerveux aux variations de l'environnement serait chaque fois différente, puisqu'une situation ne se reproduit jamais. Ce comportement serait également inconscient.

La conscience paraît en définitive être un phénomène résultant de l'impossibilité où se trouve un individu « normal » d'être inconscient, c'est-à-dire de répondre par un comportement soit entièrement automatique, soit entièrement aléatoire. Le fait que sa mémoire et son expérience, innée comme acquise, l'entraînent à répondre par voie automatique, donc inconsciente, a pour support tout le système sous-cortical et cortical de l'individu, essentiellement la partie de l'encéphale qu'il a en commun avec les autres espèces animales, le paléocéphale. Le langage ne change rien à l'affaire : il n'est qu'un moyen de stimulation supplémentaire, plus complexe, un deuxième *système de signalisation* – suivant l'expression d'Ivan Petrovitch Pavlov – capable d'enrichir le comportement sans pour autant le rendre plus conscient. Le principe de stimulus-réponse est donc incapable de fournir une interprétation du phénomène de conscience.

Quant aux systèmes associatifs, ils ne peuvent se concevoir isolés des précédents (système limbique, hypothalamus et formation réticulaire ascendante) : ils n'auraient rien à associer s'ils n'avaient rien mémorisé. Mais imaginons qu'ils puissent associer au hasard des éléments mémorisés sans relations entre eux, en particulier sans les relations temporelles nécessaires à la notion de pérennité du sujet qui agit ; ce fonctionnement serait évidemment inconscient. C'est finalement parce qu'il est capable de répondre de façon originale à un problème posé par l'environnement, problème auquel il aurait pu répondre de façon réflexe ou automatique, que l'homme est conscient. Il est donc d'autant plus conscient qu'il connaît ses automatismes et ses pulsions, et qu'il parvient à s'en libérer par sa faculté à imaginer. On peut aussi penser qu'il risque d'être d'autant plus conscient que ses pulsions fondamentales sont plus puissamment en opposition avec les interdits sociaux, ces derniers créant ses automatismes. Mais le plus souvent ce conflit sans solution entre pulsions et interdits mettant en jeu le système inhibiteur de l'action est si douloureux que l'individu préfère l'enfouir dans son inconscient, le refouler. Névroses et psychoses trouvent sans doute là une de leurs sources.

La conscience se révèle ainsi comme la conséquence du fonctionnement le plus complet, le plus intégré de toutes les aires et fonctions cérébrales. Elle est d'autant plus grande que la soumission aux automatismes inconscients est plus faible, ce qui devrait être le propre de l'espèce humaine. La vigilance est nécessaire à la conscience, mais il ne s'agit pas pour autant de les confondre : on parle par exemple d'animaux à l'état *vigil* et non pas d'animaux *conscients*.

Quand un pianiste de concert passe plusieurs semaines à répéter un même trait, il le fait pour automatiser les multiples mécanismes qui aboutissent aux mouvements complexes de ses doigts afin que ces mécanismes deviennent « inconscients ». L'automatisme lui permet alors de focaliser son attention sur autre chose, par exemple sur des sonorités qui font la richesse de son interprétation, nous introduisant dans son imaginaire et dans le nouveau niveau de conscience que celui-ci permet. Dans les deux états, ce pianiste est vigilant, mais son niveau de conscience n'est pas le même, car ses automatismes inconscients ne sont pas identiques. Son second état de conscience s'est enrichi de tous les automatismes inconscients qu'il a acquis entre-temps.

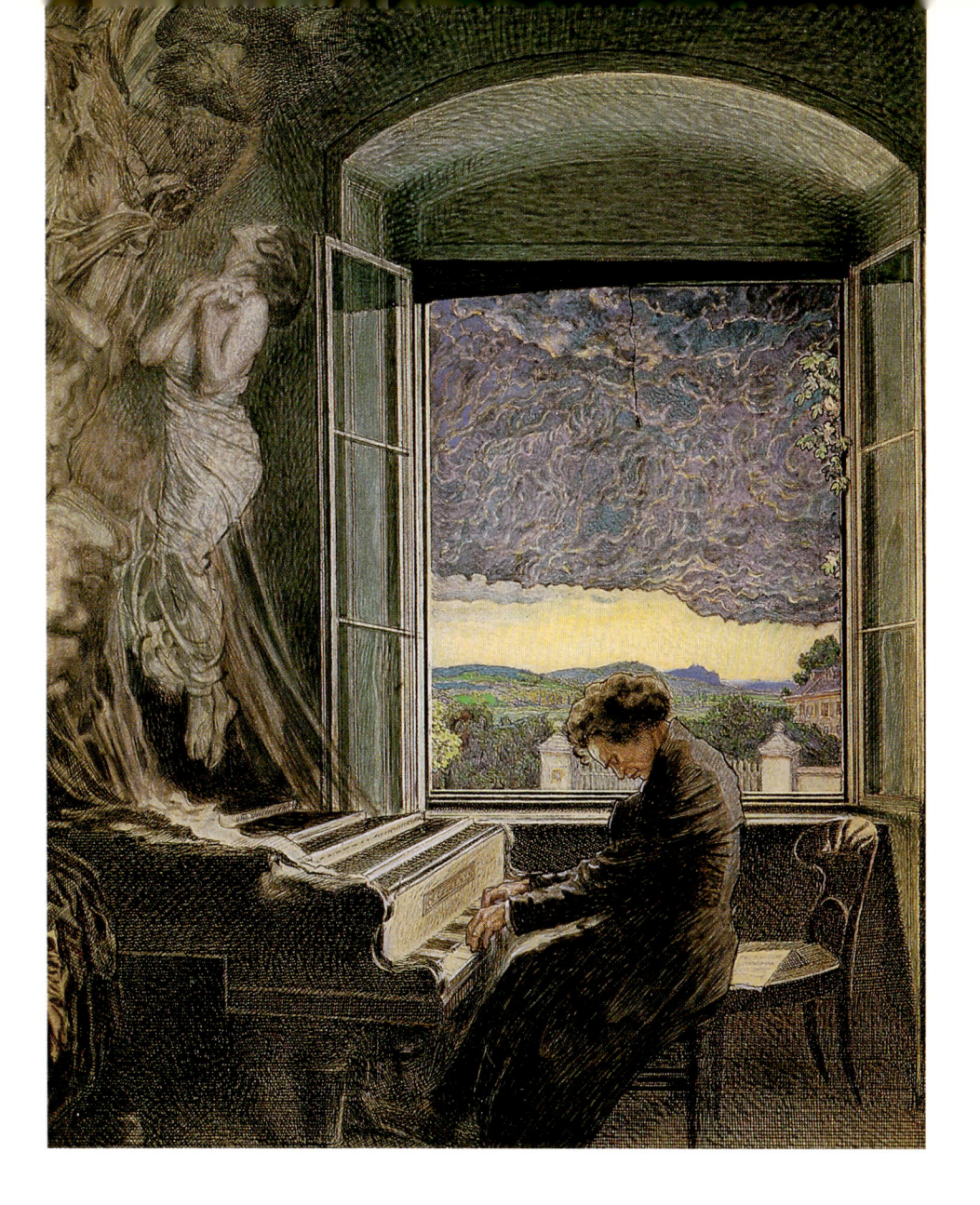

L'ensemble de ces réflexions nous conduit à décrire deux types différents de processus conscients : la conscience concrète et la conscience abstraite.

La conscience concrète serait celle que l'enfant possède avant l'acquisition du langage, mais après celle du schéma corporel : le monde dans lequel il se meut est alors peuplé d'« images » qui en sont le reflet. Ces images résultent de l'association par le cortex de l'ensemble des caractéristiques d'un objet perçues par

*U*n pianiste de concert passe plusieurs semaines à répéter un même trait afin d'automatiser, de rendre inconscients les mécanismes complexes qui aboutissent aux mouvements de ses doigts. C'est seulement ensuite qu'il peut focaliser son attention sur son interprétation. Son niveau de conscience n'est pas le même dans les deux cas : dans le second, il s'est enrichi de tous les mécanismes inconscients.
Beethoven au piano, pastel du XIXe siècle. Vienne, Musée historique.

*L'*œil capte
les caractéristiques optiques
de l'environnement
en pièces détachées : couleur,
forme, volume, déplacement, etc.
C'est au niveau du cortex
que les systèmes associatifs
reconstituent, à partir
de ces éléments séparés,
l'objet et l'aspect visuel
de l'environnement.
René Magritte (1898-1967),
La Traversée difficile, 1963.
Italie, collection particulière.

les sens. Ces caractéristiques, à la fois visuelles, tactiles, auditives, olfactives, gustatives, voyagent dans nos voies sensorielles par des canaux différents et aboutissent dans des neurones corticaux différents. Et, comme l'a révélé l'étude de l'activité du système visuel, chacune de ces caractéristiques est elle-même décomposée en de multiples éléments séparés. L'action permet de mettre progressivement en jeu les neurones associatifs dont les traces mémorisées aboutissent à la notion d'objet. Il s'agit là d'un apprentissage, le premier sans doute. L'animal est soumis aux mêmes exigences. Cependant les systèmes associatifs de l'enfant, plus développés que ceux de l'animal, peuvent travailler sur ces images pour créer de nouvelles structures imaginaires, qu'il confronte avec les automatismes, les « habitudes » qu'il a aussi acquises par apprentissage. Ces structures imaginaires expriment déjà des conflits entre pulsions et interdits,

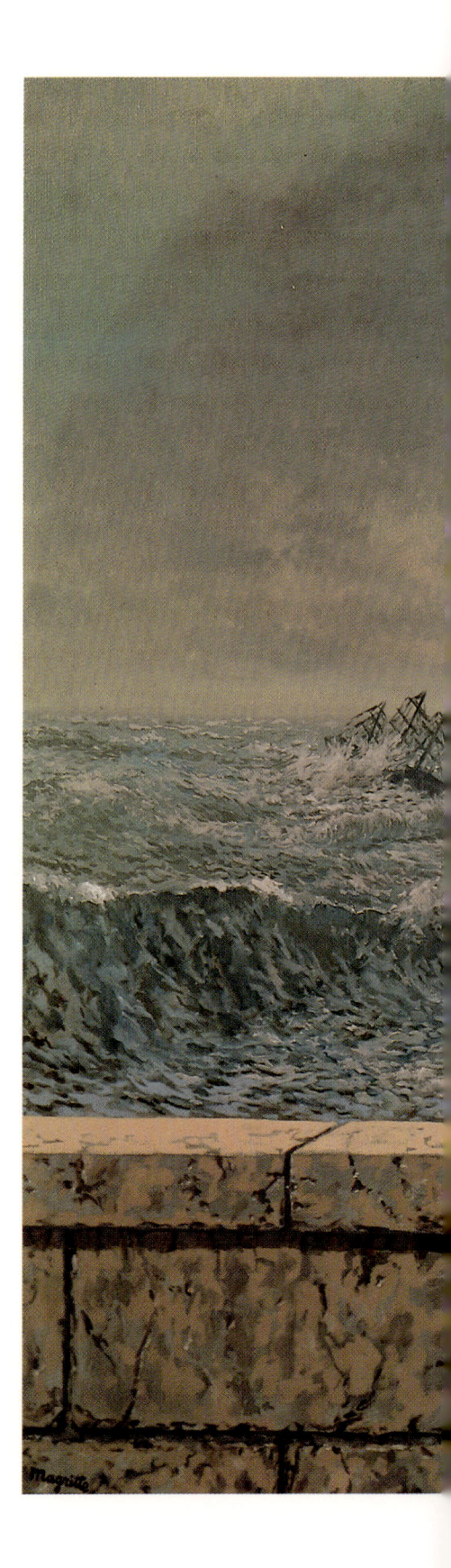

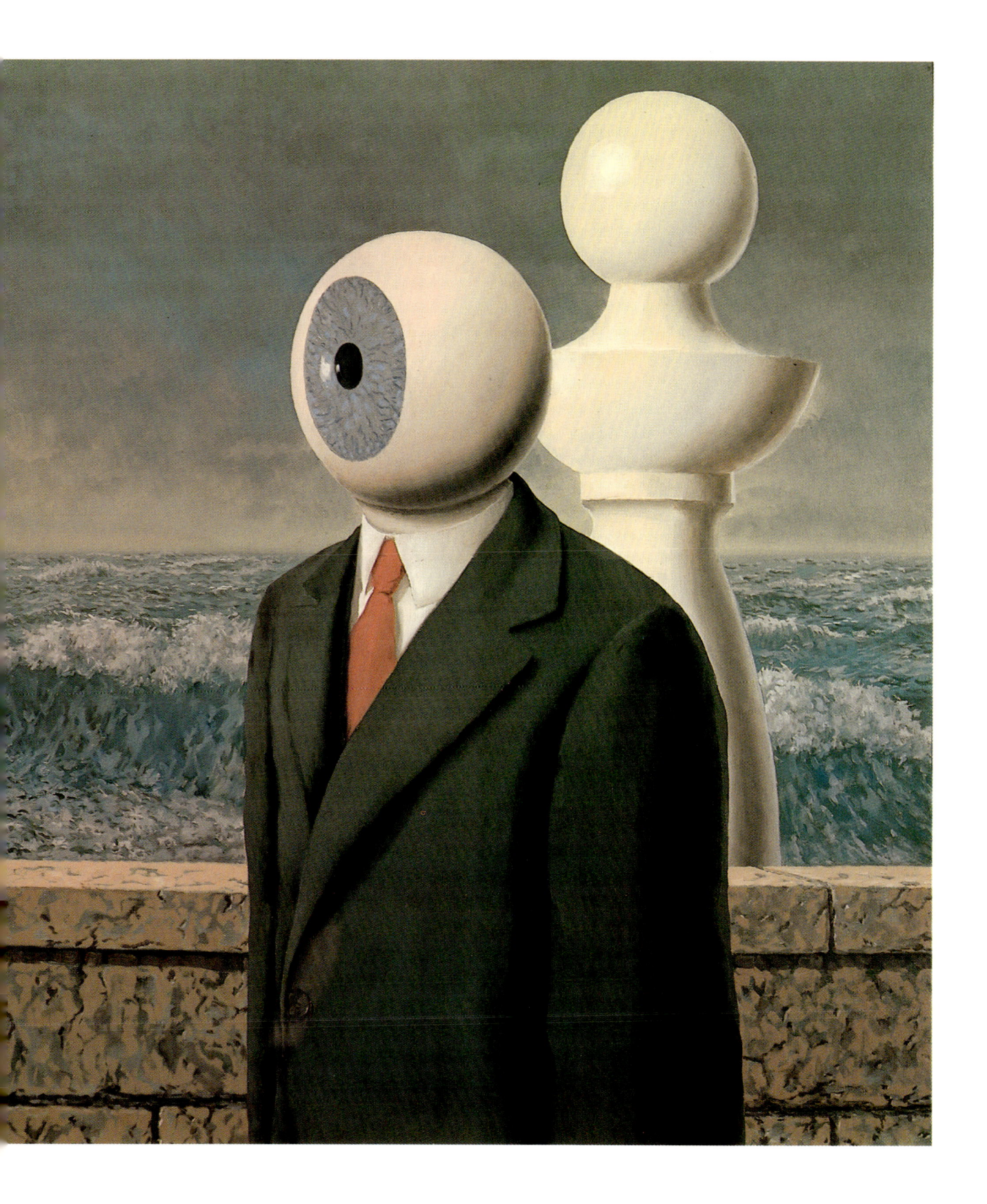

LE CORTEX

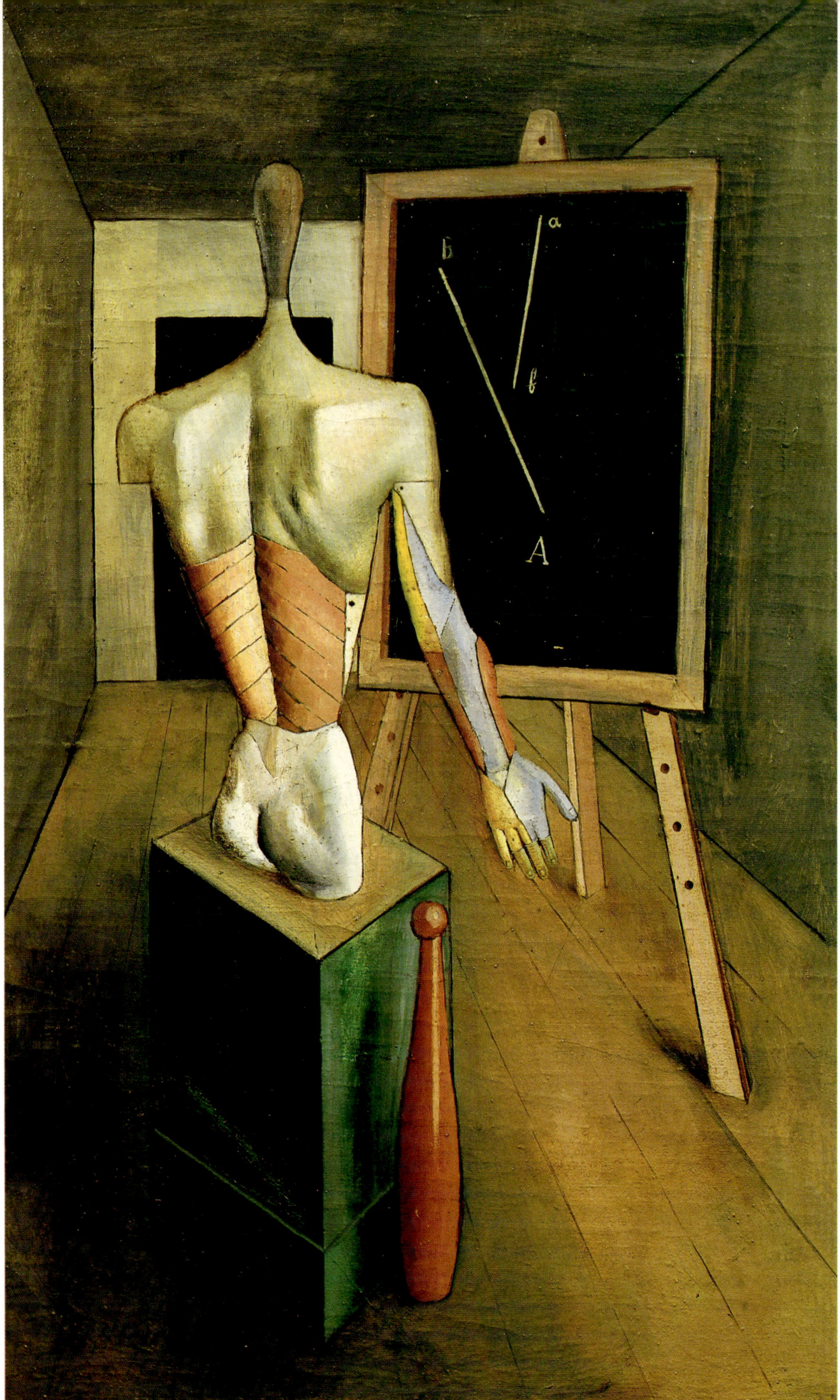

*L'*acquisition du langage fait
émerger la conscience abstraite
et, avec elle, la possibilité,
à partir de l'observation
du monde environnant,
de découvrir les lois physiques
et d'établir un nouveau
mode d'expression,
le langage mathématique.
Carlo Carrà, *Solitude*.
Italie, collection particulière.

que ceux-ci soient socioculturels ou imposés par la « réalité » expérimentale – toute action étant une expérimentation –, et se mettent en place dès que les systèmes associatifs permettent d'imaginer une stratégie originale de l'action. Un certain niveau de conscience doit alors en résulter, dont la part sociale se résume, à ce stade du développement de l'enfant, à l'origine sociale des automatismes acquis. L'animal, quant à lui, est incapable d'imaginer de telles stratégies, car ses systèmes associatifs ne sont pas suffisamment développés. Pourtant l'animal domestique est également soumis par l'homme à ce type d'automatismes, mais sans pour autant présenter les caractéristiques de la conscience enfantine.

Le second type de processus conscient, la conscience abstraite, est lié à l'existence et à l'utilisation du langage. L'apparition du langage crée une certaine distance par rapport à l'objet. Cette acquisition est évidemment d'origine purement sociale. Son apprentissage dépend de l'entourage humain, et le langage gouverne essentiellement les rapports interhumains. Les processus associatifs permettent alors de manipuler non seulement des images, mais encore des mots, dont chacun répond à de nombreuses images différentes, le mot n'étant pas en rapport biunivoque avec l'objet – à un mot ne correspond pas un seul objet, et réciproquement. Les structures imaginaires, les relations susceptibles d'être établies entre les mots suivant une syntaxe précise atteignent une richesse considérable, dont la conscience concrète était incapable. Mais cela signifie également que les automatismes, qui peuvent résulter de ces associations langagières, demeurent le plus souvent dans le domaine de l'inconscient. Le langage, structuré d'abord par la relation au milieu, fait lui-même partie de ces automatismes.

C'est donc dès la naissance que des structures inconscientes, liées au langage, s'établissent dans le système nerveux humain. Ces structures abstraites superposées, qui dépendent de structures préexistantes, constituent l'inconscient. La conscience que l'on pourrait qualifier d'immédiate ignore évidemment tout de la dynamique qui a présidé à l'établissement de ces structures superposées. L'école pavlovienne qualifie le langage de « deuxième système de signalisation » ; le terme de signalisation exprime ici l'idée que des relations existent entre l'excitation provoquée par le langage et l'information qu'elle véhicule, cette information concernant un ensemble beaucoup plus vaste qu'elle-même.

L'inconscient est le réservoir essentiel dans lequel puise l'action, car il comprend les motivations fondamentales et les apprentissages socioculturels, les automatismes. C'est un élément indispensable pour parvenir à la conscience, qui n'est alors que le résultat d'un conflit à un niveau d'organisation supplémentaire entre le déterminisme des automatismes et l'« aléatoire » – entre guillemets, car il serait préférable de dire la combinatoire – de l'imaginaire.

L'action orientée vers un but est constituée par une succession d'actes moteurs, éléments de l'ensemble moteur global. L'action finalisée représente un continuum d'états moteurs qui n'atteignent pas tous le même niveau de la conscience : une conduite motrice dépend le plus souvent d'automatismes inconscients, seule l'action globale est consciente. Chacun des chaînons élémentaires de celle-ci exige d'abord un processus de conscience lors de l'apprentissage. Plus tard, leur passage au niveau des automatismes inconscients permet à l'activité globale consciente d'acquérir rapidité et efficacité, à tel point que, si l'attention se fixe sur l'un des éléments automatisés de l'action globale, celle-ci risque de devenir moins adaptée, moins précise et moins efficace. Le rôle du cervelet dans cette mémoire motrice, dans la constitution des automatismes moteurs, paraît fondamental – habileté conquise dans les jeux, dans les techniques professionnelles ou autres, performances animales, parole, discours, danse, chant, etc.

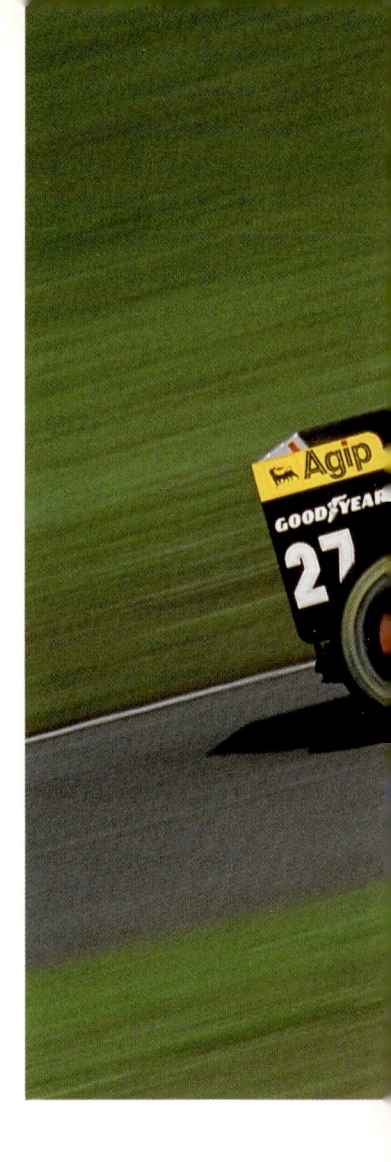

Par ailleurs, un comportement adapté ne peut se résumer à une simple succession stimulus-réponse, il doit faire appel à une succession de mécanismes internes concourant au résultat final de l'action. Chacun de ces mécanismes est sans cesse comparé au but à atteindre suivant un programme : à chaque instant le résultat partiel est corrigé en fonction de ce but. Dans les activités de ce type, la conscience n'est pas nécessaire. Si en revanche l'activité associative utilise, pour atteindre son objectif, plusieurs schémas d'automatismes acquis et se représente les avantages et les inconvénients, pour le plaisir ou pour la survie, de l'emploi ou de la combinaison de tel ou tel de ces automatismes ou de certains fragments d'entre eux, le comportement devient conscient. Un système associatif développé est pour cela nécessaire.

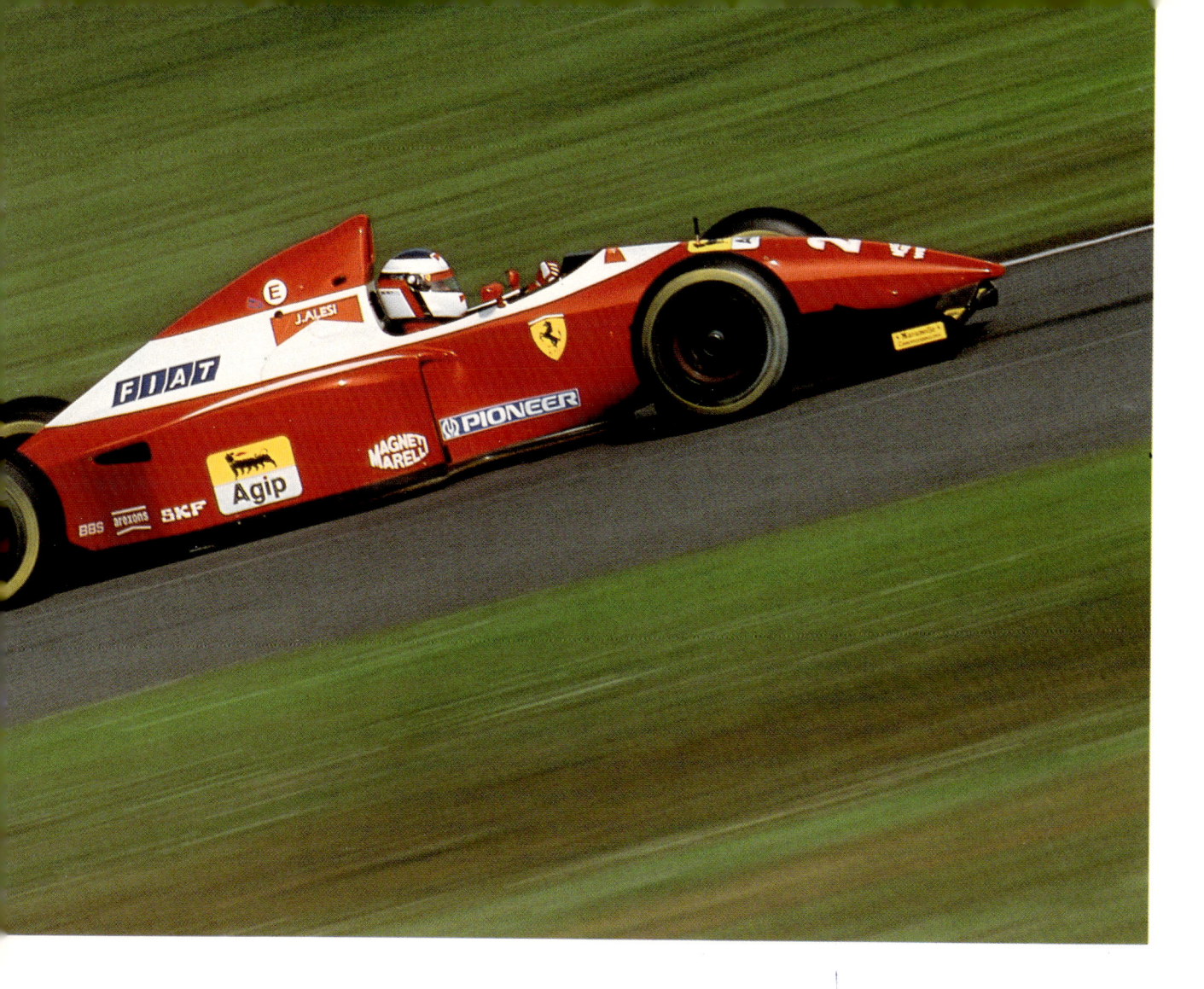

La spécialisation de l'hémisphère gauche dans le langage semble relever d'une spécialisation antérieure permettant de contrôler la posture. On remarque déjà

Le coureur automobile illustre mieux que quiconque l'importance des réflexes, automatismes devenus inconscients. La vitesse l'oblige à agir sans aucun temps de réflexion, et seule la suprême habileté qu'autorise sa mémoire motrice lui permet de prétendre à la compétition. Jean Alesi, durant le Grand Prix d'Europe 1993, à Donington, Angleterre.

LE SYSTÈME NERVEUX

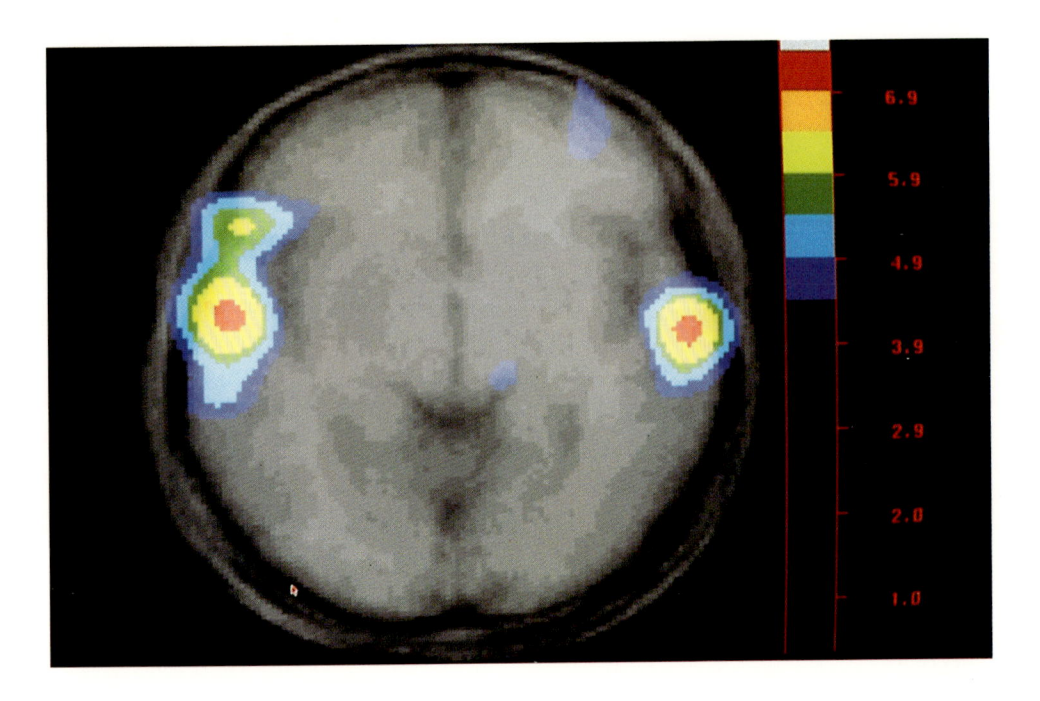

Au cours de l'évolution de l'espèce, l'hémisphère gauche du cerveau, qui commande la partie droite du corps, s'est tout d'abord spécialisé dans le contrôle de la posture alors que l'hémisphère droit se spécialisait dans les tests visuels. Plus tard, l'hémisphère gauche est devenu celui de la communication, donc du langage. Ce cliché le montre clairement : à l'écoute d'un bruit, les aires auditives activées sont bilatérales, alors que, à l'écoute de syllabes parlées, seule l'aire frontale gauche est activée.

pareille spécialisation chez certains primates qui préfèrent utiliser la main gauche pour se nourrir et la main droite pour réaliser certaines manipulations d'objets. Chez les hominiens, l'hémisphère gauche, qui commande le côté droit du corps, commence à se spécialiser dans le contrôle de la posture. Quand les primates abandonnèrent la vie arboricole, la main droite devint la main opérationnelle, alors que l'hémisphère droit se spécialisait dans les tests visuels. Or actuellement, chez les primates, l'hémisphère gauche est devenu celui de la communication : il permet d'émettre certains appels en fonction de la posture. Chez l'homme, les droitiers, dont l'hémisphère gauche est spécialisé dans le langage, comprennent mieux les mots avec l'oreille droite. Ainsi, l'asymétrie entre hémisphère droite et gauche semble avoir évolué avec les adaptations posturales et alimentaires des premiers primates. Ces théories sur l'origine du langage sont dites théories gestuelles.

Le langage est vraisemblablement une acquisition relativement récente de l'homme. En 1976, J. Jaynes a audacieusement tenté d'en dater l'évolution. D'un langage qu'il qualifie d'accidentel, lié au stimulus et à sa répercussion émotive, limbique, composé d'onomatopées, qui accompagne un comportement mais ne provoque pas toujours de réponse de la part d'autres animaux, qui peut être émis même lorsque le sujet est seul, on passe progressivement à un langage « intentionnel », émis dans un contexte social et destiné à modifier le comportement des autres. Pour J. Jaynes, le vocabulaire, qui s'est brutalement développé au début du néolithique, 10 000 à 8 000 ans avant notre ère, au moment de la fixation au sol, de la multiplication des objets et des premières divisions du travail, dépend du nombre et de la variété des outils.

L'homme du Néandertal présentait un front dont l'angle était de 65 degrés – le nôtre est de 90 degrés –, ce qui révèle des lobes frontaux incomplètement développés. La forme de son crâne indique également que les zones du cerveau spécialisées dans le langage – zone de Brocca, aires associatives de Wernicke – sont tout aussi incomplètement développées.

Le début du néolithique, qui a vu naître l'agriculture et l'élevage, s'est accompagné de la division progressive des fonctions dans l'organisme social qui commençait alors à se constituer. La communication entre les éléments individuels de la collectivité était devenue nécessaire pour permettre à ce nouvel ensemble d'agir efficacement en vue de l'amélioration de ses conditions de survie. Or cela exigeait un enrichissement progressif des signaux et la création de règles grammaticales gérant leurs combinaisons. Ce fut le rôle du langage. Comme l'écrit B. W. Robinson, « le

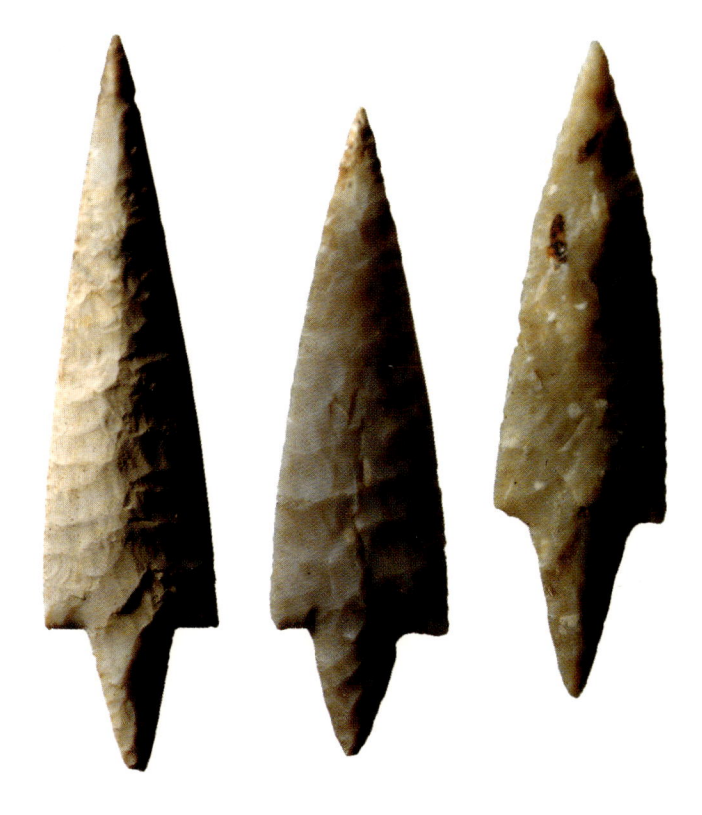

*L*e développement du langage pourrait être directement lié à la multiplication et à la différenciation des outils créés et utilisés par l'homme. Ainsi, le début du néolithique serait une période charnière dans ces deux domaines. Ces outils, des pointes de silex parfaitement taillées, sont plus récents : fabriqués entre 2 500 et 1 800 ans avant Jésus-Christ, ils sont les témoins d'un début de culture d'outils différenciés, la culture Remedello. Milan, Musée archéologique.

LE SYSTÈME NERVEUX

langage humain dépend normalement de deux systèmes plutôt que d'un. Le premier et phylogénétiquement le plus ancien est localisé dans le système limbique ; il est bilatéral sans dominance hémisphérique, antérieur au développement des primates et en relation étroite avec des facteurs émotionnels, motivationnels et végétatifs. Il n'est capable que de transmettre des signaux d'un contenu informationnel restreint. »
Certains singes sont cependant capables d'émettre des appels spécifiques pour prévenir les membres de leur groupe de la survenue d'un prédateur. Les sons ne seront pas les mêmes pour prévenir de l'apparition d'un léopard, d'un aigle ou d'un serpent, et vont provoquer chez les autres singes un comportement adapté à l'agresseur signalé.
Robinson poursuit : « Le second système s'ajoute au premier, surtout développé chez l'homme ; il est néocortical, latéralisé, et normalement dominant dans l'hémisphère gauche. Il ne provient pas du vieux système mais d'un tissu nouveau, en particulier les aires néocorticales associatives [...]. Ce système apparaît en parallèle avec l'ancien, le domine, et relègue le vieux système dans un rôle subordonné. »
Un linguiste américain, Noam Chomsky, a émis l'hypothèse suivant laquelle l'homme disposerait, de façon innée, d'une structure cérébrale de circuits neuronaux qui lui fournirait le cadre grammatical, celui-ci variant peu d'une langue à l'autre, et qui lui permettrait l'apprentissage rapide du langage.
On conçoit la difficulté qu'il y a à définir le conscient et à le différencier de l'inconscient : en effet, nombreux sont les facteurs qui ont conduit à l'être humain, et multiples leurs interactions. L'homme est un animal social, mais de nombreuses autres espèces présentent elles aussi cette caractéristique. Peut-on pour autant leur accorder la faculté de conscience ? Un enfant sauvage qui a grandi en dehors de tout contact humain et a été retrouvé après une période de cinq à dix ans ne deviendra jamais un homme : la plasticité que présentait son système nerveux au cours des premiers mois ayant définitivement disparu, un certain nombre de connexions synaptiques ne se réaliseront plus. En revanche, un environnement enrichi permet par exemple à un animal adulte de résoudre des problèmes de labyrinthe plus vite et plus effica-

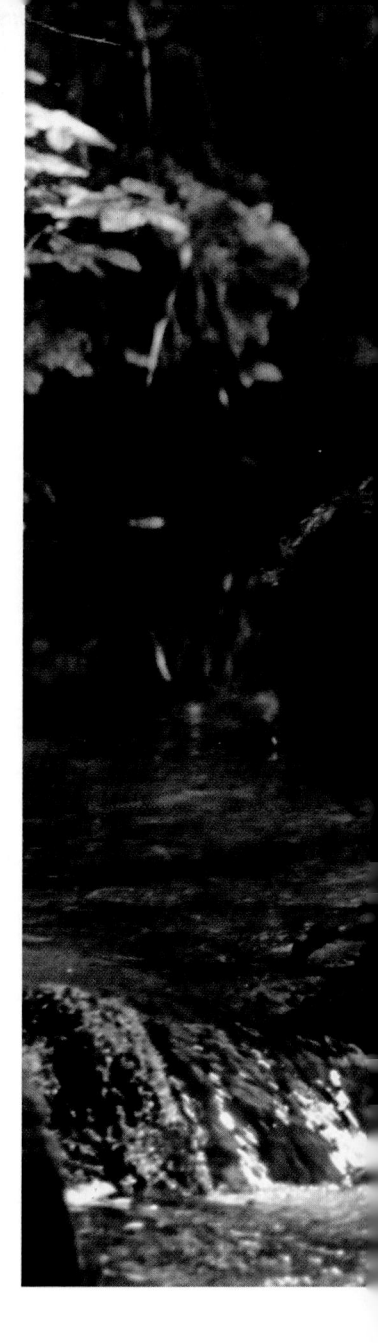

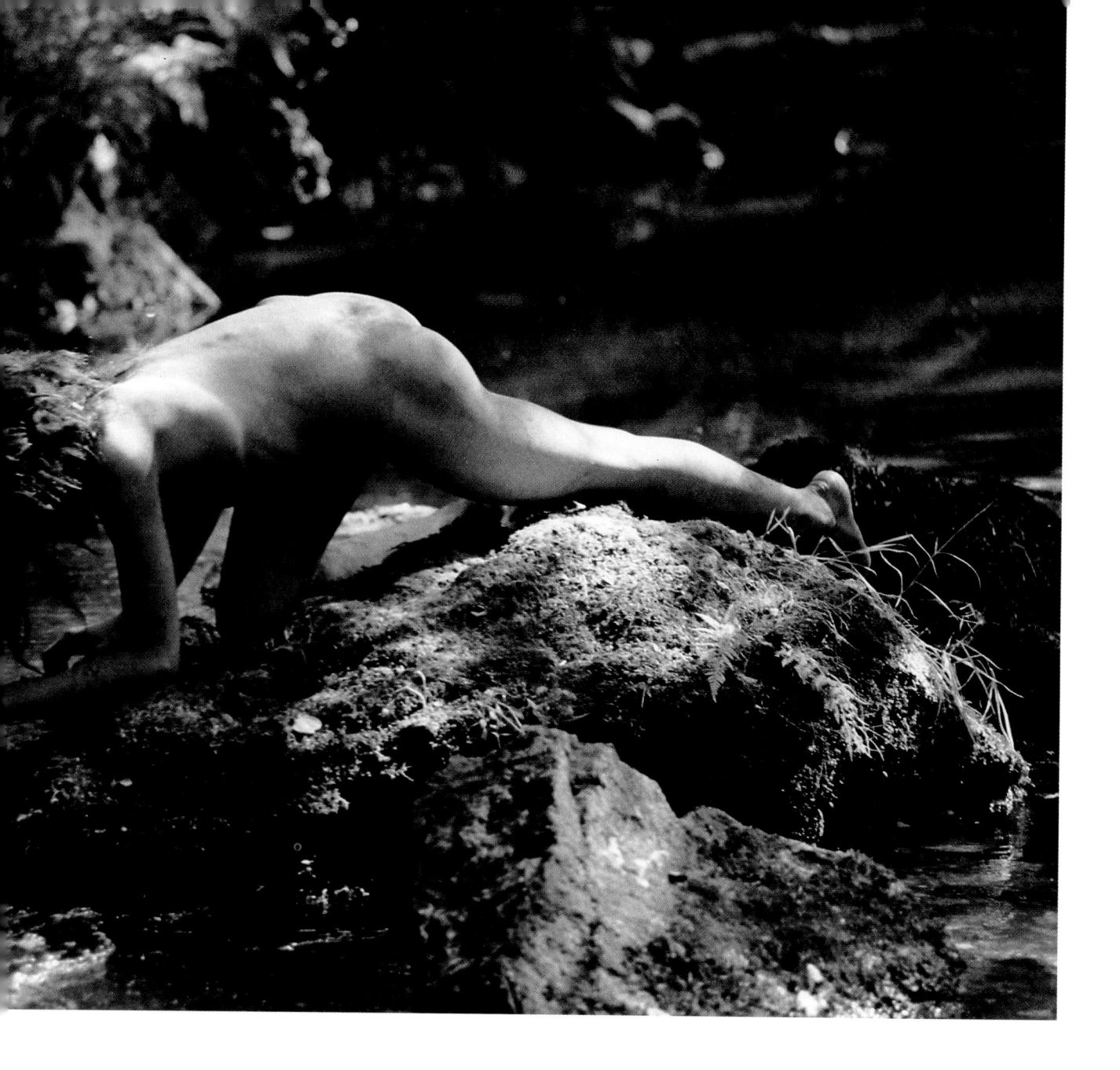

L'enfant sauvage qui a grandi à l'écart de tout contact humain n'a aucune chance de devenir un homme. La plasticité qui caractérisait son système nerveux au cours des premiers mois de son existence a définitivement disparu, si bien que de nombreuses connexions synaptiques ne se réaliseront plus, la période dite de l'empreinte étant passée. Photo tirée du film de François Truffaut, *L'Enfant sauvage*.

cement qu'à un animal n'ayant pas bénéficié d'un tel environnement. Le contraire se produit dans le cas d'un environnement banalisé : après quelques semaines, un chaton élevé dans une cage à barreaux verticaux ne distingue plus les barreaux horizontaux, et il ne pourra jamais plus les voir. En cela, Sigmund Freud avait sans doute raison d'insister sur l'importance des premières années de la vie de l'enfant. Mais chez l'homme, la conscience est d'abord une conscience abstraite, la conscience liée au langage. Elle s'est progressivement établie au cours des derniers

LE SYSTÈME NERVEUX

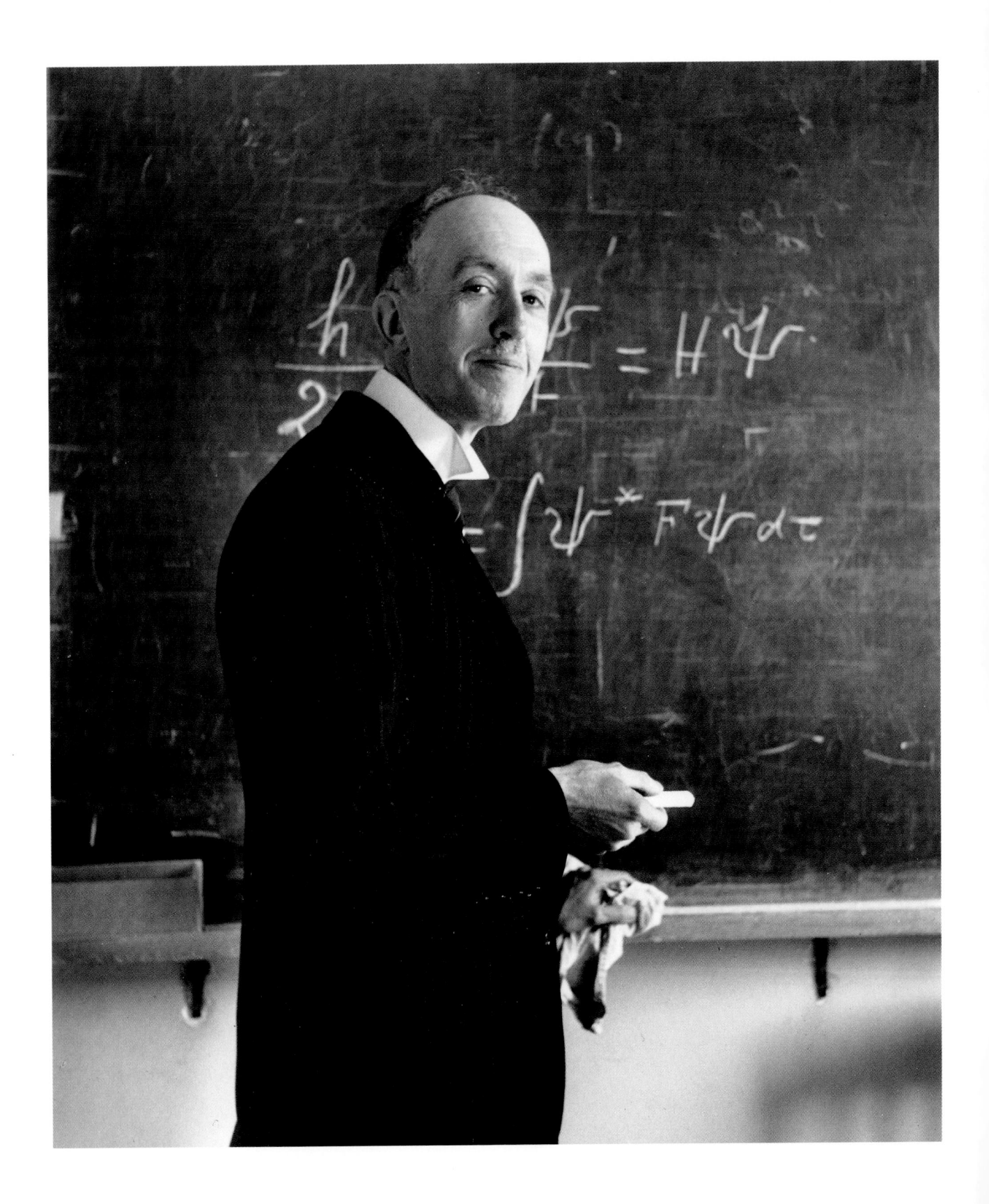

*L*e cerveau associatif
et le langage conscient
ont abouti à la découverte
des lois physiques
et de leur mode d'expression,
la mathématique, mais on ignore
encore à peu près tout
du fonctionnement
de l'instrument qui a permis
leur existence : le cerveau humain.
Louis de Broglie, photographié
par Robert Doisneau.

---

millénaires, on l'a vu, en relation avec des transformations biochimiques, neurophysiologiques et anatomiques, elles-mêmes résultant des rapports de l'homme avec son environnement. Cette auto-organisation de la conscience dépend du langage, lequel a permis la transmission de l'expérience de génération en génération, ce dont les animaux sont incapables.

Le langage provient sans doute des facteurs environnementaux qui ont contraint une espèce simienne à adopter le bipédisme, à libérer sa main, à transformer la statique de son crâne, à voir évoluer sa cavité nasopharyngée, à développer une industrie primitive et à se protéger plus efficacement de son environnement.

La mémoire, largement distribuée à travers les espèces, ne pouvait suffire à une telle évolution. Seule l'apparition des systèmes associatifs, dont le développement semble bien avoir procédé des facteurs précédents, a permis la création d'une information capable de transformer le monde de la matière. Ce langage conscient a permis un développement de l'industrie humaine et la protection de l'espèce par la découverte des lois physiques et d'un nouveau mode d'expression, la mathématique ; mais il n'a malheureusement rien appris, jusqu'à une date récente, sur la programmation, innée et acquise, de l'instrument même qui autorisait son existence : le système nerveux. Le discours logique n'est en effet qu'une hypothèse de travail, qui exige le contrôle expérimental pour reconnaître sa cohérence avec ce que nous pouvons abstraire de la réalité. Les prétendus faits objectifs qui servent généralement de base aux analyses logiques ne peuvent être que des faits abstraits réunis en un sous-ensemble de l'ensemble qui constitue le réel. La collecte de ces faits n'est pas la conséquence du hasard, mais celle des pulsions et des automatismes culturels qui nous rendent sourds aux autres faits, pour nous sans signification. Or nous sommes la plupart du temps persuadés que l'analyse logique que nous élaborons à partir des faits objectifs doit obligatoirement nous faire déboucher sur le réel, alors que ce prétendu réel ne représente qu'une banale hypothèse de travail qui s'effondre bien souvent à l'expérimentation. Expérimentation qui n'a pu être réalisée dans les sciences dites humaines, étant donné l'ignorance où nous étions du fonctionnement de l'instrument qui réalise l'ensemble des rapports humains, c'est-à-dire le système nerveux humain.

*L*a conscience se bâtit sur l'inconscient, auquel il est difficile d'attribuer quelque crédit. La plupart des discours, aussi logiques et cohérents qu'ils paraissent, ne sont le plus souvent que miroir aux alouettes ; leur apparence trompeuse ne sert qu'à légitimer des desseins de tout autre nature que ce qu'ils prétendent défendre. C'est ainsi que la logique du discours conscient a permis à l'espèce de dominer le monde et à certains individus d'imposer leur domination à leurs contemporains. Hitler à Nuremberg, en 1935.

La conscience se bâtit donc sur l'inconscient. Ce dernier étant par définition inconscient, il est difficile de lui attribuer quelque crédit, et ce d'autant plus que, par la logique du discours conscient, l'espèce a pu dominer le monde. C'est pourtant grâce à l'inconscient que certains individus, à travers les âges, sont parvenus à imposer leur dominance à leurs contemporains. Or comment se préserver de l'inconscient si l'on ne connaît pas les mécanismes de sa genèse, non plus seulement de façon langagière, mais aussi de façon expérimentale ?

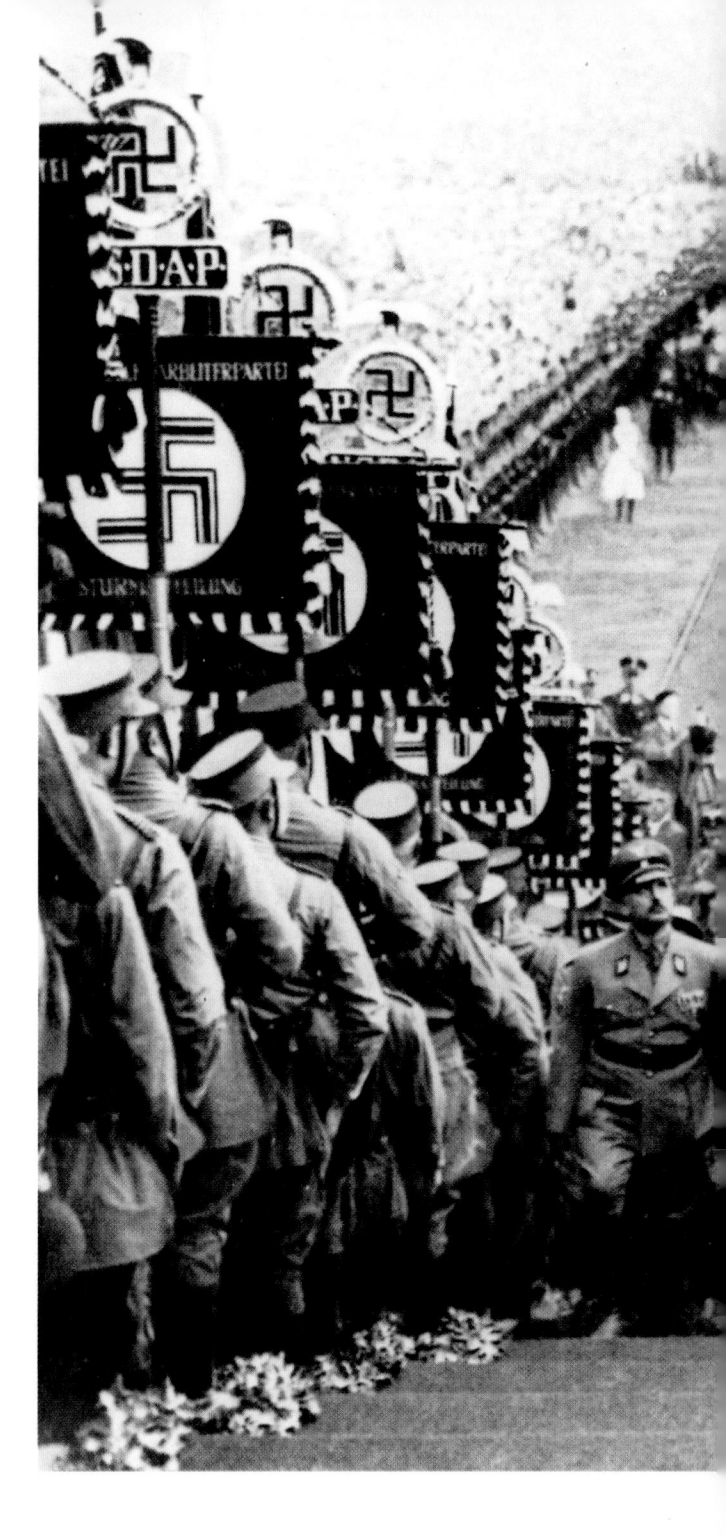

Tout cela montre combien il est difficile de faire une distinction précise entre conscient et inconscient. La conscience est faite d'inconscient et le passage de l'une à l'autre est du domaine de l'abstraction langagière. Si l'on fait référence au phénomène de l'empreinte, la distinction est plus difficile encore. Qui dira précisément la part prise par cette période dans les comportements humains sociaux, dans ce qu'il est convenu d'appeler la culture ? L'inconscient précédemment décrit ne prend en compte que les automatismes acquis à partir de l'établissement du schéma corporel, les automatismes moteurs, conceptuels et linguistiques indispensables à l'efficacité de l'action. Mais si l'on songe qu'avant l'établissement du schéma corporel, avant qu'apparaisse la conscience d'être dans un environnement qui n'est pas « moi », à l'époque où l'enfant est encore enfermé dans son

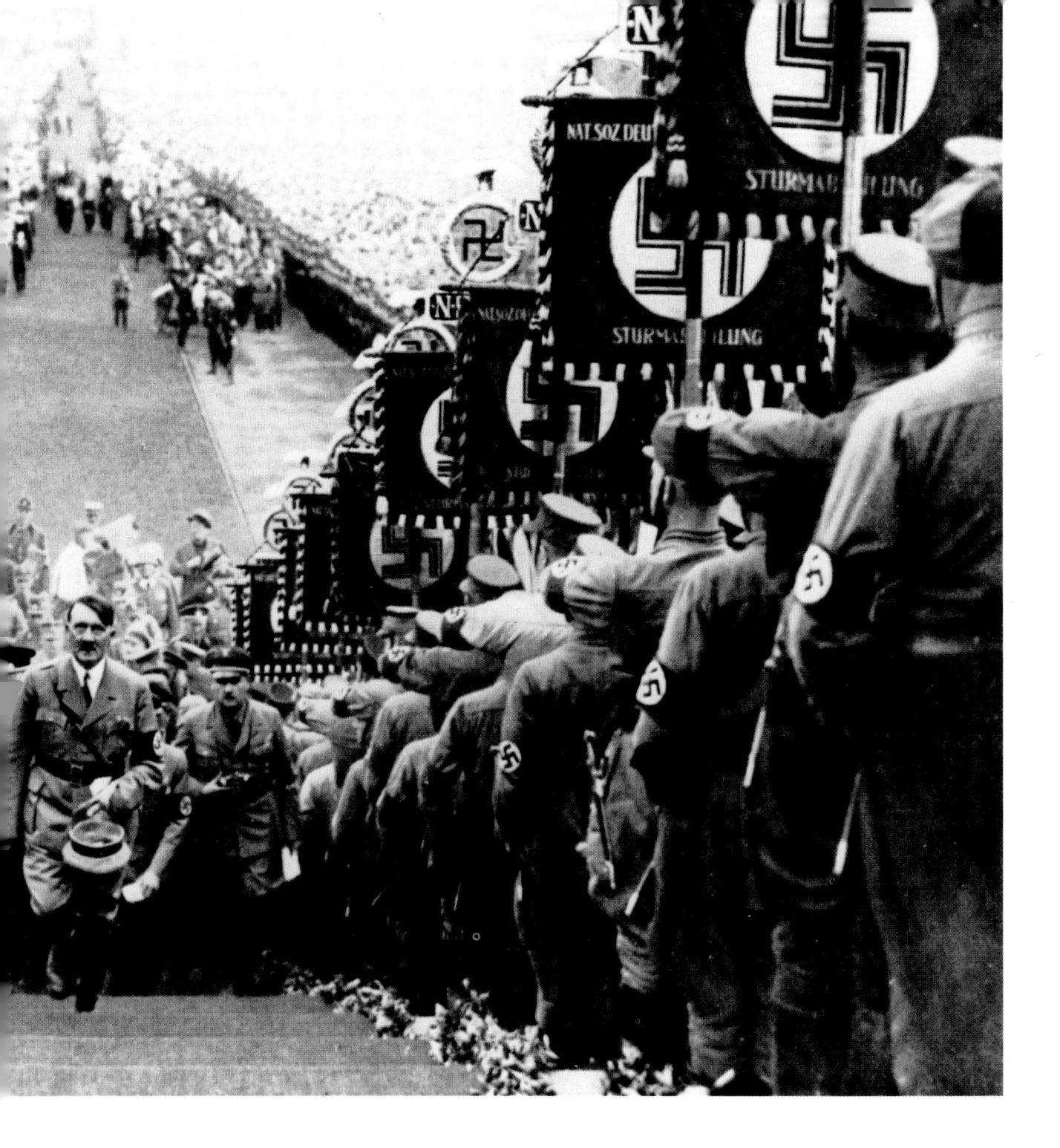

« moi-tout », la mémoire est déjà fonctionnelle puisque c'est elle qui permet de sortir du « moi-tout » et d'établir le schéma corporel, alors on comprend que peuvent surgir dans le champ de la conscience, une fois celui-ci constitué, des souvenirs que le sujet sera incapable de rapporter à son « moi ». Ces souvenirs seront comme venus d'ailleurs, d'un fonds commun ancestral ou d'un monde mythique et transcendantal, sans possibilité de réponse logique dans une action efficace. Quoi de plus angoissant, puisque l'angoisse naît de l'inhibition de l'action ?

L'inconscient compris comme ce qui est refoulé par la conscience trouverait son origine dans le fait que la pulsion hypothalamique – ou l'automatisme acquis qui permettrait son expression –, entrant en conflit avec un autre automatisme plus impératif pour la survie, ne découvre pas de solution imaginaire permettant de passer à un acte non programmé et non puni. Les réseaux neuronaux mis en jeu dans ce processus d'attente en tension attendent la levée de l'inhibition, qui ne vient pas. C'est en quelque sorte l'aspect négatif du refoulement. Toutefois il semble bien que l'on puisse lui ajouter un aspect positif. Dans ce cas, la solution imaginaire permettant l'action est bien découverte, mais elle menace d'être si dangereuse et pourrait avoir des conséquences telles que cette solution ne saurait être utilisée. Elle va donc rejoindre dans les connexions neuronales la réserve de faits mémorisés sans utilisation pratique. Elle peut néanmoins s'exprimer grâce à différents subterfuges, en adoptant un masque d'emprunt non interprété par la socioculture et donc non interdit : le masque des processus névrotiques ou de l'imagerie onirique. Le premier type de refoulement, d'aspect négatif, serait celui d'un besoin fondamental ou acquis. Le second, d'aspect positif, celui d'un désir.

Mais l'inconscient ne peut se réduire à cela : la somme des automatismes antagonistes et des désirs interdits. Il est d'abord l'ensemble des faits mémorisés et ayant atteint un automatisme fragmentaire suffisamment efficace pour qu'il soit possible d'utiliser chacun des fragments dans une construction d'ensemble toujours nouvelle. Chaque fragment demeure un processus conscient aussi longtemps qu'il n'a pas trouvé de place stable dans le stock des réseaux neuronaux en interrelation associative. Lorsqu'il l'a trouvée, il passe dans le domaine inconscient pour être utilisé dans une

*L'*inconscient peut être compris dans un sens restreint comme ce qui est « refoulé », parce que non autorisé à s'exprimer du fait des interdits de la socioculture. Il trouve cependant un moyen d'expression à travers les processus névrotiques de l'imagerie onirique, masque d'emprunt non interdit, celui-là, par la socioculture.
Remedios Varo,
Purée d'étoiles, 1958.
Mexico, collection particulière.

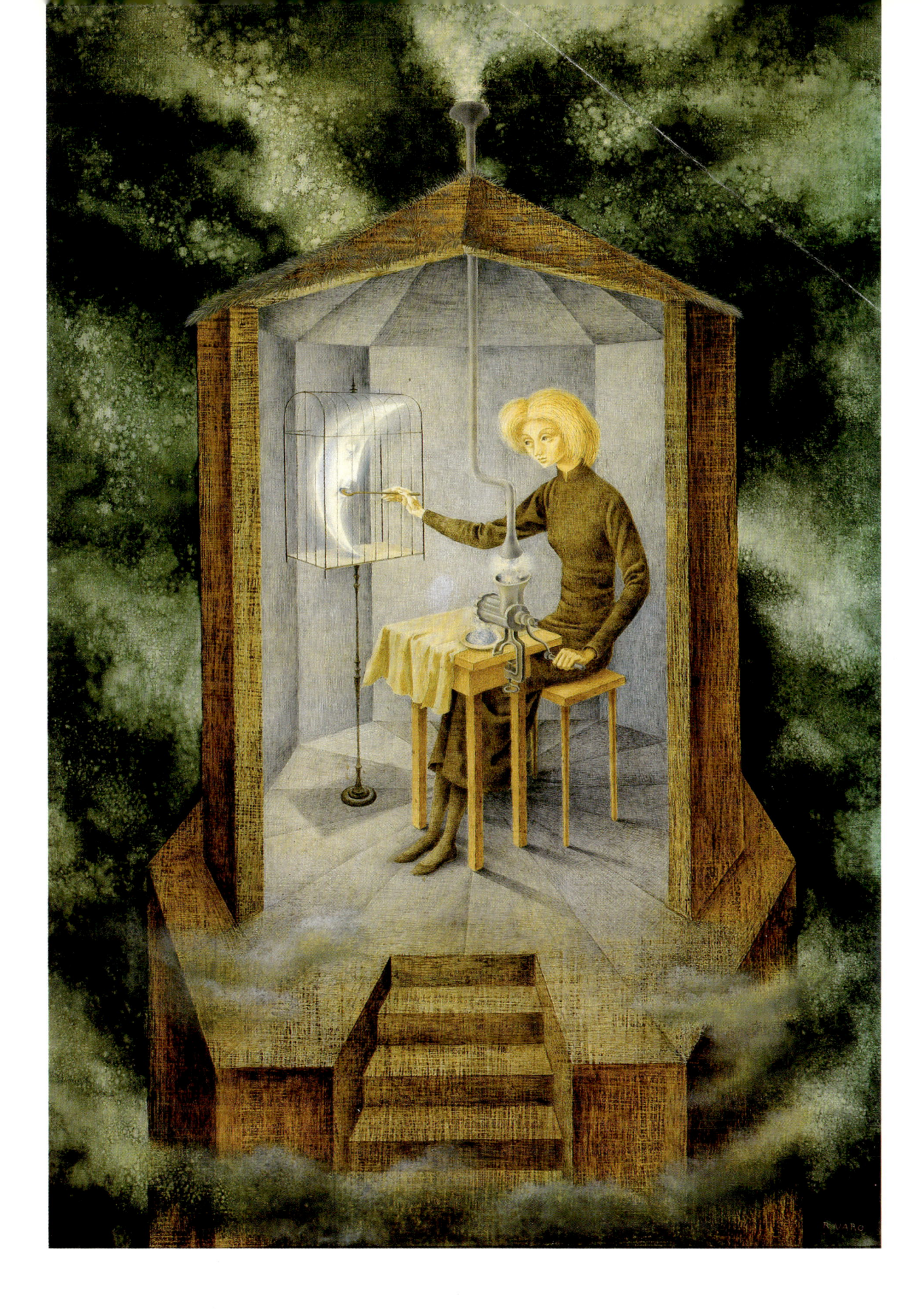

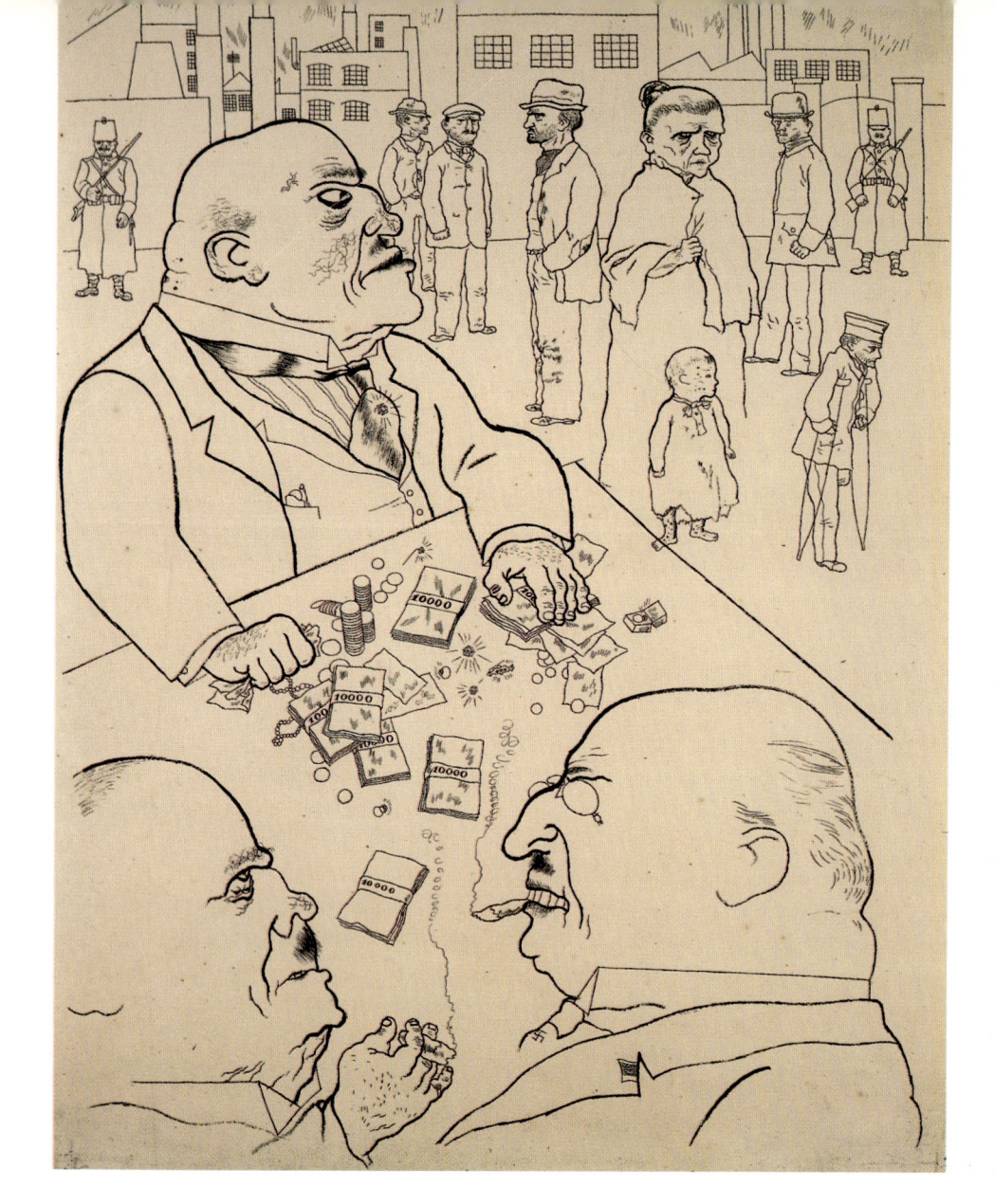

*L*e danger de l'inconscient réside non pas tant dans son contenu refoulé que dans son expression, conforme au principe de la réalité socioculturelle. Cet inconscient autorisé est récompensé, autovalidé, jamais remis en question puisqu'on ignore sa présence. Tout le monde peut le voir, mais personne ne le regarde, car il utilise un discours logique, et tout le monde l'appelle, à tort, « conscience ».
Georg Grosz (1893-1959), *Propriétaires crapauds*, 1920. Berlin, galerie Nierendorf.

structure originale consciente à l'organisation de laquelle il contribue. C'est pourquoi l'on peut dire que la conscience se bâtit de seconde en seconde sur l'inconscient qui s'accumule, et « n'est jamais ni tout à fait la même ni tout à fait une autre », comme la femme dont rêvait Paul Verlaine, cette « femme qui m'aime et me comprend », expression consciente d'un désir narcissique inconscient.

Et c'est en cela que l'inconscient représente un instrument redoutable. Indispensable à l'être conscient, son danger réside non pas tant dans son contenu refoulé que dans ce qui au contraire, conforme au principe de réalité autorisé, souvent même récompensé, a été mémorisé et automatisé et ne sera jamais plus remis en question parce que l'on ignore jusqu'à sa présence, ce qui est, évidemment, le propre de l'inconscient.

Ainsi, ce n'est pas l'inconscient refoulé qui empêche de croire à notre liberté, mais au contraire cet inconscient autorisé, d'autant plus riche qu'il est récompensé par le principe culturel de réalité et qu'il se fixe définitivement dans un discours logique capable de lui fournir l'accoutrement de la Vérité.

L'individu construit ainsi ce qu'il est convenu d'appeler sa personnalité, construction qui se fige de plus en plus avec les années, sur un bric-à-brac de jugements de valeur, un amoncellement de préjugés indispensables à sa survie dans le cadre culturel où il est né et a grandi, fondations rigides, automatiques et inconscientes de son être conscient. Si une seule pierre de cet édifice est endommagée, l'ensemble de sa construction consciente risque de s'écrouler. L'angoisse qui en résulte exige, pour être apaisée, d'être traitée par l'action, et celle-ci ne reculera ni devant le meurtre ou le suicide, ni devant la guerre, ni devant le génocide.

Il arrive que l'intérêt pulsionnel suscité par un objet se détache de celui-ci pour se porter sur d'autres auxquels le premier est relié par une chaîne associative. Ce déplacement peut être dangereux, non pas dans la névrose ou dans le rêve, mais dans la vie courante : toutes les sociocultures ont en effet utilisé ce processus inconscient pour obtenir de l'individu, à force de récompenses et de punitions, une soumission à l'ordre hiérarchique.

C'est sur l'inconscient automatique, autorisé, et non sur l'inconscient refoulé, ce qu'il est convenu d'appeler les processus de défense névrotique, que se bâtissent les prétendues valeurs d'un groupe humain. Toutes les luttes politiques et internationales, raciales et religieuses, y puisent de quoi se nourrir. L'identification au leader inspiré, l'isolation, l'annulation, etc., relèvent également de l'inconscient.

Aller au combat, par exemple, n'a rien de réjouissant. Mais l'espoir d'une décoration ou d'un avancement hiérarchique aide à prendre avec plus d'entrain le risque de se faire tuer. Quant à la prison, elle est présentée comme une punition de la délinquance dont on espère qu'elle empêchera la récidive. En réalité, sa signification profonde est l'isolement que l'on en attend de la personne qui refuse de se conformer à la règle de la masse. Délinquants il n'y a pas si longtemps encore, lépreux et fous étaient d'ailleurs parqués en un même lieu, éloignés du contact avec la communauté conforme. De même, quand il fait des « bêtises », l'enfant est puni. Mais s'il travaille bien en classe, l'école le récompense par des prix destinés à favoriser le renforcement.

Ainsi compris, l'inconscient semble bien avoir deux faces complémentaires : la face cachée, refoulée parce que non conforme au principe d'une quelconque réalité, et la face visible, favorisée, encouragée, récompensée par tous les principes de réalité. « Tout le monde » peut voir cette dernière, mais personne ne la regarde, car elle utilise un discours logique, si bien que « tout le monde » l'appelle la conscience.

Cet inconscient, que l'on pourrait être tenté de qualifier d'inconscient collectif, ne possède malheureusement de collectif que ses règles d'établissement façonnées par le langage et quelques grands schémas associatifs qui remontent sans doute au début du néolithique, peut-être plus loin encore, et sont, depuis, traditionnellement transmis. Chacun les utilise conformément aux nécessités de sa survie dans le point unique de l'espace-temps où la combinatoire génétique l'a placé. Il vaudrait peut-être mieux parler d'inconscient spécifique, car il est propre à cette espèce d'individus conscients que sont les hommes. Ou, mieux encore, d'inconscient systémique, puisqu'il résulte de la structure d'un système, le système nerveux humain, et de son expression fonctionnelle qui, en créant cet inconscient, participent au niveau de conscience globale.

Imagination et langage

Dans « imagination », il y a « image ». Cette image n'est toutefois pas celle qui accompagne la sensation résultant du contact de notre système nerveux avec le monde : elle trouve bien son origine dans la sensation, mais fait appel à la mémoire. Les circuits nerveux mis en jeu par l'expérience peuvent être à nouveau stimulés et donner lieu à un rappel de l'image à laquelle ils ont été primitivement liés, à une représentation de cette image. Ce rappel lui-même ne se fait pas au hasard : il dépend de l'équilibre biologique interne, des besoins, du potentiel affectif et d'un stimulus externe qui peut ne pas être directement en rapport avec la séquence sensorielle primitive mais lui avoir été associé, plus ou moins consciemment, lors de cette première sensation. La réapparition de l'état interne qui accompagnait sa mémorisation peut secondairement faire resurgir l'image première, et inversement. Ce processus de mémoire d'images ne fait appel qu'à l'expérience antérieure, il ne fait que réactiver des circuits neuronaux conditionnés de façon plus ou moins apparente et complexe. C'est un souvenir qui revient sans changement par rapport à la façon dont il a été imposé par le milieu et par notre état interne au moment où nous l'avons éprouvé. Cependant cette image ne peut constituer qu'un modèle très imparfait de la réalité. En ce sens, elle constitue déjà une abstraction.

La réalité, on l'a vu, est un ensemble de relations que nous sommes bien incapables d'appréhender, ne serait-ce que parce qu'il est tamisé par le filtre étroit de nos sens. Nous ne pouvons guère saisir qu'un sous-ensemble de l'ensemble des relations. Un sous-ensemble immédiatement déformé par notre expérience antérieure, agréable ou désagréable, expérience qui vient en réponse à nos besoins fondamentaux ou à nos besoins acquis et à notre affectivité, expérience conditionnée par la socioculture. Cette image appauvrie, rétrécie et déformée est tout ce que nous connaissons du monde, elle est la seule à être signifiante pour nous, c'est elle qui constitue la source première de nos actions.

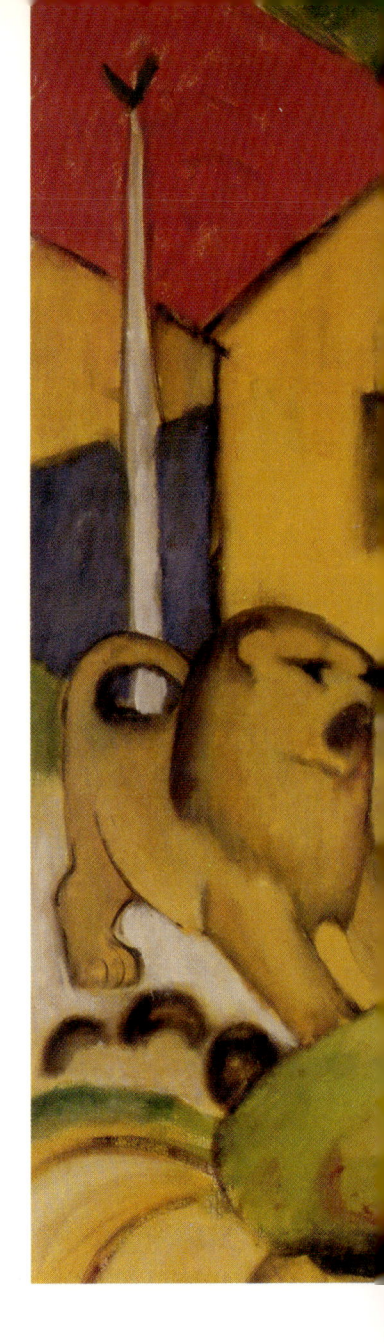

Tout comme l'homme, l'animal se nourrit de préjugés et de jugements de valeur. Il agit suivant l'expérience qu'il a acquise de ce qui lui est favorable ou défavorable. Il obéit à ses pulsions et à ses apprentissages de la récompense et de la punition. Mais à cela l'espèce humaine ajoute deux choses : le langage et l'imaginaire. L'un et l'autre sont rendus possibles par le développement de ses zones corticales associatives. L'animal est parfois capable d'imagination, mais il n'associe que des images, jamais des concepts.

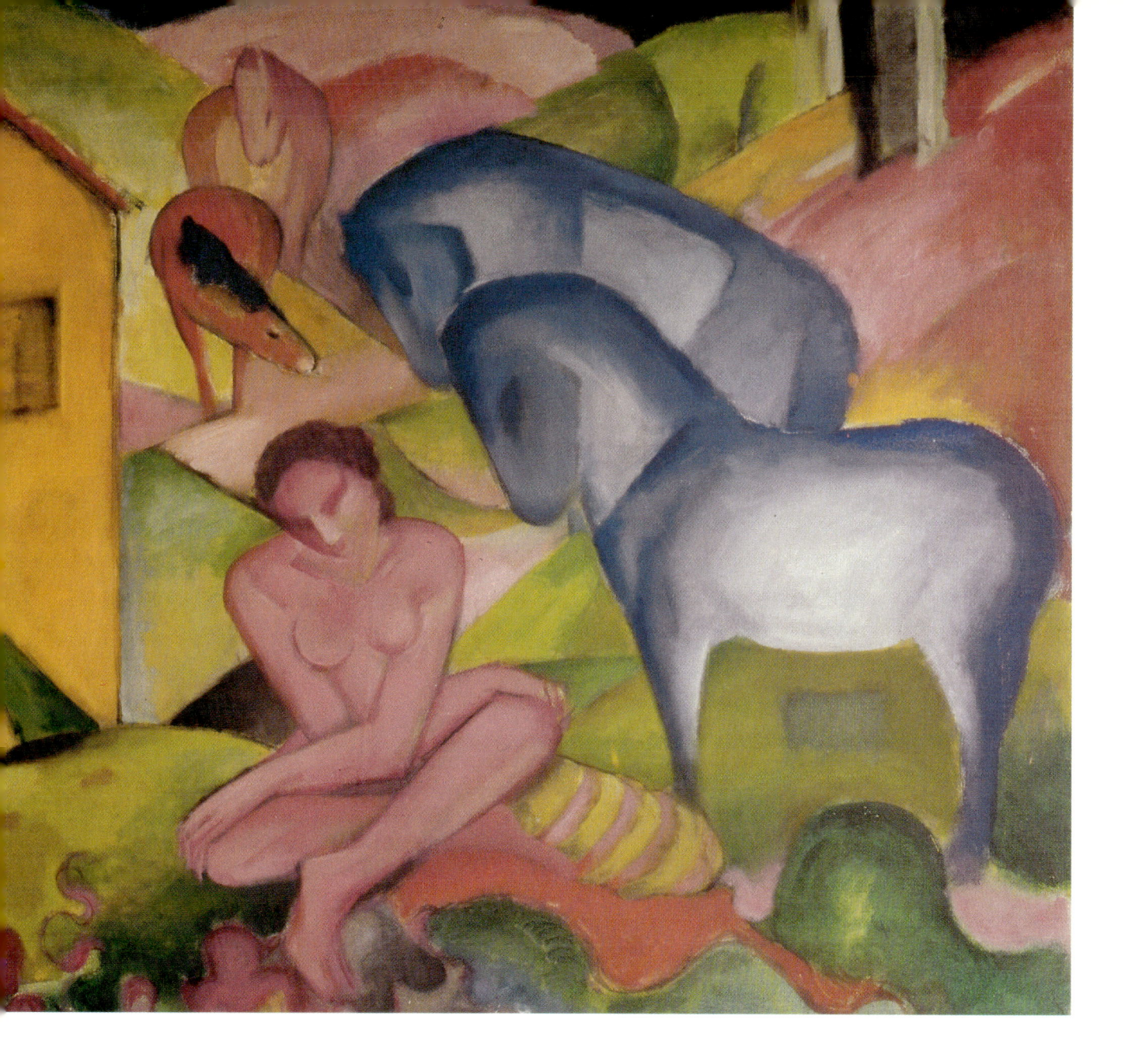

On sait que le langage met en jeu des circuits neuronaux dont le fonctionnement inconscient associe des automatismes nerveux, éléments séparés d'un réseau

*P*our créer cette « image », l'artiste a puisé dans sa mémoire, faisant ainsi appel à son expérience antérieure ; il a recomposé des images mémorisées et créé un tableau conditionné non seulement par sa mémoire, mais aussi par son équilibre biologique, son potentiel affectif, ses besoins... Modèle très imparfait de la réalité, cette œuvre constitue déjà une abstraction.
Franz Marc (1880-1916), *Le Rêve*, 1911.
Neuilly, collection Kandinsky.

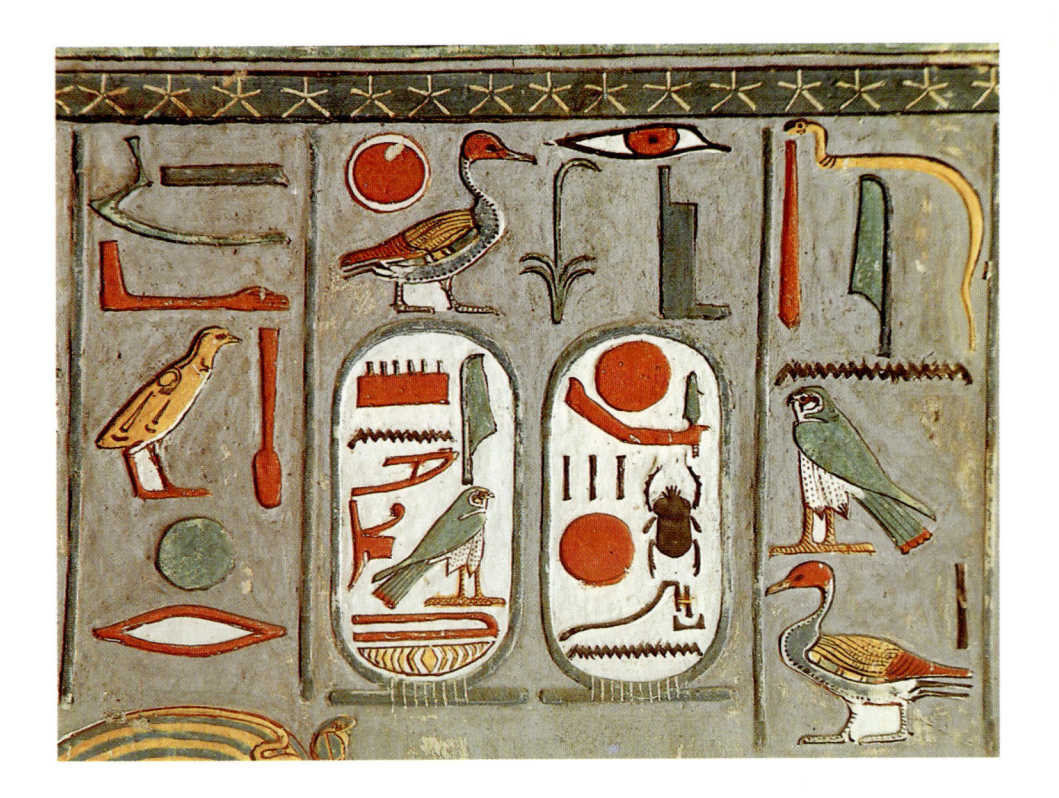

Au commencement, le mot était en rapport étroit avec l'objet. Un mot était alors l'image d'un seul objet, qui n'avait lui-même qu'une seule image : le mot qui le désignait. Les idéogrammes traduisent bien cet état du langage où le mot et l'objet qu'il désigne se trouvent ainsi liés par une relation biunivoque. Cartouche du roi Horemheb dans son tombeau. Thèbes, Vallée des Rois.

complexe, pour aboutir à la sentence, dont seule la globalité signifiante appartient au domaine de la conscience. Ces associations, qui proviennent des zones associatives du cortex de l'hémisphère gauche, permettent la création de structures langagières extrêmement riches et variées. Grâce à la grammaire et à la syntaxe, elles organisent le signifiant pour lui permettre de véhiculer le signifié.

Au commencement, le mot fut en rapport étroit, souvent biunivoque, avec l'objet : le mot était alors l'image d'un seul objet, qui n'avait lui-même qu'une seule image, le mot qui servait à le désigner ; le mot était un signe. Mais, très rapidement sans doute, l'expérience journalière du mot s'acquérant dans un cadre complexe, l'objet qu'il servait à désigner entrant en relations temporelles et spatiales multiples avec d'autres objets, les états affectifs motivant son utilisation étant extrêmement riches et variés, un mot provoqua à la fois l'évocation d'images innombrables associées les unes aux autres et celle des états affectifs qui avaient accompagné leur mémorisation. Le glissement sémantique suivit l'élaboration de ces réflexes conditionnés. Un même mot devint évocateur d'images et d'affects multiples et perdit de sa précision informative pour gagner en richesse informative. La poésie n'est-elle pas « la chanson grise, où l'Indécis au Précis se joint » ? Seuls le langage mathématique et la physique purent, en perdant cette richesse, retrouver la précision, définie préalablement par convention. Mais le glissement sémantique fut sans doute nécessaire à l'élaboration des concepts, sachant qu'un concept regroupe, parmi les éléments d'un ensemble, le sous-ensemble des éléments possédant des caractères communs établis par analogie. Qu'est-ce que l'abstraction si ce n'est le choix d'un sous-ensemble de relations communes à un groupe d'éléments, et privilégiées aux dépens de l'intérêt porté à ces éléments eux-mêmes ? A partir de là, le signe devint symbole et il fut possible de construire un monde magique n'ayant plus que des rapports lointains avec celui qu'il était censé représenter, dont il était censé fournir l'image. Mais il fut également possible alors de construire le monde de la science, car qui dit science dit science des relations.

C'est cette élaboration d'un monde abstrait que l'homme a pu réaliser par le langage, un monde de relations et non plus d'images objectives, alors que les modèles établis par l'animal sont des modèles d'images et non des modèles conceptuels. L'animal construit en effet des modèles du monde où il vit puisque, comme tout système vivant, il ne connaît et ne mémorise de

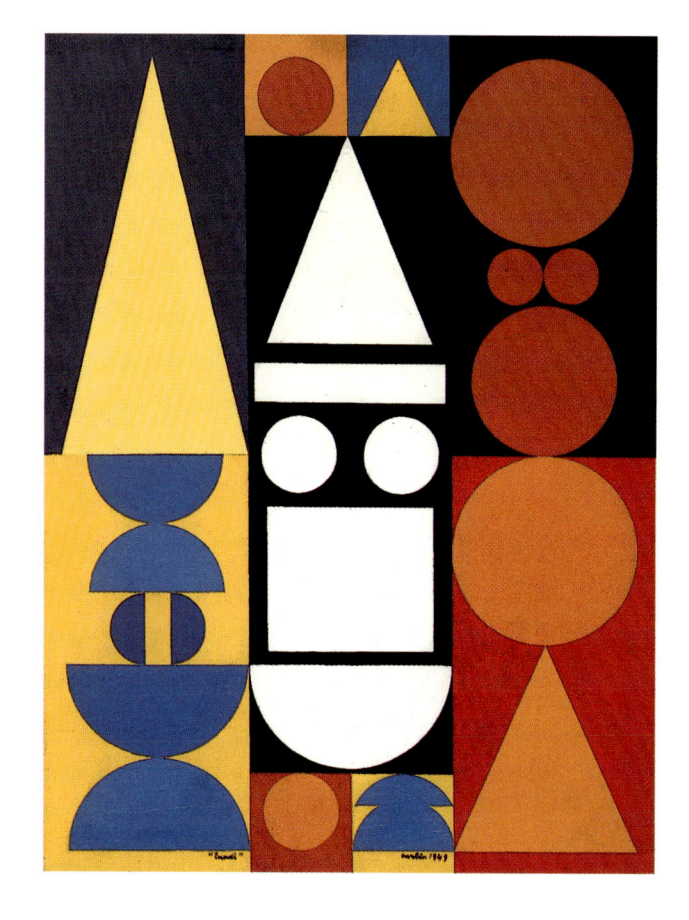

*O*n remarque dans ce tableau plusieurs figures à trois côtés, qui se distinguent les unes des autres par leur taille, leur couleur et les proportions inégales entre leurs différents côtés. Pourtant, nous sommes immédiatement en mesure de reconnaître un triangle en chacune d'elles : le concept de triangle nous permet de les associer, en dépit de leurs différences.
Auguste Herbin (1882-1960), *Lundi*, 1949.
Bruxelles, collection particulière.

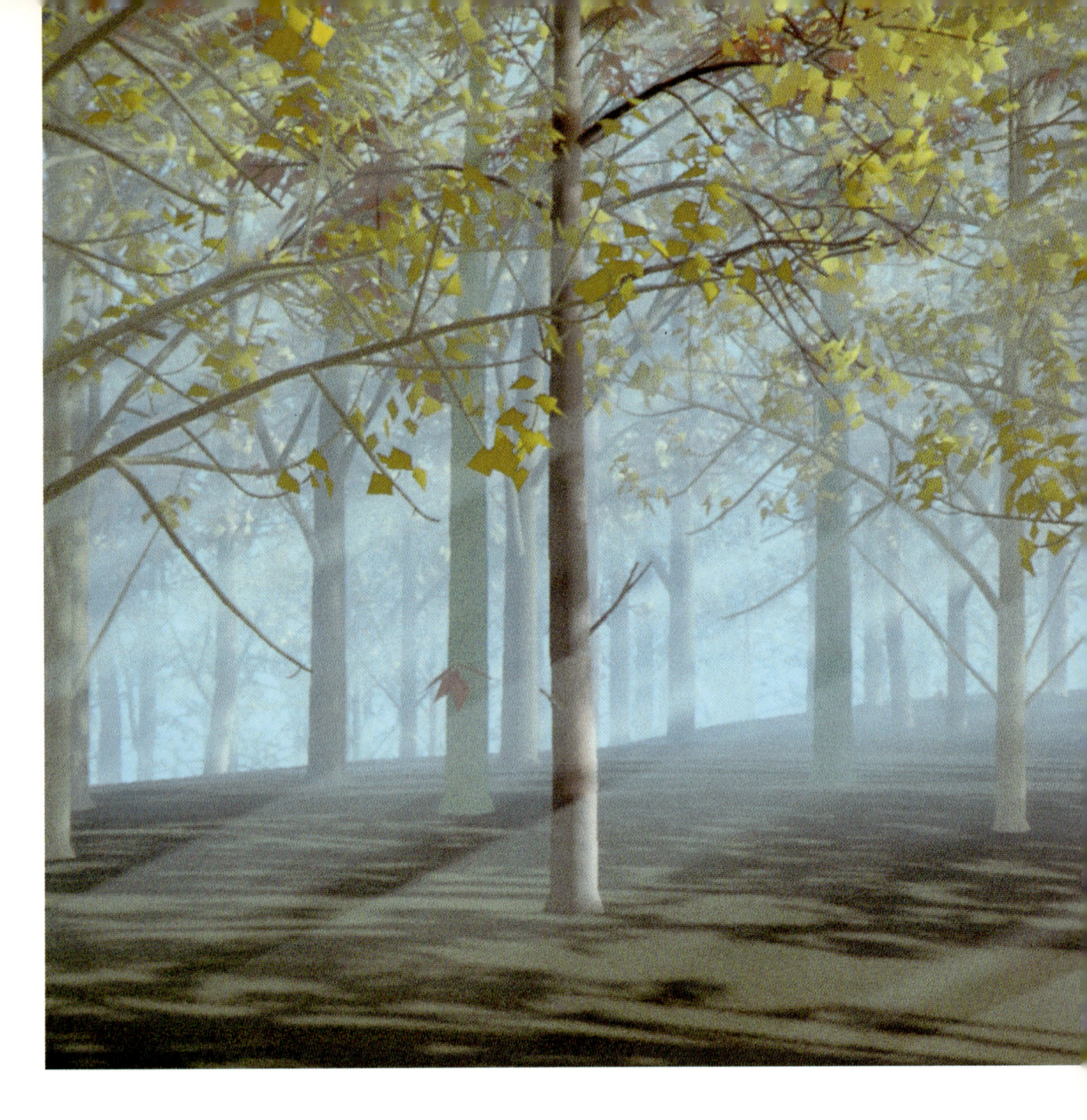

*L*e processus imaginaire consiste à associer des expériences mémorisées d'une façon différente de celle qui fut imposée par l'expérience du milieu. Cette association peut aujourd'hui être réalisée sur ordinateur, témoin ce paysage créé grâce à l'informatique. C'est ainsi également que l'homme ajoute au monde de l'information.

l'ensemble qui constitue sa niche environnementale qu'un sous-ensemble extrêmement restreint de relations. Ce sous-ensemble de relations lui permet d'agir, c'est-à-dire de protéger sa structure. Cependant ces relations restent adhérentes aux images, aux éléments de la structure objective qui les accompagnent. Tandis que, grâce au langage, l'homme prend de la distance par rapport à l'objet et à son image, et ne traite plus que les relations que constituent alors les éléments des plus, depuis quelques années, il utilise progressivement cette méthode expérimentale pour explorer le monde du vivant, et plus particulièrement le monde qui vit en lui. Il commence maintenant à compléter la physique par la biologie. Le processus imaginaire consiste donc pour l'essentiel à associer fonctionnellement des circuits neuronaux ayant retenu des expériences mémorisées, et à les associer d'une façon différente de celle qui fut imposée par l'expérience du milieu. On comprend alors que le langage ait pu transformer profondément l'emploi et l'efficacité de ce système associatif en utilisant un nombre considérable d'automatismes, d'*attitudes*, suivant la terminologie d'Ouznadzé, qui n'ont plus qu'un lointain rapport avec l'objet leur ayant donné naissance, mais qui constituent à la fois des instruments et des éléments permettant l'élaboration de structures abstraites.

Il n'est sans doute pas orthodoxe de définir l'imagination comme cette propriété associative propre à l'homme. L'étymologie du mot voudrait que l'imagination se limite à toute remémoration d'image. Et en cela l'animal serait capable d'imagination tout autant que l'être humain. Mais alors imagination et mémoire recouvriraient le même processus neurophysiologique, car que peut-on se remémorer, sinon des images non seulement visuelles, mais encore auditives, olfactives…, sensorielles en résumé ? Or, le contenu sémantique du terme « imagination » ajoute bien quelque chose au phénomène de mémorisation : il ajoute la notion d'associativité. L'animal aussi est capable d'imaginer, et ce d'autant plus qu'il se trouve à un niveau plus élevé dans l'échelle évolutive, et donc que ses systèmes associatifs néocorticaux sont plus développés. Il est même parfois capable de trou-

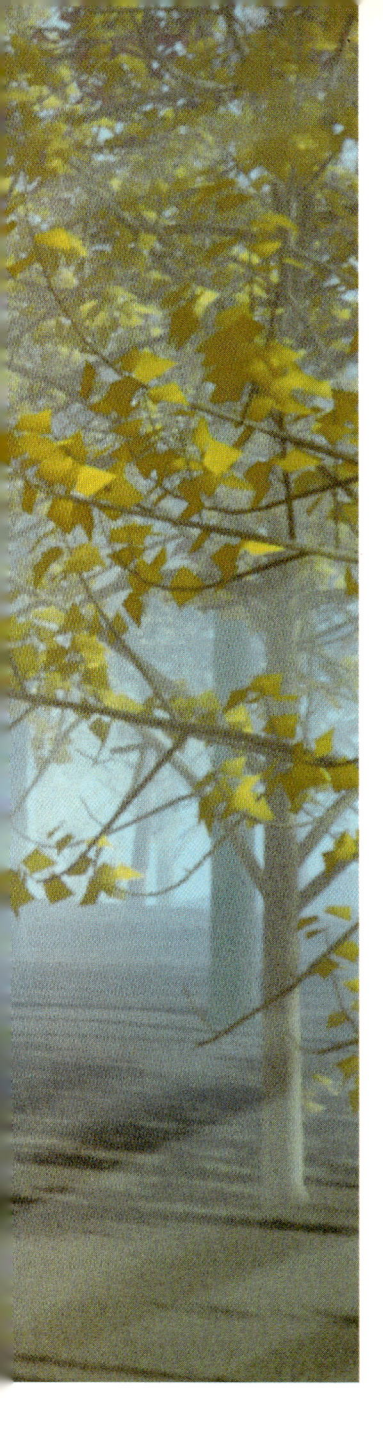

ensembles imaginaires. Il résulte de cette propriété, qu'il doit à la richesse de ses aires cérébrales associatives, la possibilité de créer de nouvelles structures. L'homme ajoute au monde qui l'environne de l'information, grâce à laquelle son action peut transformer le monde, le mettre en forme. Il fait des hypothèses de travail et passe ensuite à l'expérimentation pour savoir si ces nouvelles structures sont conformes aux lois de l'organisation du monde qui l'entoure. Bien ver une solution nouvelle aux problèmes qui lui sont posés par le milieu et qui concernent sa survie, solution qui le dégage de ses automatismes. Mais ses systèmes associatifs insuffisamment efficaces ne lui offrent pas la possibilité de déboucher sur un langage abstrait, symbolique. De même que nous avons parlé de conscience concrète et de conscience abstraite, nous parlerons d'imagination concrète et d'imagination abstraite. Il semble bien que la première soit du domaine animal et la seconde du domaine humain. En d'autres termes, de même qu'il existe des niveaux de conscience, il paraît exister des niveaux d'imagination.

Comme nous l'avons déjà vu, le monde extérieur pénétrant notre système nerveux par des canaux sensoriels séparés, c'est à un premier travail d'association de ces sensations que doit se livrer le nouveau-né pour acquérir la notion d'objet. Il ne peut le faire que par l'action sur l'objet, en associant dans son système nerveux les différentes sensations provenant d'un même objet. Mais on peut penser que la mémorisation de différentes sensations concernant un même objet se fait selon différentes localisations sur les circuits neuronaux et sur les aires cérébrales, corticales en particulier. La mémoire d'un objet résulte donc du rassemblement d'éléments sensoriels séparés que seule l'action sur l'objet a pu réunir, dans le temps et dans l'espace nerveux.

De même, le terme d'imagination implique donc le processus d'associations d'éléments mémorisés à partir d'expériences diverses et généralement non contemporaines, de telles associations combinatoires aboutissant à la création de nouvelles structures, les structures imaginaires. On peut reprocher évidem-

*C*es animaux étranges, surgis des murs d'on ne sait trop quelle bâtisse abandonnée, tenant entre leurs « mains » des offrandes odorantes, témoignent à leur façon de ce que l'imaginaire de l'homme peut élaborer. Ils ne sont finalement guère que l'association de multiples images mémorisées par leur créateur qui, en les recombinant, a su créer cette surprenante « structure imaginaire ».
Claude Verlinde,
Le Parfum.
Collection particulière.

---

ment à cette terminologie de ne pas tenir compte du fait que chez l'homme, par l'introduction du langage, ces structures imaginaires peuvent être abstraites et dépourvues d'images, encore que bien souvent la mémoire visuelle soit d'autant plus efficace qu'elle trouve le moyen, par des graphes par exemple, de visualiser l'abstraction, de la « chosifier », pour mieux la manipuler. Cette « chosification », ce passage de l'abstraction à l'objet, est d'ailleurs bien souvent un garde-fou contre les abus de langage. Mais il faut alors être imprégné de l'idée qu'il ne s'agit encore que d'un modèle, c'est-à-dire d'un sous-ensemble de l'ensemble des relations. L'ordinateur qui se substituera efficacement à l'homme pour le traitement des données informationnelles ne pourra jamais fournir qu'une intégration des éléments du sous-ensemble des relations qui lui ont été confiées.

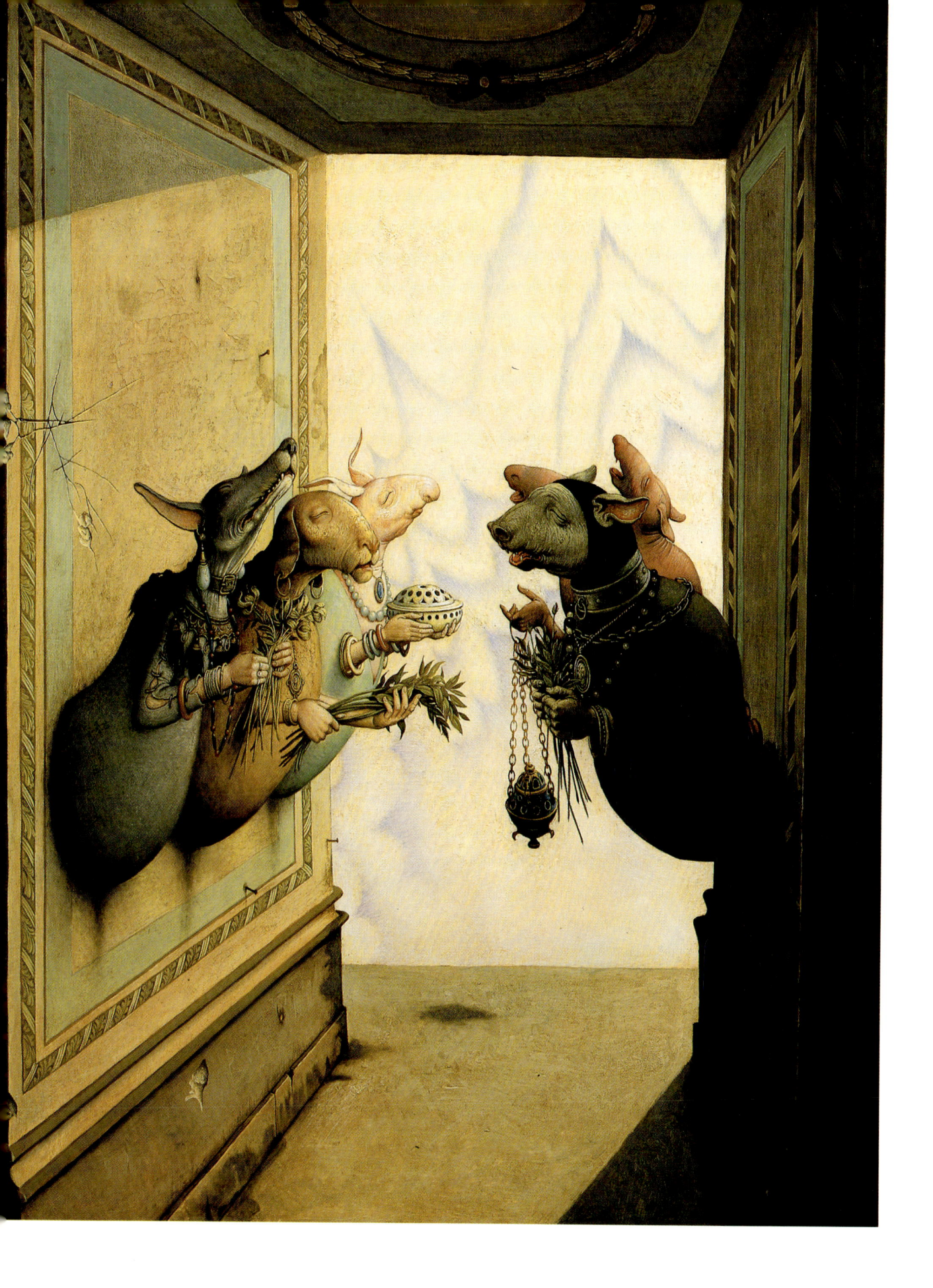

C'est pourquoi Alfred Korzybski a pu écrire que le mot n'était pas l'objet, que la carte n'était pas le territoire, ou que « le mot chien ne mord pas ». Selon que vous ayez été mordu par un chien dans votre enfance ou que vous soyez une vieille dame dont le toutou est le seul ami, lorsque vous entendez le mot « chien », des images très différentes se présentent à vous, liées à des états affectifs très différents. Nous avons tendance, en fonction de notre expérience personnelle et unique du monde, à prendre le mot pour l'objet et à agir en conséquence.

Or mémoire et imagination ne sont pas désintéressées. Les relations qu'elles établissent sont le produit de l'attention, de la signification. L'imagination choisit des éléments de sous-ensembles mémorisés suivant les besoins, fondamentaux ou acquis, relatifs à une situation événementielle particulière, de la même façon que précédemment la mémoire avait choisi de fixer ces sous-ensembles eux-mêmes. Comme les autres activités nerveuses, l'imagination est motivée, c'est-à-dire que l'activité corticale associative est mise en jeu par une pulsion. Mais celle-ci se dévoile rarement, car l'apprentissage social l'occulte le plus souvent. La pulsion est transformée par le code comportemental imposé par une société d'une certaine région et d'une certaine époque, transformation qui prend place dans le système nerveux de façon inconsciente. Elle a toutes les caractéristiques d'une réalité et paraît correspondre à des lois « naturelles ». Reposant entièrement sur des automatismes, elle régente, dans l'inconscience de sa présence, les comportements. Elle gouverne la sélection des faits mémorisés et le travail associatif entrepris sur ces derniers, tout comme elle avait précédemment orienté la sélection des faits signifiants, utiles à la survie. Plus gravement encore, elle peut stériliser ce travail associatif qui, susceptible de déboucher sur des structures originales, risque d'être facteur d'angoisse si ces nouvelles structures ne sont pas conformes au code social du comportement. Mais c'est à cette charnière entre l'imagination et l'action que se situe la fuite possible, non plus celle que nous avons pris l'habitude d'associer dialectiquement à la lutte, fuite supportée par une activité motrice au sein de l'environnement, mais la fuite dans l'inaction motrice et dans l'activité imaginaire.

On voit ainsi qu'il existe dans l'activité nerveuse supérieure deux fonctions distinctes. L'une consiste à trouver dans le monde extérieur une structure, une mise en forme, une information : le monde extérieur pénétrant notre système nerveux en « pièces détachées » par différents canaux sensoriels, l'activité nerveuse supérieure a en effet pour rôle de réunir ces pièces suivant la structure de l'objet de façon à aboutir à une information concernant la forme de cet objet. C'est la fonction fondamentale, car elle permet l'action efficace, et l'animal lui-même est bien obligé de faire appel à elle pour survivre. Cette fonction se trouve très améliorée chez l'homme, qui peut associer différemment les éléments de son expérience antérieure pour imaginer de nouvelles structures et expérimenter par l'action leur efficacité. Une telle structure peut n'être valable que pour l'individu qui la conçoit. Elle lui donne la possibilité de mieux vivre en agissant plus efficacement. L'autre fonction de l'activité nerveuse supérieure consiste à créer, à partir de ces structures, un langage qui permette la communication, c'est-à-dire la confrontation des structures imaginaires d'un individu à celles des autres. Ainsi peut-il avoir

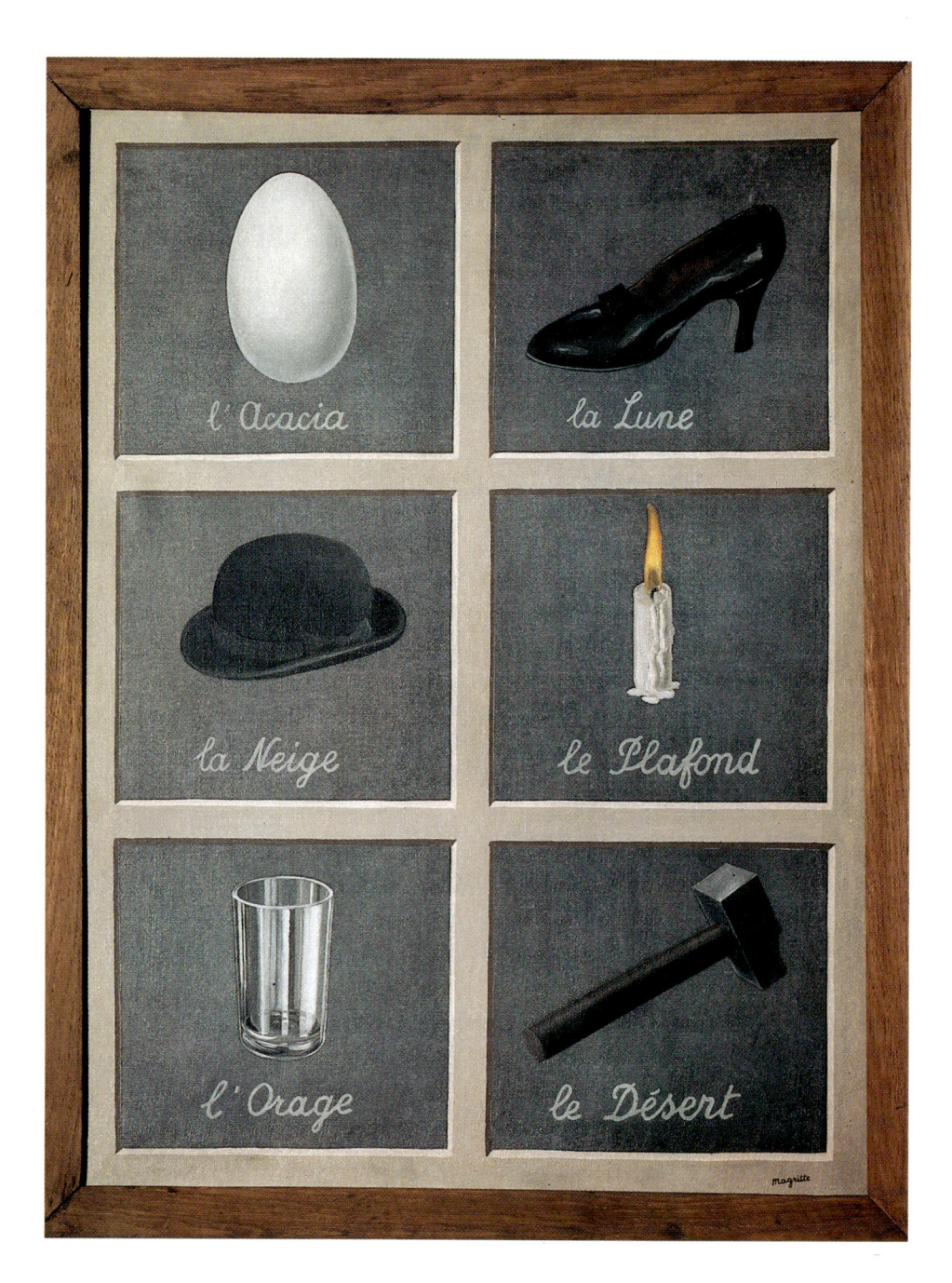

Magritte
caricature ici le fameux :
« Le mot n'est pas l'objet. »
Chacun peut d'ailleurs,
entre la représentation de l'objet
et le nom qui lui est associé,
imaginer des relations inspirées
par son propre imaginaire,
relations qu'il serait difficile
de communiquer à l'aide
d'un discours logique.
René Magritte (1898-1967),
La Clef des songes, 1930.
Vienne, collection particulière.

avec eux des actions synergiques, passant de l'efficacité de l'individu à celle du groupe. Le passage du signe au symbole rend ce langage plus imprécis, plus dangereux aussi, car l'image laisse place au concept. Ce dernier ne pouvant être qu'un sous-ensemble de l'ensemble des relations du monde objectal, il n'aura pas de valeur absolue et sera donc confronté à d'autres sous-ensembles déterminés d'autres individus. Il pourra donc y avoir antagonisme dans la réalisation de l'action.

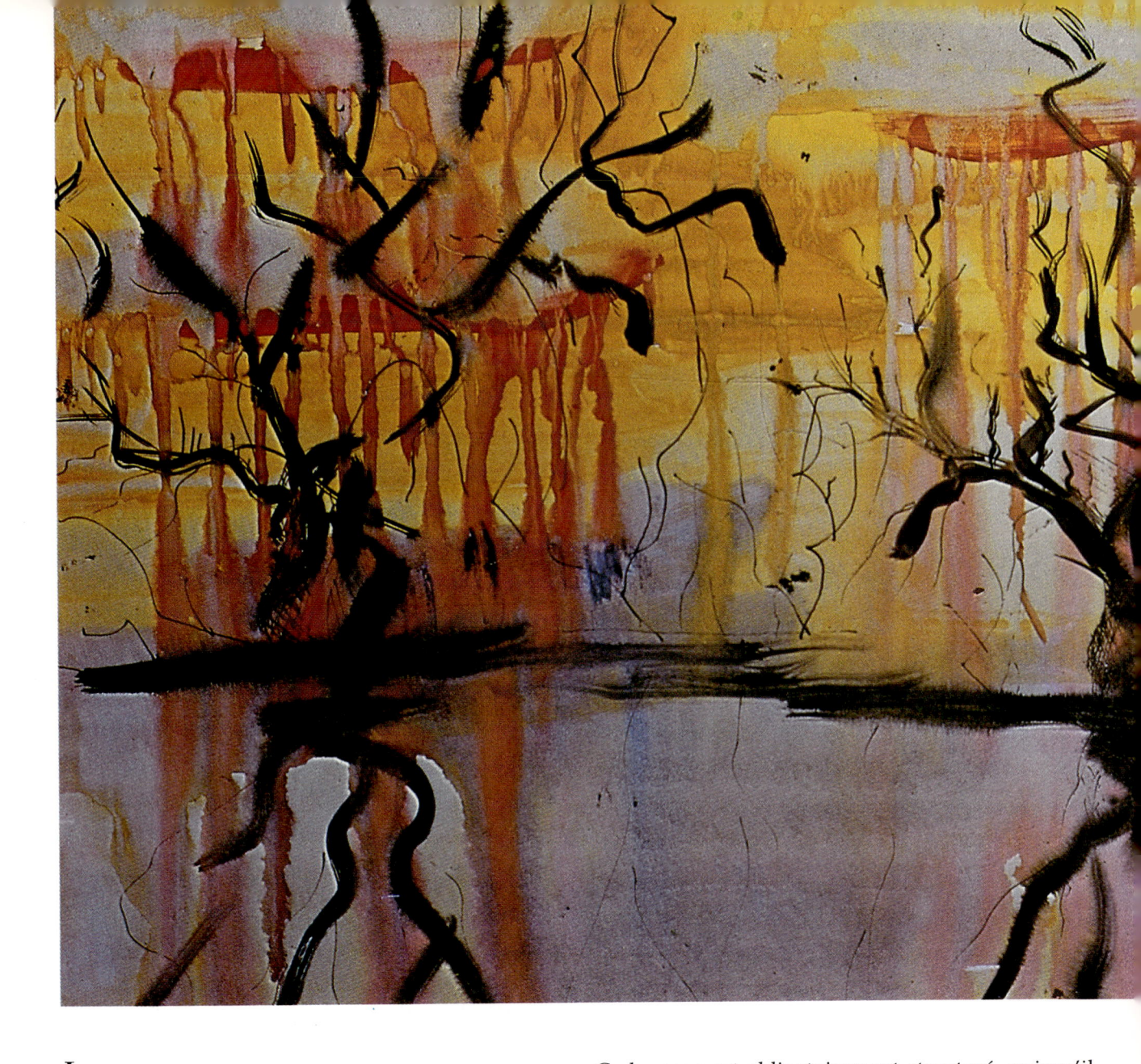

Le langage est un moyen personnel de construire son monde et un moyen interpersonnel de le communiquer aux autres. Quand on échoue dans la seconde utilisation, la première demeure néanmoins. Mais cette construction n'est alors cohérente ni avec le monde physique ni avec le monde humain et le langage devient l'instrument du repli créateur, un moyen d'organiser le monde intérieur dans la recherche d'un équilibre biologique qui n'a pu être réalisé par l'action sur l'environnement. Tableau exécuté par une personne souffrant de schizophrénie.

Ce langage est obligatoirement structuré, puisqu'il devient lui-même l'image d'une structure, ce qui accroît encore le danger. Car on aboutit le plus souvent à la confusion entre l'établissement d'une structure, d'un système de relations internes qui n'est à l'origine valable que pour l'individu qui le construit, qui lui permet d'agir pour lui-même grâce à l'outil complexe du langage interne, et cette même structure langagière quand elle devient moyen d'échange interindividuel d'informations, moyen de communication. Le langage est ainsi à la fois un moyen personnel et perfectionné de construire son monde et un moyen

monde intérieur, en réponse à une recherche de l'équilibre biologique déçue par l'action de l'organisme sur son environnement.

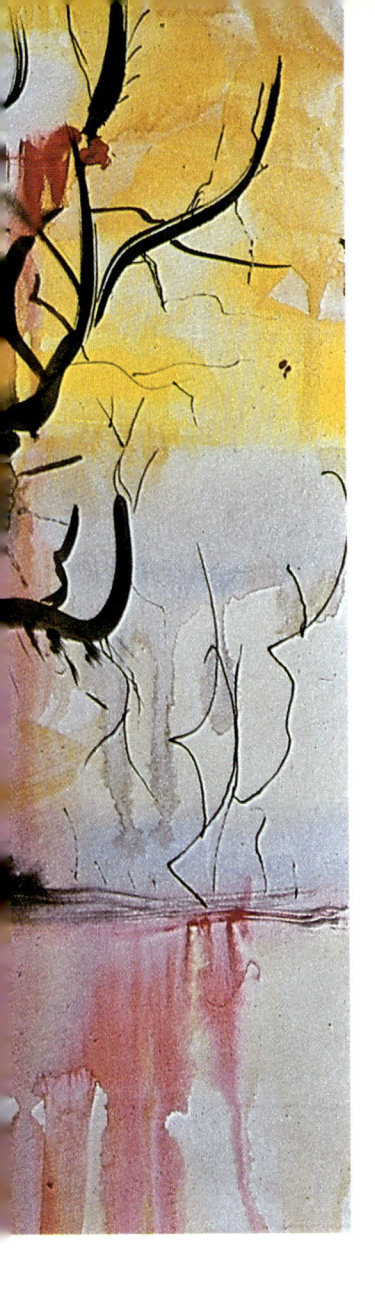

Le besoin de communiquer apparaît dans les situations où plusieurs organismes ont à coopérer pour éliminer les troubles et agressions en provenance du milieu. C'est en cela que le langage est une production sociale. Mais dans l'espèce humaine, il a si bien structuré les circuits neuronaux que l'environnement lui-même s'est introduit en nous en suivant la forme que lui imposait le langage : on peut presque dire que ce que l'on ne nomme pas n'existe pas. C'est pourquoi la création d'outils a sans doute commandé l'enrichissement progressif du langage symbolique.

Il est possible que l'hémisphère droit appréhende l'environnement de façon plus globale que l'hémisphère gauche. Mais son fonctionnement se trouve dominé par celui de l'hémisphère gauche, hémisphère de l'analyse langagière. Dans le processus imaginaire interpersonnel de communiquer cette construction. Quand on échoue dans la seconde utilisation du langage, la première demeure néanmoins, et c'est sans doute ce que l'on appelle le délire. Mais alors la construction n'est pas opérationnelle, autrement dit elle n'est cohérente ni avec le monde physique ni avec le monde humain. En résumé, ces deux mondes ne sont pas conformes au désir en pareil cas.

Il est alors curieux de constater que le langage, qui ne constitue à l'origine qu'un moyen perfectionné de communications interindividuelles, devient l'instrument du repli créateur, le moyen d'organiser le

---

Sémantique et syntaxe

En 1960 déjà, C. F. Hockett considérait que le langage devait posséder deux caractéristiques. La première concerne la propriété d'utiliser un code de composition des signaux assemblés dans des unités comprenant des éléments récurrents et plus petits – phonèmes, cénèmes, etc. D'où une énorme économie de moyens du système de codification et une augmentation de la complexité opérationnelle que ce code autorise et qui le distingue des idéogrammes. La seconde caractéristique, c'est que ces unités signifiantes – morphèmes – peuvent être combinées conventionnellement suivant une grammaire. D'où une nouvelle signification. Ainsi, à côté des conventions qui fixent la signification des signaux – ou sémantique du lexique –, un second groupe de conventions fixe les règles de la combinaison des signes – ou grammaire –, ce qui permet la création d'une sémantique syntaxique.

*Q*uel est le rôle joué par les deux hémisphères cérébraux dans le processus imaginaire ? Il se pourrait que l'hémisphère droit réalise des synthèses créatrices capables de faire surgir de nouvelles structures à partir des éléments analytiques de l'expérience accumulée par l'hémisphère gauche.
Pablo Picasso (1881-1973), *Homme à la guitare*, 1911-1913. Paris, musée Picasso.

cependant, il se pourrait que ce soit l'hémisphère droit qui, utilisant les éléments analytiques langagiers de l'expérience accumulée par l'hémisphère gauche, soit le réalisateur des synthèses créatrices capables de faire surgir de nouvelles structures. Le langage est en effet d'abord un système analytique. Les éléments qui le constituent ne peuvent répondre à une création imaginaire que s'ils se débarrassent de la coercition exercée sur eux par les automatismes. Sinon ils ne feront que reproduire à un niveau d'organisation supérieur, celui des concepts, les formes imposées par la socioculture. Le rôle de l'hémisphère droit pourrait être d'utiliser ce matériel élémentaire, fourni par l'expérience codée par le langage, pour réaliser des ensembles conceptuels nouveaux, des synthèses nouvelles.

Du rêve au désir

Le phénomène de conscience résulte donc de l'impossibilité pour un individu capable d'imagination, c'est-à-dire de création d'information, de répondre de façon uniquement automatisée, donc inconsciente, aux stimuli externes ou internes. On distingue plusieurs niveaux de conscience ; ils correspondent aux structures imaginaires qui, ayant été mises en concurrence, en conflit, avec des automatismes, les englobent finalement. Ces différents niveaux de conscience sont fonction de la richesse des automatismes englobés. Les automatismes qui président à l'organisation syntaxique du langage permettent de cette façon la conscience de la sémantique globale du discours. La conscience ainsi entendue n'est que l'enveloppe de l'inconscient. Mais celui-ci peut être conçu comme une structure composée d'images, ou comme une structure langagière. Le système associatif est à même de travailler sur un acquis mémorisé sous ces deux formes, et les sémantiques portées par l'une et l'autre forme sont probablement en relations multiples et conditionnées, mais inconscientes par définition. Inconscientes, car n'entrant pas en conflit pour l'action avec une structure imaginaire qui les englobe, conflit d'où surgirait le processus conscient. L'organisation de ces automatismes inconscients prend sa source dans la pulsion hypothalamique, autrement dit dans le besoin fondamental. Mais l'apprentissage culturel, celui de la récompense ou de la punition sociales, est le véritable organisateur des éléments mémorisés, c'est-à-dire de la structure du signifiant. Cette structure est donc imposée de l'extérieur pour canaliser, pour transformer la pulsion qui exprime, dans les chaînes neuronales, les trois grands comportements fondamentaux – manger, boire, copuler. Son passage à travers le système limbique fournit, grâce à l'expérience mémorisée du contact avec le milieu, le milieu social en particulier, une quantité considérable de signifiants, de matériel d'images et de mots, en associations conditionnées extrêmement riches et parfaitement organisées. C'est en cela que l'on peut dire avec Jacques Lacan que l'inconscient est structuré comme un langage. Il s'agit de chaînes de signifiants, d'éléments mémorisés, avec lesquels les systèmes associatifs peuvent réaliser de nouvelles structures, les structures imaginaires. S'il en est bien ainsi, nous sommes conduits à admettre que le rêve n'est pas un processus imaginaire tel que nous l'avons défini, à savoir un processus associatif créateur, car rien ne prouve que les associations qui le caractérisent ajoutent une information nouvelle à celles imposées par le

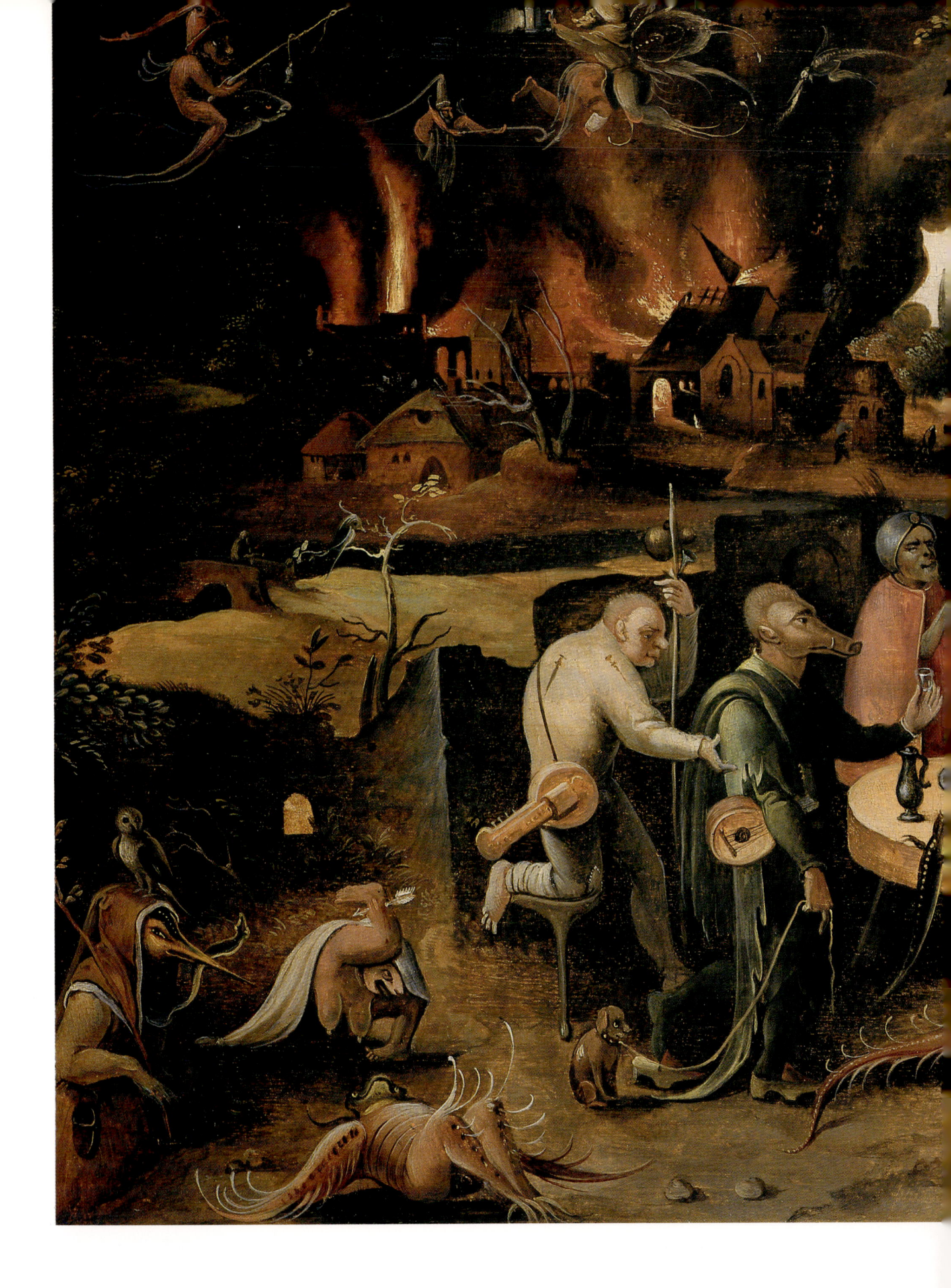

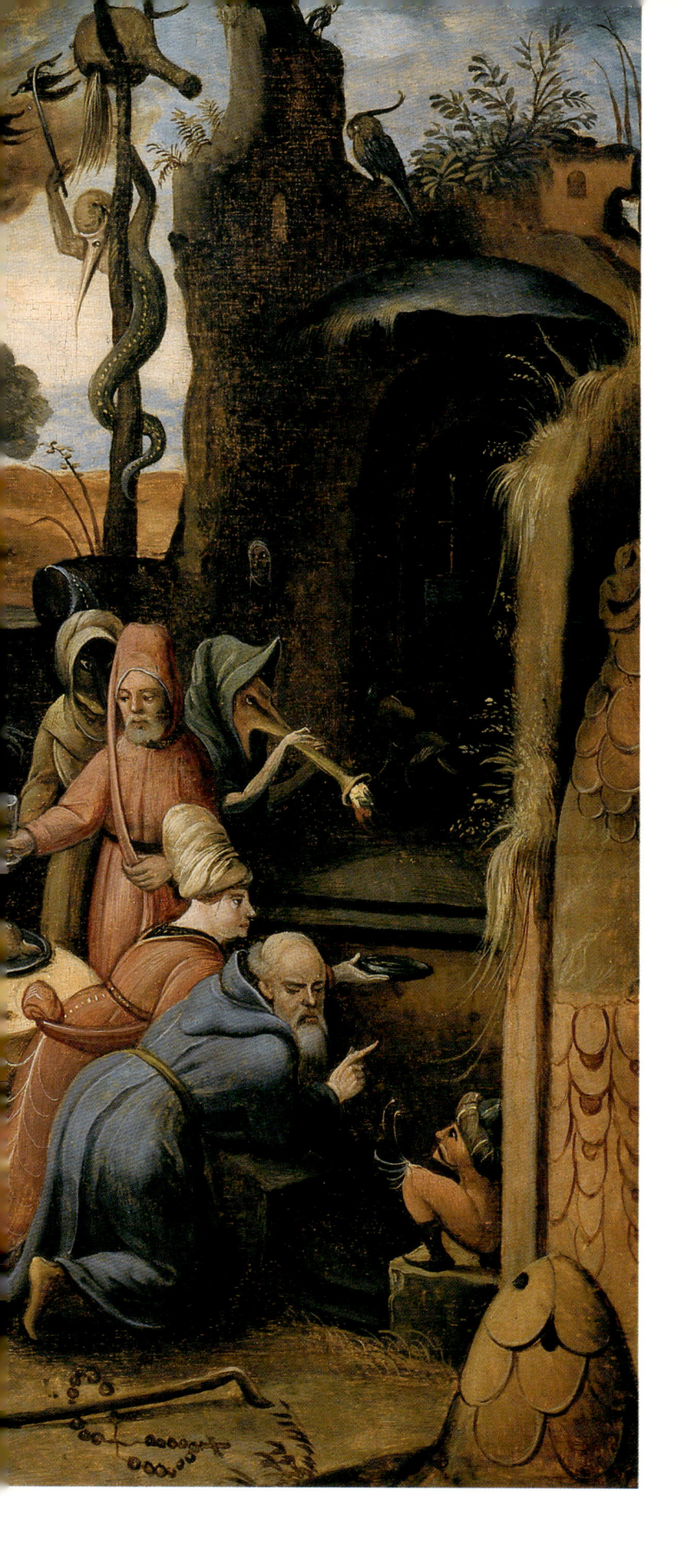

*L'*envie, qui ne fait pas appel à l'imaginaire, caractérise l'animal, tandis que le désir est le propre de l'homme. Si l'on en juge par l'entourage animalier qui symbolise ses tentations, saint Antoine serait donc ici en proie à des envies, qui n'expriment qu'un besoin acquis.
Jan Mandyn (1500-1560),
La Tentation de saint Antoine.
Paris, collection Leegenboek.

milieu. Son aspect souvent illogique et incohérent est probablement dû à l'inconscience où nous sommes du signifié antérieur mémorisé par notre système nerveux, auquel est venu s'ajouter le matériel mémorisé qui forme le substrat du rêve. Autrement dit, et aussi paradoxale que puisse paraître cette hypothèse, le rêve n'est peut-être pas créatif, il n'apparaîtrait tel que parce que sa logique, ses lois d'organisation, bien que strictement imposées par les relations de l'individu avec son milieu, ne sont pas du domaine de la conscience. Il nous fait déboucher sur un monde inconnu, qui n'est dit irrationnel que parce que nous ignorons sa rationalité. Venu du monde rationnel qui nous entoure, il n'est irrationnel que parce qu'il a été déformé au cours de son passage à travers nos pulsions et nos automatismes inconscients. Il n'est par conséquent pas utilisable tel quel pour l'action.

La créativité serait donc le résultat d'un processus dynamique de comparaison entre une structure ancienne et une structure nouvelle, imaginaire ; elle ne pourrait alors être qu'un processus conscient. Il est possible que l'impossibilité de sa réalisation se trouve à l'origine du refoulement. Dans ce cas, cette nouvelle structure imaginaire issue de la conscience, ajoutée à l'inconscient antérieur, serait une structure statique, évolutive, non par recomposition créatrice, mais uniquement par son addition à l'inconscient antérieur. Elle n'aurait de l'imaginaire que la terminologie, indiquant qu'elle fait appel à la représentation d'images. Son apparente originalité ne résulterait que de son non-conformisme, de sa non-adéquation au discours conscient, à la réalité sociale.

Ainsi le désir, cette création imaginaire née de l'instinct pulsionnel transformé par la culture et par les langages, ne s'exprimant en rêve que lorsqu'il n'est pas réalisé dans l'action, est le moteur de la créativité. Il faut bien distinguer le désir de l'envie, dont la banalité réside dans l'absence de création imaginaire, dans le fait qu'elle exprime seulement un besoin acquis. Le désir est proprement humain. L'animal, qui n'est apte qu'à des représentations résultant de besoins fondamentaux ou acquis, n'a, lui, que des envies – l'homme cependant se limite lui-même bien fréquemment à cette attitude. La conscience ne peut être que désirante.

Lorsque le désir est refoulé, donc devenu inconscient, il reste à même d'exprimer la pulsion fondamentale cherchant à se libérer des interdits imposés par la socioculture. Il devient alors une motivation inconsciente à l'action, et on assiste à la mise en œuvre d'un processus imaginaire qui fait appel à un autre registre mémorisé que celui qui participait au gros œuvre de la construction du désir. Une solution réalisable dans l'action est parfois trouvée de cette manière, sans que l'on sache jamais qu'elle a été motivée par le désir inassouvi. Le désir refoulé peut ainsi être une motivation à l'imaginaire créateur, mais, parce qu'il est refoulé, donc inconscient, il semble ne pas pouvoir être créateur à lui seul d'une structure imaginaire nouvelle.

Cette conception du désir, processus conscient et qui n'est créateur que parce que conscient, s'oppose à celles qui font de lui l'expression de l'inconscient. L'inconscient ne peut être, à notre avis, qu'une motivation du désir. Mais les automatismes qui constituent la trame de l'inconscient ne parviennent à s'imposer, dans un processus créateur, que parce que nous ignorons les lois qui ont présidé à leur structuration. L'inconscient apparaît en fait comme un ensemble fermé, incapable d'ajouter une virgule au langage de la nécessité, et seuls les systèmes associatifs sont à même d'ajouter une structure nouvelle. Ainsi, étant donné la définition que nous avons proposée de la conscience, la neurophysiologie quitte le domaine des automatismes pour entrer dans le domaine du désir.

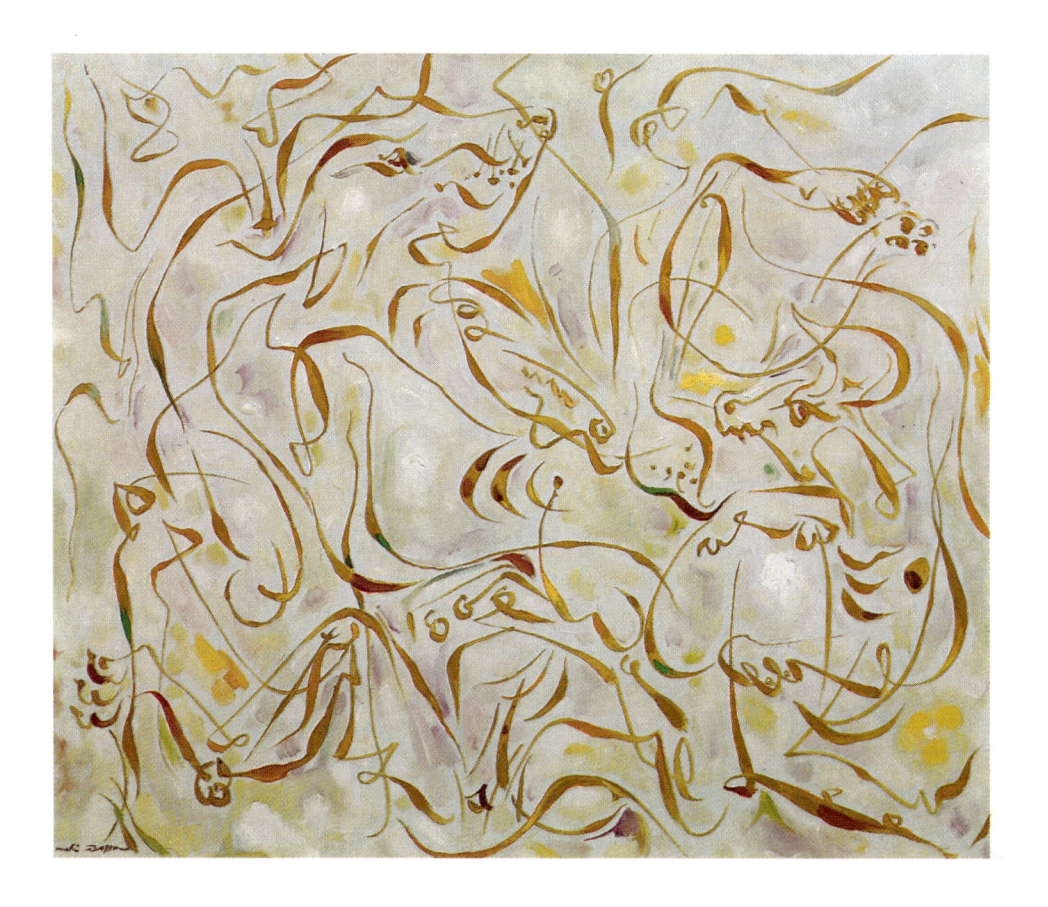

Depuis les surréalistes, nombreux sont ceux qui ont cru que si on libérait le cerveau humain du contrôle du principe de réalité, qui limite le champ de la conscience, ledit cerveau sécréterait obligatoirement du génie. Mais que peut exprimer un cerveau, ainsi libéré, sinon les automatismes qu'il a antérieurement mémorisés ? Le génie créateur peut-il résulter d'autre

André Masson, l'un des pionniers et des maîtres du surréalisme, a-t-il ici voulu corroborer l'hypothèse, émise par ce mouvement, selon laquelle le cerveau réaliserait obligatoirement des œuvres de génie si on le libérait des contraintes imposées par le principe de réalité ? Pourtant, le cerveau ainsi libéré n'exprime peut-être pas autre chose que les automatismes mémorisés, à la différence que ceux-ci se présentent alors dans un désordre apparent qui donne une impression d'originalité.
André Masson (1896-1987), *La Chasse à l'élan*, 1942. Saint-Étienne, musée d'Art et d'Industrie.

LE SYSTÈME NERVEUX

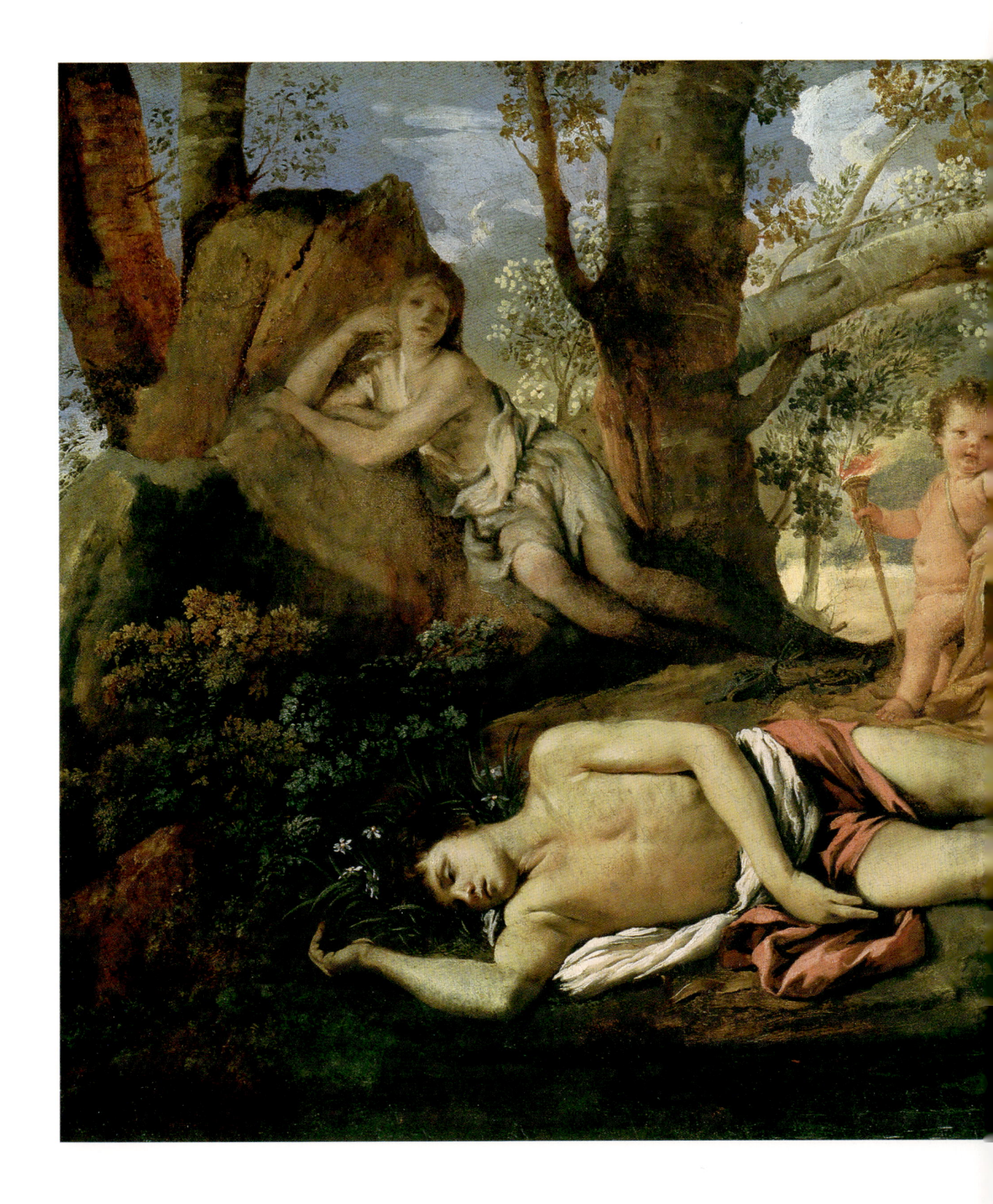

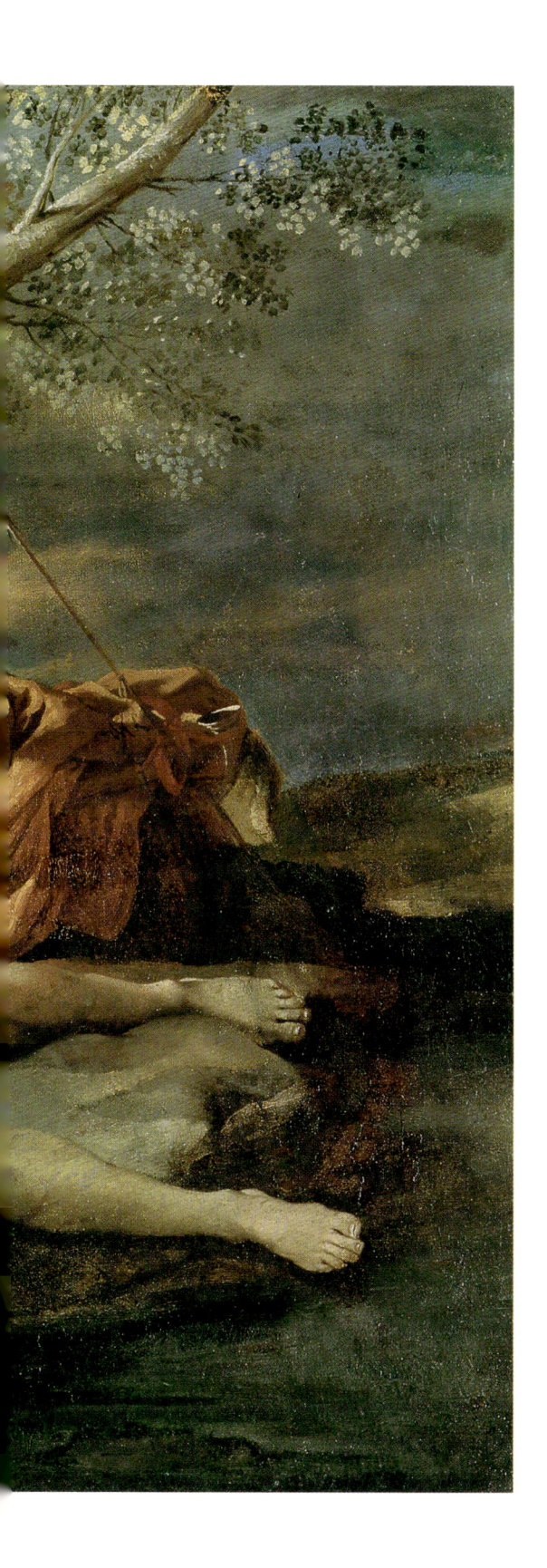

*A*vant l'établissement du schéma corporel, le nouveau-né ne peut prendre comme objet d'intérêt que son propre corps, objet de son plaisir qu'il confond encore avec le tout : c'est le temps du « moi-tout ». Narcisse, fasciné par sa propre image, perdu dans son reflet, a donné son nom à cet aspect du psychisme humain. Dans le cas du nouveau-né, on parle de narcissisme primaire. Nicolas Poussin (1594-1665), *Écho et Narcisse*. Paris, musée du Louvre.

---

chose que du conflit entre ces automatismes et les structures imaginaires produites par les processus associatifs ? Mais dans ce cas, ce conflit n'est-il pas le mécanisme indispensable à l'apparition de la conscience ? Si oui, la conscience n'est-elle pas l'équivalent langagier du désir ?

LE NARCISSISME

*C*omme nous l'avons déjà souvent dit, la seule raison d'être d'un être, c'est d'être. Toutes ses fonctions n'expriment qu'une seule finalité : le maintien de l'information-structure. N'est-ce pas là cet amour de soi-même, ce narcissisme, cette fascination qu'exerçait sur Narcisse sa propre image ? Pour Freud, et suivant sa terminologie, l'investissement de l'énergie psychique – ou libido –, qui a pour projet le moi, varie avec l'analyse qui a été faite de celui-ci.

Que signifie le terme vague d'«énergie psychique»? Considérons un individu ayant à sa disposition un système nerveux conforme à celui que nous avons schématisé dans les pages précédentes. Nous dirons que l'énergie psychique représente l'utilisation de cet instrument nerveux de façon telle que le comportement de cet individu au sein de la niche environnementale assure son équilibre physiobiologique, c'est-à-dire le maintien de sa structure. On parle d'énergie, car cet instrument présente un aspect thermodynamique, il absorbe des substrats et accumule de l'énergie chimique potentielle – sous forme de composés phosphorés riches en énergie – lui permettant de maintenir sa structure matérielle. Mais cette structure matérielle est une «information», et de cette mise en forme résulte la fonction psychique que nous pouvons résumer en trois termes : pulsions hypothalamiques, mémoire limbique, imagination corticale, avec une interrelation entre ces trois termes et une intégration hiérarchisée de leurs fonctions. Ils permettent l'action réalisant de façon plus ou moins complexe la protection et le maintien de la structure. On se rend compte alors que l'énergie chimique n'est utilisée qu'à maintenir ces fonctions intégrées et que l'énergie psychique constitue la motivation à l'action engendrée par la mise en jeu de ces fonctions intégrées. Cette motivation ne commande pas un acte volontaire, mais résulte d'un besoin à assouvir, qu'il soit fondamental ou acquis, à condition que cet assouvissement comporte un intérêt : s'il n'en comportait pas, il ne ferait, bien sûr, l'objet d'aucune motivation.

Or, cette action peut se trouver autorisée ou au contraire interdite par l'environnement social. Autrement dit, elle ne s'exprime généralement que si la réalité extérieure l'y autorise. La «libido d'objet» ne se trouve pas en balance avec la «libido du moi». Autorisé, l'acte devient gratifiant et l'objet aimé. Interdit, il rencontre une résistance. Ainsi il ne paraît exister qu'une «libido du moi», mais celle-ci dépend du stade évolutif où l'on surprend ce «moi».

Nous savons qu'avant l'établissement du schéma corporel, la prétendue libido d'objet ne peut exister puisqu'il n'existe pas pour le nouveau-né d'autre objet que son propre corps. On imagine difficilement comment à ce stade le petit de l'homme pourrait prendre autre chose que son propre corps comme objet d'amour et comment cet amour pourrait être autre chose que la recherche dynamique de l'homéostasie, du plaisir. Le principe de réalité freudien ne

*A*près l'établissement du schéma corporel, la découverte de la niche environnementale et la distinction réalisée entre son corps et le milieu dans lequel il baigne, l'individu tente de réintroduire les objets et les êtres contenus dans cette niche à l'intérieur de son moi. On parle alors de narcissisme secondaire.
Francis Bacon (1909-1992), *Portrait de George Dyer dans un miroir*, 1968.
Collection Thyssen-Bornemisza.

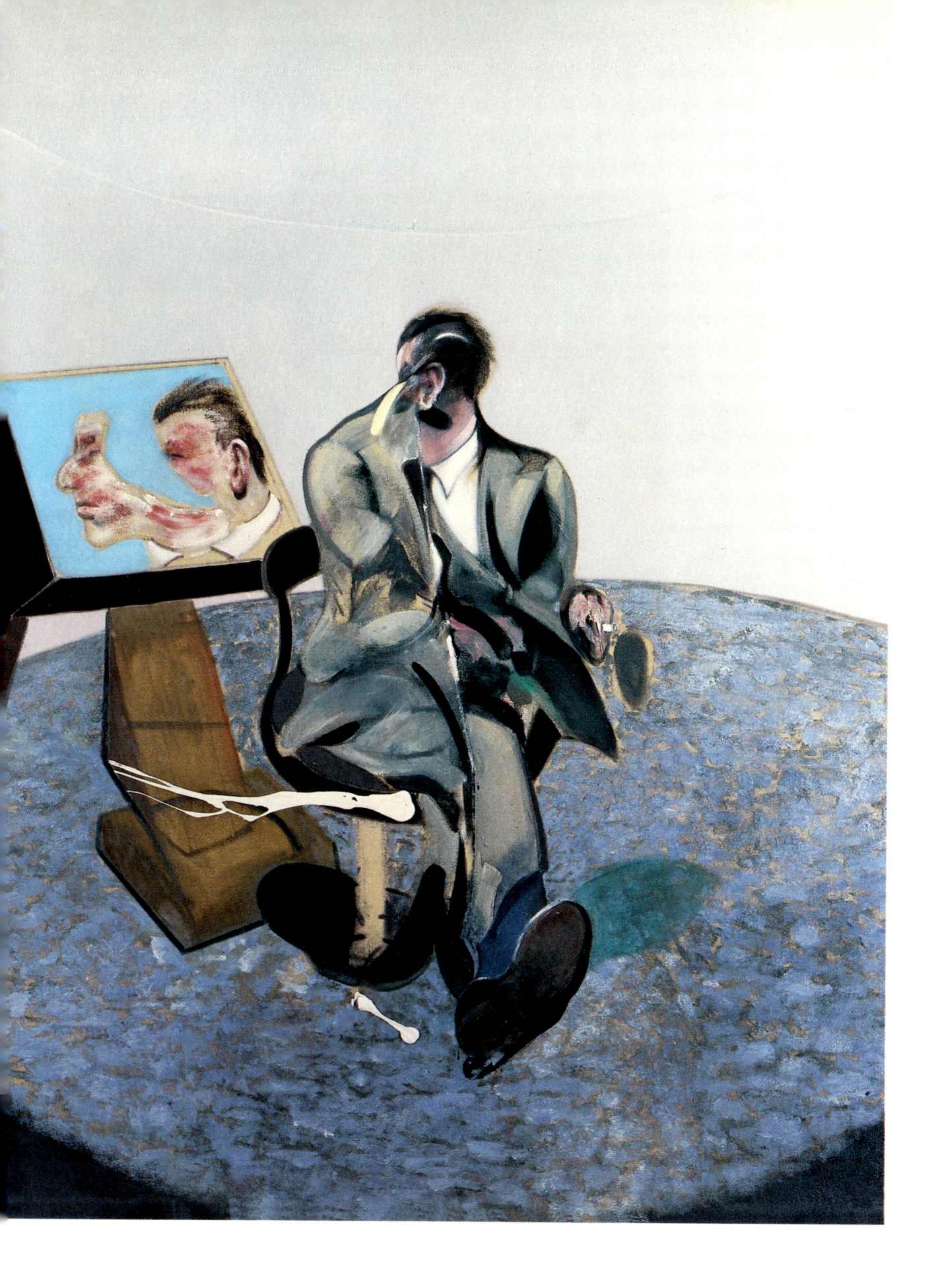

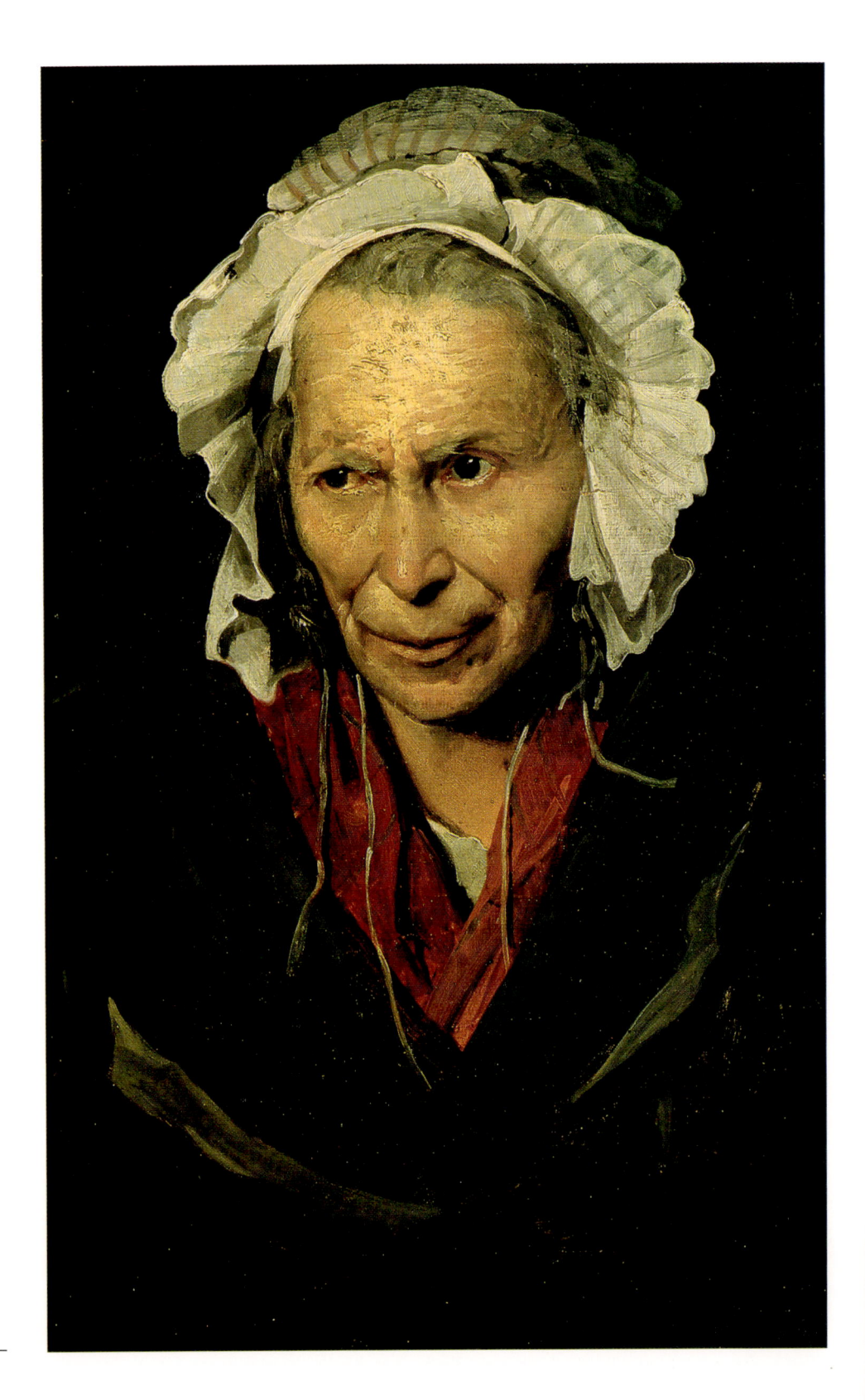

Quand la niche
environnementale
ne se prête pas aux exigences
du moi dévorant,
la fuite dans la psychose
peut constituer un moyen
d'éviter la confrontation
avec cette niche récalcitrante
et de retrouver le « moi-tout »
consolateur par le retour
au plaisir narcissique primitif.
Théodore Géricault (1791-1824),
La Folle.
Lyon, musée des Beaux-Arts.

peut donc, à notre sens, s'établir que par l'apprentissage de l'existence d'une forme spatialement limitée de l'individu dans sa niche environnementale, cet apprentissage se faisant par l'intermédiaire de l'action. La découverte de l'existence de cette niche est donc complémentaire de celle de l'existence de la forme individuelle. Alors qu'avant l'établissement du schéma corporel on pouvait parler de narcissime primaire, on pourra parler de narcissime secondaire lorsqu'une réalité extérieure au corps aura fait son apparition. C'est ainsi que l'on peut traduire, sans trop la trahir, la pensée de Freud dans le langage neurobiologique. Elle permet de répondre de façon expérimentalement cohérente à la question de savoir ce qu'est Éros.

On se trouvera tout aussi proche de Jacques Lacan si l'on fournit au « stade du miroir » les bases biochimiques et neurophysiologiques. Lacan a insisté sur le fait que, dans l'univers fantasmatique de l'enfant, fait de sensations morcelées, séparées au sein de voies sensorielles différentes, stimulées par le monde intérieur et extérieur, s'établissent progressivement des liaisons. La mère se situe dans le monde extérieur, et les stimuli dont elle est l'origine accompagnent généralement la satisfaction, le plaisir du retour à l'homéostasie. Ils meublent l'espace du narcissisme primaire, car ils construisent peu à peu un ensemble de connexions neuronales codées, d'apprentissages qui s'ajoutent à la structure innée, génétiquement programmée. Une « mémoire narcissique » prend forme, qui s'enrichit avec la parole. Cette dernière n'existe pas seulement comme système de communication avec l'autre, comme support sémantique d'échange. En effet, le signifiant lui-même semble n'avoir plus besoin de porter un message, mais il paraît s'organiser dans le système nerveux en fonction du principe de plaisir, c'est-à-dire du maintien de l'information-structure, du moi organique et de son enrichissement secondaire résultant de ses rapports avec l'environnement. La fuite dans la psychose pourrait signifier ce retour au plaisir narcissique, séparé du principe de réalité, résultant de la manipulation imaginaire du signifiant, des connexions interneuronales codées et établies par les premières expériences gratifiantes – en donnant ici au mot « imaginaire » le contenu sémantique que nous avons préalablement défini. Les mots ont alors un rapport non plus avec l'objet, mais avec un affect dont la structure complexe s'est établie dans l'inconscient suivant le mécanisme antérieurement invoqué.

La parole n'est elle-même qu'une partie de nos comportements, une partie de nos actions. Celles-ci s'organisent en fonction de l'environnement social, primitivement résumé par la mère. C'est le désir de cette dernière qui modèle le comportement de l'enfant. Un comportement qui rencontre auprès d'elle non seulement satisfaction et résistance, mais encore la satisfaction due à la récompense accordée pour la soumission à la résistance. C'est ainsi que se construit le moi : à la structure organique génétiquement programmée vient s'adjoindre une structure non moins organique, mais ajoutée, conséquence de l'apprentissage progressif des relations entre la structure organique première et l'environnement. Qui plus est, cette mémoire s'enrichit journellement des structures établies par la fonction imaginaire.

Peut-être n'a-t-on pas toujours suffisamment insisté sur le rôle fondamental joué par l'action dans la construction du schéma corporel. L'action permet aux sensations tactiles de se refermer sur le sujet quand il touche son corps et de s'ouvrir sur le monde lorsqu'il prend contact avec celui-ci. L'action autorise la confluence des sensations d'origines sensorielles diverses soit sur la personne soit sur l'objet. L'action rencontre la résistance du monde extérieur. L'action enfin se trouve enchaînée par le discours de l'autre qui ne coïncide pas avec notre propre discours. D'où la tendance à retrouver le monde privilégié du bien-être primitif, à oublier la dichotomie qui s'est installée par la force des choses entre le monde et nous. Cette tendance constitue le narcissisme, qui n'est finalement que la conséquence de l'apprentissage du plaisir premier.

L'amour n'est plus alors que la tentative de faire pénétrer l'autre dans ce monde indivis. Il naît du renforcement de l'action gratifiante autorisée par la présence d'un autre être que nous, situé dans notre espace opérationnel. Et si cet autre être ou cet objet gratifiants se soustraient à notre action, leur refus abîme l'image idéale que l'on se faisait de soi, blessant notre narcissisme, puisque l'on n'est pas à même de les faire pénétrer en nous. Ce refus peut déclencher, par inhibition de l'action gratifiante, la dépression, l'agressivité ou le dénigrement.

De la naissance à la mort, la résistance du monde extérieur à pénétrer dans notre monde à nous, notre monde du plaisir, nous fait cruellement sentir notre solitude. Les efforts les plus désespérés pour sortir de cette solitude ne sont ainsi que des efforts accomplis pour absorber l'autre dans notre monde originel, celui de notre désir. Et nous avons beau savoir que nous ne sommes qu'un élément d'un ensemble infiniment

*L'*amour n'est que la tentative de faire pénétrer l'autre dans ce monde indivis que représente le « moi-tout », le monde privilégié du bien-être primitif. C'est la recherche d'une fusion pour lutter contre la solitude et l'isolement dans lesquels nous nous trouvons de la naissance à la mort.
Marc Chagall (1887-1985), *Hommage à Apollinaire*, 1911. Eindhoven, Stedelijk van Abbemuseum.

---

complexe, notre narcissisme nous conduira toujours à essayer de réduire cet ensemble à nous-mêmes. C'est pourquoi il me semble que l'on pourrait interpréter la névrose comme une tentative de convaincre l'autre de se laisser réduire à nous, en utilisant le langage du corps dans sa fonction de communication, mais dans l'ignorance du contenu sémantique qu'il véhicule. La psychose serait au contraire l'abandon de tout espoir d'échange et le repli dans ce monde narcissique où toute résistance disparaît, car l'imaginaire y retrouve l'unité première. La solitude s'y fond dans le « moi-tout » retrouvé. Malheureusement, ce « moi-tout » s'est enrichi entre-temps de l'expérience décevante que le psychotique a acquise du monde.

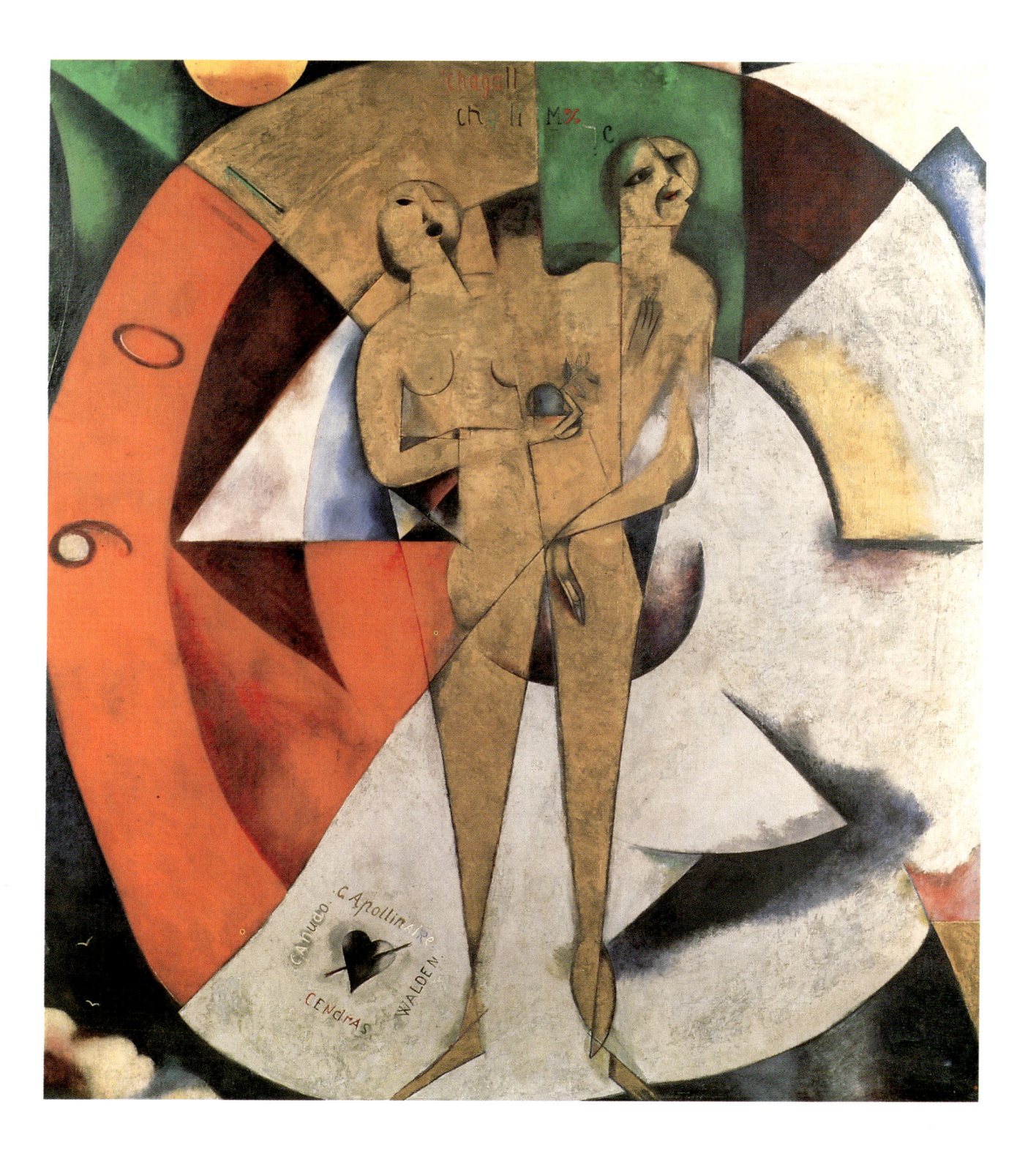

LE CORTEX

Seconde partie

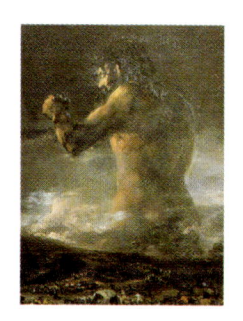

Les comportements

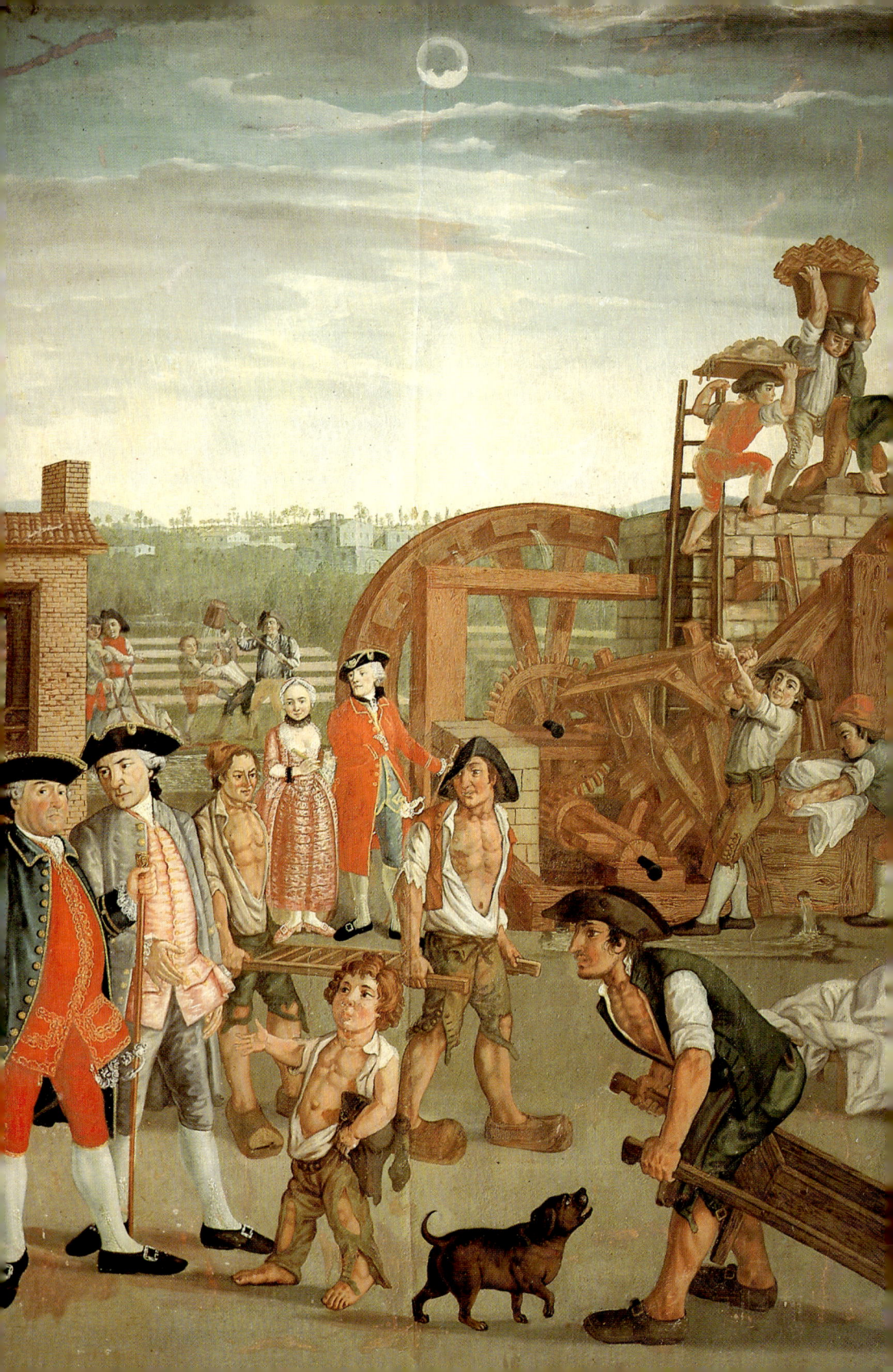

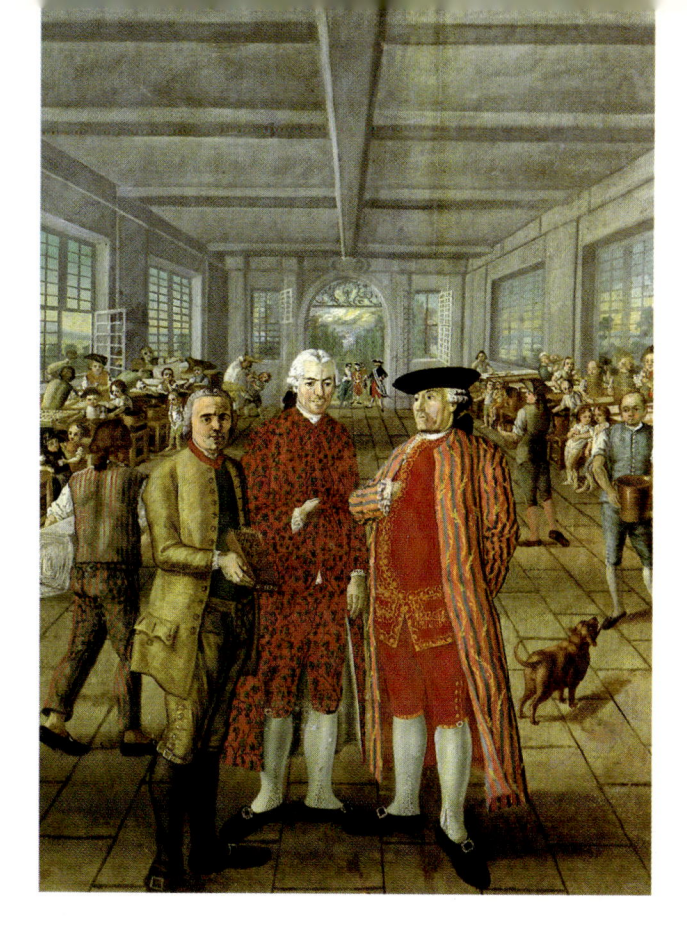

La fabrique d'indiennes des frères Wetter caractérise bien la division de la société en classes dirigeantes et dirigées. Dans la cour (à gauche) comme dans l'atelier d'impression (à droite), on reconnaît à leurs airs suffisants et bien nourris les « maîtres », et à leur soumission les « esclaves ». D'un côté le capital assurant la possession des machines et la reconnaissance socioculturelle, de l'autre le travail mécanique, thermodynamique, non valorisé par la socioculture. Gabriel M. Rosetti, La Fabrique d'indiennes des frères Wetter, 1764. Orange, Musée municipal.

DU BIOLOGIQUE AU SOCIOLOGIQUE

On distingue trois niveaux d'organisation de l'action. Le premier, le plus primitif, est incapable d'adaptation : à la suite d'une stimulation interne ou externe, il organise l'action de façon automatique. Le deuxième prend en compte l'expérience antérieure et la sensation qu'elle a provoquée : il fait donc appel à la mémoire. La motivation demeure la stimulation primitive interne ou externe, à laquelle s'adjoint le souvenir de l'action qui a permis d'y répondre. L'entrée en jeu de l'expérience mémorisée masque le plus souvent la pulsion primitive et enrichit la motivation de tout l'acquis dû à l'apprentissage. A ce niveau apparaît l'émotion, c'est-à-dire la conscience des ajustements cardiovasculaires néces-

LES COMPORTEMENTS

*L*a précipitation des protagonistes s'explique ici par le plaisir anticipé qu'ils éprouvent à l'idée de pouvoir bientôt déguster les boissons et denrées qui leur sont distribuées. Mais pour obtenir sa part du gâteau, encore faut-il parvenir jusqu'à lui, donc faire preuve de force pour les plus vigoureux, d'astuce pour les plus faibles, et de rapidité pour tous. Louis Léopold Boilly (1761-1845), *Distribution de vin et de comestibles aux Champs-Élysées en 1820* (détail). Paris, musée Carnavalet.

saires à la réalisation de l'action. Le troisième niveau est celui du désir, il est lié à l'élaboration imaginaire anticipatrice de la stratégie à mettre en œuvre pour assurer l'action gratifiante ou celle qui permettra d'éviter le stimulus nociceptif.

Le premier niveau ne se préoccupe que du processus présent, le deuxième niveau ajoute à l'action présente l'expérience du passé, le troisième niveau répond au présent, grâce à l'expérience passée, par une anticipation du résultat futur.

L'action est toujours motivée par la nécessité de maintenir la structure biologique de l'organisme : elle répond au principe de plaisir, même quand elle se plie au principe de réalité, que l'on peut considérer comme le « principe du moindre mal ». La facilité d'apprentissage d'une réaction particulière dépend ainsi, entre autres, de l'intensité de la motivation ainsi que de l'efficacité de l'action elle-même.

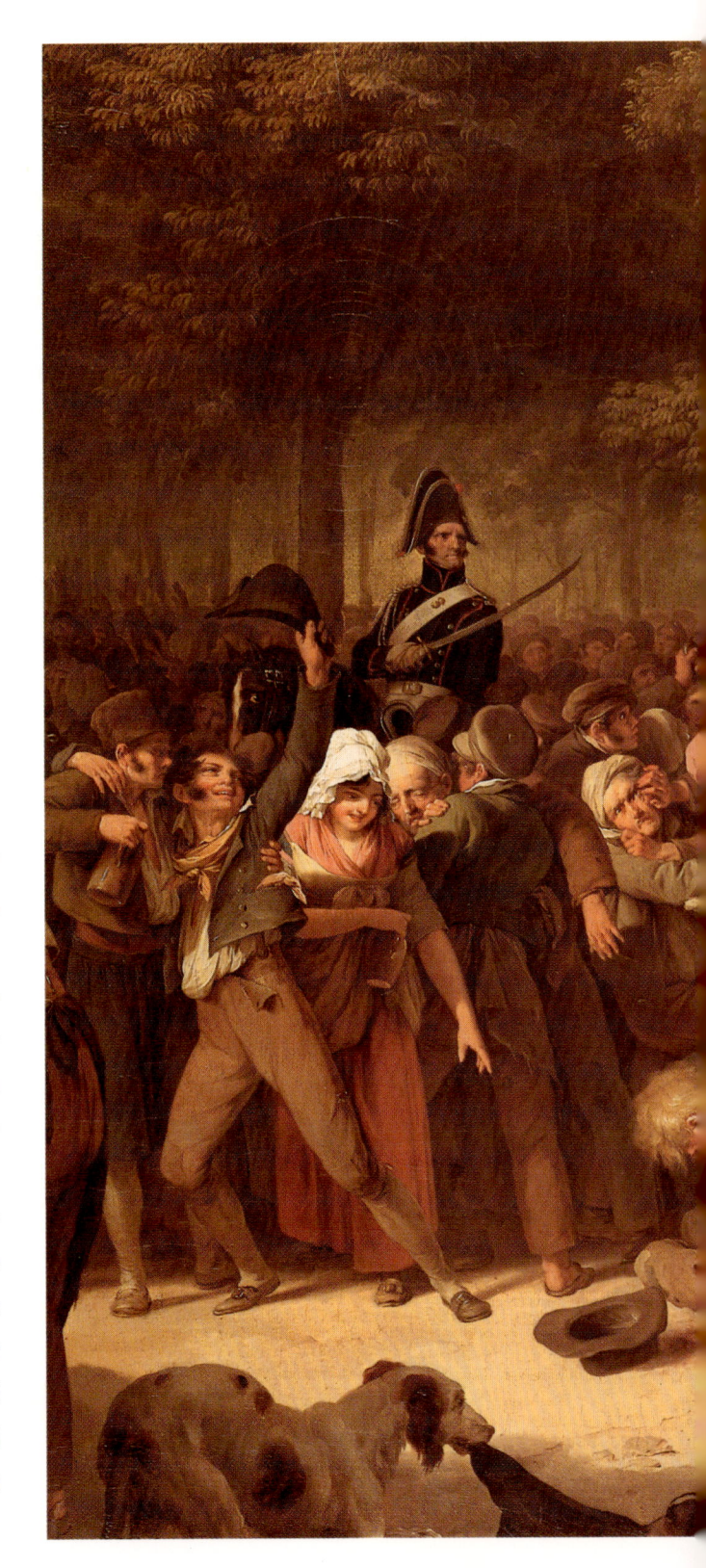

DU BIOLOGIQUE AU SOCIOLOGIQUE

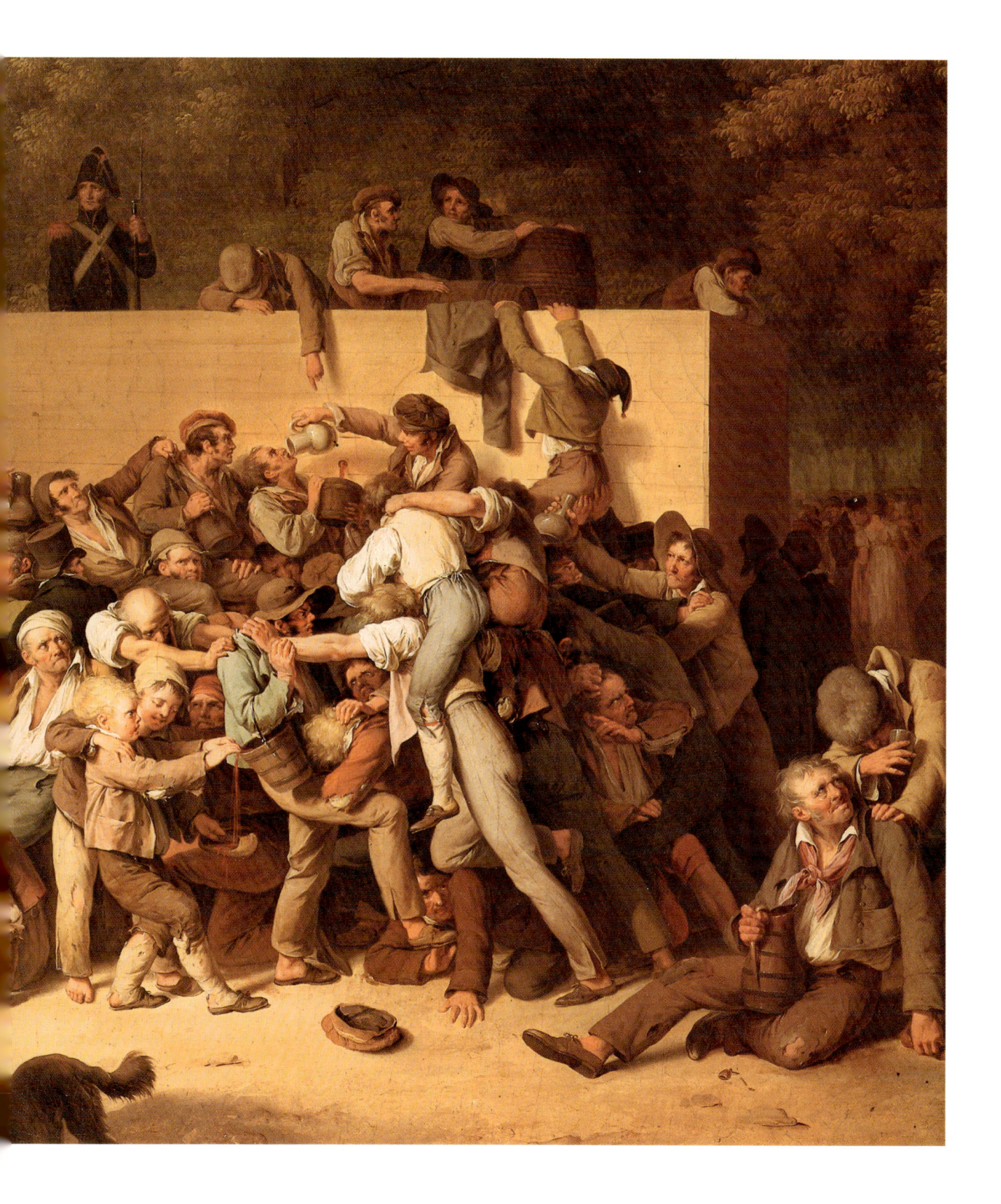

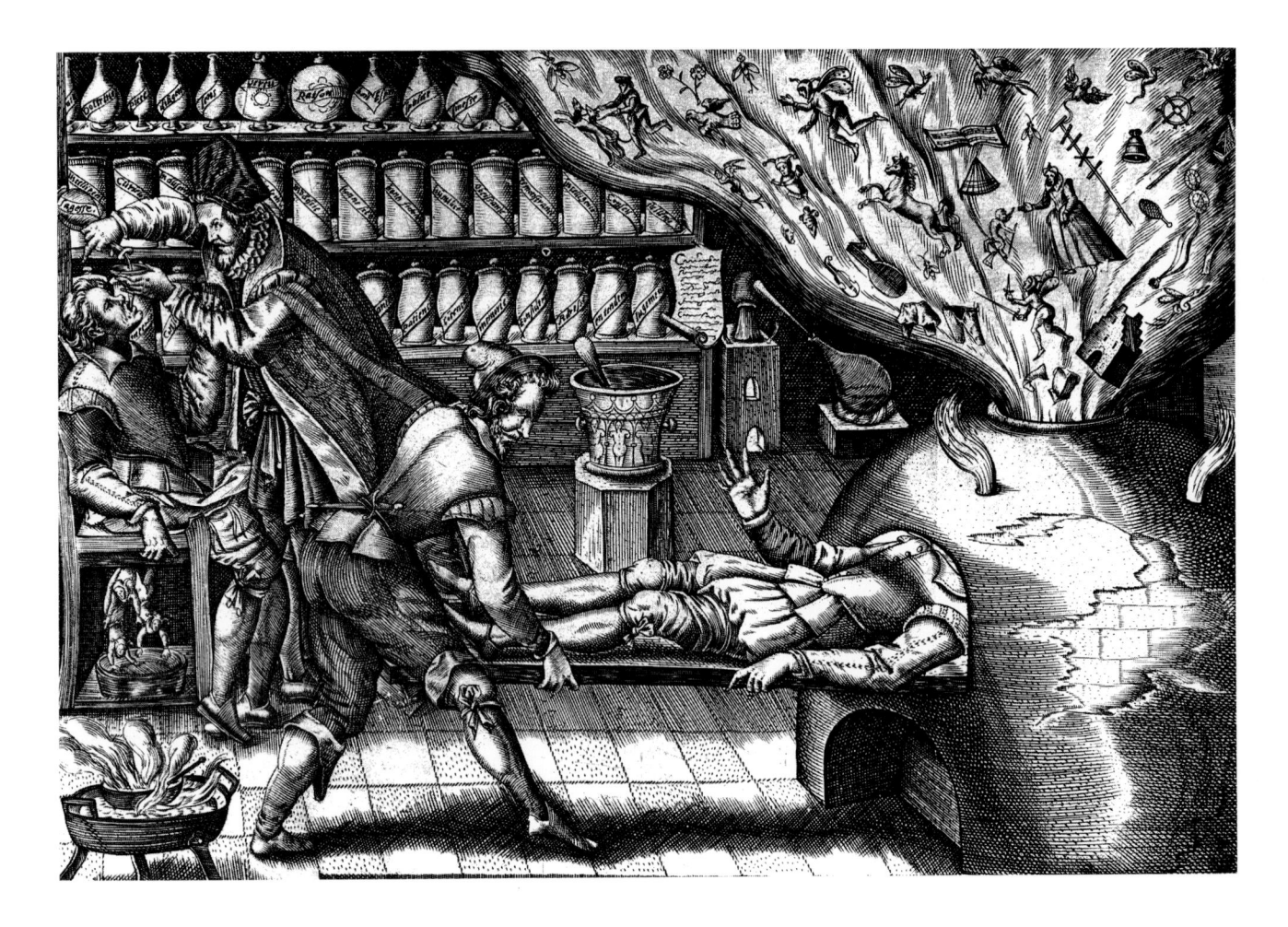

L'INNÉ ET L'ACQUIS

Sur le plan neurophysiologique, on distingue quatre types de comportements fondamentaux, dont deux sont innés et deux acquis.

Les comportements innés sont ceux de consommation – boire, manger, copuler – et de fuite ou de lutte. Les premiers répondent directement à un stimulus interne, les seconds à un stimulus externe.

Le comportement de consommation peut, après une action récompensée sur l'environnement, déclencher un apprentissage par le système limbique et le faisceau de la récompense (MFB) : il y a alors mémorisation de la stratégie par laquelle le besoin de consommation a pu être assouvi. Le comportement de fuite ou de lutte, quant à lui, met en jeu l'hypothalamus latéral, la substance grise mésencéphalique et le faisceau de la punition (PVS). Il donne lieu à la fuite ou, lorsque celle-ci n'est pas possible, à la lutte et à l'agressivité défensive. Si ce comportement est récompensé, on peut penser qu'il aboutit aussi à un apprentissage gratifiant par le MFB.

Les comportements acquis sont d'une part ceux de l'action récompensée, ou non punie, et capable de renforcement ; d'autre part les comportements d'inhibition résultant de l'action punie, ou non récompen-

*C*ette gravure, où l'on découvre un homme introduit dans ce qui ressemble à un scanner moderne, montre le nombre de conditionnements mémorisés, automatisés et ignorés de l'individu conscient, mais qui déterminent sans aucun doute ses comportements.
Matthias Corenter, gravure du XVIIe siècle.
Philadelphie, musée des Arts.

---

sée. Les premiers sont conditionnés par le renforcement. Ils rétablissent l'équilibre interne par la mise en jeu, à partir de la formation réticulaire activatrice ascendante, de l'aire septale médiane, de l'hypothalamus latéral et du MFB. Dans le cas des comportements d'inhibition, le système inhibiteur met en jeu l'aire septale, l'hippocampe, l'amygdale latérale et l'hypothalamus ventromédian. Ce sont des comportements d'évitement passif ou d'extinction, au sens de « disparition d'une action gratifiante ».

Dans cet essai de typologie des comportements, il est en fait bien difficile de distinguer l'inné, qui est génétique, de l'acquis, qui a été appris. Le rôle du gène est de fournir le code permettant de réaliser la synthèse d'une protéine. Un gène commande par exemple une caractéristique physique, comme la couleur des yeux ou les traits d'un visage. Mais on imagine difficilement qu'un gène puisse gouverner un processus qui évolue dans le temps : la complexité d'un comportement devrait faire appel à un nombre considérable de gènes fonctionnant en synergie. Bien sûr, tous les comportements, qui ont pour but d'assurer le maintien de la structure organique, paraissent égoïstes, mais pourquoi seraient-il tous génétiquement programmés ? Tous les individus de toutes les espèces animales tentent de survivre sans pour autant faire appel à des « gènes égoïstes ». En revanche, dès la période de l'empreinte, la rencontre avec le milieu laisse dans le système nerveux des traces mémorisées qui semblent devoir déterminer les comportements ultérieurs. Dans le cas de l'homme, l'acquis prend une importance prédominante.

Les discussions concernant l'inné et l'acquis font souvent apparaître que les individus convaincus de la prépondérance de l'inné sont généralement des conservateurs votant à droite : quel que soit le niveau qu'ils ont atteint dans l'échelle des hiérarchies, si ce niveau leur convient et leur fournit une image favorable d'eux-mêmes, pourquoi changer des rapports sociaux, pourquoi transformer une société qui a reconnu leurs mérites ? A l'inverse, si un individu considère que ses mérites n'ont pas été suffisamment récompensés, que l'image de lui-même qu'il essaie d'imposer est mal perçue, il vote à gauche et tente de modifier ses rapports sociaux afin que l'on reconnaisse à leur juste valeur ses qualités ; et il est alors souvent convaincu de la prépondérance de l'acquis.

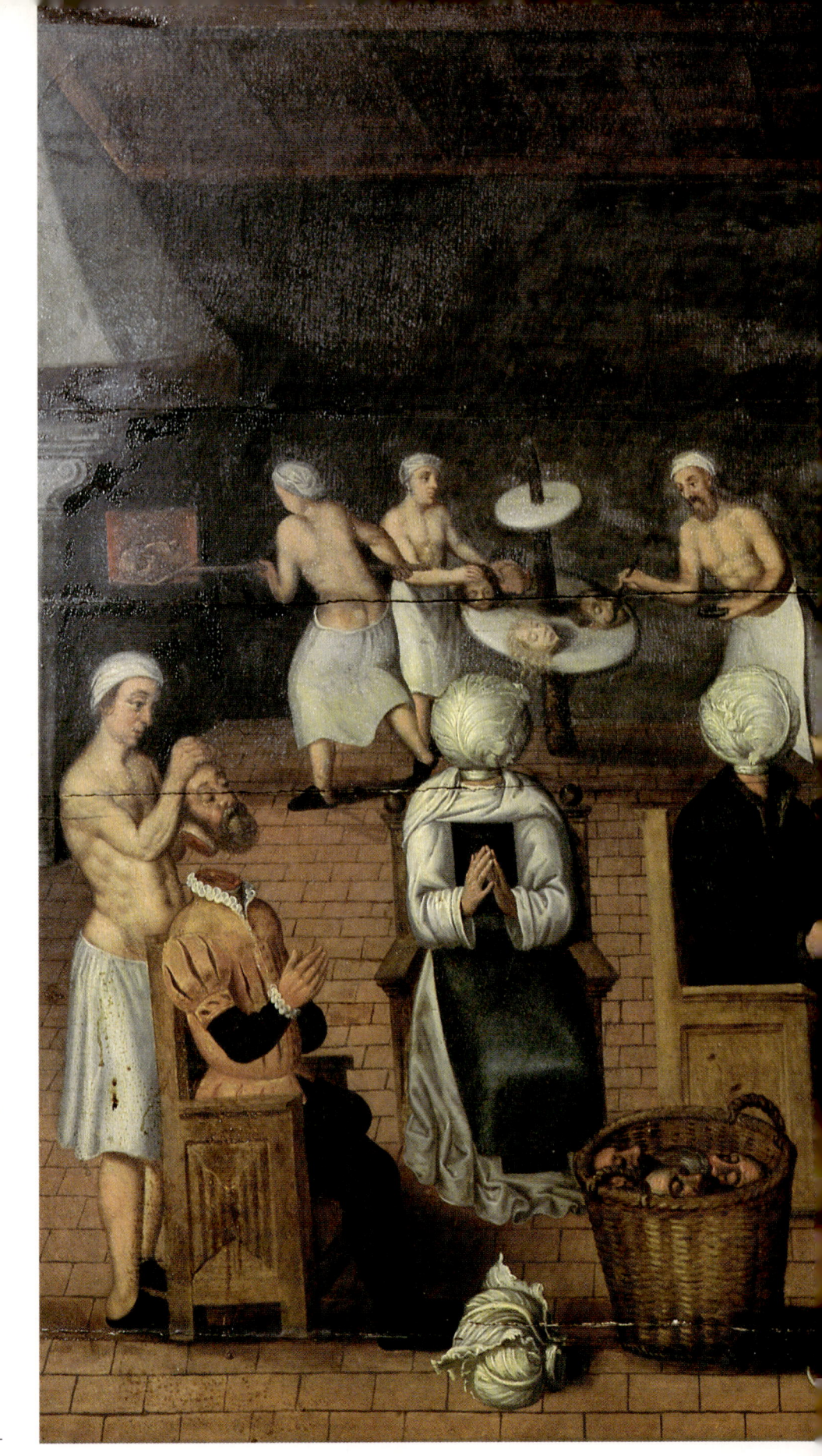

Notre environnement social nous conditionne au point de nous « changer la tête » dans le but évident d'en modifier le contenu. Nous faudrait-il aller jusqu'à la couper et la remplacer si nous voulons éviter de tous avoir la même « tête-chou » ? Peinture anonyme flamande, Les Têtes à changer, vers 1600. Paris, collection particulière.

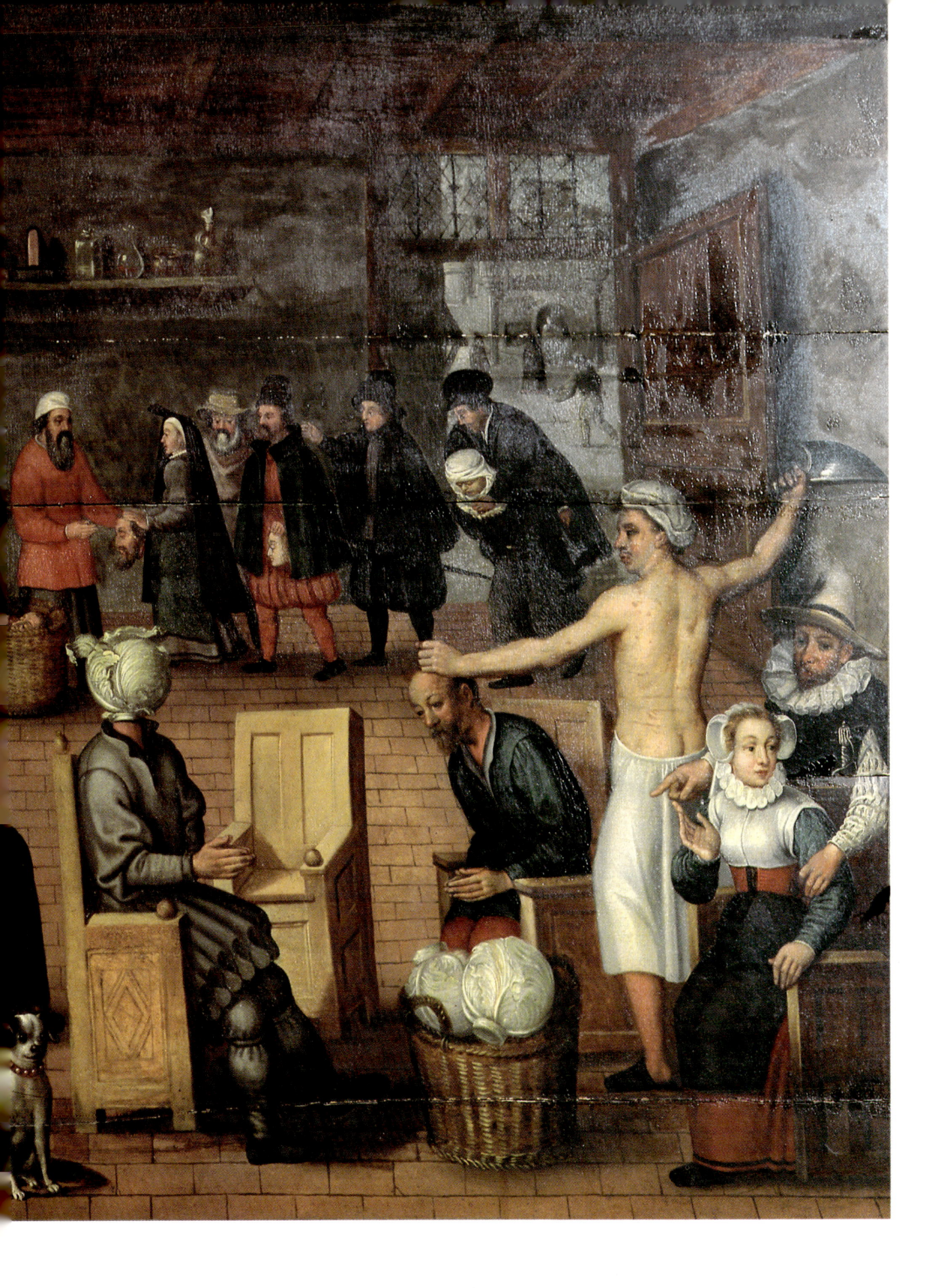

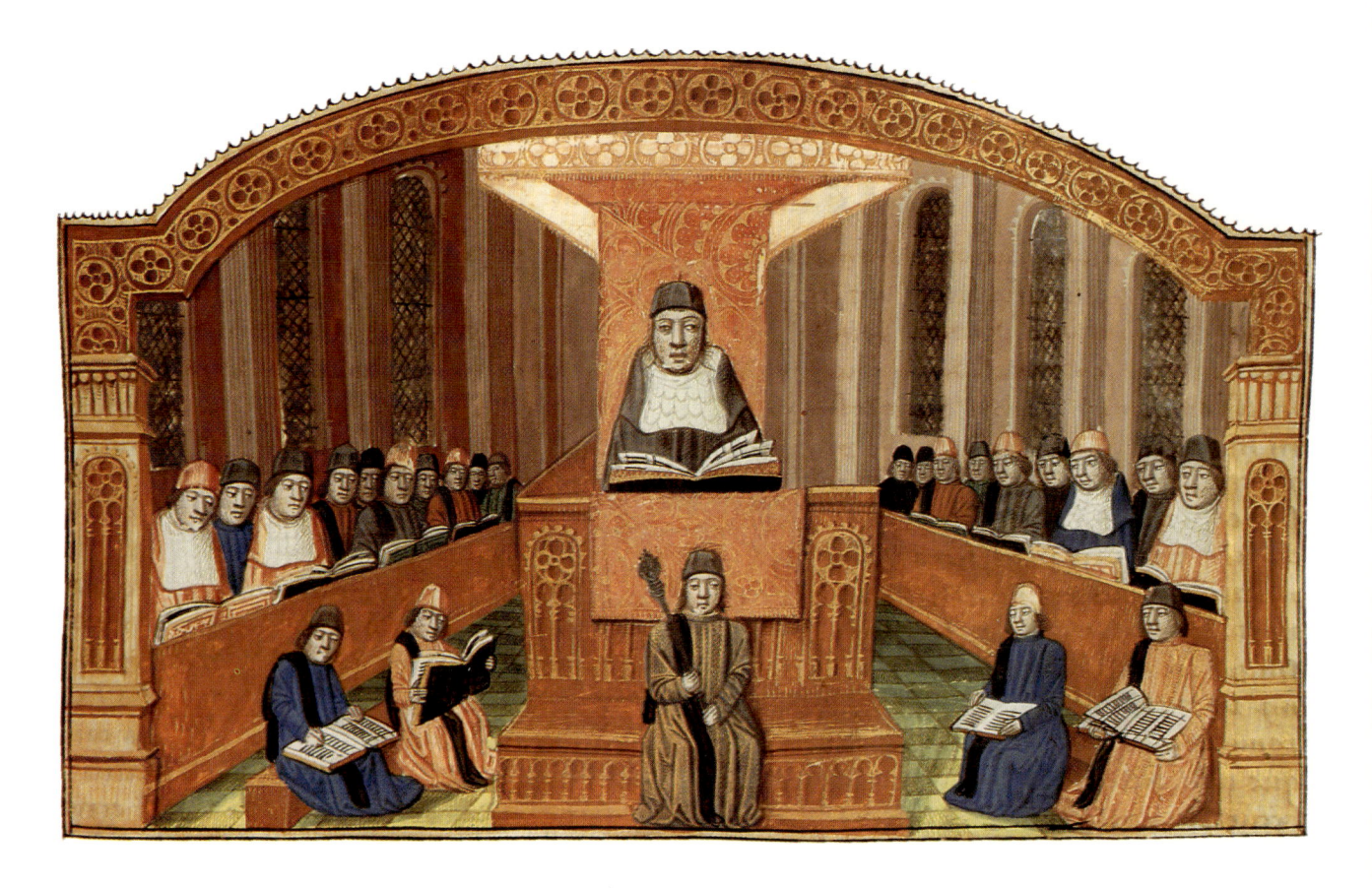

PASSAGE DE L'INDIVIDUEL AU COLLECTIF

L'action se réalise dans un ou des espaces comprenant des objets et des êtres par rapport auxquels s'organise l'apprentissage de la gratification ou de la punition. Pour donner lieu au renforcement, l'objet gratifiant doit être conservé : c'est l'origine du prétendu instinct de propriété. Le premier objet gratifiant est la mère. Son importance est d'autant plus grande que la mémoire de la gratification s'élabore chez l'enfant avant l'établissement du schéma corporel. L'espace contenant l'ensemble des objets gratifiants constitue ce que l'on peut appeler le territoire. Ni la défense du territoire ni l'instinct de propriété ne

La socioculture, par la compétition, aboutit à l'établissement de la hiérarchie. L'illustration ci-contre symbolise ce mécanisme en représentant le professeur plus grand que ses élèves.
Manuscrit 129 de Nicolas de Lyre, postilles sur le Pentateuque, XVe siècle, fol. 32r°, *Cours de théologie.*
Troyes, Bibliothèque nationale.

semblent être innés. Il n'y a qu'un système nerveux agissant dans un espace gratifiant parce que occupé par des objets et des êtres permettant la gratification. Le système nerveux est donc capable de mémoriser les actions gratifiantes et celles qui ne le sont pas. Mais cet apprentissage se révèle largement tributaire de la socioculture. Dans ces conditions, il n'est pas certain que les comportements dits altruistes, qu'ils soient humains ou animaux, puissent être considérés comme innés.

L'apprentissage commence durant la période de l'empreinte. En effet, il a été démontré que l'autostimulation par électrodes intracrâniennes dans le faisceau de la récompense peut être réalisée sur un rat de trois jours, ce qui révèle un développement suffisant à cet âge pour autoriser pareille expérience. L'apprentissage commence peut-être plus tôt encore : le nouveau-né humain préfère la voix de sa mère à celle de toute autre femme ; même si la période postnatale joue un rôle dans cet apprentissage précoce, il est probable que l'expérience auditive est intervenue dès la vie intra-utérine.

Si un même espace est occupé par plusieurs individus recherchant la gratification par les mêmes objets et les mêmes êtres, il en résulte aussitôt l'établissement, par la lutte, d'une hiérarchie. En haut de la hiérarchie, le dominant, non agressif et tolérant, se trouve en équilibre biologique tant que sa dominance, une fois établie, n'est pas contestée. Les dominés au contraire, mettant en jeu le système inhibiteur de l'action, seul moyen d'éviter la punition, découvrent l'angoisse.

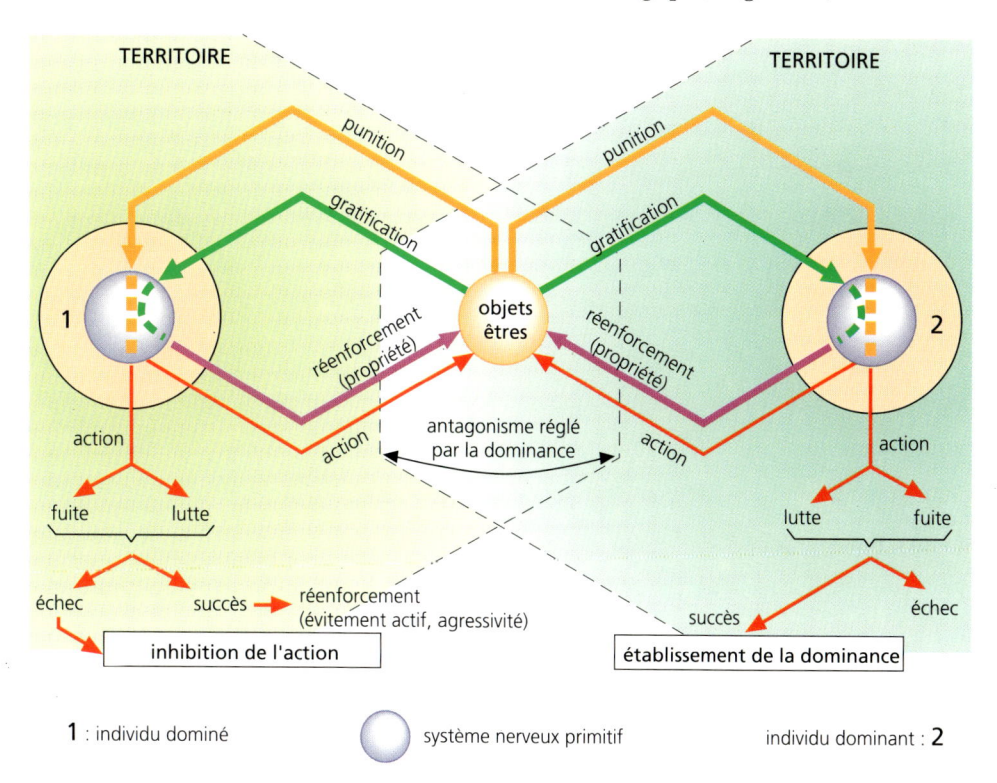

Dans ce mécanisme, il n'y a ni réduction du sociologique au biologique, ni analogie entre le sociologique et le biologique, mais simplement description d'un servomécanisme entre deux niveaux d'organisation : le niveau sociologique, englobant, et le niveau biologique, englobé. Ce mécanisme n'est pas propre à l'espèce humaine, il est valable pour toutes les espèces. Mais l'organisation particulière du cerveau humain, de complexité plus grande que celle des autres espèces animales, a permis la création d'information et sa communication par le langage, création et communication qui elles-mêmes transforment le niveau d'organisation sociologique. Avant l'apparition du langage, les comportements de dominance s'établissent chez le petit homme de façon quasiment semblable à celle que l'on observe chez les autres mammifères, en particulier chez les primates.

Cependant on ne peut ignorer le travail considérable réalisé ces dernières décennies par les éthologistes, qui étudient le comportement des animaux dans leur milieu naturel, même si l'on peut déplorer que, dans les innombrables travaux réalisés sur la notion de dominance et de statut hiérarchique chez l'homme, une véritable interdisciplinarité ne soit pas encore pratique courante. Les éthologistes s'efforcent souvent de définir et de quantifier un comportement sans chercher à connaître les mécanismes bioneurophysiologiques qui l'animent. Ils partent également du schéma le plus simple : la compétitivité entre deux individus. I. S. Bernstein constate que les comportements agressifs qui aboutissent à la dominance de l'un et à la défaite de l'autre ne peuvent être envisagés en dehors de leur motivation, laquelle nous éclaire par ailleurs sur ces comportements. En effet, si aucune cause ne motivait les deux compétiteurs, il n'y aurait pas de raison pour que la compétition s'engage. Or, lorsqu'elle a lieu, pourquoi l'un est-il vainqueur et l'autre vaincu ? Chez l'homme, la finalité du groupe social paraît un facteur englobant dominant. Chez

Les comportements agressifs de compétition aboutissent à la victoire de l'un et à la défaite de l'autre. Mais quelles motivations à combattre ont les protagonistes ? Il semblerait que, chez l'homme, la finalité du groupe social soit un élément important.
Paul Sérusier (1863-1927),
La Lutte bretonne.
Paris, musée d'Orsay.

───────◆───────

l'animal, les raisons en sont souvent physiques : taille des adversaires, force, âge, habileté au combat qui résulte des apprentissages antérieurs. La dominance en elle-même, toujours selon I. S. Bernstein, comme le rang hiérarchique ne sont pas génétiquement transmissibles puisqu'ils forment un ensemble de relations avec d'autres individus et non un attribut particulier d'un individu. Si la sélection naturelle favorisait les dominants, il serait logique d'assister à une augmentation constante du nombre de ces derniers. Lorsque les éthologistes constatent une évolution dans le comportement d'un animal, ils sont amenés à évoquer la notion d'apprentissage. Mais qu'est-ce qui est appris ? Il y a des perdants habitués à perdre et des gagnants habitués à gagner. C'est l'histoire antérieure des relations sociales qui commande le plus souvent un comportement présent. Les singes anthropoïdes savent reconnaître le comportement de soumission

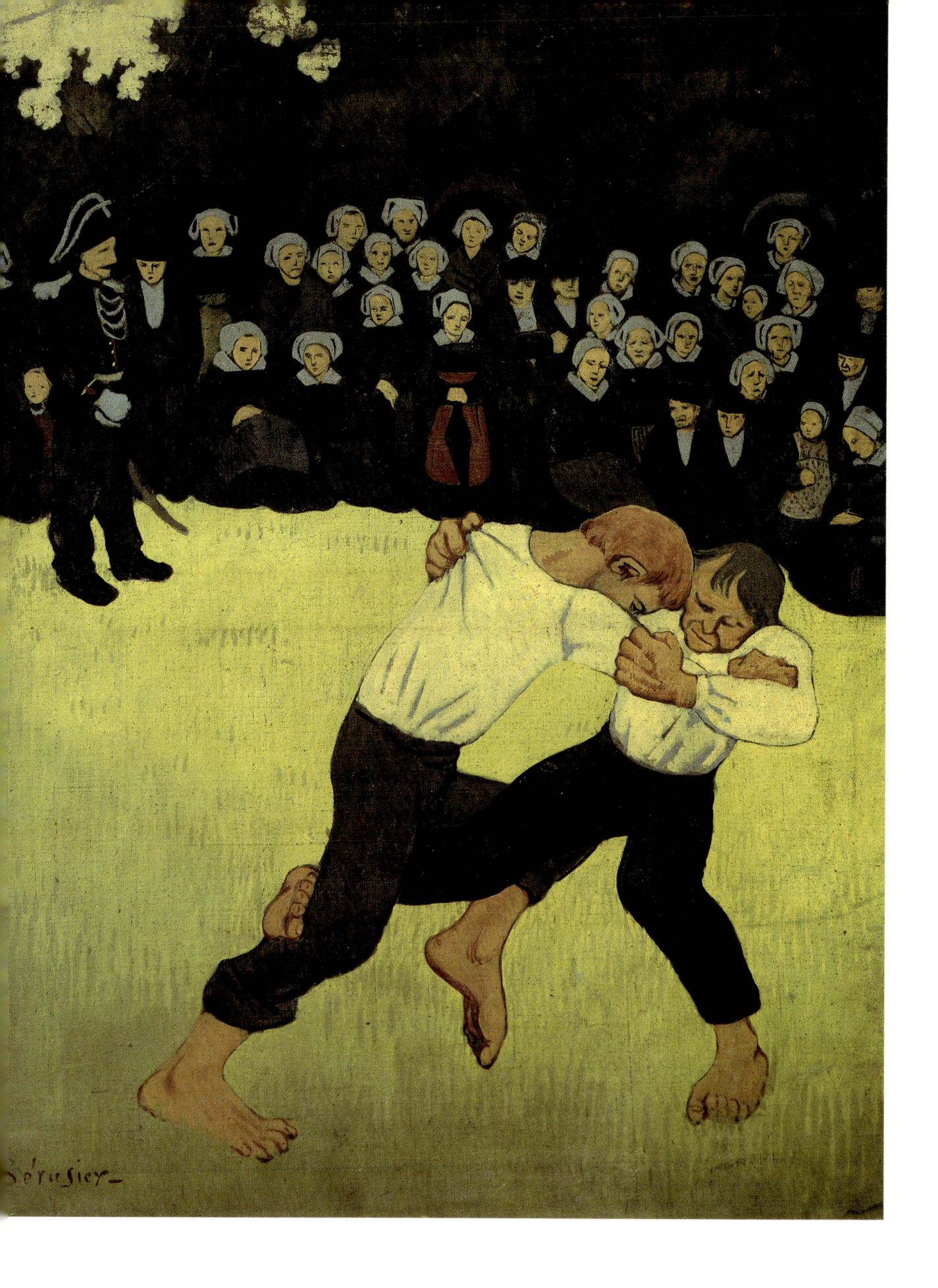

*C*harlemagne a vaincu,
Witikind se soumet.
Le combat s'interrompt, faute
de combattants : le vainqueur
a établi sa dominance,
le vaincu reconnu sa défaite,
ni l'un ni l'autre n'ont de raison
de reprendre la bataille.
L'absence de motif met fin
à toute compétition.
Ary Scheffer (1795-1858),
*Charlemagne reçoit à Paderborn
la soumission de Witikind en 785.*
Château de Versailles.

---

d'un animal ayant déjà subi une défaite, et ajuster leur comportement en fonction des indices qu'ils recueillent. La compétition peut même devenir inutile. C'est pourquoi on a pu proposer de parler de relations de soumission plutôt que de relations de dominance. Le prestige plus que le pouvoir joue un rôle essentiel dans l'établissement de la dominance, mais s'il n'est pas renforcé, il est menacé de disparition. Ce renforcement n'est pas nécessairement obtenu à la suite d'une contestation, mais plutôt par la répétition d'un schéma de relations préétablies.

D'autre part, la compétition agressive n'est pas sans risques. La motivation du gagnant et celle du perdant sont susceptibles d'être transformées par le combat : le premier comme le second peuvent ne plus être suffisamment motivés pour une nouvelle agression, le premier parce qu'il a établi sa dominance, le second parce qu'il reconnaît que son but n'est pas atteint.

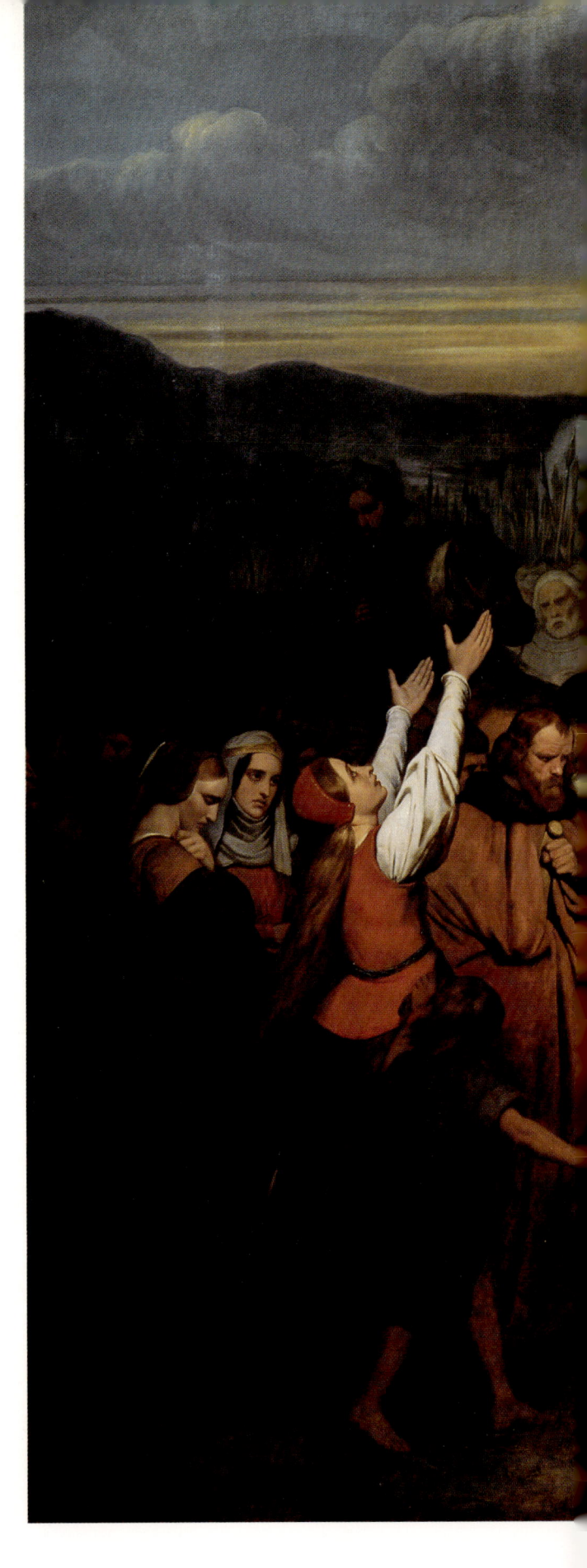

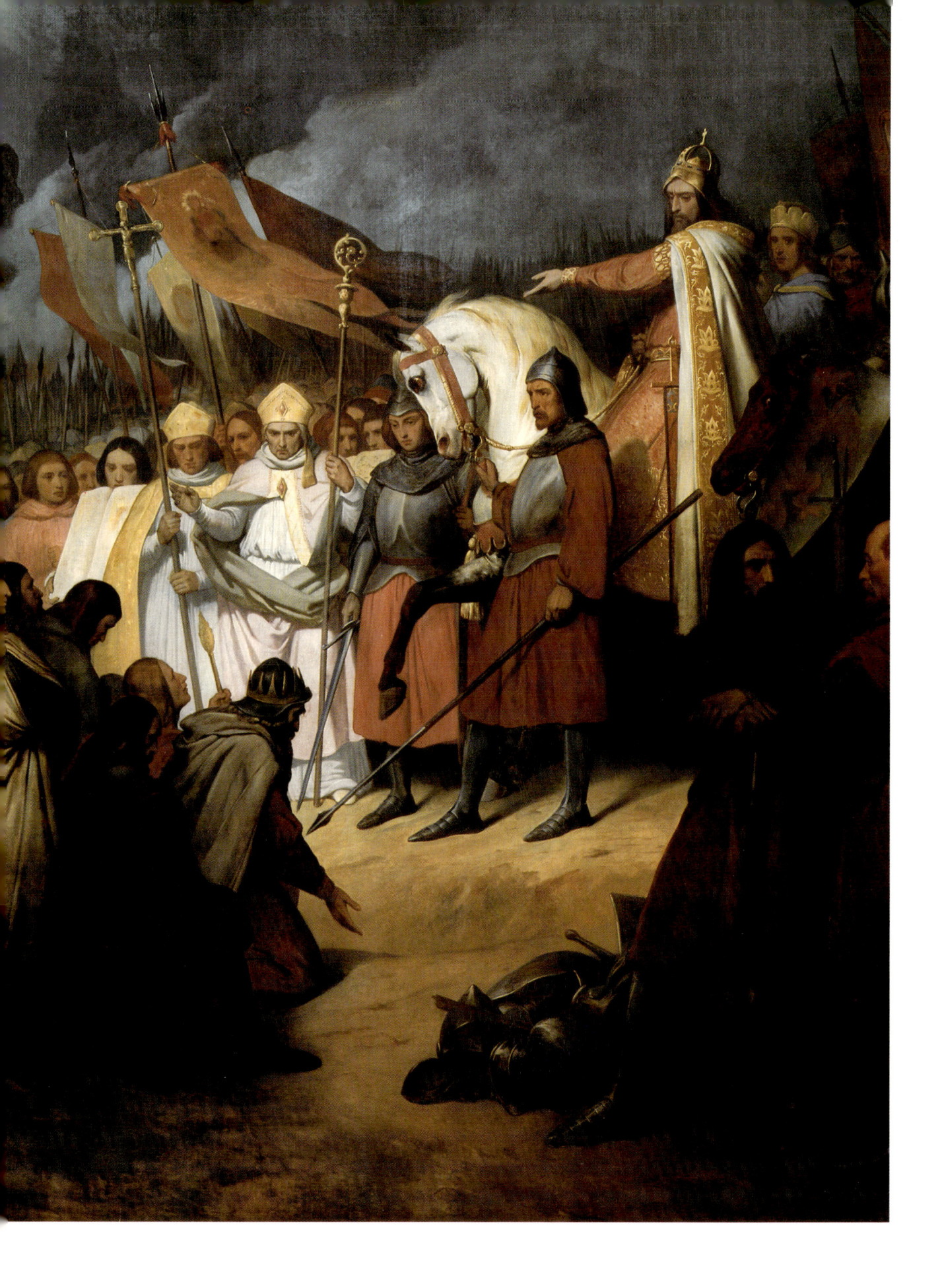

LES COMPORTEMENTS

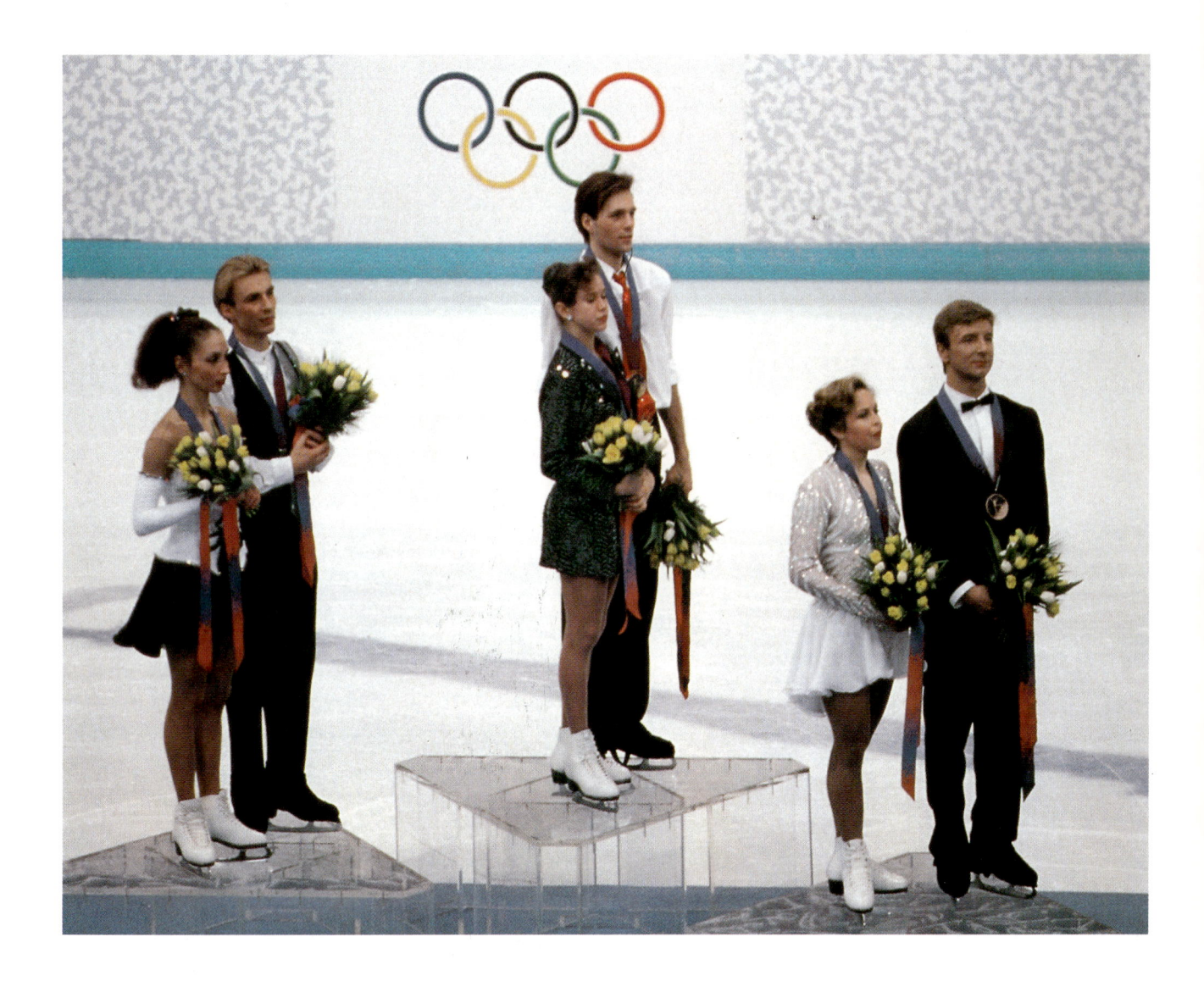

Il devient donc important de repérer les signes avant-coureurs de réussite ou d'échec d'une nouvelle compétition, ce qui peut la rendre inutile et ainsi éviter des lésions. Il semble donc que l'établissement des dominances diminue la nécessité des conflits à l'intérieur d'un groupe. Mais il faut ajouter qu'un comportement de dominance s'établit sur un même objet, sexuel ou de nourriture par exemple, et peut donc ne pas s'exprimer dans tous les cas où les motivations du moment sont différentes.

Chez les espèces hautement socialisées, les combats sont rarement diadiques – ils ont rarement lieu entre deux individus – car la présence d'un allié aux côtés d'un combattant au cours d'une contestation est souvent plus importante que ses attributs physiques. En effet, peu de singes, par exemple, peuvent combattre simultanément plusieurs adversaires.
De nombreuses et difficiles études ont été réalisées concernant le rang hiérarchique, non plus entre deux individus, mais au sein d'une société animale. Dès

*É*tablir un classement dans un groupe d'individus n'est pas toujours de l'ordre du possible. Pour ce faire, on doit avoir une relation transitive du type : si l'on peut comparer A à B et B à C, alors A et C sont comparables. Mais pour être acceptable, cette relation doit s'établir sur un critère unique et non sur un nombre important de facteurs variables. Ainsi, dans le cas présent, ce sont des moyennes de notes qui sont comparées, et non des patineurs en tant que tels. Podium de la danse sur glace aux jeux Olympiques de Lillehammer en 1994.

───────

que l'on s'adresse à un ensemble de trois individus, A, B, et C, si A domine B et que B domine C, on doit s'attendre à ce que A domine C. Cette relation, dite transitive, n'est toutefois acceptable que si les relations s'établissent sur un critère unique, la taille par exemple. Mais l'établissement des dominances ne se réalise en fait pas sur des quantités mesurables et instantanées. On peut imaginer que A domine B à un moment, parce qu'aucun allié de B n'est présent sur les lieux de la compétition : il s'agit alors d'une relation non transitive. Ce type de relations semble cependant temporaire et reflète l'instabilité du groupe. D'autre part, dans le cas d'une relation transitive, être le vingt-neuvième dans la hiérarchie d'un groupe de cinquante individus, note I. S. Bernstein, peut signifier quelque chose pour l'observateur, mais non pour l'individu concerné : celui-ci sait qui il peut vaincre et contre qui il peut perdre, mais il n'a aucune idée de sa situation au haut ou au bas de la hiérarchie. L'ensemble de ces raisons fait qu'il est impossible d'étudier la situation hiérarchique d'un groupe en partant de l'étude diadique.

En sélectionnant de nombreux critères, les éthologistes ont tenté de réaliser des matrices permettant de concevoir des systèmes hiérarchiques. Mais sur quels critères évaluer un niveau hiérarchique ? Pour A. Magur, les individus sont considérés en fonction de leur contribution à la survie du groupe. La majorité des auteurs pense que la dominance est un critère essentiel car elle est nécessaire à la performance sexuelle et au succès dans la reproduction : elle permet différentes possibilités dans la stratégie copulatoire. Mais selon nombre d'entre eux, il est préférable de s'intéresser à la notion de compétition plutôt qu'à celle de dominance. Or la compétition produit inévitablement des hiérarchies, et certains sont d'avis que la seule motivation à la compétition est de devenir « alpha ».

Des relations complexes et souvent circulatoires au sein d'un groupe peuvent être à l'origine de l'émergence de véritables classes sociales. Les uns seront dominés, les autres dominants, mais d'une façon qui n'est pas définitivement établie : les pouvoirs varient suivant les associations interindividuelles dans le

*L'*agressivité s'exprime non seulement au niveau individuel, mais également au niveau du groupe. Lorsqu'un individu se joint aux autres membres du groupe auquel il appartient pour défendre le territoire commun, il cherche bien évidemment à se protéger en tant qu'individu, mais aussi à protéger une structure abstraite, la structure hiérarchique de dominance établie dans le groupe.
G. Pelizza da Volpedo (1868-1907), *Le Quatrième État*. Milan, musée d'Art moderne.

groupe. C'est bien évidemment dans le cadre de l'agressivité de compétition que se situe l'agressivité exprimée pour la défense d'un territoire. Telles sont les bases de ce prétendu instinct de propriété qui n'est, en fait, que l'acquisition de l'apprentissage de la gratification et du renforcement qui lui succède. Si le même territoire était vide ou rempli d'objets ou d'êtres non gratifiants, voire dangereux pour le maintien de la structure de l'individu, donc nociceptifs,

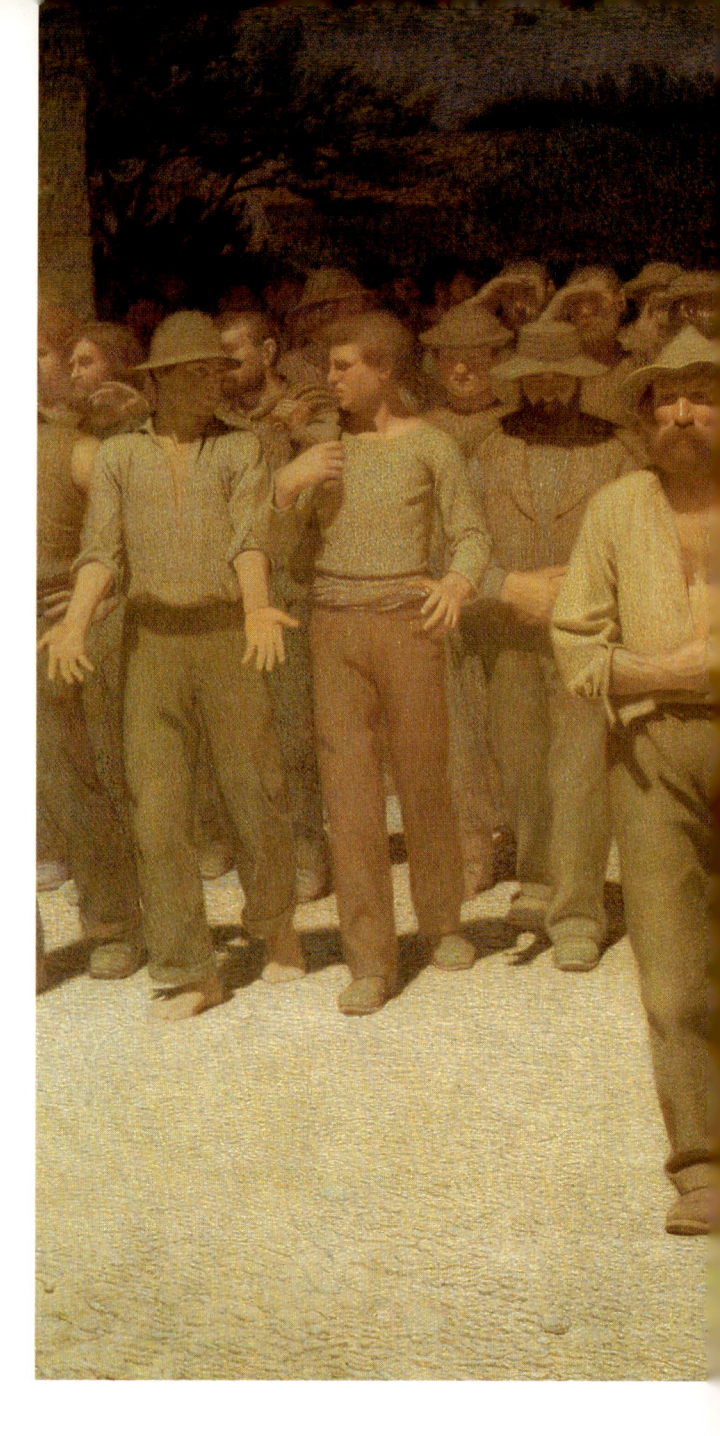

il ne serait pas défendu, mais fui. On peut alors admettre que l'agressivité de défense du territoire n'est pas un comportement inné, mais acquis, résultant de la compétition avec un intrus pour la conservation des objets et des êtres gratifiants que ce territoire contient.

Il faut pourtant veiller à ne pas mélanger les niveaux d'organisation. Il s'agit de ne pas confondre, par exemple, la défense du territoire du couple, appropriation qui permettra à l'époque du rut la reproduction et l'apprentissage premier de la descendance, avec la défense d'un territoire du groupe, qui contient une autre structure que celle de l'individu : celle du groupe, c'est-à-dire l'ensemble des relations existant entre les individus de ce groupe.

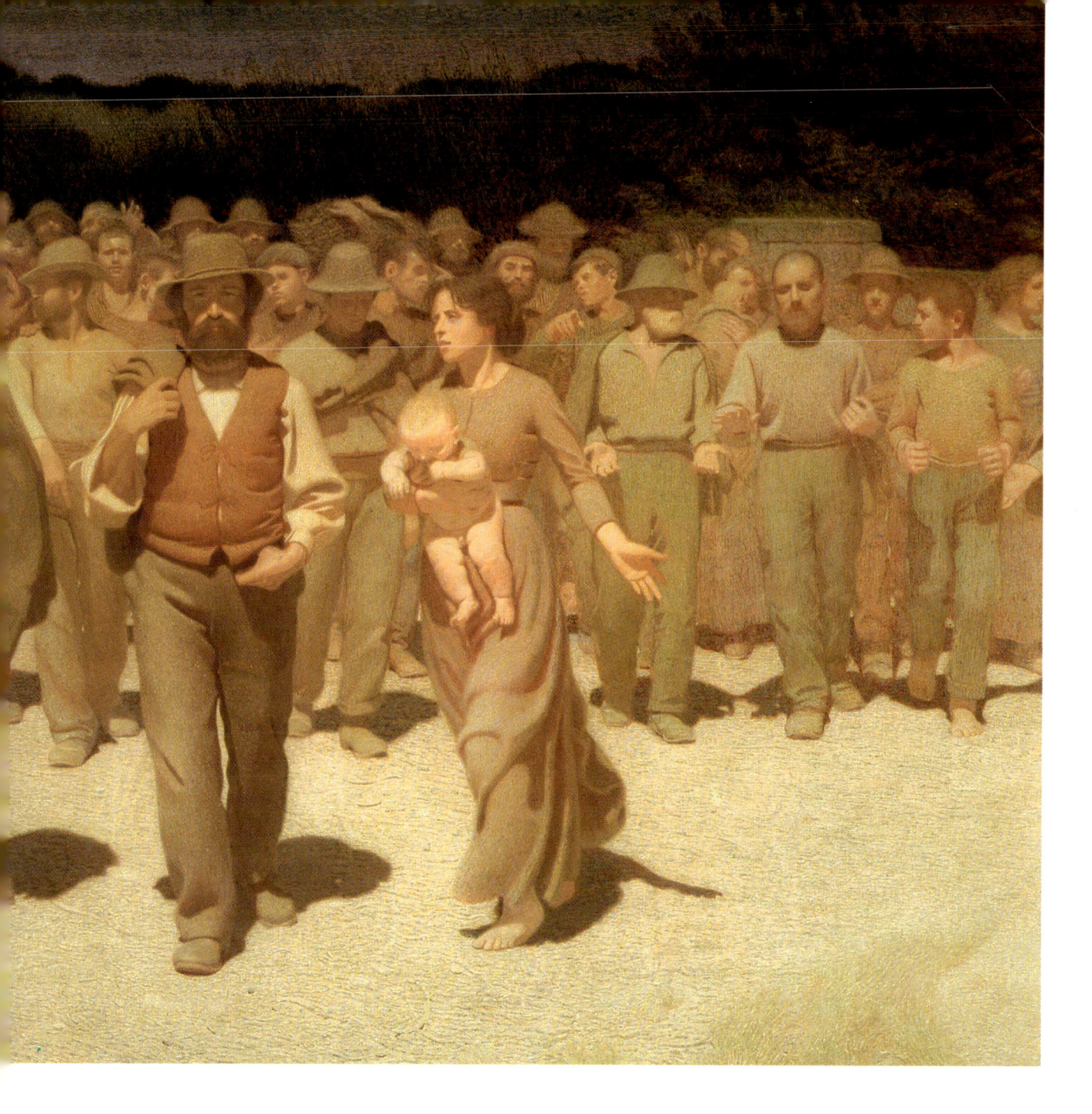

Or dans toutes les sociétés animales la structure du groupe est une structure hiérarchique de dominance. Lorsqu'un individu, en tant qu'élément de la structure du groupe, va défendre le territoire de ce groupe aux côtés de ses pairs, c'est cette structure abstraite qu'est la structure interindividuelle hiérarchique de dominance qu'il va défendre. Mais ce faisant, évidemment, il protège aussi sa propre structure d'individu, puisqu'il bénéficie de l'appartenance au groupe. Bien que douloureusement dominé, aliéné, lorsqu'il fait partie de la base de l'échelle hiérarchique, il comprend qu'il est encore préférable, pour sa propre

LES COMPORTEMENTS

survie, de combattre avec l'ensemble du groupe que de s'en séparer. Il est probable que le dominant a intérêt à ce que le groupe conserve la propriété du territoire où il vit, s'il veut conserver sa dominance. Mais il est tout aussi probable que le dominé a également intérêt, s'il veut demeurer sur ce territoire qui lui permet de vivre, à ce que le dominant conserve sa dominance, si ce dernier veut lui-même participer à la survie du groupe. Pour expliquer le rôle adaptatif des comportements de dominance, S. A. Gauthreaux Jr. a proposé en 1978 un modèle de dispersion : au centre le plus riche du territoire se trouvent les dominants, et plus on s'éloigne vers la périphérie la plus pauvre, plus s'accumulent les dominés. Quand la quantité de nourriture diminue, ce sont les dominés qui sont les premiers affectés et donc les premiers à émigrer vers d'autres territoires. Même si ces nouveaux territoires sont moins riches en nourriture, ils suffiront aux émigrants, qui n'auront momentanément plus à subir l'appropriation des dominants. Le même modèle est applicable à l'habitat.

Certains chercheurs soulignent le rôle fondamental de l'entraide dans l'évolution. Dès 1883, le zoologiste et anthropologue Pierre Kropotkine en particulier attire l'attention sur ce comportement d'entraide qui lui paraît aller à l'encontre de la loi de la jungle, à savoir la survie et la reproduction des plus forts et des mieux adaptés, qui constituait le fondement du darwinisme. Son livre intitulé *L'Entraide, un facteur de l'évolution* est à ce sujet remarquablement documenté. Il réfute la notion darwiniste de la lutte de tout animal contre ses congénères et de tout homme contre tous les autres hommes pour l'obtention des moyens d'existence, et se refuse à croire qu'elle est une « loi de la nature ».

*L*e soldat alité a été blessé en combattant pour la patrie, c'est-à-dire en fait pour une structure abstraite, établie hiérarchiquement. Les religieuses qui l'entourent de leurs soins symbolisent la notion d'entraide, qui semble aller à l'encontre de la loi du plus fort et s'oppose à celle du combat. Lutte compétitive et entraide sont complémentaires. Elles ont toutes deux permis l'évolution, mais se situent à des niveaux d'organisation différents. La première risque d'aboutir à la disparition de l'espèce humaine, et la seconde, pourtant indispensable, paraît difficile à réaliser dans la compétition économique qui règne à tous les niveaux d'organisation, de l'individu aux États. Jean-Joseph Weerts, *Scène de la guerre de 1870*. Musée de Roubaix.

183

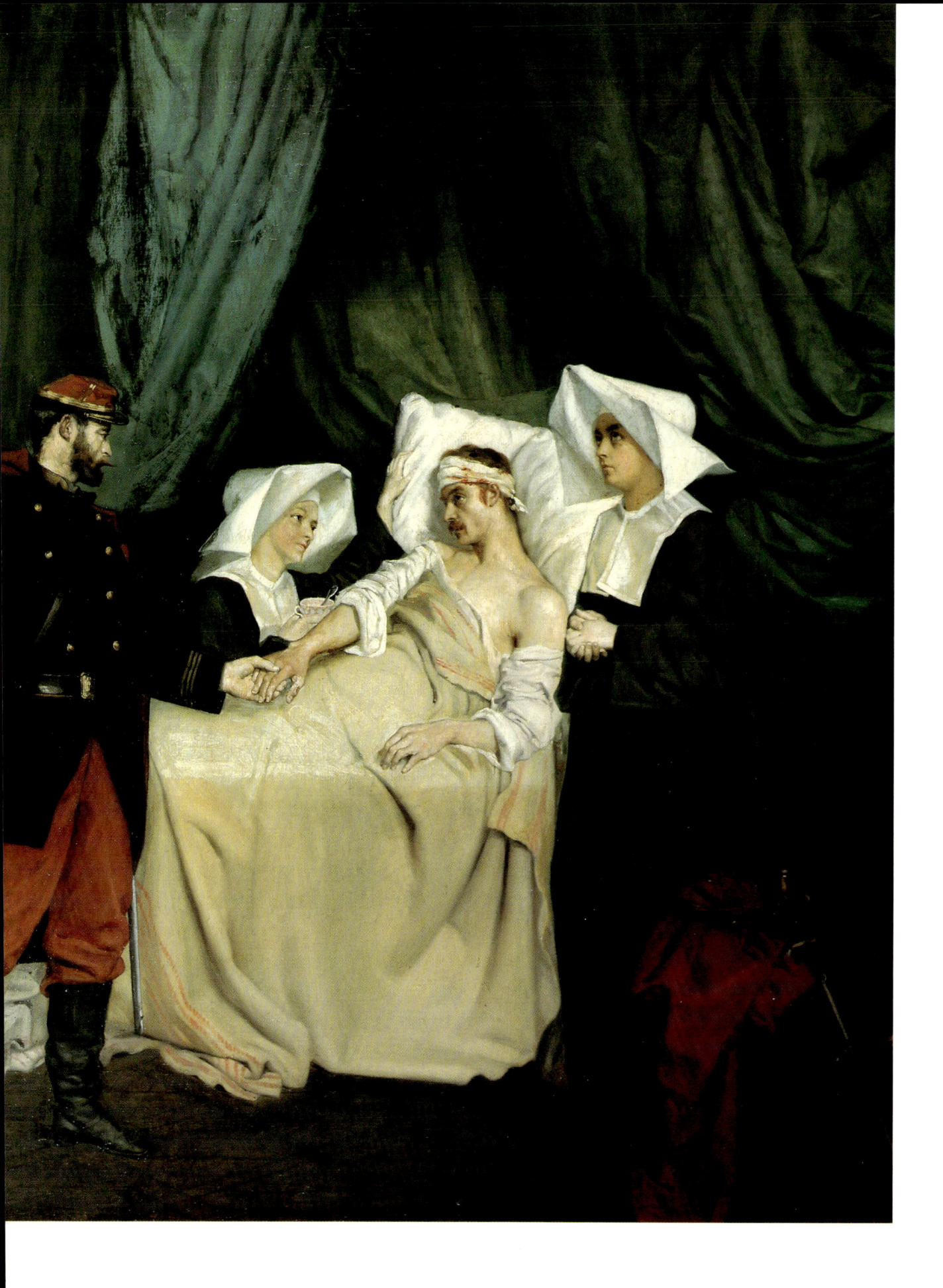

Ses arguments fondés sur des observations éthologiques sont nombreux et difficilement contestables. Il ne se place jamais sur le plan affectif de l'amour ou de la sympathie, qui lui semblent être des mots aptes uniquement à restreindre le phénomène de l'entraide et à l'obscurcir. Pour lui, cette pratique aboutit à l'apprentissage qui existe entre l'étroite dépendance de l'équilibre biologique de chacun et l'équilibre de tous. L'entraide est en quelque sorte le résultat d'un acte intéressé.

Comment des opinions apparemment si opposées peuvent-elles être admises sans s'exclure ? Là encore c'est la confusion des niveaux d'organisation qui aboutit à celle des idées. Personne ne met en doute l'existence, dans le règne animal, de la recherche d'un allié dès qu'une compétition surgit dans une diade. Dès l'apparition de la triade, l'entraide apparaît donc, mais au cours d'un processus de recherche de l'appropriation et de la dominance.

Si l'on remonte à ce que nous connaissons de l'évolution du monde vivant dans la biosphère, on constate qu'à partir des formes unicellulaires ayant pris naissance dans les océans, la formation d'êtres pluri et multicellulaires peut être considérée comme l'un des premiers exemples d'entraide et de sociabilité. Tout porte à penser que cette association de cellules ne fut pas gratuite et que chacune d'elles a pu bénéficier, au sein de l'ensemble, de tous les moyens de survie dont elle était auparavant dépourvue. La spécialisation fonctionnelle rendit chaque élément dépendant de l'ensemble comme l'ensemble se mit à dépendre de chaque élément.

A une époque plus reculée encore, lorsque l'oxygène moléculaire fit son apparition dans l'atmosphère, les formes primitives, qui vivaient sans oxygène et pour lesquelles l'oxygène était même un poison, ne durent leur évolution qu'à la symbiose, c'est-à-dire à l'envahissement de leur protoplasme par des formes nouvelles, analogues à des bactéries, qui savaient utiliser l'oxygène.

Il est certain que Pierre Kropotkine et ses successeurs prennent moins en considération la lutte individuelle pour la vie que la lutte contre des conditions climatiques et environnementales qui furent vraisemblablement un facteur essentiel de l'évolution des espèces. Dans ce dernier cas, on peut penser que la capacité à s'associer fut le moteur principal de l'évolution. Mais dès que l'on passe à un nouveau niveau d'organisation, celui de l'individu, qui constitue à lui seul une société d'entraide cellulaire, une nouvelle compétition survient entre les individus isolés, aboutissant à la formation hiérarchique du groupe, à sa cohésion. Mais alors que la « sociabilité » réalise un ensemble qui, au sein de l'individu, ne fait appel à aucune hiérarchie de pouvoir entre les cellules qui le constituent, mais seulement à une spécialisation de fonctions, au niveau d'organisation des groupes, la recherche de la dominance survient. Quelle explication donner à l'apparition de ce facteur ? On peut penser que la mobilité de l'individu dans le milieu, son autonomie motrice dans la recherche du maintien de son information-structure est ce qui le met en compétition avec les autres individus. Et dans l'espace occupé par le groupe, dans son territoire, une nouvelle structure s'établit qui est alors une structure hiérarchique de dominance. On peut même penser avec René Girard que c'est alors l'inégalité qui supprime la violence, mais que cette inégalité s'est établie grâce à la violence engen-

*L*a hiérarchisation de la société, liée à la compétition, est ici prise à partie par une affiche réalisée en 1917 lors de la Révolution russe et qui caricature armée, bourgeoisie, clergé et propriétaires terriens. On a pu constater depuis combien il est difficile de sortir de ce puissant mécanisme qui réapparaît sans cesse sous de nouveaux habits. Paris, musée des Deux Guerres mondiales.

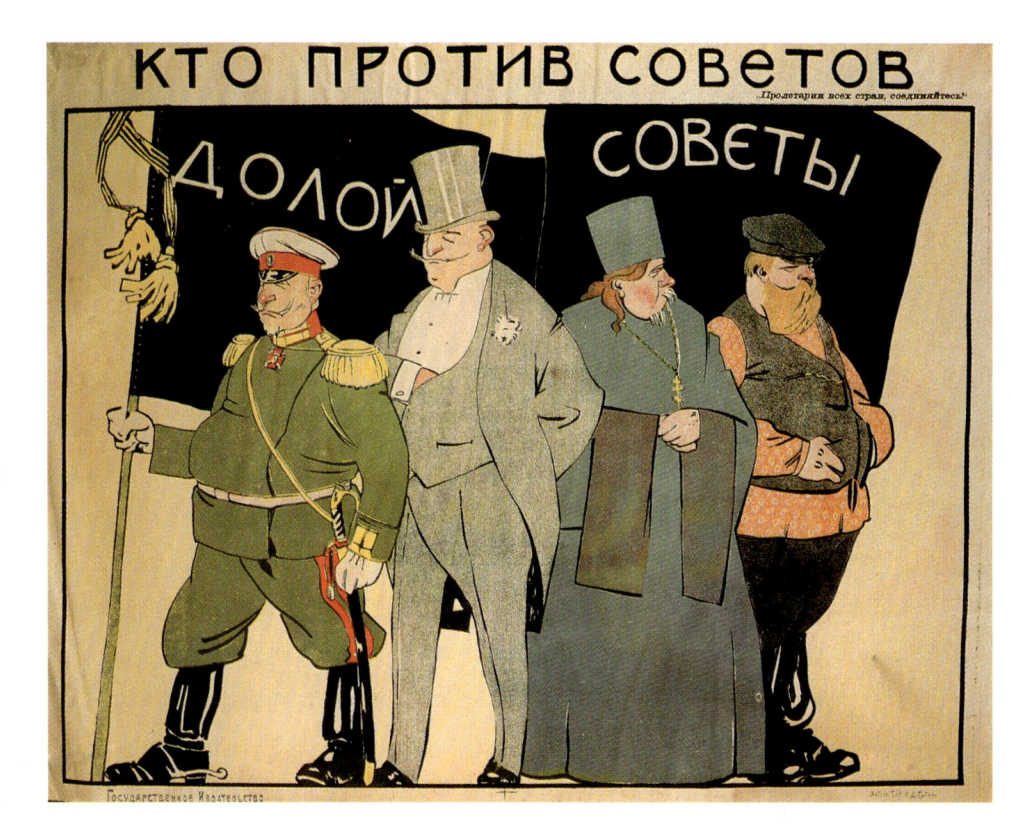

drée par la compétition. Et le groupe organisé, structuré, entre lui-même en compétition avec d'autres groupes, en vue de l'obtention de la dominance. Aussi longtemps que la finalité de l'individu devra passer, pour atteindre celle de l'espèce, par l'intermédiaire de celle des groupes sociaux, on peut imaginer que rien ne sera changé. Il ne s'agit pas là d'une « loi de la nature » inéluctable, mais d'une loi de l'ignorance et de l'incompréhension.

En résumé, lutte compétitive et entraide ont toutes deux permis l'évolution. Non pas antagonistes mais complémentaires, elles se situent chacune à un niveau d'organisation différent. Mais au niveau auquel est parvenue l'espèce humaine, la première risque d'aboutir à sa disparition, et la seconde, qui paraît pourtant indispensable, semble bien difficile à réaliser.

HISTOIRE DES DOMINANCES

*L*e cerveau humain est à même de créer, grâce à des aires associatives particulièrement développées, des informations à partir d'éléments mémorisés à la suite d'expériences vécues dans son milieu environnant. Grâce aux langages, ces expériences ont pu être transmises de génération en génération. La création imaginaire de nouveaux ensembles, de nouvelles structures, doit s'accompagner du contrôle de leur cohérence avec le principe de réalité, qui est celui des lois qui régissent le monde environnant. C'est l'action qui exerce ce contrôle : la logique du discours doit être confrontée à la logique des faits. Les hypothèses de travail, depuis le début de l'histoire humaine, ont toujours dû subir la vérification expérimentale.

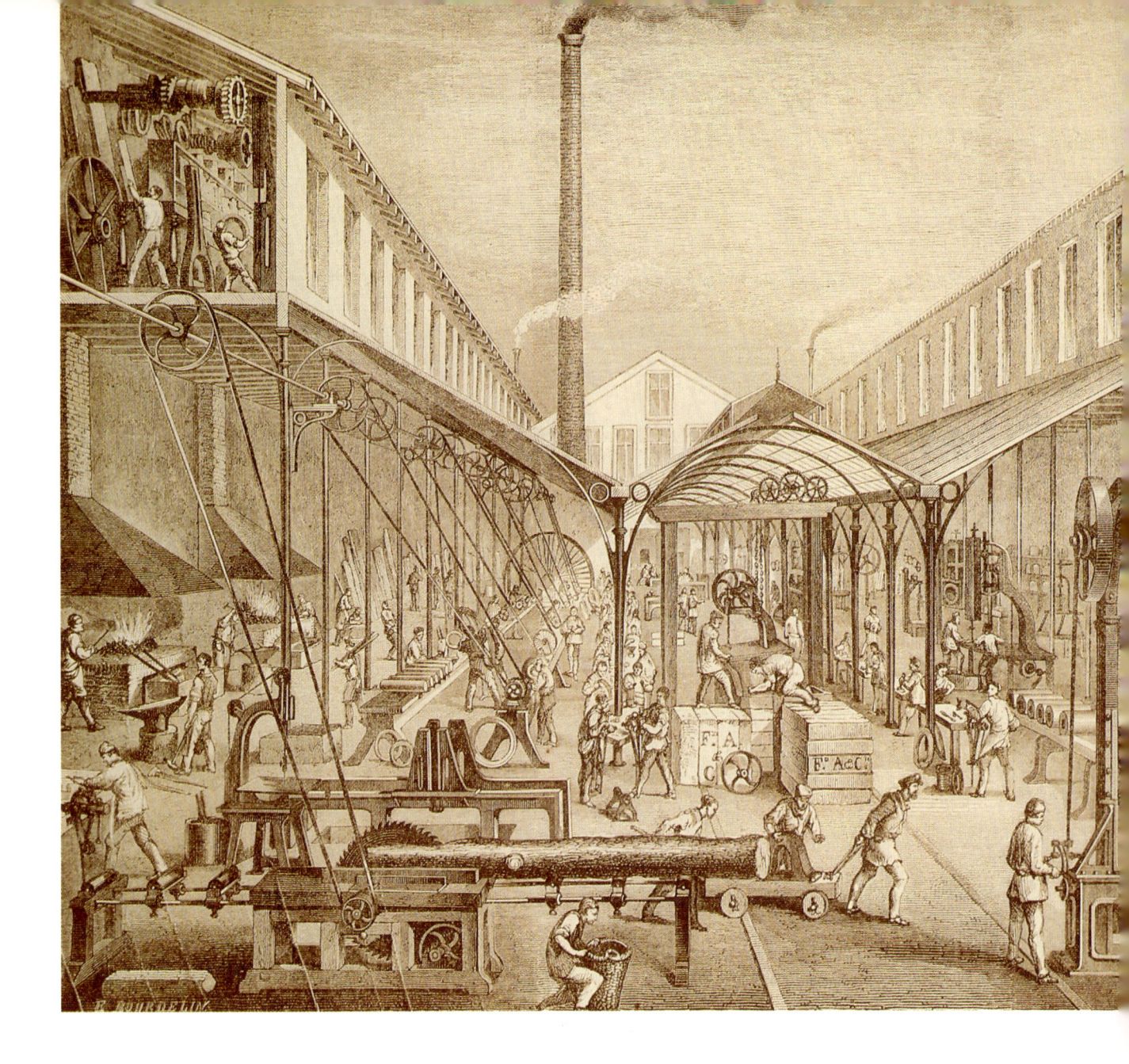

Le langage a donné à chaque chose son double vocal, ce qui a permis de l'articuler dans la phrase. Il a ainsi ouvert aux hommes l'accès à l'imaginaire conceptuel, créateur de nouvelles structures, et leur a offert la possibilité de vérifier une hypothèse non seulement par sa cohérence avec le monde, mais encore en la conjuguant avec l'expérience des autres. Ayant découvert cette faculté d'abstraction, les hommes furent à même d'inventer un monde nouveau, échangeable, libéré de l'objet, qu'ils pouvaient faire renaître en commun – communiquer. Le cerveau de l'homme, comme lui-même, naît nu ; le langage, qui lui vient des autres, l'habille. Nous ne sommes en fait que les autres, aussi bien dans le résultat de la combinaison génétique que dans notre apprentissage de la vie. Tous les autres, les vivants et les morts.

Grâce à cette possibilité de créer de l'information, l'espèce humaine a pu « informer », « mettre en forme » la matière et l'énergie, créant ainsi des outils qu'elle utilise pour assurer de mieux en mieux sa protection, sa durée. Cette matière transformée par son industrie a donné naissance à des objets superflus susceptibles

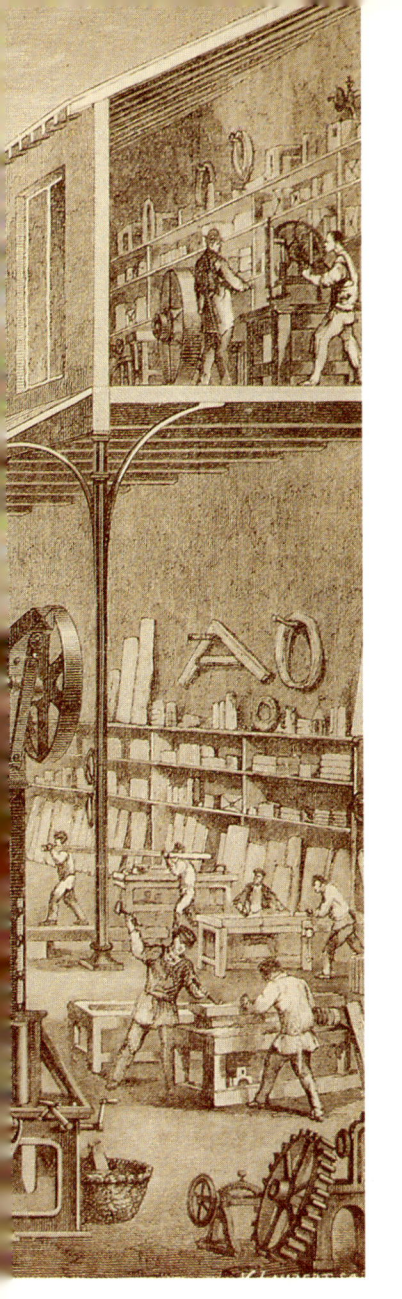

Grâce à son aptitude à « mettre en forme » la matière et l'énergie, l'homme a pu, dans un premier temps, créer des outils. Progressivement, son pouvoir de transformation s'est élargi, il a alors inventé les machines et l'industrie. Il produit ainsi plus qu'il ne peut consommer, et le superflu devient marchandise, donc objet d'échange.
Atelier de construction, de scierie et de machines-outils, estampe du XIXe siècle.
Paris, musée Carnavalet.

d'être échangés, autrement dit à des marchandises. Venues s'ajouter à la liste des objets gratifiants du milieu, celles-ci ont été à la base de besoins acquis, par l'apprentissage de la gratification qui résultait de leur usage. Et au cours des millénaires, leur possession se trouva à l'origine de la recherche de la dominance.

Dès 1965, dans un article destiné à la presse médicale intitulé « A propos de l'automobiliste du Néandertal », je notais : « L'enfant qui naît de nos jours parcourt confortablement, en quelques mois, les siècles de danger, de douleurs, de travail et de morts qui, de la découverte du feu, de l'agriculture et de l'élevage, de la roue, de la voile, des structures sociales successives jusqu'à la révolution industrielle du XIXe siècle ont illustré l'Histoire de l'Homme… Qu'on veuille bien considérer nos télécommunications modernes. Elles contractent l'espace en mettant à la portée de nos oreilles et de nos yeux un correspondant lointain. Contractant l'espace, elles contractent le temps que notre message aurait mis à parvenir à notre interlocuteur. L'apparition du langage ne fit point autre chose, mais il le fit au-dessus des générations… A partir du langage (…) le temps et l'expérience des hommes ont pu se transmettre et s'accumuler. »

Le temps sociologique a ainsi gagné de vitesse le temps biologique. Un père et un fils qui parlent la même langue utilisent les mêmes mots, mais avec un contenu sémantique différent, car les informations qu'ils ont stockées grâce à ces mots ne sont pas contemporaines ; ils se réfèrent à deux mondes différents. Cela constitue sans doute un facteur important des conflits de générations. L'expérience des mots est unique pour chacun de nous et cet instrument étonnant qu'est le langage a certainement été la raison fondamentale de l'incompréhension des hommes entre eux.

Les variations survenues dans le climat à la fin de la dernière glaciation, celle du Würm, furent probablement responsables du passage du paléolithique au néolithique, qui constitue l'un des grands moments de l'histoire de l'espèce. S'installa alors dans l'hémisphère Nord un nouveau climat que l'on a coutume de décrire comme beaucoup plus clément que le précédent, favorable aux premières industries, à l'agriculture et à l'élevage. Ce climat possédait la particularité de

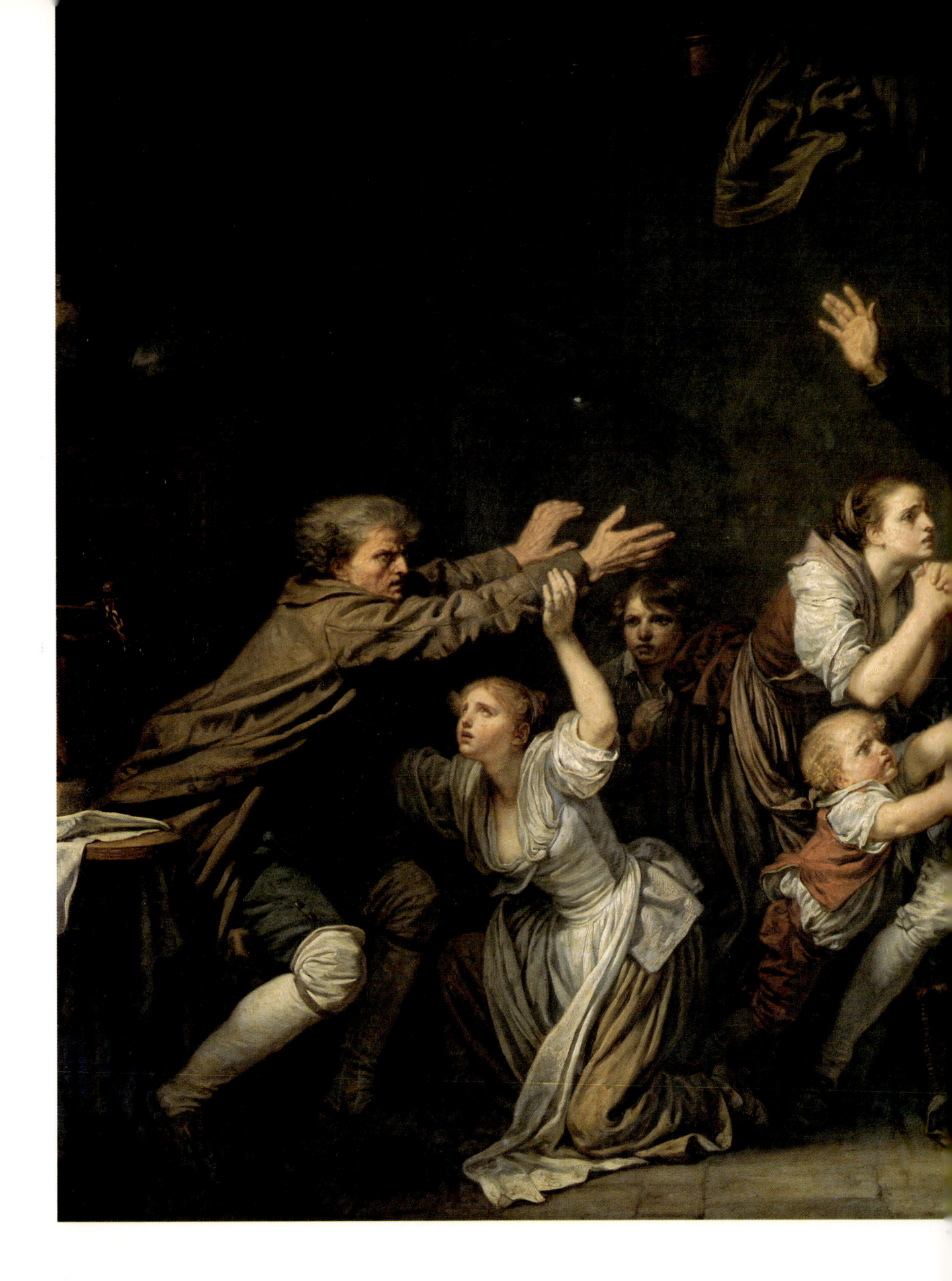

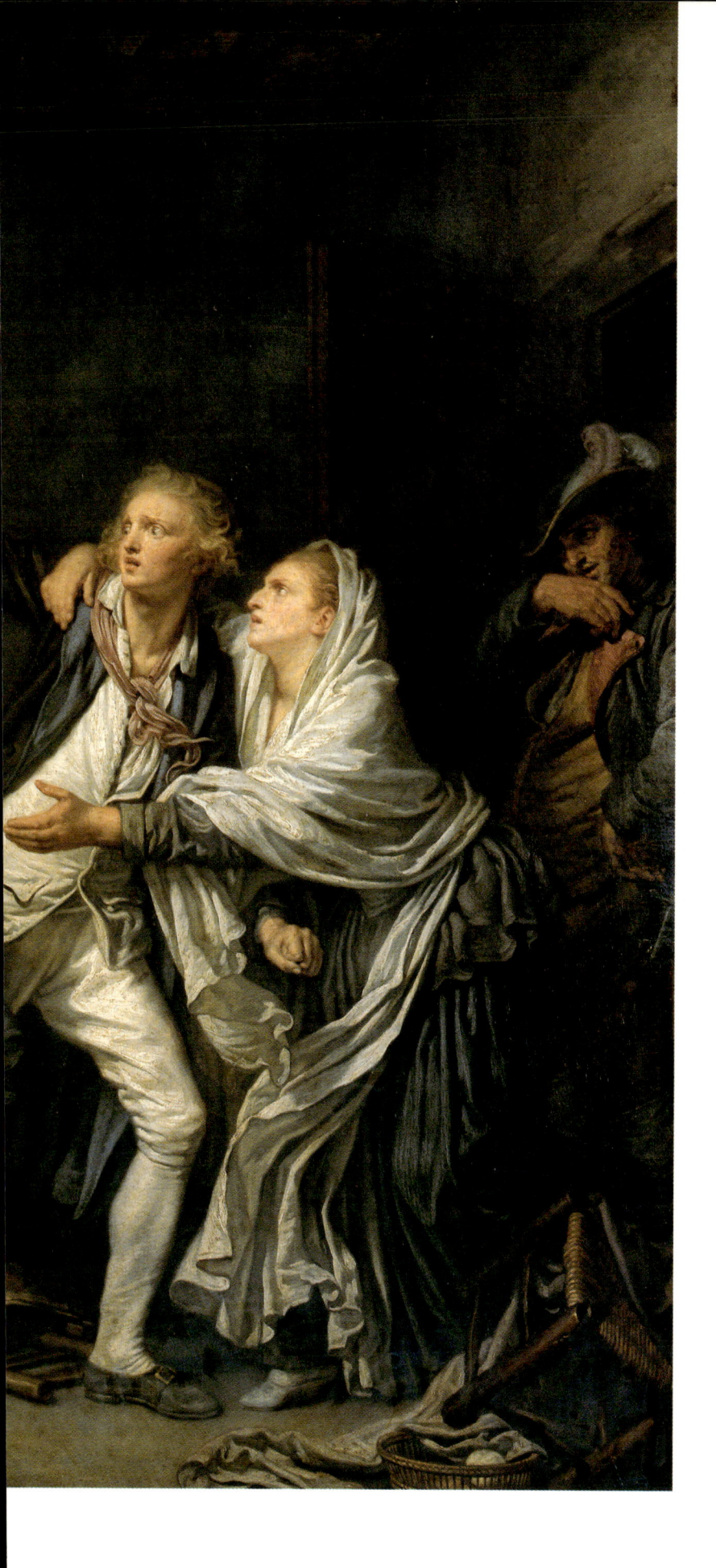

*L*e temps sociologique a gagné de vitesse le temps biologique. Ce père et son fils parlent la même langue, et pourtant les mots n'ont pas le même sens, pas le même contenu sémantique pour tous deux, car ils ont mémorisé des informations qui ne sont pas contemporaines. Cela constitue sans doute un facteur important des conflits de générations. Jean-Baptiste Greuze (1725-1805), *La Malédiction paternelle, le fils ingrat.* Paris, musée du Louvre.

LES COMPORTEMENTS

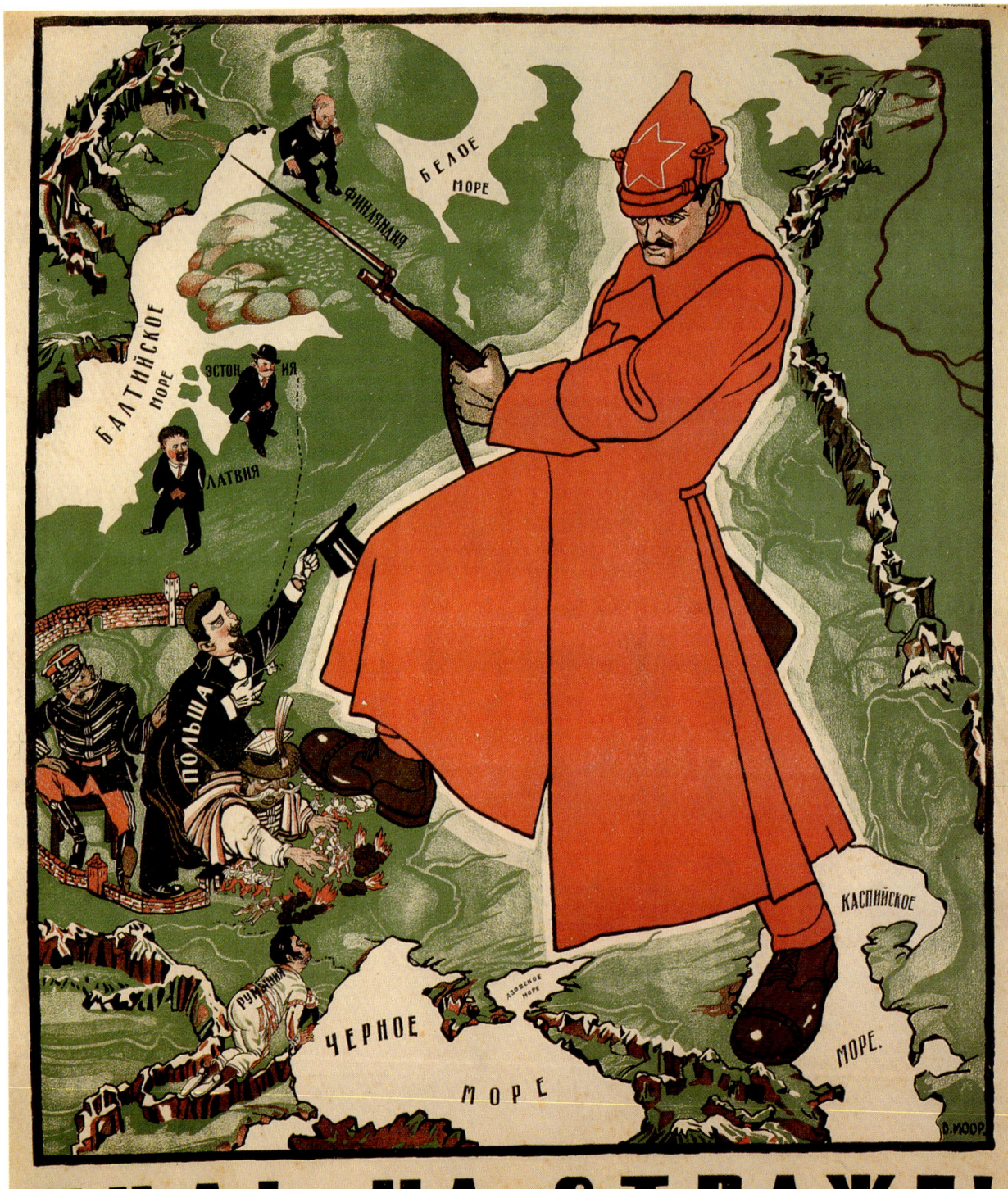

БУДЬ НА СТРАЖЕ!

En défendant son territoire, tout individu tente de conserver pour son usage propre les objets gratifiants que contient cet espace. C'est ainsi que naît l'instinct de propriété, qui n'a rien d'inné, mais s'élabore par l'apprentissage de la gratification procurée par certains objets ou certains êtres, l'apprentissage du plaisir, de la protection de l'équilibre biologique. Si le territoire était vide, il perdrait tout intérêt et ne serait pas défendu. Révolution russe, affiche : *Soldat de l'Armée rouge chassant de Russie les riches profiteurs*, 1917-1920. Paris, musée des Deux Guerres mondiales.

présenter une alternance saisonnière, l'hiver succédant à l'été. L'été, le climat devenait clément, mais les conditions climatiques difficiles antérieures revenaient avec l'hiver. Nos lointains ancêtres, qui avaient longuement souffert de la rigueur du froid, s'en libérèrent grâce à leur imagination : l'agriculture et l'élevage permirent d'engranger en été et d'avoir des réserves de graminées et de la viande fraîche en hiver. L'objet gratifiant, nécessaire à la survie, ne se trouvait plus dispersé dans la nature, mais rassemblé, collecté en un territoire. La notion de propriété était née, propriété qu'il fallut défendre contre les prédateurs de toute sorte, à commencer par les autres hommes moins favorisés techniquement. Il n'existe pas d'instinct inné de propriété ni de défense du territoire, que ce soit dans les premières sociétés néolithiques ou chez l'individu, mais seulement un apprentissage de la gratification, de la protection de l'équilibre biologique, du plaisir.

Cette opinion se trouve renforcée par le fait que certaines ethnies ont ignoré, semble-t-il, la notion de propriété et de défense du territoire jusqu'à ce que l'homme du 45e parallèle de l'hémisphère Nord vienne la leur inculquer à une époque récente : leur migration les avait dirigées, toujours à la fin de la glaciation du Würm, vers certaines régions du globe où l'environnement géoclimatique leur épargnait d'avoir à craindre pour leur survie immédiate, comme ce fut le cas dans les îles du Pacifique Sud. On remarque la même absence d'agressivité et de possessivité chez des ethnies comme les Esquimaux, dont la survie est restée, à l'opposé, aussi précaire que celle de nos ancêtres du paléolithique. Instinct de propriété et, en conséquence, recherche de la dominance et agressivité ne paraissent donc pas dépendre d'une caractéristique innée du système nerveux humain, mais bien au contraire d'un apprentissage conditionné autour du 45e parallèle par la niche géoclimatique où certaines ethnies se sont développées.

Si cette hypothèse est exacte, elle empêche de souscrire entièrement à l'opinion d'ethnologues et de paléontologues qui tendent à nous montrer l'homme du paléolithique comme un être heureux, ignorant la famine et l'angoisse, baignant dans une civilisation qui serait l'opposé d'une civilisation de pénurie : un homme un peu paresseux, ne travaillant que trois ou quatre heures par jour, vivant, au contraire de ce que l'on a pu penser, dans l'abondance, car sachant limiter ses besoins, inconscient, nonchalant, nomade, ignorant la propriété – comme nous venons de le supposer en nous appuyant sur des bases neurophysiologiques. Mais s'il en était vraiment ainsi, quelle motivation l'aurait poussé à la découverte de l'agriculture et de l'élevage ? S'il ne connaissait pas l'angoisse du lendemain, pourquoi aurait-il fait des réserves ? Quels facteurs l'auraient conduit à s'en donner les moyens ? Les actions des hommes ne sont jamais gratuites, elles correspondent toujours à une nécessité, consciente ou inconsciente. Si l'homme primitif ne « rentabilise » pas son activité, ce n'est pas parce que, sachant le faire, il n'en éprouve pas l'envie, mais parce que, sachant le faire, il n'en a pas l'idée, car les conditions géoclimatiques ne le lui permettent pas. Quand le climat devient tempéré autour du 45e parallèle, tout primitif qu'il est, il préfère l'été à l'hiver et travailler l'été pour survivre plus agréablement l'hiver en utilisant ses réserves. Admettre cela, ce n'est pas attribuer au chasseur du paléolithique notre esprit bourgeois, c'est dire qu'il est capable d'imagination « utile » en fonction du cadre géoclimatique qui l'environne.

L'agriculture est un moyen de transformation rapide de l'énergie solaire en calories capables d'assurer le maintien de l'information-structure des organismes humains. De la même façon que l'élevage, elle se révèle être une mise en forme, une « information » de l'énergie solaire. A côté de la masse – qui offre les matières premières – et de l'énergie se manifeste, avec les premiers hommes, l'information. La matière et l'énergie ont toujours été à la disposition de l'espèce humaine. C'est l'information technique permettant de

*A*griculture et élevage sont parmi les premières activités humaines de transformation de l'énergie solaire en calories assimilables par l'organisme et donc permettant à l'homme d'améliorer les conditions de sa survie. Après la dernière glaciation, quand le climat devint plus clément sous nos latitudes, l'homme s'évertua à développer sa production l'été pour vivre plus agréablement l'hiver sur les réserves ainsi accumulées. Pol de Limbourg, *Les Très Riches Heures du duc de Berry*, 1413-1416, fol. 7v°, *Juillet, moisson, château de Poitiers.* Chantilly, musée Condé.

193

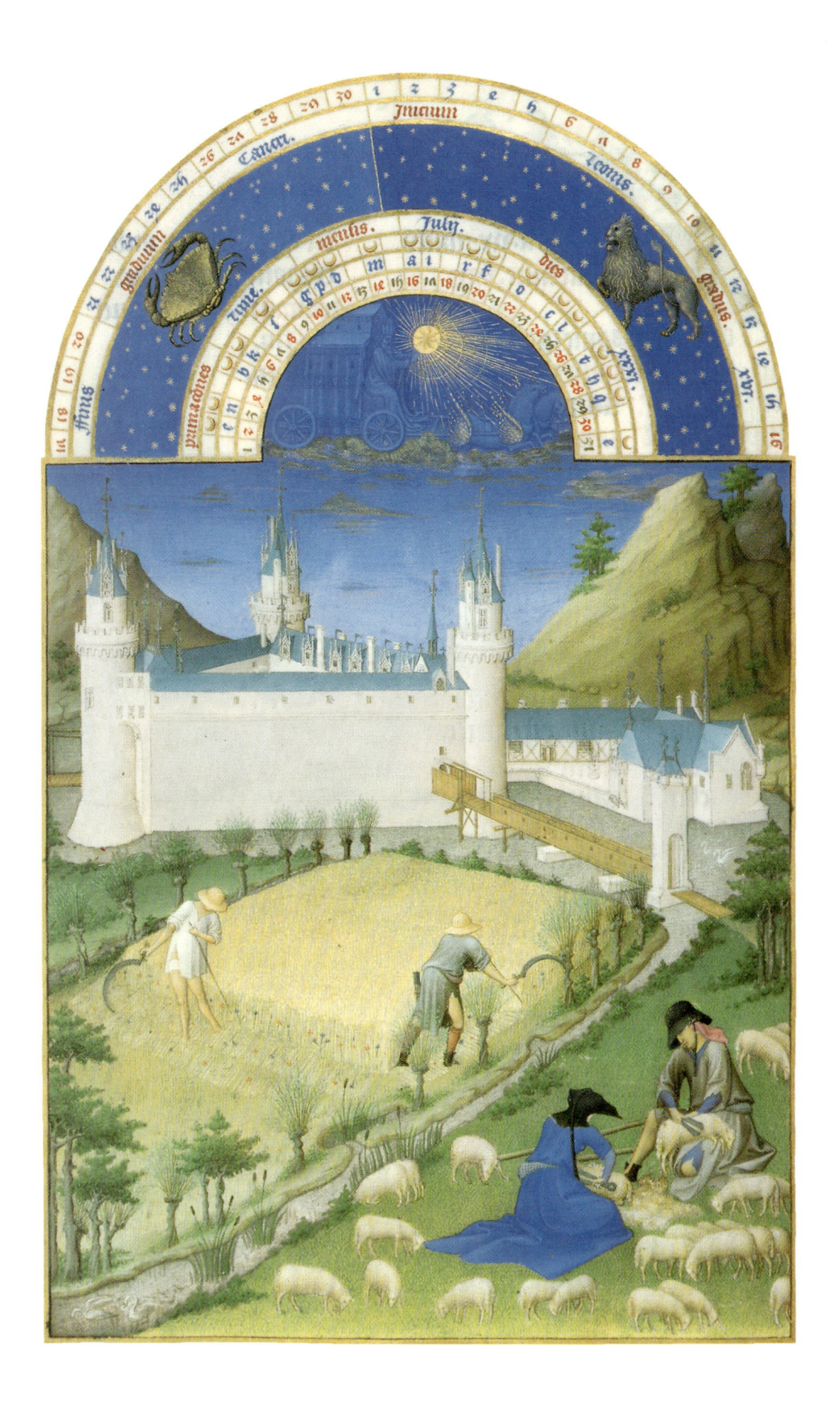

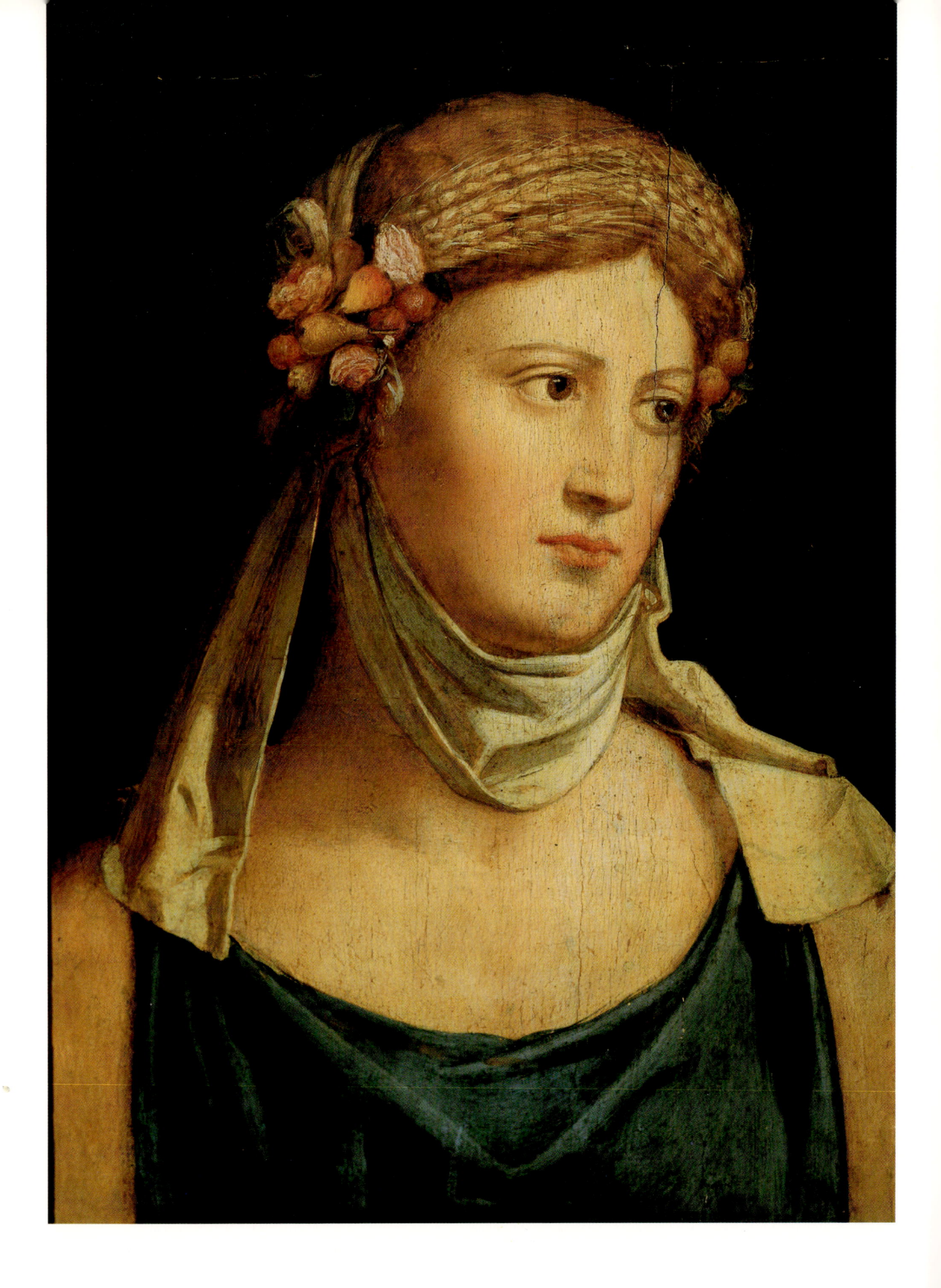

*E*n restant à la caverne pour entretenir le feu et s'occuper des enfants, nombreux (le manque d'hygiène infantile en tuait beaucoup), la femme, par nécessité plus sédentaire que l'homme, a peut-être inventé l'agriculture et l'élevage. Les divinités des moissons, dont Cérès, sont généralement des femmes. Baltassare Peruzzi (1481-1536), *Buste de Cérès*. Rome, galerie nationale d'Art antique, palais Barberini.

les mettre en forme qui au début manquait ; et ce sont les langages qui ont enfin pu la transmettre et l'accumuler de génération en génération. Cette information a d'ailleurs longtemps servi à transformer la matière bien plus que l'énergie. Ainsi le licol, qui permit d'utiliser l'énergie musculaire des animaux pour le transport et le travail, est-il d'invention récente. De même, l'agriculture et l'élevage, qui auraient dû conduire à une société d'abondance et réduire le travail de l'homme, n'ont fait que transformer son activité : ils ont diminué en partie son travail thermodynamique et accru son travail informationnel. Le temps libre laissé en hiver par les réserves accumulées en été fut employé plus efficacement par l'imagination. Les sciences exactes commencèrent timidement leur apparition : géométrie utilitaire, mathématiques utilitaires, physique utilitaire.

Mais surtout la fixation au sol fut à l'origine de la spécialisation technique grâce à la sédentarité. Le seul vrai polytechnicien fut l'homme du paléolithique : pour survivre, l'individu devait savoir tout faire et sa seule spécialisation fut sans doute la spécialisation sexuelle. Il semble en effet difficile d'imaginer une femme enceinte de plusieurs mois se rendant à la chasse aux mammouths accompagnée d'une ribambelle de bambins : la femme – la vestale – devait rester au foyer. Dans sa sédentarité « caverneuse », elle fut peut-être la première à inventer l'agriculture et l'élevage – les divinités des moissons sont généralement de sexe féminin. D'où l'initiation du jeune mâle intronisé dans le groupe des chasseurs : selon le mot d'André Leroi-Gourhan, « qui va à la chasse gagne sa classe ».

Avec la spécialisation néolithique commence le « travail en miettes », suivant l'heureuse expression de Milton Friedman. Le schéma que nous en donnons ici a l'intérêt de montrer comment se sont instituées les dominances pour les hommes établis autour du 45e parallèle de l'hémisphère Nord et comment un tel conditionnement géoclimatique fut sans doute à l'origine de la technologie moderne. Ce qui paraît essentiel, c'est le passage de l'individu apprenant à garder à sa disposition l'objet gratifiant à l'apparition d'une mise en réserve possible pour satisfaire à la gratification du groupe, dans un environnement où les objets gratifiants ne sont pas suffisamment nombreux pour l'ensemble des individus réunis dans un même

196

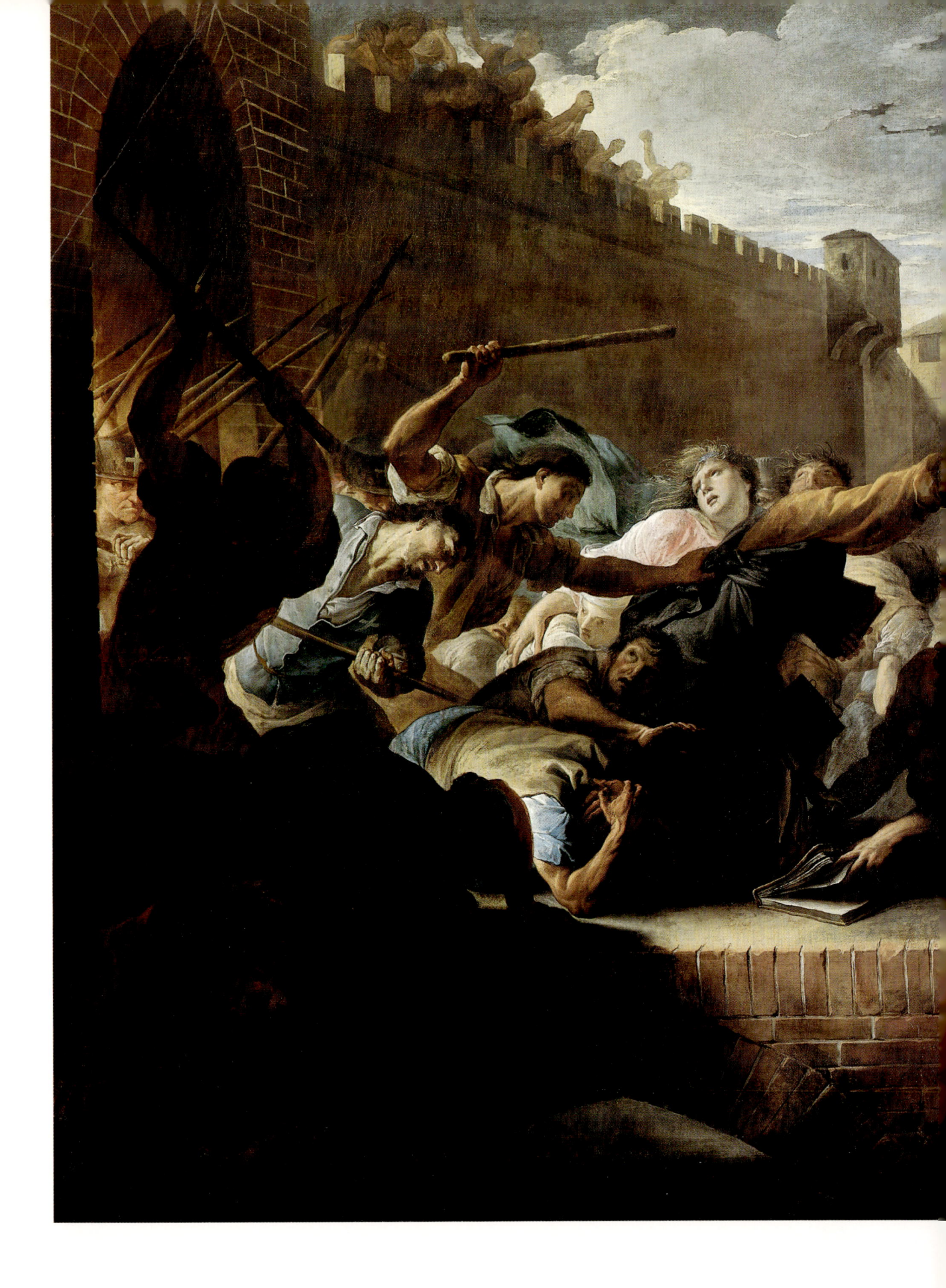

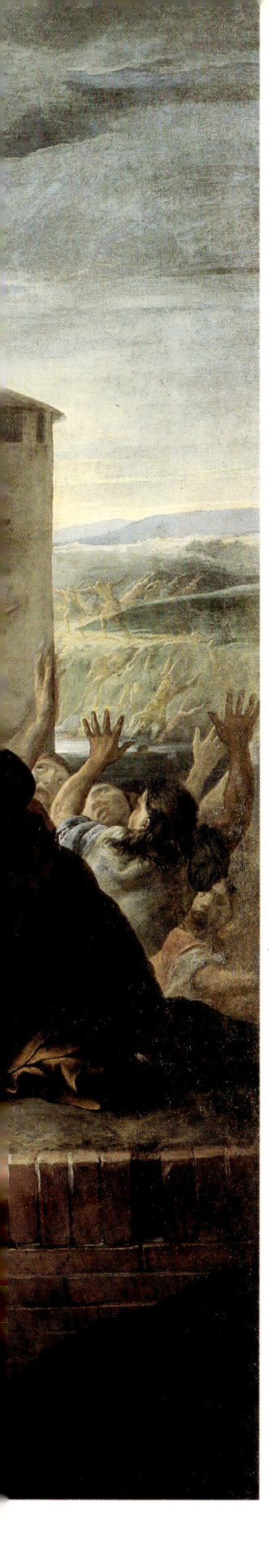

A partir du moment où la cité a abrité des biens gratifiants, ses dirigeants ont dû prévoir un système de protection contre d'éventuels prédateurs. La défense du « citoyen » est passée par l'extermination des groupes parallèles. Antoine Rivalz (1667-1735), *Expulsion des huguenots de Toulouse en 1562*. Toulouse, musée des Augustins.

espace. Ils empêcheront dès lors toute tentative d'appropriation par un autre groupe de l'objet gratifiant que constituent les réserves. On assiste alors à l'entrée dans un cercle vicieux : la constitution de réserves augmente le nombre d'individus fixés au même endroit qui peuvent en profiter ; et l'augmentation du nombre d'individus qui participent à la constitution des réserves augmente le volume de celles-ci. Les concentrations humaines qui en résultent, la division du travail qu'elles opèrent, l'impossibilité de s'échapper pour l'individu pris dans le filet des rapports sociaux qui ne sont plus seulement interindividuels, l'ensemble étatique qui se constitue aboutissent à l'institutionnalisation des règles de la dominance à l'intérieur même de l'ensemble des règles hiérarchiques qui en permettent le fonctionnement. « L'existence des classes sociales n'est liée qu'à des phases historiques déterminées du développement de la production », a écrit Karl Marx.

On peut admettre que ces premiers villageois ont désappris au cours des siècles le maniement des armes : à l'abri derrière les murs de leurs cités où s'accumulaient les réserves, ils n'en avaient plus besoin pour survivre ou pour se défendre des carnassiers prédateurs. Des groupes de chasseurs encore habiles au maniement des armes et restés au stade paléolithique, convoitant ces réserves alimentaires accumulées, ont dû prendre la direction de l'organisation et de la défense des premières cités contre le prédateur humain désirant s'en emparer, quand ils n'ont pas été eux-mêmes ce prédateur.

Les premières civilisations néolithiques de l'Europe ancienne étaient matrilinéaires, égalitaires et sans armes. Elles furent soumises par des peuplades caucasiennes de cavaliers-chasseurs paléolithiques, les kourganes. Par ailleurs, la sédentarisation, l'hygiène et l'alimentation améliorées furent à l'origine d'un bond démographique important. Aussi les territoires qui avaient permis primitivement la satisfaction du groupe devinrent-ils insuffisants, et ce dernier alla tenter de s'approprier ailleurs les objets gratifiants d'autres groupes. Ce fut sans doute le début des guerres.

Des hiérarchies s'établirent : l'agressivité prédatrice fournissait les leaders responsables de la sécurité de la communauté avec ses soldats, les prêtres manipulaient les mythes et assuraient à la communauté la protection des dieux favorables, les scribes tenaient les comptes, les forgerons forgeaient les armes et les socs de charrues, les paysans assuraient l'alimentation de l'ensemble. Il n'en fallait pas davantage pour faire naître l'agressivité de compétition interindividuelle, intergroupes, interétats.

La dominance, qui devint nécessaire à l'obtention de la propriété privée des objets gratifiants, s'établit alors moins exclusivement par la force physique, et de plus en plus par l'acquisition de l'information technique.

Mais comment définir le travail humain autour duquel la vie de l'homme moderne paraît entièrement orientée ?

LE TRAVAIL

On commence par buter sur le contenu sémantique des mots travail, repos, et de ceux qui s'y rattachent, loisirs, éveil, sommeil, ces mots qui peuplent notre vie quotidienne, parfois restreints à la for-

*L*a définition du travail
reste la même suivant
le niveau d'organisation observé :
cellule, organe, système,
individu ou groupe social.
A ce dernier
niveau d'organisation, la partie
mécanique – thermodynamique –
reste l'apanage de l'ouvrier,
mais elle est de moins en moins
utile, car le travail humain
utilise surtout l'information
aujourd'hui.
Franz Wilhelm Seiwert
(1894-1933), *Les Travailleurs.*
Düsseldorf, Kunstmuseum.

mule « métro, boulot, dodo ». Qu'est-ce que le travail ? Pour notre système nerveux, il consiste à libérer de l'énergie sous forme d'influx nerveux. Pour nos muscles, à libérer de l'énergie sous forme mécanique, contractile. Pour nos glandes, à libérer de l'énergie sous forme chimique, celle des produits de sécrétion. Pour tous, à utiliser des substrats, c'est-à-dire des aliments énergétiques pris dans l'environnement et permettant une action sur cet environnement. L'action consiste donc essentiellement à se procurer ces substrats alimentaires : c'est ce que l'on veut dire en parlant de « force de travail ». Les substrats du travail cellulaire ont en réalité une fonction fondamentale, celle de maintenir la structure cellulaire et en conséquence la structure organique. En d'autres termes, l'action sur l'environnement n'a qu'une seule finalité : maintenir la structure de l'organisme qui n'agit, ou ne travaille, que dans ce but. Voilà de quoi est d'abord faite notre vie quotidienne. Le génie de Marx a été d'attirer l'attention sur le fait qu'une grande partie du travail ne servait pourtant pas à cela, mais à maintenir une structure sociale de dominance. Puisqu'il y a structure, il faut trouver une énergie qui permette de la conserver.

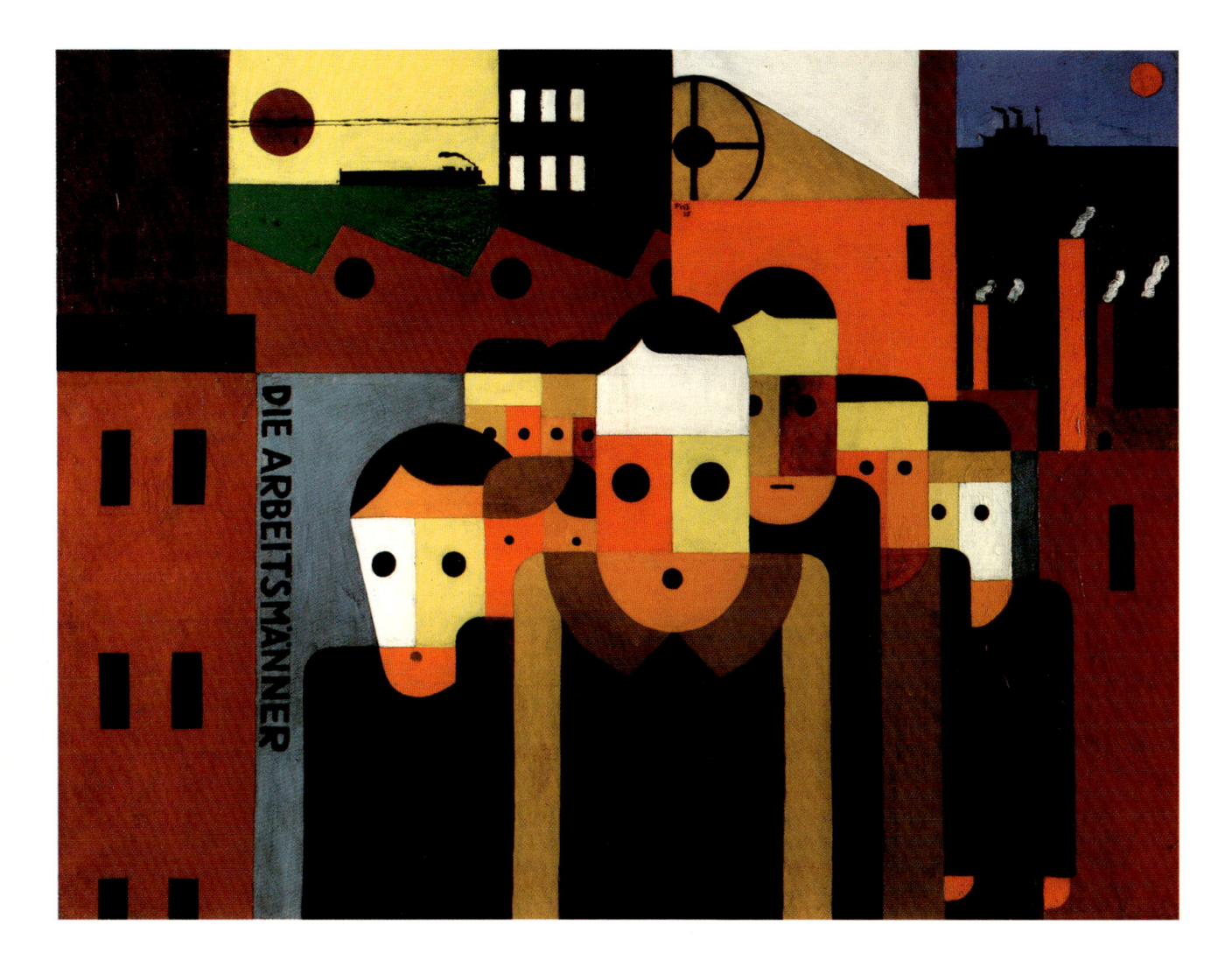

L'ensemble des cellules d'un organisme libère une certaine quantité d'énergie qui est utilisée pour conserver la structure de chaque cellule de l'organisme ; cette énergie libérée est en fait celle qui serait libérée si cette cellule était isolée en culture, séparée de l'organe et de l'organisme auxquels elle appartient. Mais elle libère aussi une énergie supplémentaire, une plus-value en quelque sorte, une énergie utilisée non seulement pour maintenir la structure de chaque cellule prise isolément, mais également pour maintenir la structure de l'organisme entier. Elle travaille à synthétiser par exemple des structures moléculaires membranaires spécifiques, capables d'assurer ses relations anatomiques et fonctionnelles avec les autres cellules de l'organe auquel elle appartient, d'assurer une communication intercellulaire en vue d'une fonction communautaire, celle de l'organe qui, lui-même, s'intègre dans l'organisme. De même, dans un état socialiste, chaque individu travaille plus qu'il ne faudrait pour maintenir sa propre structure, et la plus-value sert à maintenir une structure sociale. La différence avec une structure capitaliste, c'est l'orientation de l'utilisation de cette plus-value, et les bases du système hiérarchique qui en décide. Le fait d'avoir supprimé le profit comme moyen d'établir des dominances est sans doute un progrès dans l'instauration des structures sociales et dans la vie quotidienne des individus qui y participent. Malheureusement, des moyens de remplacement ont rapidement été découverts et d'autres structures de dominance ont fait leur apparition.

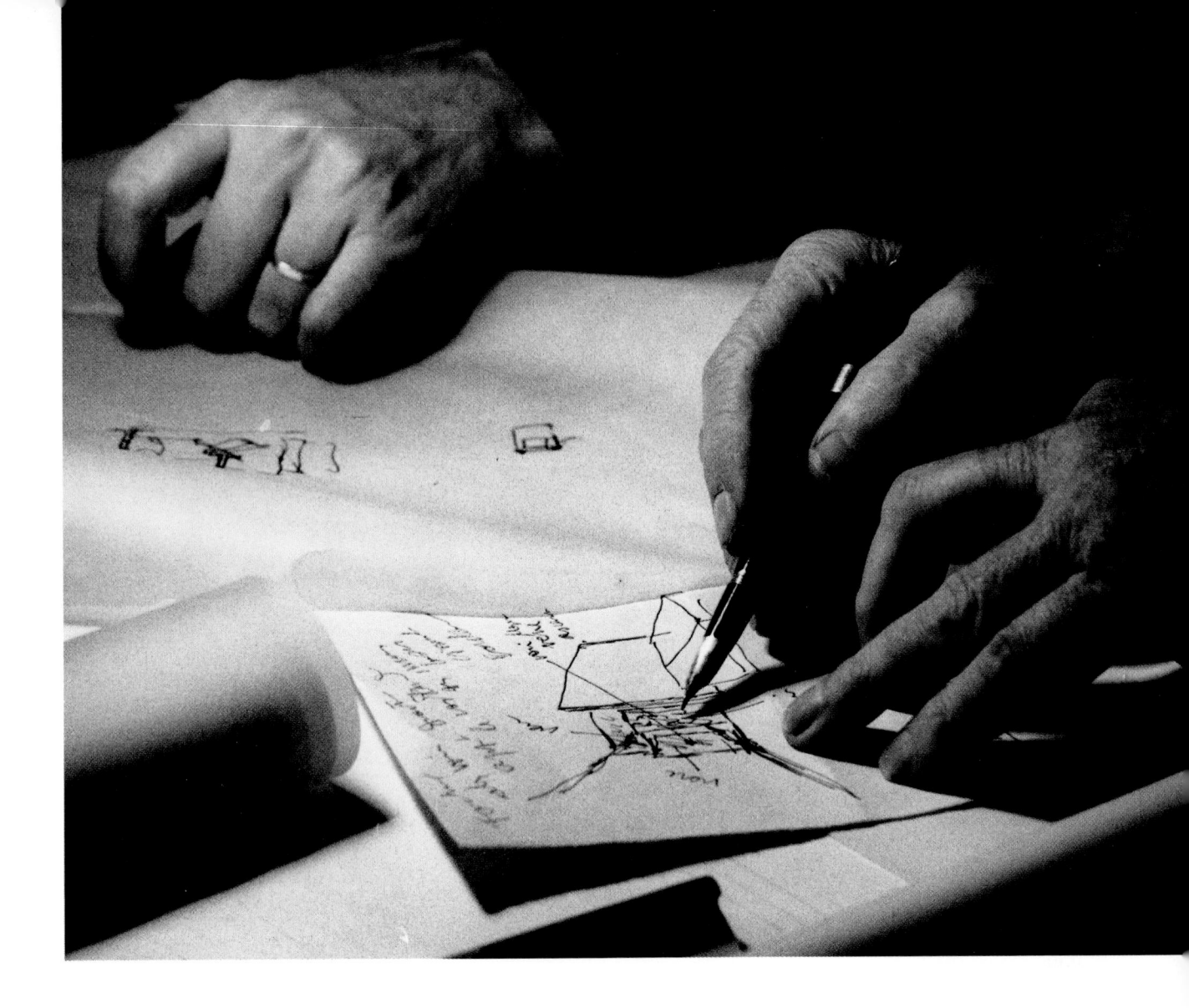

Cet aspect thermodynamique, énergétique, est applicable à tous les systèmes vivants individuels et sociaux, à toutes les espèces vivantes, l'homme y compris. En quoi l'espèce humaine apporte-t-elle quelque chose de plus, quelque chose de nouveau, à ce système d'échange énergétique nécessaire au main-

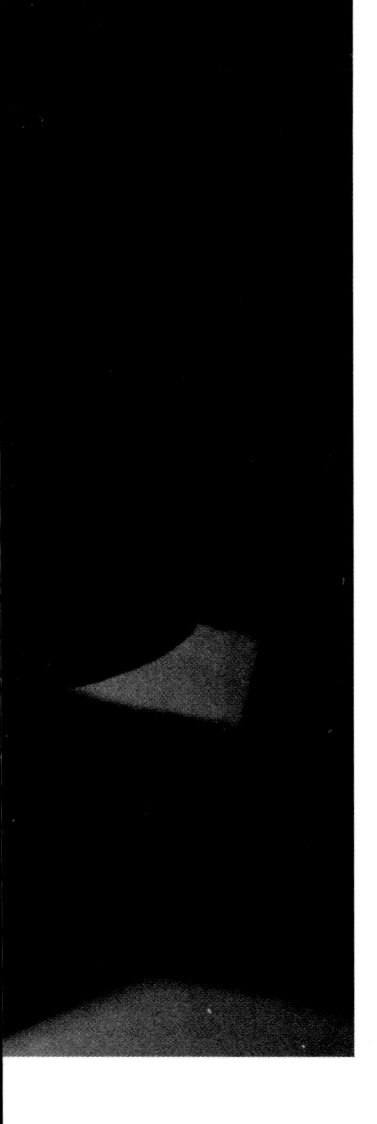

*L'*apport réellement nouveau de l'homme à son environnement est la création d'information, qui fut à l'origine de l'agriculture, de l'élevage, de l'utilisation de l'énergie animale, de la découverte des métaux, etc. Avec le temps et l'intervention des langages, l'information, devenue de plus en plus élaborée et abstraite, a permis l'invention de machines de plus en plus sophistiquées.

tien des structures ? Pour répondre à cette question, essayons de ne pas parler d'amour, de culture, de dimension spirituelle de l'art, de conscience réfléchie, de morale, d'éthique, de transcendance, de dépassement, d'épanouissement, etc. Avec ces mots il est toujours possible de faire sortir un lapin d'un haut-de-forme, mais on ne se trouve pas plus avancé sur la façon de procéder pour y parvenir !

Ce que l'homme a apporté de nouveau à l'aspect purement énergétique de son existence, c'est de l'information. On l'a vu, il s'est mis à émettre des hypothèses de travail et à vérifier leur validité par l'expérimentation. Cette manipulation de l'information lui a fourni le moyen d'améliorer sa vie quotidienne à l'aurore des temps humains en la protégeant de l'environnement hostile. Grâce à cette création d'information, il sut bientôt utiliser efficacement l'énergie solaire par l'intermédiaire de l'agriculture et de l'élevage. Cette connaissance était à l'époque purement empirique d'ailleurs. Il sut ensuite, beaucoup plus tardivement, utiliser l'énergie animale pour se déplacer plus vite et pour déplacer des masses importantes. Et la découverte des métaux rendit ses bras plus efficaces. En résumé, la création d'information dont son cerveau s'est montré capable lui a permis d'assurer plus efficacement son bilan énergétique : d'une part son alimentation fut plus régulière et moins soumise aux aléas du climat, d'autre part son travail diminua, et en particulier la quantité d'énergie nécessaire à se procurer ses aliments. Il put en conséquence mieux protéger sa structure organique grâce à un rendement énergétique amélioré. Le bénéfice résultant de ce travail plus efficace fut utilisé à l'établissement des premières structures sociales complexes. L'information, plus élaborée, se spécialisa en métiers divers, concourant à la création d'organismes sociaux pluricellulaires, aux multiples activités fonctionnelles. Chaque individu devint alors incapable, dans ces structures, d'assurer entièrement seul ses besoins. Il dépendait des autres pour tout ce qu'il ne savait pas faire, comme les autres dépendaient de lui pour ce qu'il savait faire. On parvint ainsi à un nouveau niveau d'organisation, celui des cités. Les siècles ont passé, et l'information accumulée par l'intermédiaire des langages est devenue de plus en plus élaborée. A l'époque moderne, la découverte de machines de plus en plus sophistiquées résulte toujours de cette possibilité d'utiliser l'information créée

LES COMPORTEMENTS

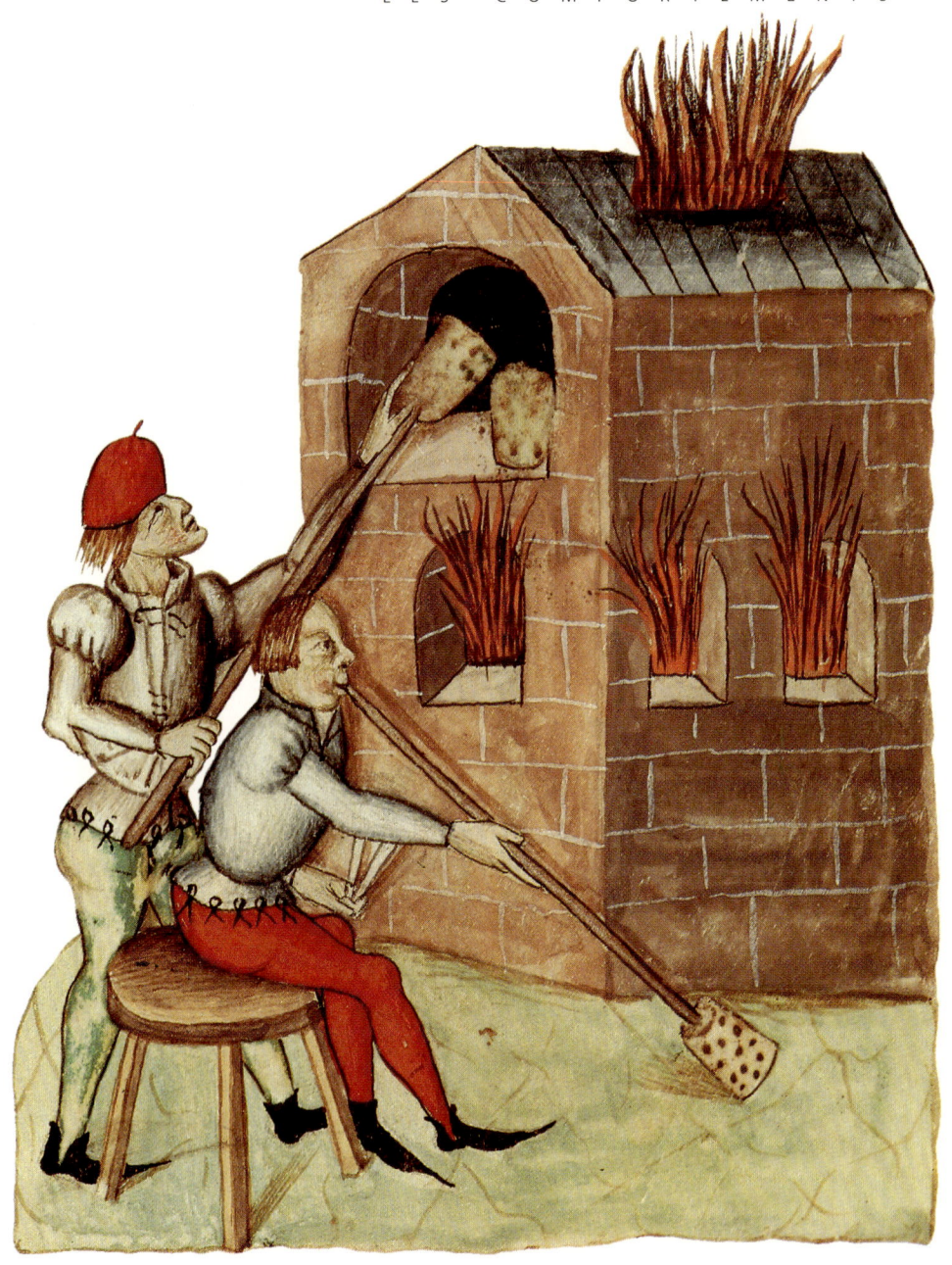

A l'époque préindustrielle, un objet « manufacturé » exprime toute l'information introduite par apprentissage dans un cerveau humain. A l'époque industrielle, un objet « mécanofacturé » exprime toute l'information confiée par l'homme à une machine. L'information a pour but principal l'invention, la construction et l'utilisation de machines qui parviennent à créer de nombreux objets en peu de temps.
Manuscrit français du XVe siècle, *Tractacus de habis* : *Les Souffleurs de verre.* Modène, bibliothèque Estense. Fabrication de bouteilles à Leeds, en Angleterre.

par l'espèce humaine, pour transformer la matière et l'énergie. Possibilité qui a d'ailleurs abouti à l'exploitation de l'atome.

L'invention et l'utilisation des machines permettent de produire quantité d'objets que l'on peut qualifier de mécanofacturés, pour les distinguer des objets manufacturés de l'époque préindustrielle. Un objet mécanofacturé exprime toute l'information fournie par l'homme en une seule fois aux machines qui l'ont fabriqué. Un objet manufacturé exprime toute l'information introduite par l'apprentissage dans un cerveau humain, et exige qu'un homme actualise cette information et libère l'énergie nerveuse et neuromusculaire, support de l'information, pour chaque étape de sa manufacture ; alors que dans la mécanofacture, l'homme intervient surtout pour fournir l'information aux machines. Cette information, qui aboutit à l'invention, la construction et l'utilisation des machines, est une connaissance abstraite. Elle tire sa source de connaissances très élaborées de physique et de mathématiques – celles-ci formant le langage qui permet d'exprimer les lois de celle-là. Le travail thermodynamique humain qui reste ensuite à fournir est très parcellaire, sans rapport évident avec la significa-

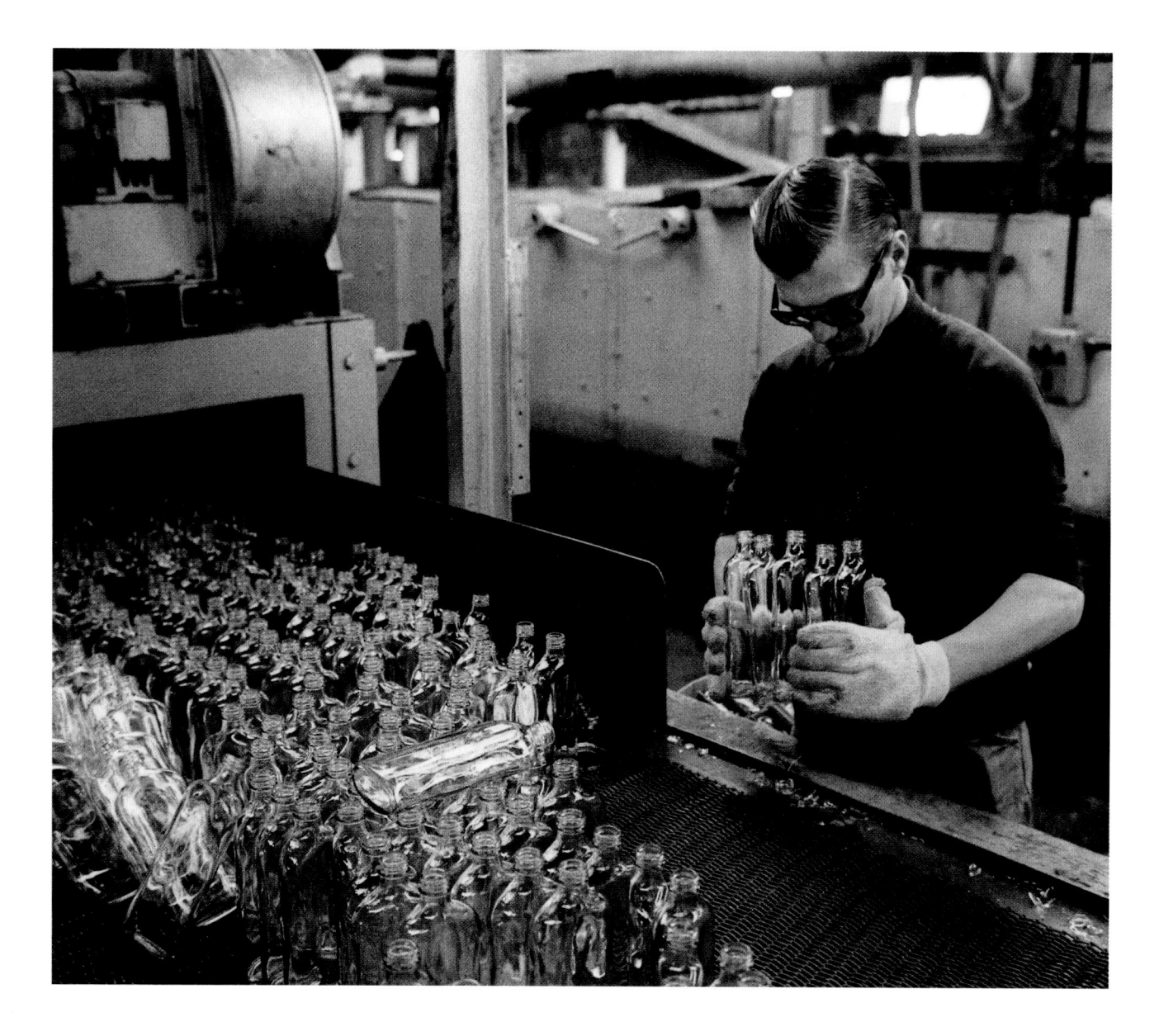

tion de l'objet produit, avec son rôle social. Il est fourni par des hommes n'ayant pas eu accès à l'information abstraite, propriété des techniciens. Plus cette information technique est abstraite, plus elle peut être utilisée de façon globale et diversifiée, et plus elle permet l'invention de machines complexes dont l'efficacité, en termes de volume et de rapidité de la production, ira croissant.

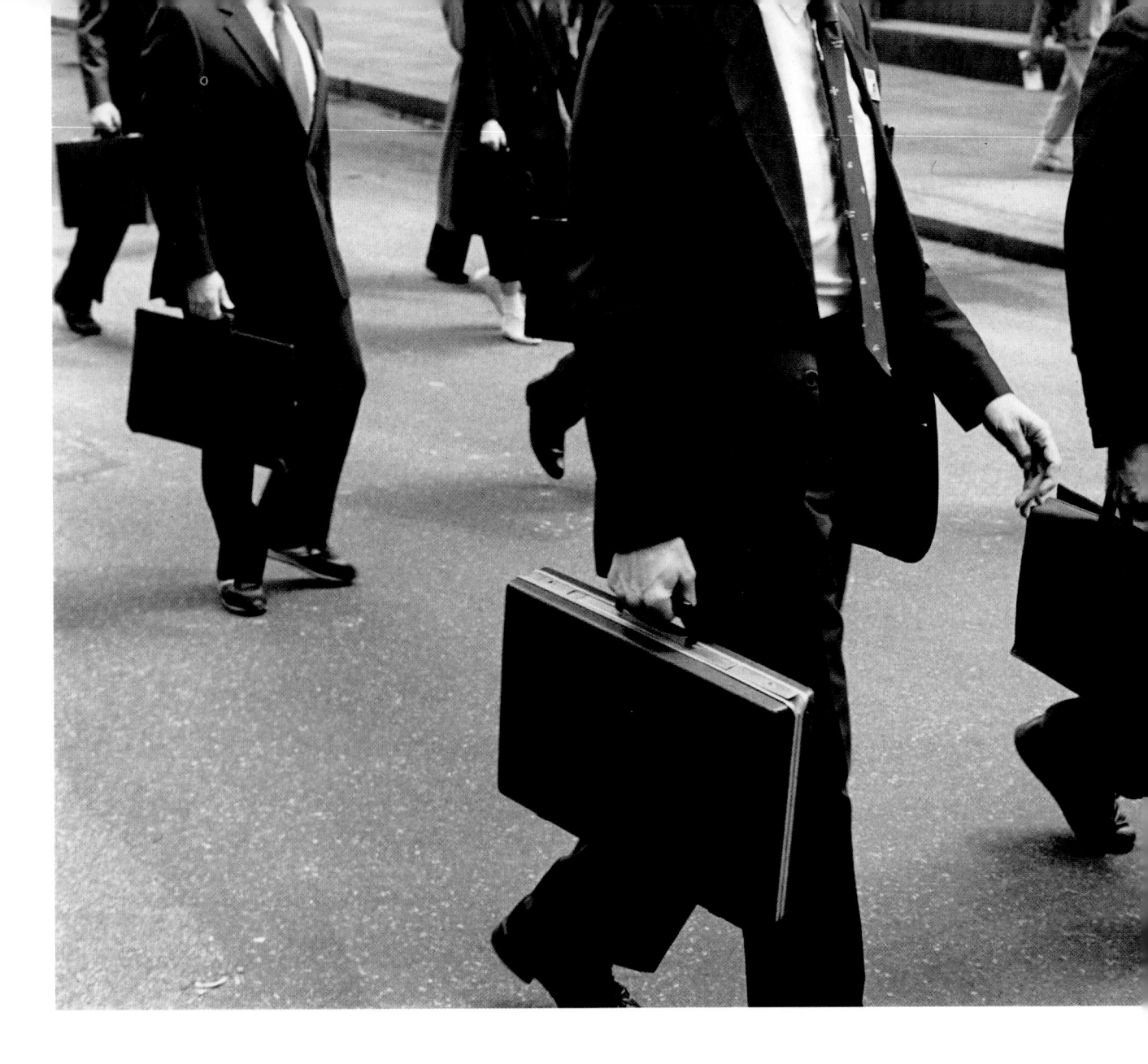

Revenons à la notion de plus-value nécessaire au maintien, non plus de la structure individuelle, mais de la structure sociale. Il paraît évident que si l'homme n'est considéré que comme un producteur de biens, de matière et d'énergie transformés par son information, celui qui fournit la plus grande quantité de plus-value est celui qui rend possible la production du plus grand nombre d'objets en un minimum de temps. C'est donc celui qui possède l'information la plus abstraite et la plus utilisable pour la production d'objets consommables ou de machines capables de les fabriquer. En d'autres termes, si l'homme n'est

Si l'homme n'est considéré que comme un producteur de biens, c'est celui possédant l'information abstraite qui non seulement fournira la meilleure plus-value, mais sera également le mieux récompensé par une structure sociale fondée sur la production, parce qu'il lui sera plus particulièrement utile. Il fournira une quantité de travail qui n'interviendra dans le maintien de sa propre structure qu'indirectement, parce qu'elle est avant tout nécessaire au maintien de la structure sociale, plus complexe.

une caractéristique propre à l'espèce, qui est de posséder deux aspects complémentaires, indissolublement liés du fait de l'activité fonctionnelle particulière du cerveau humain : un aspect thermodynamique, purement énergétique, dont on pourrait calculer le bilan de façon précise, comme on calcule celui d'un âne tournant autour d'une noria pour élever en surface l'eau d'un puits, et un aspect informationnel, qui ne se calcule pas, lui, en unités de mesure, celui de l'imagination humaine ayant abouti à l'invention de la noria, ce dont aucun animal n'est capable. Le travail de l'âne s'évalue par la quantité d'aliments à lui fournir, d'une part pour qu'il libère l'énergie nécessaire à faire remonter une certaine quantité d'eau du fond du puits, et d'autre part pour qu'il ne maigrisse pas, qu'il reste en bonne santé, qu'il maintienne sa structure d'âne, si l'on veut que cette structure fournisse le lendemain le même travail. En revanche, l'information fournie par l'homme qui inventa le principe de la noria subsiste après la mort de celui-ci, et continue à être utilisée dans le monde entier.

En réalité, on peut encore distinguer deux formes différentes dans l'aspect informationnel du travail humain. L'une résulte de l'exploitation, propre au cerveau humain, de l'information plus ou moins abstraite transmise par les langages et acquise par l'apprentissage. Elle permet, grâce à l'expérience accumulée au cours des âges, de rendre l'action plus efficace à chaque génération. Mais cette forme n'ajoute rien à l'expérience antérieure, elle se contente de se reproduire et de transmettre l'information. Si elle avait existé seule, nous en serions encore à fabriquer des outils en taillant des silex. Pour que l'expérience s'accumule, il faut une autre source infor-

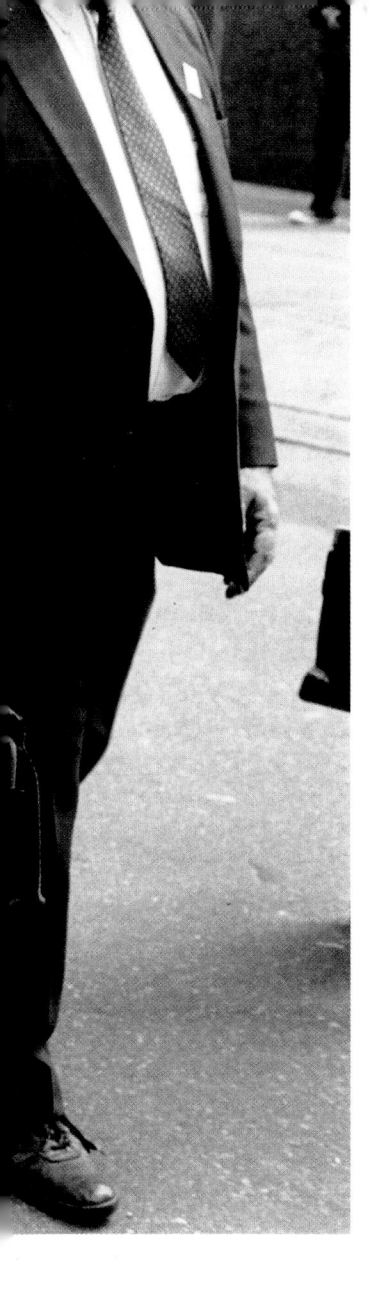

considéré que comme un producteur de biens, c'est celui possédant l'information abstraite qui non seulement fournira la meilleure plus-value, mais sera également le mieux récompensé par une structure sociale fondée sur la production, parce qu'il lui sera particulièrement utile.

Ainsi, quand on passe d'une structure individuelle à une structure sociale, l'individu doit fournir une certaine quantité de travail qui n'intervient dans le maintien de sa propre structure qu'indirectement, parce qu'elle est avant tout nécessaire au maintien de la structure sociale, plus complexe. Ce travail présente mationnelle, il faut que des connaissances supplémentaires viennent s'ajouter à celles qui existent déjà, qu'une hypothèse de travail, produit de l'imagination, permette l'élaboration d'une nouvelle structure abstraite que l'expérience, par l'action sur l'environnement, viendra ou non concrétiser. La première forme d'utilisation de l'information par le cerveau humain ne fait appel qu'à l'abstraction et à la mémoire, la seconde ajoute à ces deux fonctions celle de l'imaginaire.

Nous avons vu comment, dans l'espèce humaine comme dans toutes les espèces animales, sont apparus des systèmes hiérarchiques. Ce furent d'abord les plus forts et les plus agressifs qui imposèrent leur dominance aux autres. Mais depuis longtemps la force physique n'est plus indispensable et l'agressivité utilise d'autres moyens que la violence explosive, gestuelle, pour assurer les dominances. Dès que l'information technique et l'exploitation des lois de la physique permirent de produire un nombre plus important d'objets qu'il n'était nécesssaire pour survivre, ces objets furent échangés, ce qui autorisa l'accumulation d'un capital. Ce capital permit lui-même l'appropriation d'un nombre plus important d'objets gratifiants par ceux qui le possédaient et, en particulier, l'appropriation des machines, moyens de la production. Les hommes qui se trouvaient, dans leur travail, de plus en plus dépendants de l'information contenue dans les machines devinrent de ce fait de plus en plus dépendants de ceux qui les possédaient. Ils en devinrent les esclaves. La possession du capital fut le nouveau moyen permettant d'établir les dominances. La plus-value résultant du travail thermodynamique humain rendit donc possible la

*L*e travail thermodynamique humain du manœuvre et de l'artisan a été remplacé par des machines informatiques dont le fonctionnement n'exige qu'un personnel restreint, mais hautement qualifié. Ce ne sont dorénavant plus les plus forts et les plus agressifs qui imposent leur dominance. D'où l'apparition de nouvelles structures hiérarchiques. Paris, gare de Lyon, centre de contrôle du TGV.

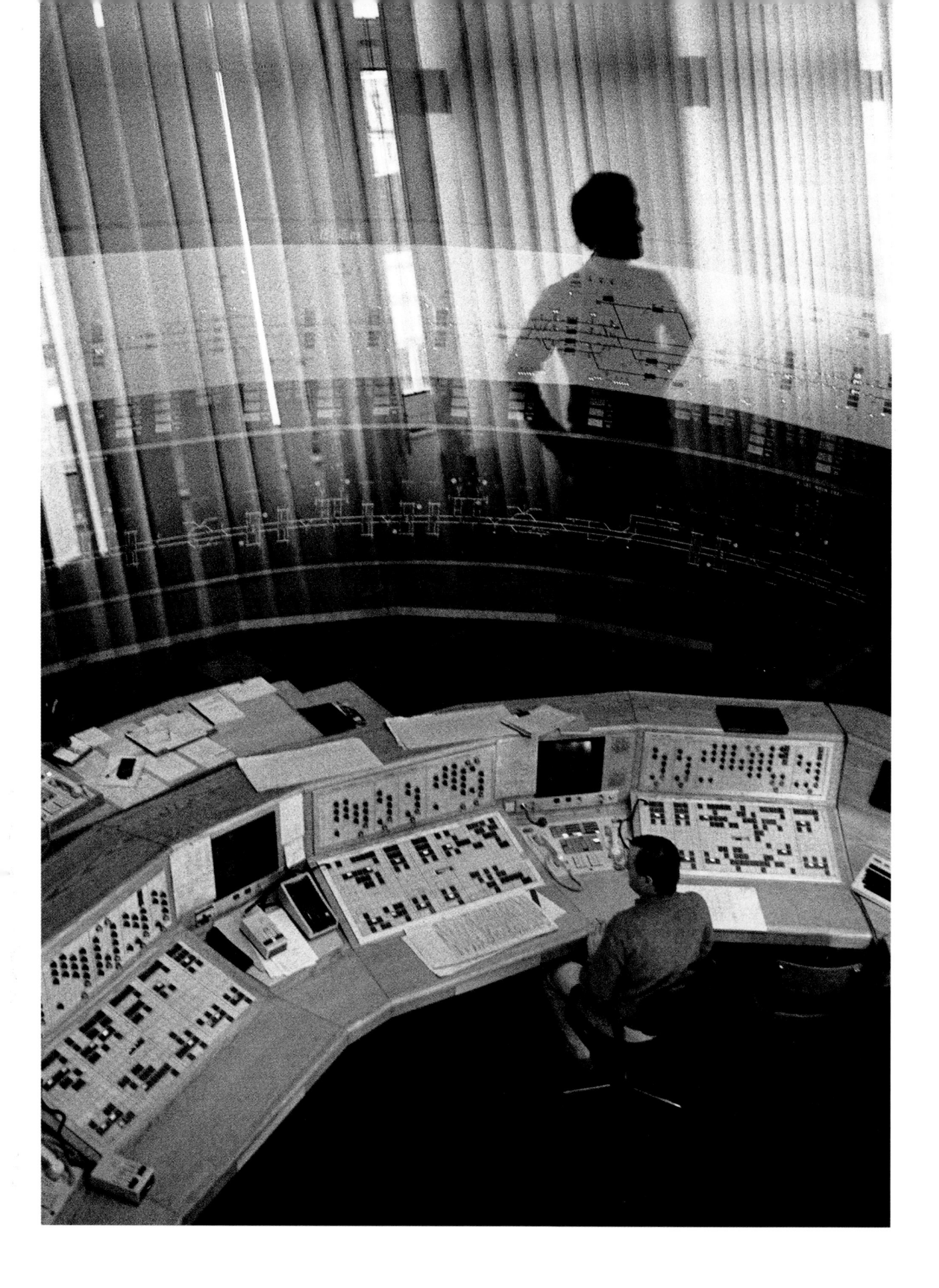

stabilité de la structure sociale, du niveau d'organisation des groupes humains établis sur les dominances. Avec la révolution industrielle, l'ensemble des structures sociales repose de plus en plus sur l'innovation technique, qui autorise une production toujours plus abondante. La possession de la masse – matières premières – et de l'énergie n'apporte pas grand-chose sans l'information capable de les transformer en objets. La preuve en est que la masse et l'énergie furent toujours à la disposition des hommes, mais qu'il a manqué pendant des siècles à ceux-ci l'information technique nécessaire à leur utilisation. L'information technique est donc devenue la propriété la plus indispensable pour assurer les dominances interindividuelles ou entre groupes sociaux, nations, blocs de nations. Elle a offert aux nations qui la détenaient la possibilité de s'emparer des matières premières et de l'énergie situées dans l'espace écologique des groupes humains ne la possédant pas. Elle a permis la construction d'armes de plus en plus redoutables et la naissance de l'impérialisme. Le progrès technique étant le seul qui puisse trouver une motivation suffisante, puisqu'il détermine l'établissement des dominances, il fut considéré comme un bien en soi, et la dominance qui en résultait comme juste et méritée. Il récompensait en effet le fonctionnement de ce qu'il y a en l'homme de spécifiquement humain : l'imagination créatrice. Le mot progrès devint synonyme de progrès technique. Sa source primitive, la recherche de la dominance, qui n'a, elle, rien de spécifiquement humain, fut peu à peu occultée et remplacée par un jugement de valeur à son égard, le progrès étant alors considéré comme bien absolu. La notion d'évolution des espèces y contribua, puisque l'espèce humaine

*D*ans *Les Temps modernes* (1936), Charles Chaplin a su railler avec humour et talent l'engouement excessif du xxe siècle pour les machines et l'industrialisation. Le progrès technique, lié à l'évolution de l'espèce, résultait de la loi du plus fort ou du plus adapté. Il était devenu un bien en soi, et la dominance qui en découlait était considérée comme juste. La recherche de la dominance, qui n'a rien de spécifiquement humain, fut occultée et remplacée par un jugement de valeur.

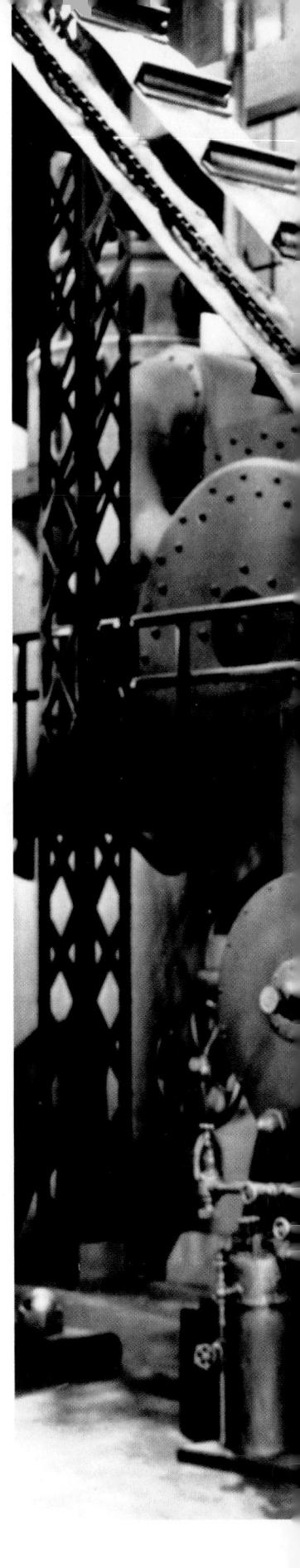

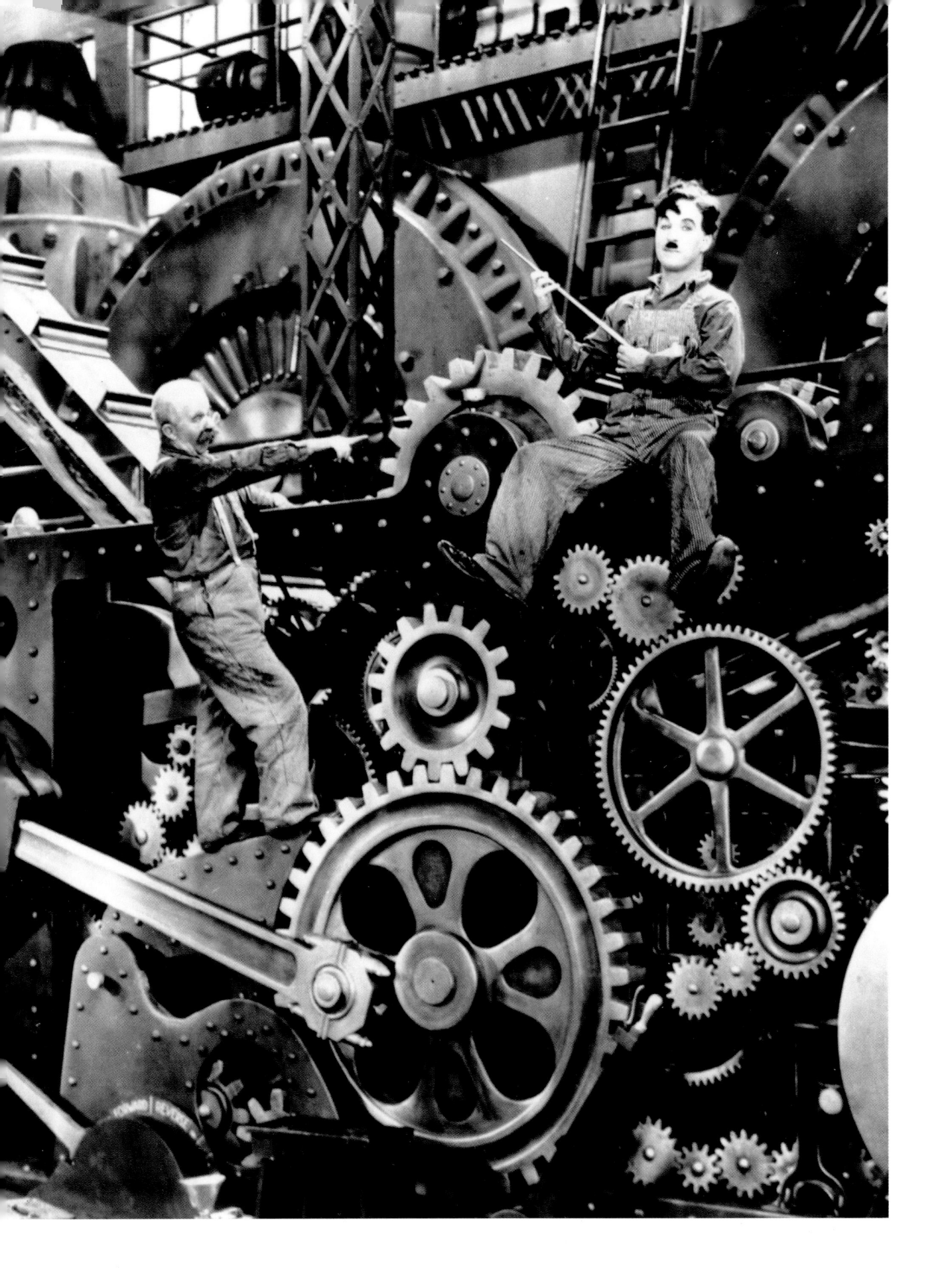

était seule à pouvoir la comprendre. Avec le progrès, cette espèce croyait assurer sa destinée cosmique. Ce n'était encore et malheureusement que partiellement vrai.

La plus-value, énergie nécessaire au maintien de la structure sociale de dominance, se trouvant de plus en plus chargée d'information technique, il était normal que ceux qui détenaient cette information technique soient favorisés dans l'établissement des échelles hiérarchiques de dominance et que les individus dont le travail restait peu chargé de ce type d'information, manœuvres et ouvriers spécialisés, demeurent au bas de l'échelle. Au contraire, les individus auxquels l'apprentissage permettait de s'introduire efficacement dans le processus de production, même si, ne faisant que reproduire, ils n'ajoutaient rien au capital de connaissances de l'espèce, se trouvaient ainsi favorisés et ce d'autant plus qu'ils atteignaient un niveau d'abstraction plus important dans l'information technique, professionnelle, qu'ils étaient capables d'utiliser. A l'opposé, toute activité, non plus reproductrice, mais créatrice d'information nouvelle, qui ne débouche pas sur un processus de production de marchandises a peu de chances d'assurer à celui qui l'exerce une situation hiérarchique de dominance.

LES PAYS INDUSTRIALISÉS

On dit souvent que l'individualisme serait à l'origine des manques de cohésion sociale et des troubles survenant à tous les niveaux des rapports sociaux contemporains, qu'il s'agisse de niveaux individuels, de groupes, d'États, etc. Il semble que l'on puisse faire remonter l'apparition de cet individua-

*L'*individualisme semble avoir fait son apparition avec la civilisation industrielle, en raison de la compétition qui la caractérise à tous ses niveaux d'organisation. Dans les pays industrialisés, acquérir la dominance nécessite de se plier au conformisme de la production pour obtenir la possession des choses et des êtres. Suivant que l'individu réalise plus ou moins cette dominance, il acquiert une image plus ou moins flatteuse de lui-même, qui le distingue de la foule et lui permet de s'admirer et de s'aimer en se comparant aux autres. James Ensor (1860-1949), *Mon portrait entouré de masques*, 1899. Collection particulière.

lisme à l'entrée dans ce qu'il est convenu d'appeler la civilisation industrielle durant laquelle s'est établie une « compétition » à tous ces niveaux d'organisation. Il ne semble pas qu'il soit suffisant de stigmatiser l'individualisme pour le faire disparaître. En effet, il s'inscrit dans un système qui possède plusieurs particularités. La première, c'est d'avoir pour finalité la possession des choses et des êtres ; la deuxième réside dans le ou les moyens d'acquérir aujourd'hui la dominance permettant de réaliser cette finalité ; une autre encore concerne le fait que, suivant que l'individu réalise plus ou moins bien cette finalité, il acquiert de lui-même une image plus ou moins flatteuse qui le distingue plus ou moins de la foule et lui permet de s'admirer et de s'aimer en se comparant aux autres.

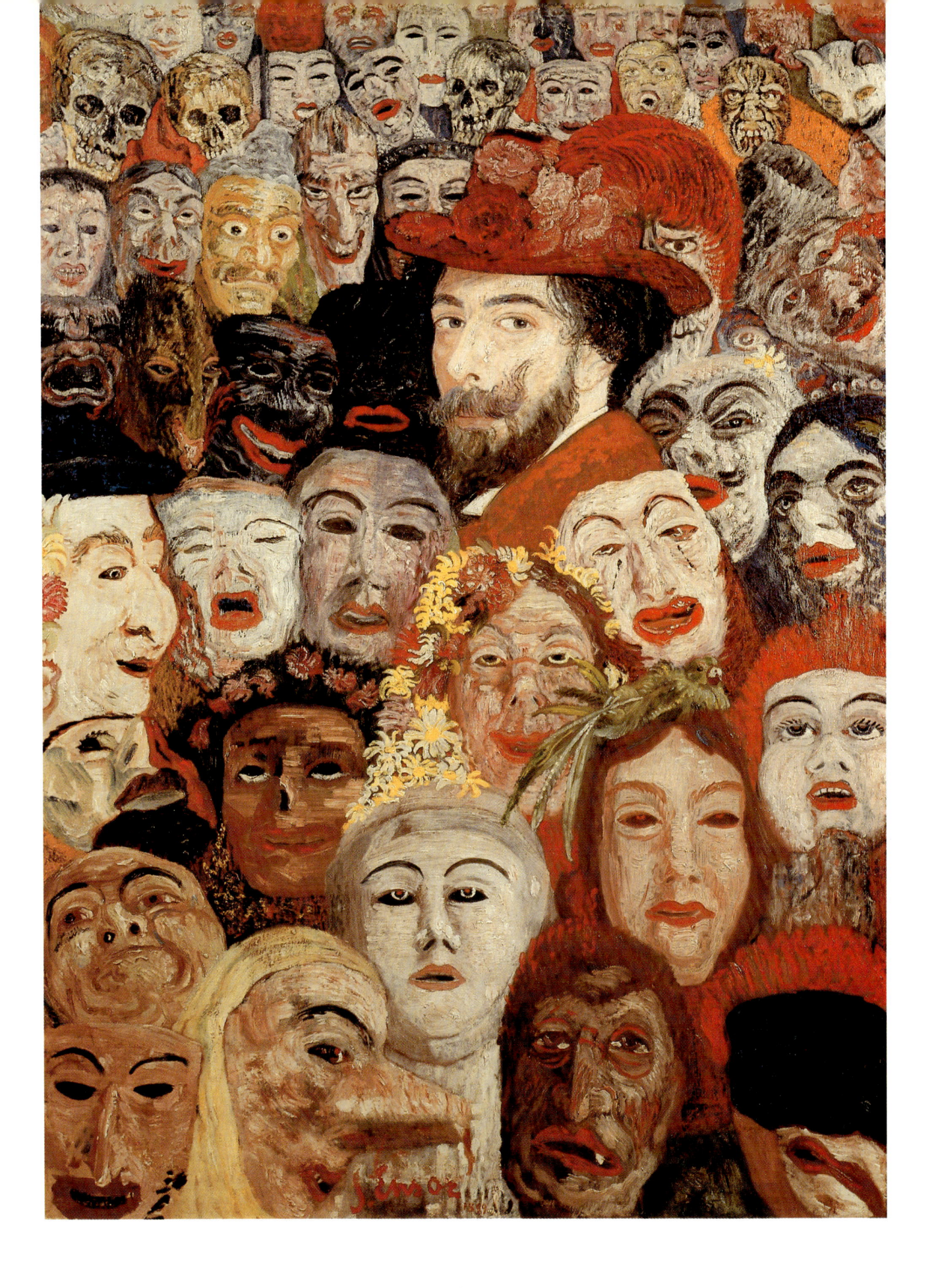

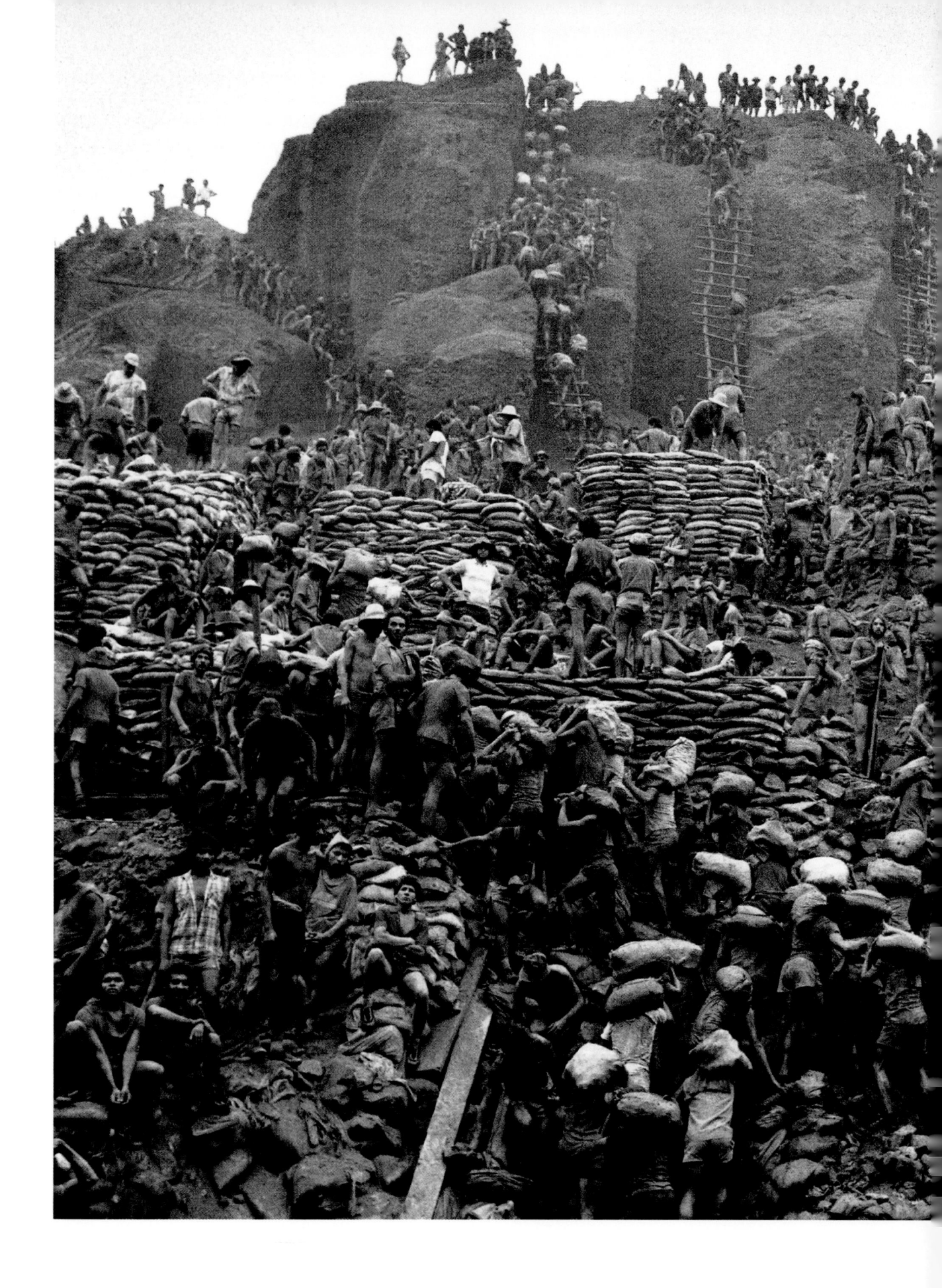

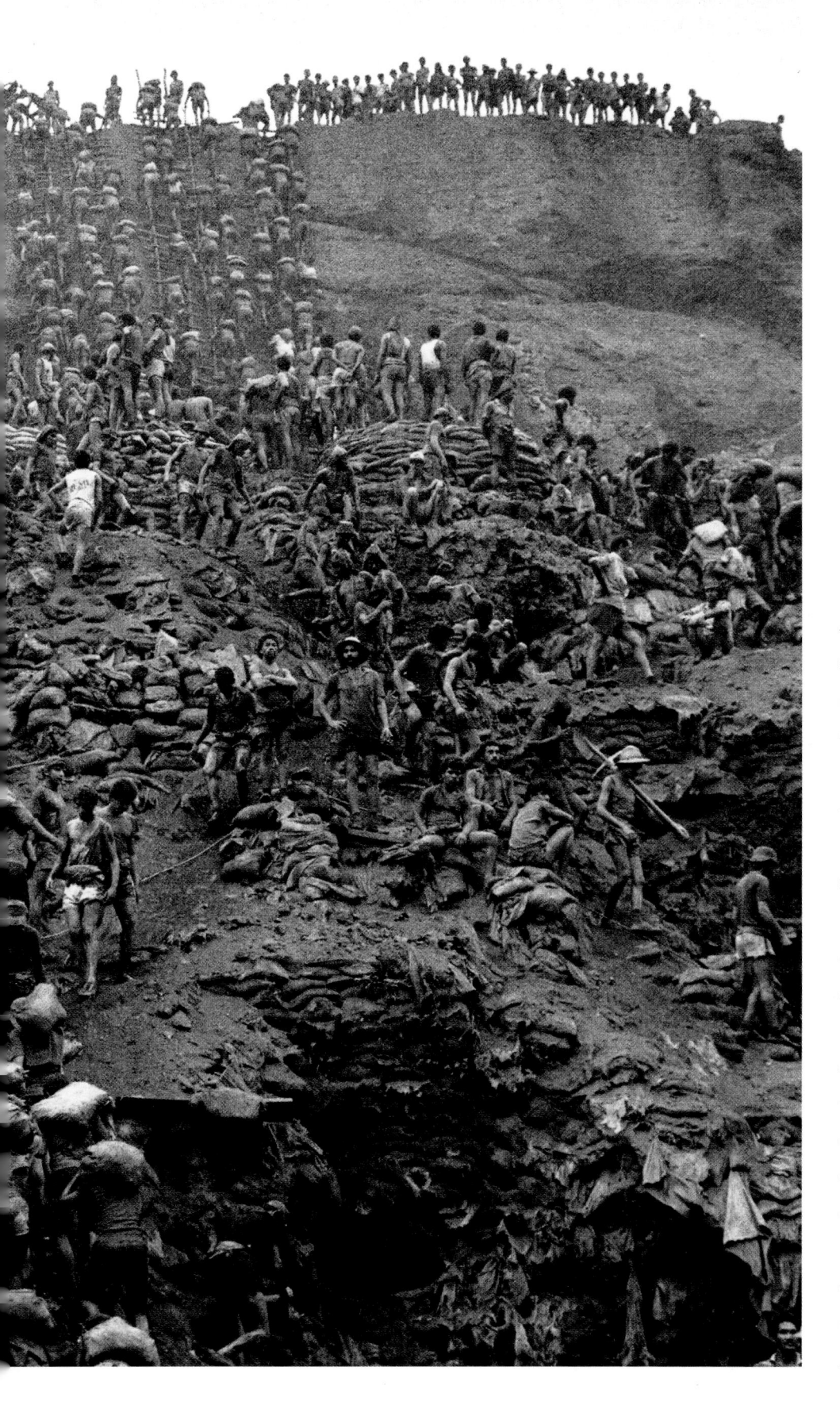

Notre système industriel se trouve entièrement dominé par la production et la possession de marchandises. Les pays industrialisés ayant engorgé leurs propres marchés, ils se tournent vers les pays sous-développés vers lesquels il leur faut exporter. Ceux-ci, appauvris par l'exploitation à bas prix de leurs ressources, ne peuvent pas les payer, si bien qu'ils s'endettent. On les fait alors travailler en sous-traitance à bas salaires, ce qui accroît le chômage des pays industrialisés, mais augmente le bénéfice des entreprises.
Mines d'or dans la sierra Pelada.

Ce système se trouve entièrement dominé par la production de marchandises, la possession de ces marchandises assurant la place de l'individu dans la hiérarchie sociale. Dans un tel système, celui qui assure par son action professionnelle une production accrue de marchandises dont l'utilisation répond à des besoins plus sophistiqués et plus exceptionnels, ou même crée ces besoins, est considéré comme utile à la société, et donc récompensé par elle : il s'agit de celui qui, ayant acquis une information professionnelle abstraite, le plus souvent à base de physique et de mathématiques, est à même en particulier d'inventer et de contrôler des robots. Ces derniers fabriquant beaucoup de marchandises en peu de temps, le rôle de l'artisan ne tarde pas à perdre tout intérêt. C'est sans doute là l'une des causes de l'augmentation galopante du chômage, avec l'industrialisation de l'agriculture qui a dépeuplé les campagnes et accru le nombre de chômeurs dans les villes. Même dans les pays industrialisés, les possibilités de progrès techniques sont généralement proportionnelles au nombre d'habitants. La puissance d'un État se jauge surtout au nombre de ses brevets. D'où l'existence d'États Soleils qui imposent et d'États satellites qui subissent. Mais dans un monde entièrement dominé par l'économie, la dominance s'établit moins sur la technicité que sur la gestion. Aujourd'hui le dominant est avant tout un gestionnaire.

Cependant produire n'a d'intérêt que si l'on peut vendre. Or le système appauvrit de plus en plus la majorité des consommateurs, qui consomme de moins en moins. On tente donc d'exporter. Les pays industrialisés étant à peu près tous au même niveau d'évolution scientifique et technique, il leur faut donc exporter vers les pays sous-développés. Mais ceux-ci, appauvris par l'exploitation à bas prix de leurs ressources par les pays industrialisés, ne peuvent pas payer. Ils s'endettent. On les fait alors travailler en sous-traitance à bas salaires, ce qui évidemment accroît le chômage dans les pays industrialisés, mais aussi le profit des entreprises. Il faut reconnaître cependant que la sous-traitance en pays sous-développés est un moyen de diminuer l'immigration dont on a eu besoin en période de croissance pour réaliser les travaux les plus rebutants, mais qui n'a plus d'utilité maintenant.

Il existe une classe privilégiée et réduite appartenant aux États pétroliers, qui a le pouvoir d'empêcher les industries d'armement des pays industrialisés de connaître le chômage. Notons que lesdits pays industrialisés se disent tous en faveur de la paix mondiale. Il est vrai que si l'un d'eux refusait d'alimenter l'arsenal des pays incapables de produire eux-mêmes des armes, ce serait un autre qui s'en chargerait. D'ailleurs on sait bien qu'il existe des « guerres justes » comme la guerre du Golfe, même pour certains prix Nobel de la Paix…

De tout ce qui vient d'être énuméré résulte une série d'autres problèmes, tels que la violence dans les quartiers défavorisés, la toxicomanie, le suicide des jeunes, la délinquance. Si l'on n'a pas les moyens de se procurer les objets que la publicité ne cesse de montrer, par médias interposés, affirmant qu'il est nécessaire de les posséder pour vivre heureux, reste le vol, sous toutes ses formes, simplistes ou camouflées, que ce soit bourgeoisement ou politiquement. Rappelons que, s'il n'y avait plus propriété, il n'y aurait pas vol. Mais c'est une autre histoire.

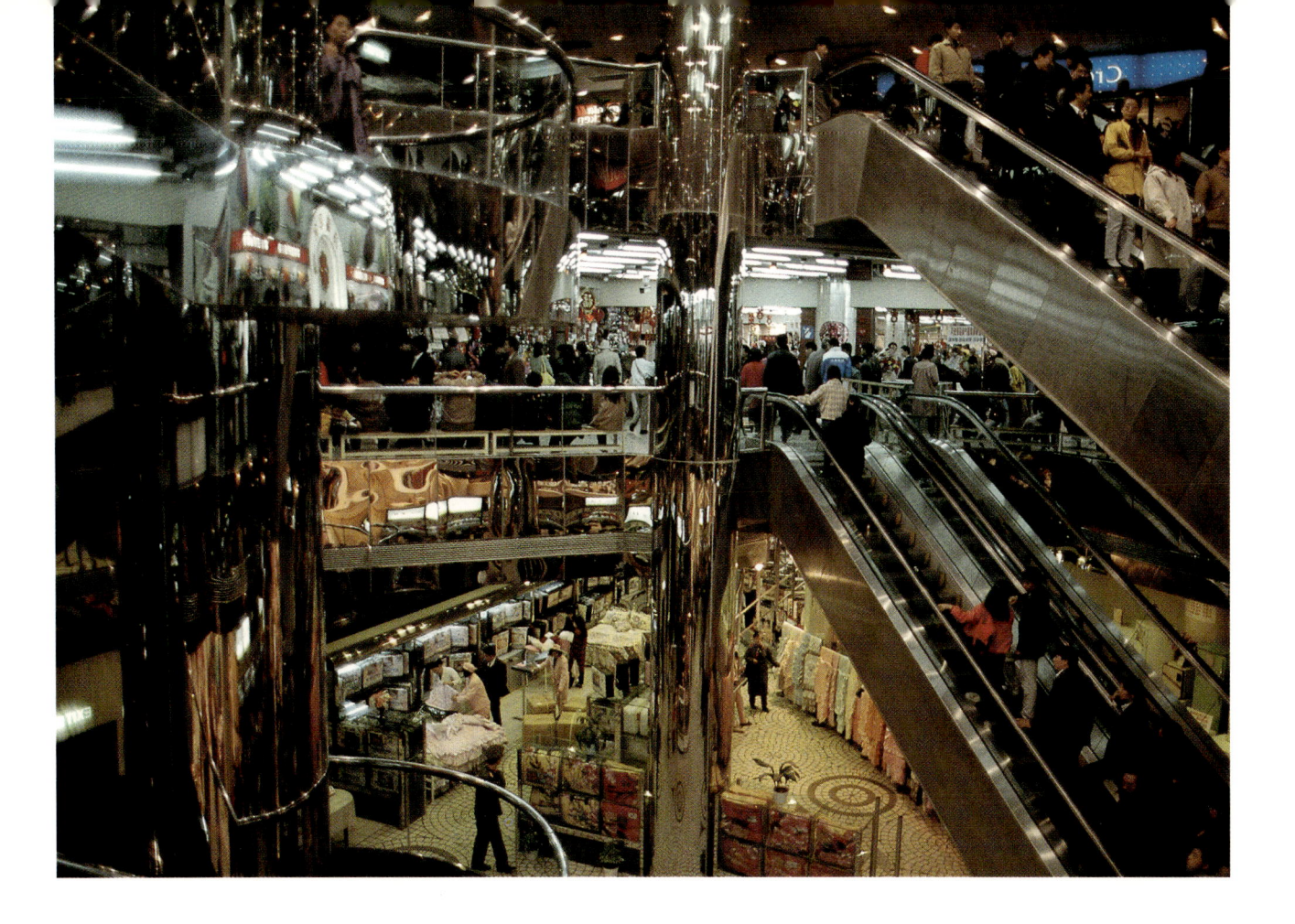

La société de consommation a étiré ses tentacules jusqu'en Chine, comme le montre cette photo d'un grand magasin privé situé rue Xidan, à Pékin. Certaines sociétés, espérant que le seul fait de transformer les rapports sociaux aboutirait à une société nouvelle idéale, ont supprimé le profit. Elles n'ont pas pour autant changé le comportement humain. La recherche de la dominance et du pouvoir est demeurée, mais elle s'est alors établie par d'autres moyens comme la soumission à une idéologie de groupe, le conformisme idéologique, tout individu non conforme étant considéré comme malade mental. Industrialisation et profit peuvent rapidement retrouver leur place dans de telles sociétés, car ils ne constituent pas un but, mais les moyens de l'établissement des dominances.

On dit souvent que la motivation de ce type de société est le profit. Mais le profit n'est qu'un des moyens d'établir les dominances, il n'en est pas le but premier. Certaines sociétés ont en réalité supprimé le profit comme moyen d'établir les dominances : elles ont pensé que le seul fait de transformer les rapports sociaux aboutirait à une société idéale. Au fond, elles n'ont pas changé le comportement humain fondamental et la recherche de la dominance : le pouvoir s'est établi par d'autres moyens, en particulier par la soumission à une idéologie de groupe, un conformisme idéologique, considérant comme malade mental tout individu au comportement non conforme à cette idéologie. La gratification individuelle s'est réalisée beaucoup moins par la possession des biens de production que par l'image idéale qu'un individu avait de lui-même. Cette image dépendait alors de celle que l'ensemble social lui accordait et du pouvoir social

LES COMPORTEMENTS

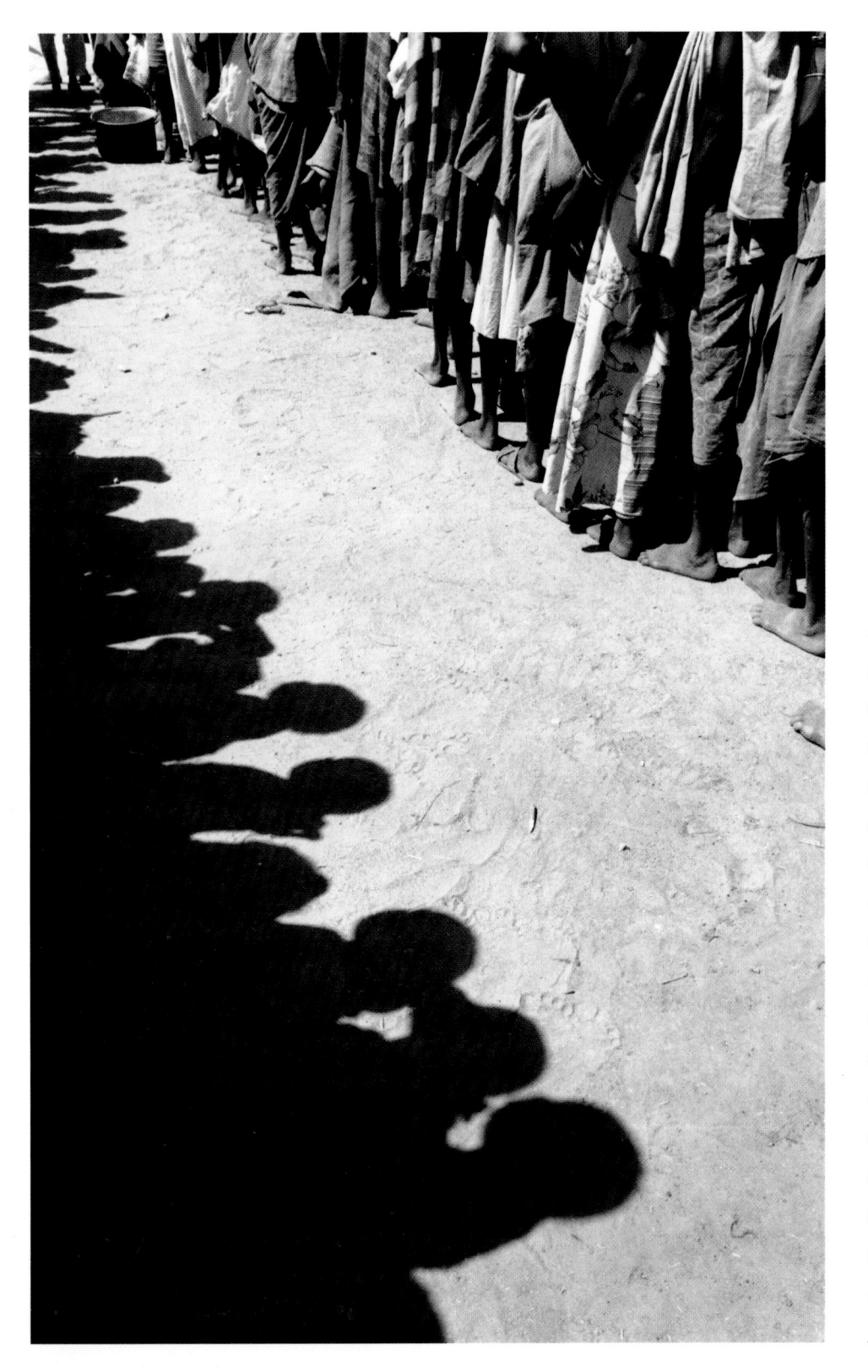

*L'*abondance pour tous
paraît décidément être
une utopie, la réalité vient
sans cesse nous le rappeler.
Ce n'est pourtant pas faute
d'avoir essayé, à l'échelle
des États. La social-démocratie
en particulier a souhaité établir
une plus grande égalité
des chances, une meilleure
redistribution des biens,
mais elle a échoué. Il semble
en fait que la seule façon
de transformer les rapports
sociaux soit de transformer
l'homme, en profondeur.
Files d'attente
au Soudan du Sud, en 1988.

qui en résultait. L'élévation dans les hiérarchies s'est réalisée moins par le profit que par les avantages narcissiques et par les possibilités, résultant de cette élévation hiérarchique, de desserrer l'étau du conformisme non plus idéologique mais comportemental. En dépit d'un discours logique cohérent, le marxisme-léninisme n'a pas compris qu'un cerveau humain en situation sociale possède toujours les mêmes processus primitifs qui motivent l'action, malgré l'établissement autoritaire de rapports différents entre les individus. L'apprentissage d'une logique comportementale différente n'est pas suffisante pour transformer à elle seule les comportements de recherche de la dominance. Cependant la motivation à l'action gratifiante a continué à s'exercer au niveau de l'ensemble social qui pouvait se comparer à d'autres ensembles sociaux. La progression des connaissances fondamentales a moins souffert de cet état de choses que celle de la possession individuelle des marchandises, puisque la compétition entre les individus n'était pas fondée sur cette dernière.

L'absence de libertés, de la liberté de déplacement en particulier, avait pour but d'éviter que les individus ne comparent leur niveau de consommation de marchandises avec celui de pays non soumis à la même idéologie. Mais les moyens de communication planétaires interdisant de plus en plus l'autarcie idéologique, nombre d'individus se sentirent frustrés en découvrant ce qui filtrait du «bien-être» des pays ayant adopté les lois du marché. On s'est alors mis à comparer une petite partie, nantie, des populations occidentales à l'ensemble médiocrement satisfait, c'est-à-dire finalement insatisfait, des peuples dits socialistes, d'autant que les échelles hiérarchiques chez ces derniers existaient toujours, même si elles n'étaient plus fondées sur le profit. Or les lois du marché institutionnalisent la foire d'empoigne, la compétition sauvage, la guerre économique, et acceptent la suprématie de la marchandise, reconnaissant la loi du plus fort dans la production. Au sein de ces peuples ayant abandonné le socialisme, un certain nombre de gens commencent à regretter leur statut social antérieur, constatant les maladies secondaires que ces lois sauvages peuvent engendrer: mafias, paupérisme, toxicomanie, enrichissement malhonnête, vols camouflés, amenuisement de la protection sociale dans tous les domaines, etc.

La social-démocratie propose qu'une intervention de l'État assure une redistribution plus homogène des résultats de la production. Elle souhaite mieux garantir l'«égalité des chances». Mais il ne s'agit pas là d'un grand projet d'une idéologie nouvelle: les chances de s'élever dans une hiérarchie de la consommation de biens marchands restent inégales et on tourne toujours autour de la marchandise. Il n'y a pas là de quoi mobiliser les foules comme purent le faire aux XIXe et XXe siècles l'idéologie prolétarienne et la lutte des classes. Il était alors simple de définir le bourgeois comme celui détenant la propriété privée des moyens de production et d'échange, et le prolétaire comme celui ne possédant que sa force de travail. Ces concepts sont aujourd'hui difficiles à cerner.

On peut conclure de tout cela que la seule façon de transformer les rapports sociaux est de transformer profondément les individus entre lesquels ils s'établissent. Si l'on veut se poser sur la Lune, il est nécessaire de connaître les lois de la gravitation; on est alors toujours forcé de s'y soumettre, mais il devient

LES COMPORTEMENTS

possible d'utiliser ces connaissances pour se libérer de l'attraction terrestre. Il semble bien que la même méthode régisse les sciences humaines. Au lieu de couvrir d'un alibi logique tous les errements des comportements, qu'ils soient individuels ou collectifs, il serait peut-être préférable de propager les lois de la gravitation des comportements humains en situation sociale. On ne peut faire abstraction des connaissances actuelles acquises sur le sujet, qui font appel à des niveaux d'organisation qui sous-tendent nos comportements : la génétique, la biochimie du système nerveux, la neurophysiologie, l'éthologie… Il ne s'agit pas de connaissances aussi pointues que celles acquises par les différents spécialistes de ces disciplines, mais d'une vue d'ensemble montrant qu'on ne peut se focaliser sur un seul niveau d'organisation pour interpréter nos comportements. Cela permettrait au petit de l'homme de se méfier très tôt des discours logiques valables pour un seul niveau d'organisation – psychologique, sociologique, économique ou politique –, mais non cohérents avec les niveaux sus- et sous-jacents. Il découvrirait la relativité des jugements de valeur et ne chercherait plus à imposer les siens, de même qu'il refuserait de se laisser imposer ceux des autres. On comprend que, dans ce cas, c'est l'extension de la connaissance au plus grand nombre qu'il faut promouvoir plutôt que la formation focalisée d'un outil de production de marchandises en vue de l'acquisition d'un métier.

Mais on ne précise jamais en quoi doit consister cette éducation que tout le monde s'accorde à vouloir développer pour lutter contre la violence, les intégrismes, les jugements de valeur, l'intolérance. Actuellement, l'éducation consiste de plus en plus en une informa-

« *P*atrie, Égalité, Liberté », proclame cet étendard. Il est ainsi des mots qui éveillent toujours l'enthousiasme ou, à tout le moins, l'approbation. Mais ils sont aussi parfois utilisés pour justifier intégrismes et intolérance. Méfions-nous des discours logiques qui ne sont valables qu'à un seul niveau d'organisation, et ne cherchent nullement à être en cohésion avec les niveaux englobés ou englobants. Exercice du doute, vision globale et interdisciplinaire des connaissances, étude du comportement humain semblent des préalables nécessaires à une éducation qui donnerait des armes efficaces pour lutter contre la violence, les jugements de valeur et les intolérances quelles qu'elles soient.
François Gérard (1770-1837), *Le 10 Août 1792*, détail. Paris, musée du Louvre, cabinet des Dessins.

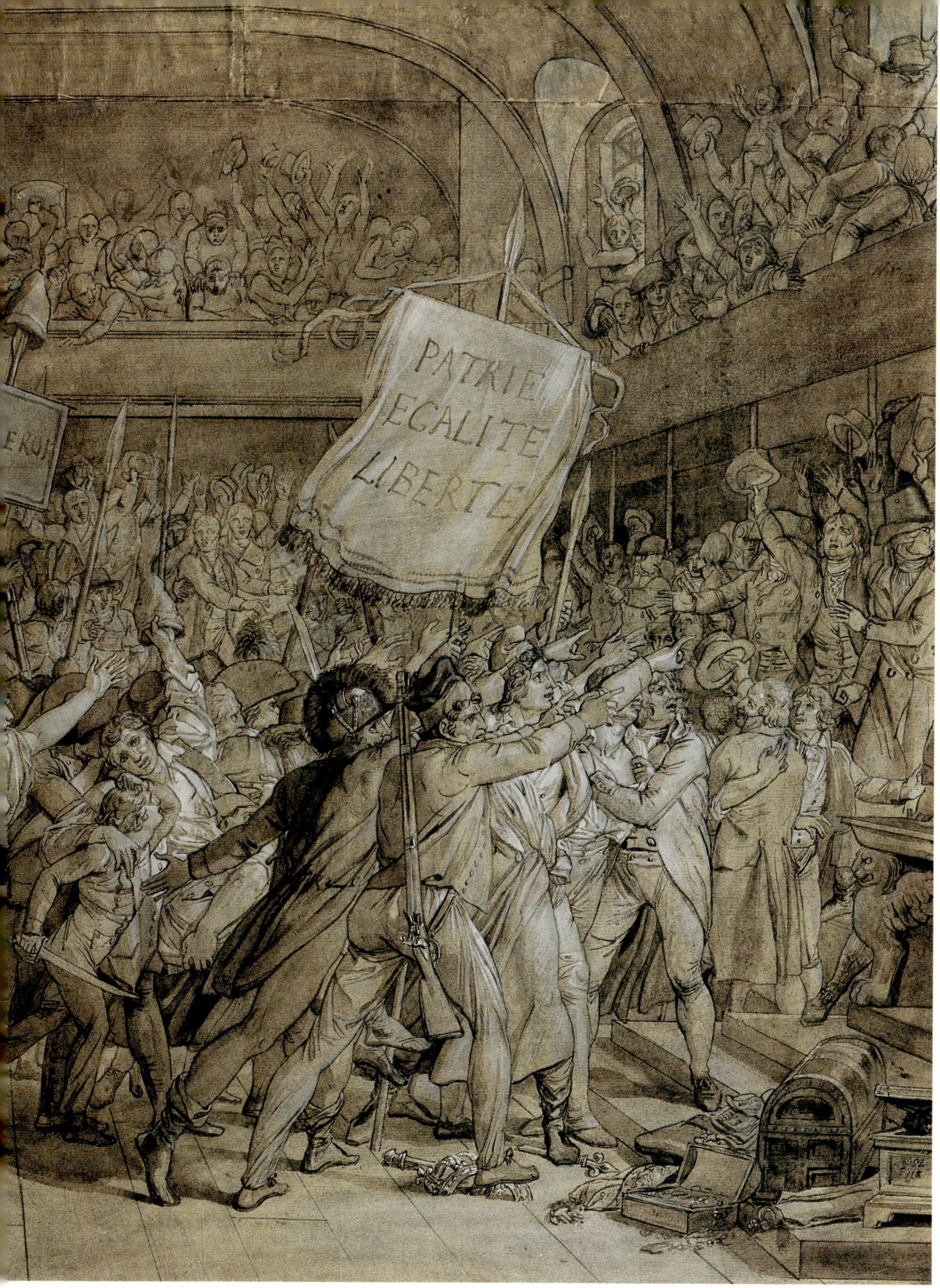
PATRIE
EGALITE
LIBERTE

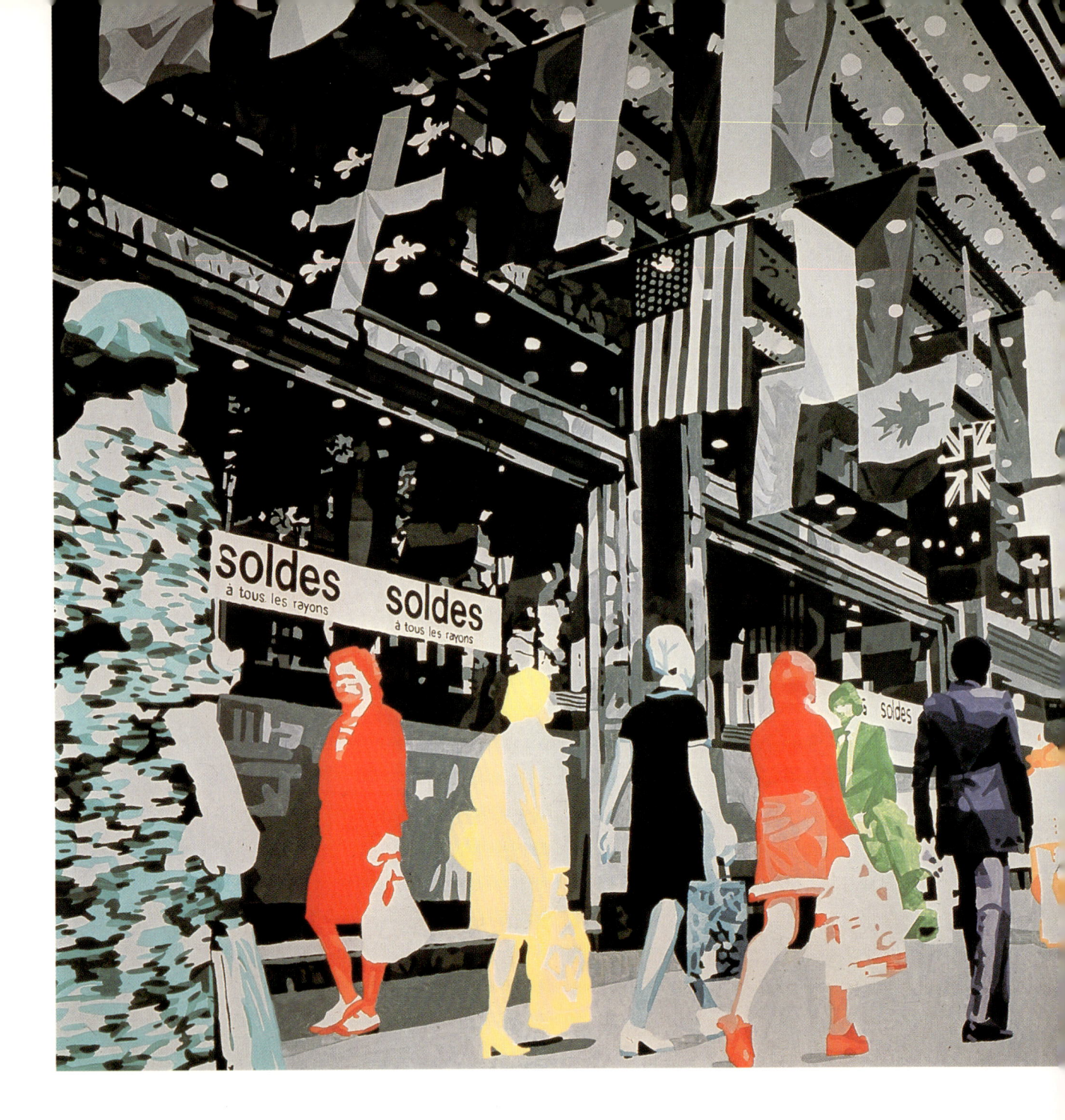

tion focalisée et les étudiants n'entrent à l'université que dans l'espoir d'y acquérir des connaissances réduites à une activité professionnelle précise. Comment ce type d'éducation pourrait-il faire échec à la violence de la guerre économique, qu'elle ne peut en fait que soutenir en renforçant la compétition économique à tous les niveaux d'organisation, des individus aux États ? Même l'initiation universitaire aux sciences dites humaines – psychologie, sociologie, économie et politique – est exploitée dans un but de rentabilité marchande au sein des entreprises, et toujours dans l'ignorance totale des mécanismes de fonctionnement de l'outil qui a permis de les établir dans leur statut actuel, à savoir le cerveau humain en situation sociale. De plus, si l'on désire transmettre une information généralisée parallèlement à une

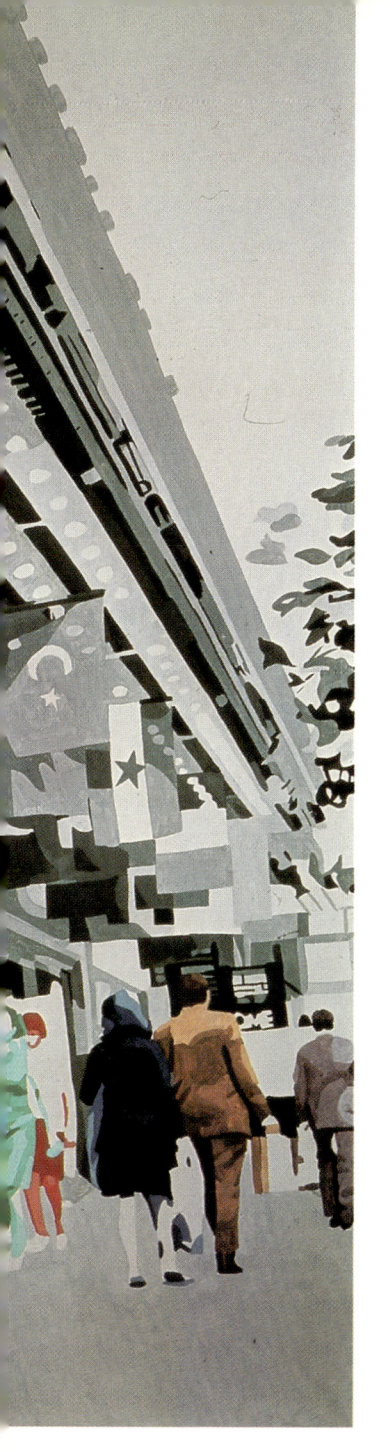

Notre bonheur dépend-il de la quantité d'objets que nous consommons, comme cherche à nous le faire croire la publicité, qui nous assaille jusque dans notre intimité ? Ne pourrait-on plutôt imaginer une société fondée sur la croissance non pas de la consommation, mais des idées, de la création, de la connaissance gratuite ?
Gérard Fromanger (né en 1939), *Au Printemps ou la Vie à l'endroit*, 1972, dans la série *Le Peintre et le Modèle*. Collection particulière.

---

type d'enseignant n'aurait pas à être spécialisé dans un seul domaine, ce qui lui éviterait d'approfondir une technique particulière, souvent longue à acquérir ; mais il lui faudrait faciliter la formation d'une structure mentale par niveaux d'organisation et servo-mécanismes. L'exercice du doute devrait être l'une des activités fondamentales à transmettre pour faciliter la créativité. L'enseignant devrait également être correctement informé de la part biologique des comportements.

Si le bonheur de l'homme dépend de la croissance économique, jusqu'où cette croissance peut-elle se poursuivre ? Dépend-elle seulement des objets que la publicité prétend indispensables à notre bonheur et dont la possession nous inscrit dans une échelle hiérarchique de dominance ? Ou pourrait-on imaginer une croissance non d'objets, mais d'idées, de concepts, liée aux relations, et non aux choses ou du moins aux marchandises ? Une croissance de la connaissance gratuite ? Il suffit d'observer, par exemple, comment la perception de royalties pour la commercialisation d'un sérum test pour le diagnostic du sida a conduit à une lutte franco-américaine allant jusqu'à la fraude pour se dire que ce temps n'est pas encore pour demain. Dans les aides à la recherche et au développement, la recherche n'a d'intérêt qu'en vue d'un développement, c'est-à-dire seulement si elle a une incidence commerciale qui permet de prendre part à la guerre économique et de fournir aux États les moyens de leur dominance à l'échelle planétaire.

Dernière difficulté, et la plus importante sans doute, ce changement profond dans les mentalités ne peut se réaliser dans un seul pays : celui-ci serait immédiatement écrasé économiquement dans le contexte

information professionnelle focalisée, il faut d'abord former des enseignants « polyconceptualistes » qui, dans chaque classe, du primaire jusqu'à l'université, seraient capables de réunir en une vue globale interdisciplinaire les connaissances transmises au cours de l'année et d'établir des relations, linguistiques, conceptuelles, historiques, que l'étudiant n'a pas le temps d'établir lui-même entre les éléments épars. Ce

LES COMPORTEMENTS

actuel de compétition internationale économique acharnée. Là encore, la notion de niveaux d'organisation nous fait comprendre que la transformation profonde du comportement social dans un État est incompatible avec sa survie, dans un contexte économico-social planétaire non transformé.

L'écologie ne devrait-elle pas avoir pour objectif de mettre fin à la compétition économique internationale, cause fondamentale de toutes les pollutions, qui se moque bien de la protection de l'environnement ? Or l'écologie se présente encore comme une forme sociodémocrate d'aménagement du capitalisme sauvage, comme un contrôle en pièces détachées de la production des marchandises. Au sein même du mouvement écologique, c'est à une recherche de la dominance que l'on assiste une fois de plus entre les petits chefs de différentes tendances, au lieu d'une combinatoire conceptuelle. Alors on continue à sacraliser les entreprises performantes, les leaders, les battants, jusqu'aux surhommes du Paris-Dakar ! On accepte la guerre économique, puisque le communisme a montré son incapacité à assurer le bonheur des peuples. Il n'est pas surprenant dans ces conditions que le marché le plus florissant actuellement soit celui des médicaments psychotropes !

Finalement, on peut se demander si ce n'est pas l'approche d'une catastrophe écologique et sociologique planétaire qui obligera l'humanité à adopter un nouveau comportement. Si bien qu'on en arrive presque à souhaiter cette catastrophe, plutôt que d'assister à la mise en place de sparadraps localisés, prévus pour camoufler une détérioration de la biosphère et de la noosphère, mais qui ne sauraient résoudre les problèmes de fond.

*L*es signes de la détérioration de notre environnement se multiplient et se généralisent. Les sparadraps localisés proposés pour les camoufler ne résoudront jamais les problèmes de fond, qui sont en fait ceux de la compétition économique internationale. Faudra-t-il aller jusqu'à une catastrophe écologique et sociologique planétaire pour que l'humanité accepte de remettre en question ses comportements ? Silhouettes d'arbres touchés par les pluies acides.

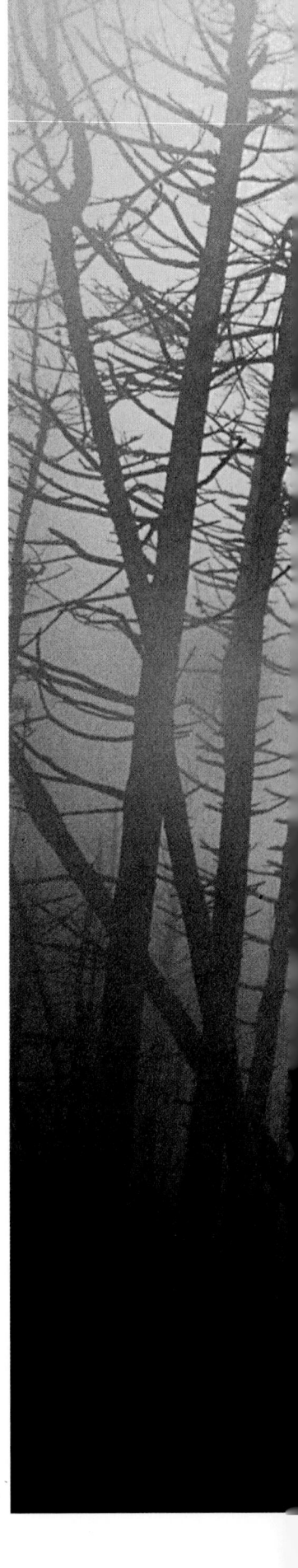

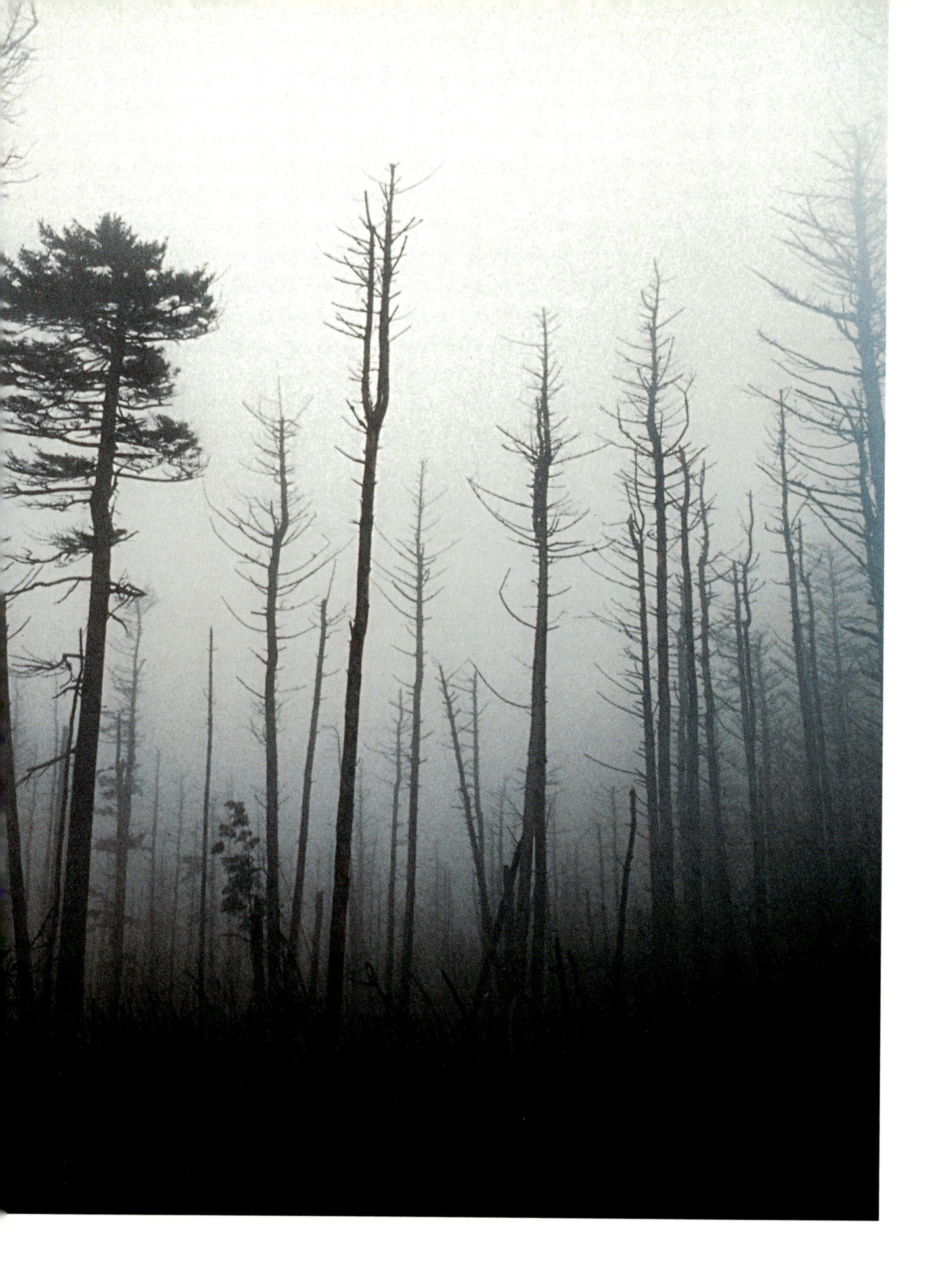

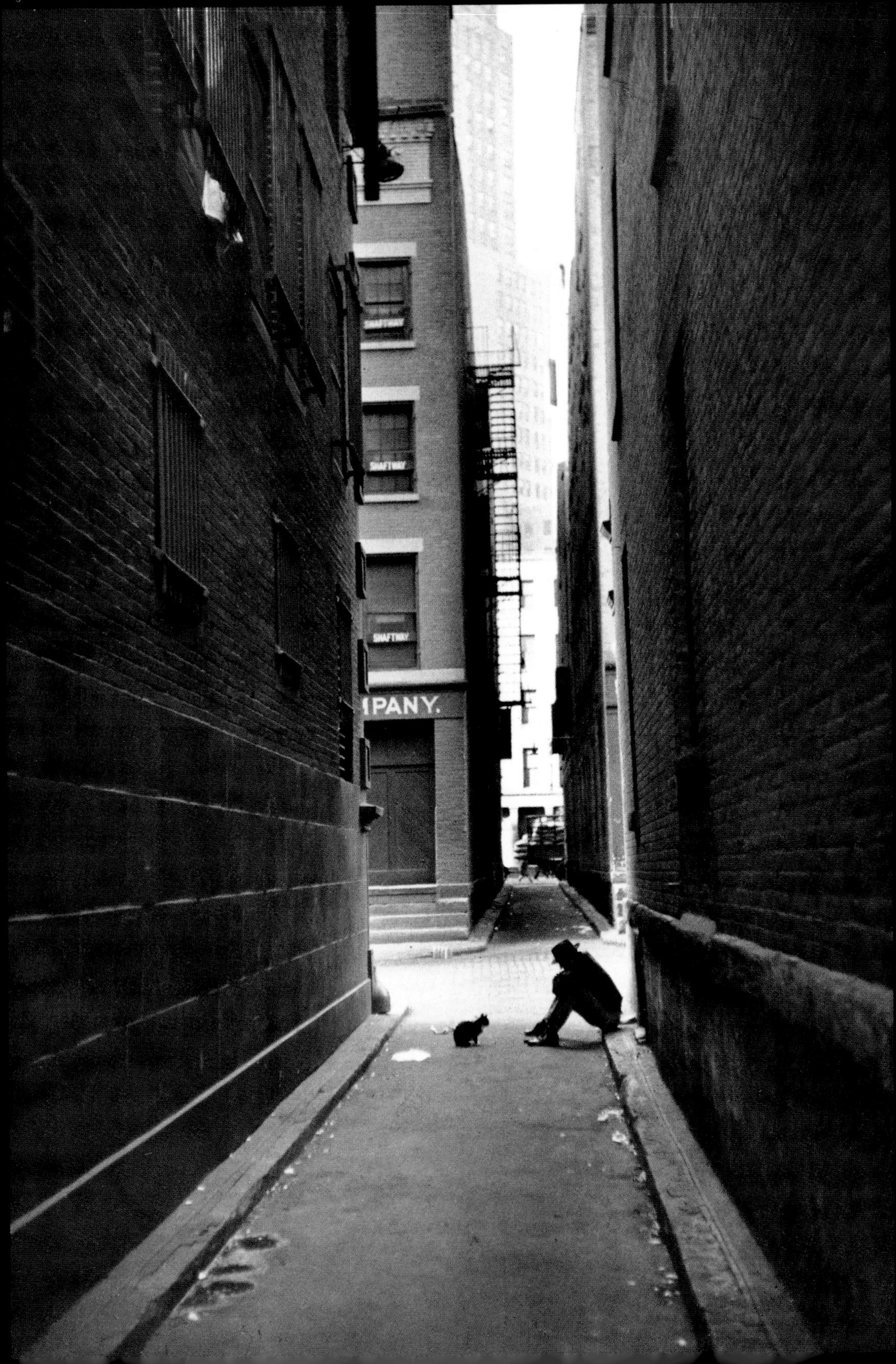
SHAFTWAY
SHAFTWAY
SHAFTWAY
PANY.

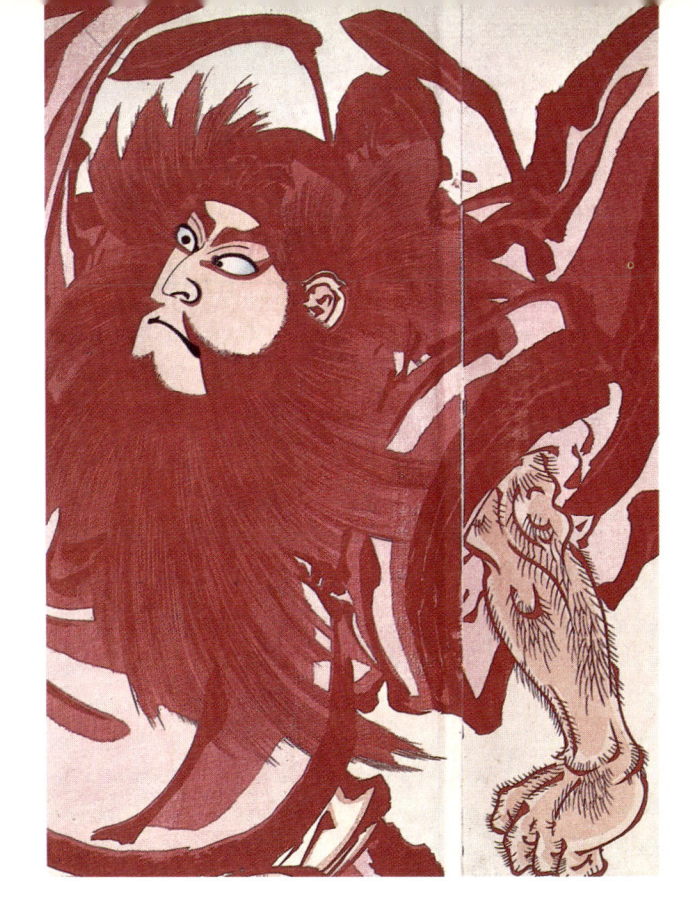

Cet homme, assis dans
le Lower East Side à New York,
semble écrasé par le béton
de la ville tentaculaire.
Toute action paraît inutile
et dérisoire
dans un tel environnement.
La photo d'Henri Cartier-Bresson
symbolise on ne peut mieux
l'inhibition de l'action.

La folie, ultime tentative
d'expression, peut être
une échappatoire désespérée
lorsque toute action est devenue
impossible, que l'individu
se trouve emprisonné, ligoté,
en inhibition de l'action.
Estampe japonaise,
personnage symbolisant la folie,
anonyme du XIXe siècle.
Paris, Bibliothèque nationale,
cabinet des Estampes.

L'INHIBITION DE L'ACTION

Les processus d'inhibition de l'action ont été à l'origine d'un nombre considérable de travaux, émanant en particulier de l'école pavlovienne. L'ouvrage de P. Anokhin *Biologie et Neurophysiologie du réflexe conditionné*, paru en 1975, en donne une connaissance exacte et développée. Anokhin y étudie longuement l'inhibition résultant de la non-obtention d'une récompense alimentaire attendue. Cette non-satisfaction stimule les activités intégrales de l'organisme suivant un processus ainsi établi : en premier lieu se produit une réaction exploratoire ; apparaît ensuite, si toutefois les conditions de l'expérience l'autorisent, une réaction de recherche active de la nourriture ; et vient enfin une réaction biologiquement négative, réaction d'insatisfaction que Pavlov qualifie d'« état de difficulté ».

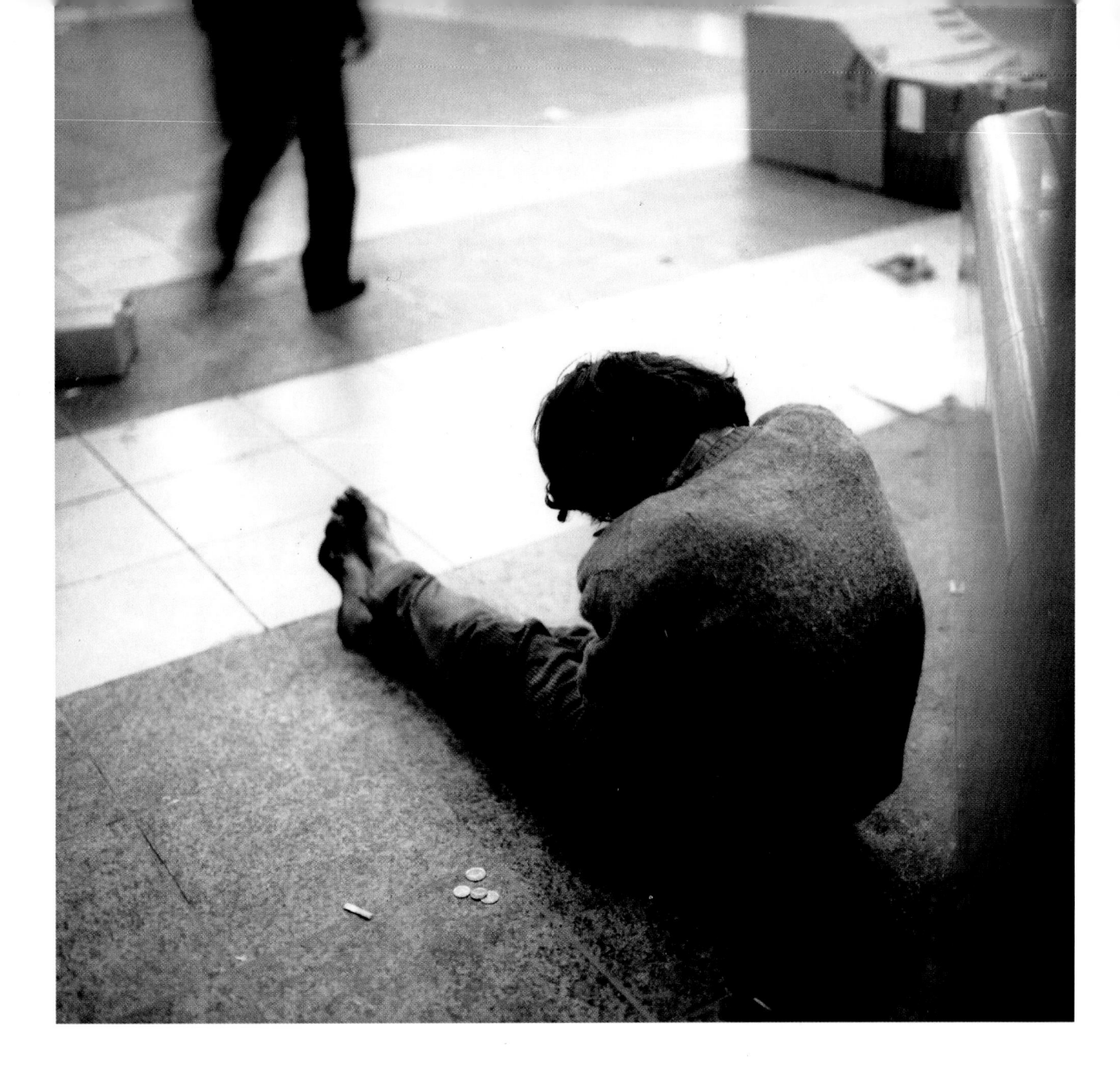

Les deux premières réactions entrent dans le schéma de la mise en jeu du système activateur de l'action (SAA), la troisième dans celui de la mise en jeu du système inhibiteur de l'action (SIA). Anokhin rappelle cette phrase de Pavlov : « La loi physiologique générale du fonctionnement des muscles squelettiques est le mouvement pour saisir tout ce qui concerne et assure l'intégrité de l'organisme animal, le met en équilibre avec le milieu environnant,

*P*ris entre sa pulsion de vie et l'impossibilité de satisfaire celle-ci dans l'espace socioculturel où il se trouve, ce clochard demeure prostré, dans ce que Pavlov appellerait un « état de difficulté ».
Les Halles, Paris, 1992.

un mouvement positif, une réaction positive. » Cela correspond exactement à notre description du fonctionnement de la boucle rétroactive de l'action sur le milieu permettant de conserver l'information-structure de l'organisme par l'intermédiaire du maintien ou du rétablissement de « la constance des conditions de vie dans le milieu intérieur » selon Claude Bernard, de l'« homéostasie » selon Walter Bradford Cannon, obéissant ainsi au « principe de plaisir » selon Sigmund Freud. Pour Pavlov, une réaction ou un mouvement négatifs aboutissent à l'éloignement, au rejet de tout ce qui gêne ou menace un processus vital et risque de déranger l'équilibre de l'organisme avec le milieu. Dans le cas de non-renforcement par la nourriture étudié par Anokhin, l'excitant conditionnel non renforcé, c'est-à-dire l'excitant conduisant à l'action qui avait été jusqu'alors récompensée par la nourriture mais qui ne l'est maintenant plus, devient le signal d'un état négatif, ou état de difficulté.

LES CAUSES DE L'INHIBITION DE L'ACTION

*A*nokhin étudie séparément d'une part la réaction défensive et les processus neurovégétatifs qui lui sont liés, et d'autre part la réaction d'inhibition que nous avons désignée sous le terme d'inhibition en tension et qu'il qualifie d'inhibition contraignante. Il écrit : « *1)* L'inhibition interne est la conséquence obligatoire de la dissociation et de la rencontre conflictuelle de deux systèmes d'excitation, de deux activités intégrales de l'organisme. *2)* La rencontre des activités nerveuses n'acquiert un caractère conflictuel que lorsque est activement éliminée une réaction positive de l'animal, en d'autres termes, si la marche optimale de ses constantes et fonctions physiologiques est perturbée. » (Nous dirions, pour « réaction positive », réaction d'approche, de fuite ou de lutte.) Le conflit se situe au sein de voies nerveuses : les unes poussent en effet l'organisme à agir dans un sens « positif », tandis que les autres interdisent l'activité motrice des premières. On peut dès à présent signaler l'importance de cette notion dans l'établissement des névroses.

Depuis 1972, je m'efforce de délimiter les aires cérébrales aboutissant au comportement d'inhibition. L'ensemble de ces aires et des voies nerveuses qui les relient forme le système inhibiteur de l'action, représenté par le sigle SIA, devenu pour les auteurs anglo-saxons BIS (*behavioral inhibitory system*). Ce système est capable de conserver les traces de ses expériences passées, et de mémoriser en particulier l'inefficacité de l'action.

Mais comment en arrive-t-on à l'inhibition de l'action ? Différentes situations qui y conduisent ont pu être étudiées.

Tout événement survenant dans son milieu pousse un individu à agir de façon à obtenir une récompense à son action. Si l'apprentissage, c'est-à-dire la mémoire d'une expérience antérieure, lui a enseigné que lorsqu'il répondait à cette pulsion, il était puni, son système inhibiteur de l'action (SIA) entre alors en antagonisme fonctionnel avec son faisceau de la récompense (MFB). De ce conflit naît l'angoisse. C'est l'un des mécanismes de l'inhibition de l'action, probablement celui décrit par Freud lorsqu'il parle d'un conflit entre le « ça » pulsionnel et le « surmoi » que l'on peut considérer comme l'apprentissage des règle-

LES COMPORTEMENTS

*L*a jeune femme semble hésiter entre l'attirance et la crainte : cette vague la submergera-t-elle, ou se contentera-t-elle de l'éclabousser ? Le manque d'information ou d'apprentissage antérieur peut nous plonger dans l'angoisse, dans la mesure où nous ignorons si la situation à laquelle nous avons à faire face est dangereuse ou non. Bien souvent, un tel déficit informationnel conduit à l'inhibition de l'action. Frank Kupka (1871-1957), *La Vague*, 1902. Prague, Galerie nationale.

---

ments de la socioculture d'un lieu et d'une époque. Mais l'inhibition de l'action s'inscrit dans d'autres grands cadres. Lorsque l'événement survient, l'individu a besoin d'un certain nombre d'informations pour agir efficacement en vue de se protéger. Si son apprentissage antérieur ne lui en fournit pas suffisamment, il y a déficit informationnel, et ce déficit conduit également à l'inhibition de l'action. Inversement, et c'est le cas dans notre société de médias, un trop grand nombre d'informations aboutit aussi à l'inhibition ou pour le moins à une action inefficace : l'individu est dans l'incapacité de classer toutes ces informations, car on ne lui a pas appris à les situer à leur propre niveau d'organisation, ni à considérer les niveaux qui les englobent et ceux qu'elles englobent. Enfin, l'imaginaire peut aussi, en associant les expé-

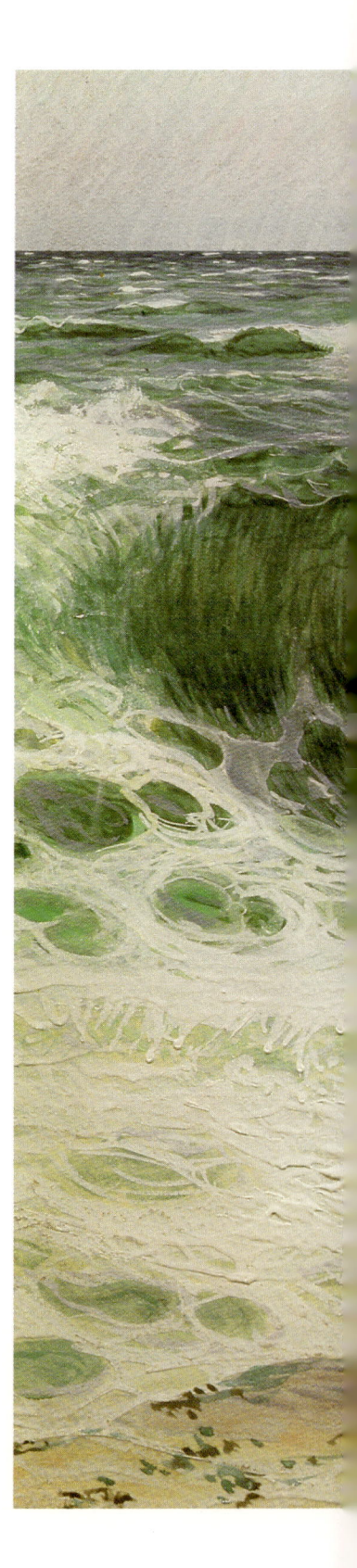

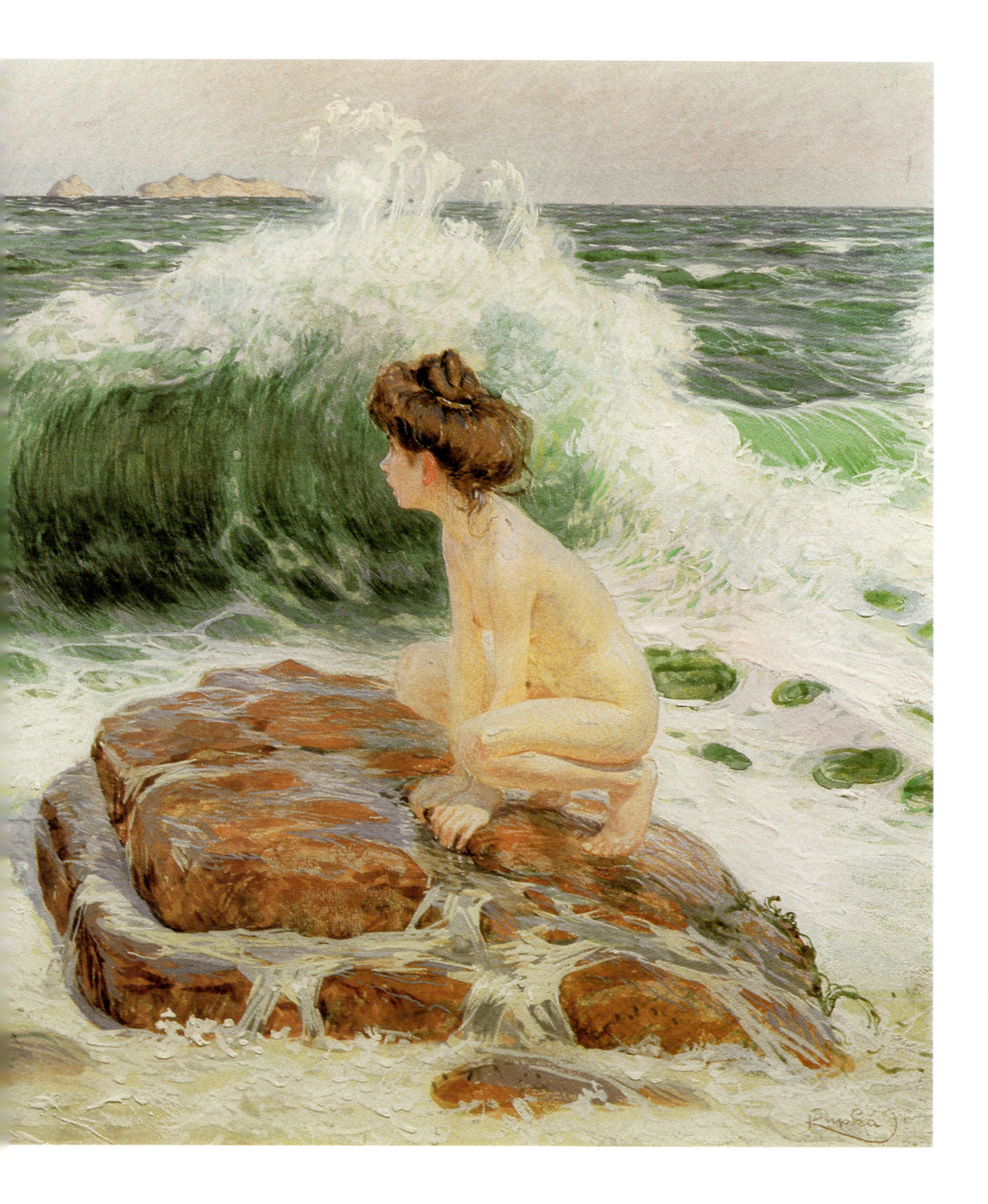

L'INHIBITION DE L'ACTION

riences passées, inventer un scénario que l'individu redoute de voir se réaliser, et l'obliger à être inhibé dans son action, même si ce scénario a toutes les chances de ne jamais se produire. Ce dernier mécanisme est propre à l'homme.

L'inhibition est donc la conséquence d'une pulsion à agir qui ne parvient pas à s'exprimer. Pulsion fondamentale lorsqu'elle tente de satisfaire aux besoins indispensables à la survie : manger, boire, copuler. Mais il y a également des pulsions qui répondent à des besoins acquis devenus aussi impératifs que les besoins fondamentaux : ceux que la socioculture nous a appris à considérer comme indispensables au bonheur. On peut les réunir sous le terme d'envie. La publicité provoque l'envie ; de même, voir autrui se gratifier par l'assouvissement de ces besoins secondaires pousse à vouloir se gratifier de la même façon. Ce comportement ne présente aucune créativité, il ne s'agit que de mimétisme. J'aime à rappeler que si l'on avait demandé à un homme du paléolithique ce dont il avait envie, il aurait sans doute répondu : « Un ours avec un peu de feu pour le cuire. » Il n'aurait pas demandé une Mercedes, dont il ignorait l'existence et l'usage ! Restent enfin les pulsions tendant à réaliser des situations imaginaires qu'il semble important à l'individu de voir se concrétiser, pour son bien. Comme l'imaginaire, et contrairement à l'envie, les désirs sont propres à l'homme. Un poème de Verlaine illustre parfaitement cette distinction :

> Je fais souvent ce rêve étrange et pénétrant
> D'une femme inconnue et que j'aime et qui m'aime
> Et qui n'est chaque fois ni tout à fait la même
> Ni tout à fait une autre et m'aime et me comprend.

A partir du moment où il établit son schéma corporel, l'homme fait l'expérience de la solitude. Alors, tel Verlaine qui, souvent, rêve d'« une femme inconnue » qui n'est chaque fois « ni tout à fait la même ni tout à fait une autre », il cherche désespérément la compagne parfaitement complémentaire, qu'il ne découvrira pourtant jamais. Ferdinand Hodler (1853-1918), *Le Rêve*, 1897-1903. Zurich, collection particulière.

Le poète exprime là le narcissisme fondateur, déclenché par la prise de conscience du schéma corporel et de la solitude à l'intérieur de son enveloppe charnelle, qui force à la recherche de l'autre. Et puis il y a le désir, ce rêve qui fait appel à la mémoire, mais aussi à l'imaginaire, à l'associativité des expériences passées. Un homme a « envie » d'une femme, mais il « désire » la femme complémentaire qu'il ne découvrira jamais. Et bien des désirs aboutissent à l'inhibition quand on ne parvient pas à les satisfaire.

Les situations infiniment variées et complexes auxquelles nous sommes quotidiennement confrontés nous amènent à faire appel à quelques grands schémas comportementaux. Les différentes manières d'y répondre, propres à chaque individu, dépendent de la

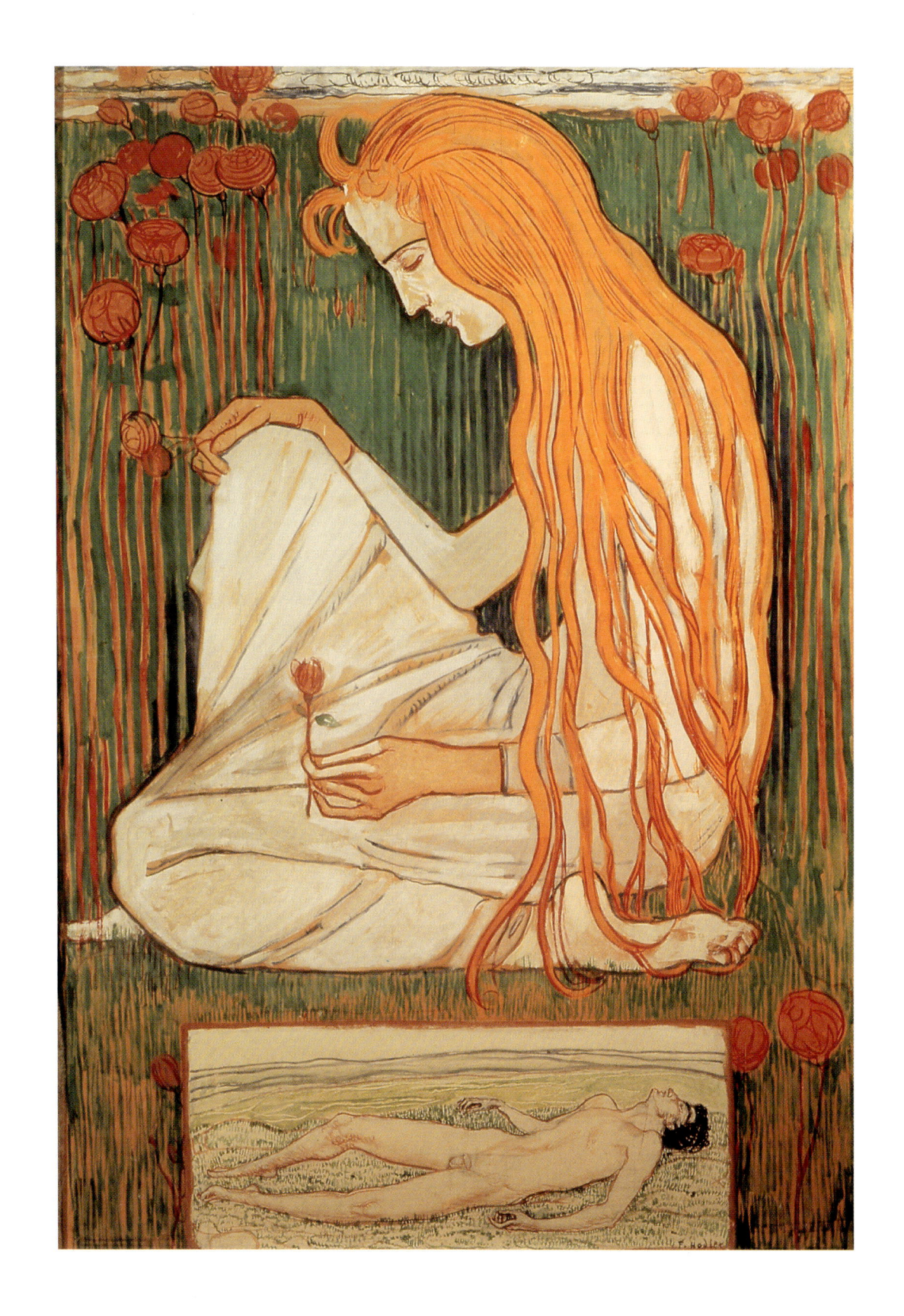

L'INHIBITION DE L'ACTION

*D*ans nos sociétés urbaines, qui constituent un environnement technologique astreignant, le système de défense permettant l'autonomie motrice par la fuite ou par la lutte contre cet environnement ne peut plus s'exprimer. C'est ainsi que les citadins se trouvent fréquemment en situation d'inhibition de l'action de façon prolongée, ce qui a des effets particulièrement nocifs sur leur santé.
Image tirée du film de Fritz Lang *Metropolis*, 1927.

---

mémoire des apprentissages et des automatismes inconscients qui en résultent. Dès sa naissance, tout homme emmagasine dans son système nerveux une histoire unique à partir de laquelle se forge ce que l'on appelle sa personnalité. Ce codage des voies nerveuses par la mémoire conditionne également la façon dont l'individu réagit aux événements : répétition de l'action gratifiante, fuite ou lutte si elles ont été gratifiantes, ou encore inhibition, et c'est alors que surgissent tous ses malheurs.

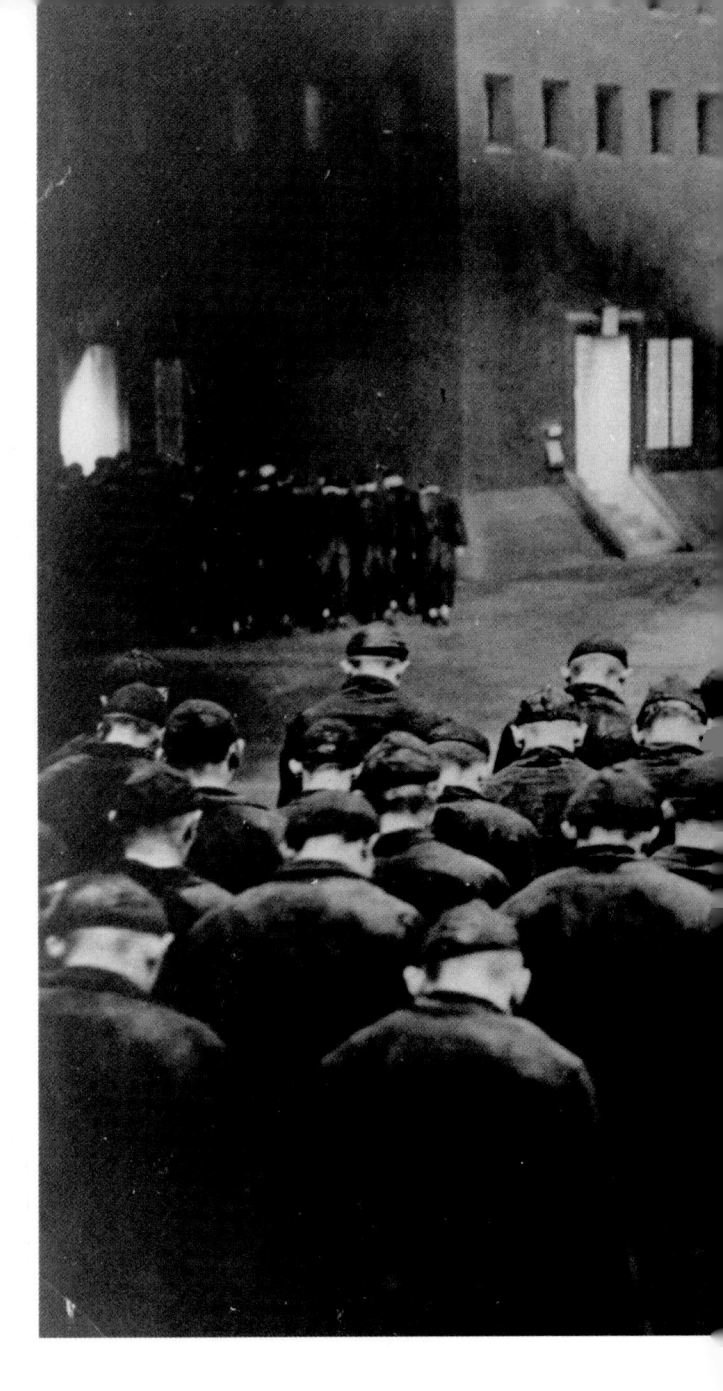

CHOC ET STRESS

A la suite de travaux réalisés au cours des années cinquante, mes collaborateurs et moi-même avons longtemps considéré que la pathologie pouvait résulter de la mise en jeu d'un système dit de défense, devenu inadapté dans nos sociétés urbaines technologiques. En effet, ce système ne défendait la vie d'un individu qu'en permettant son autonomie motrice ; or, dans nos sociétés urbaines, l'individu ne peut ni fuir, ni lutter contre son environnement socioculturel. Ce système de défense demeure pourtant fonctionnel, aussi supposions-nous qu'il était susceptible de se trouver à l'origine de réactions devenues sans objet et dont la persistance pouvait être dommageable.

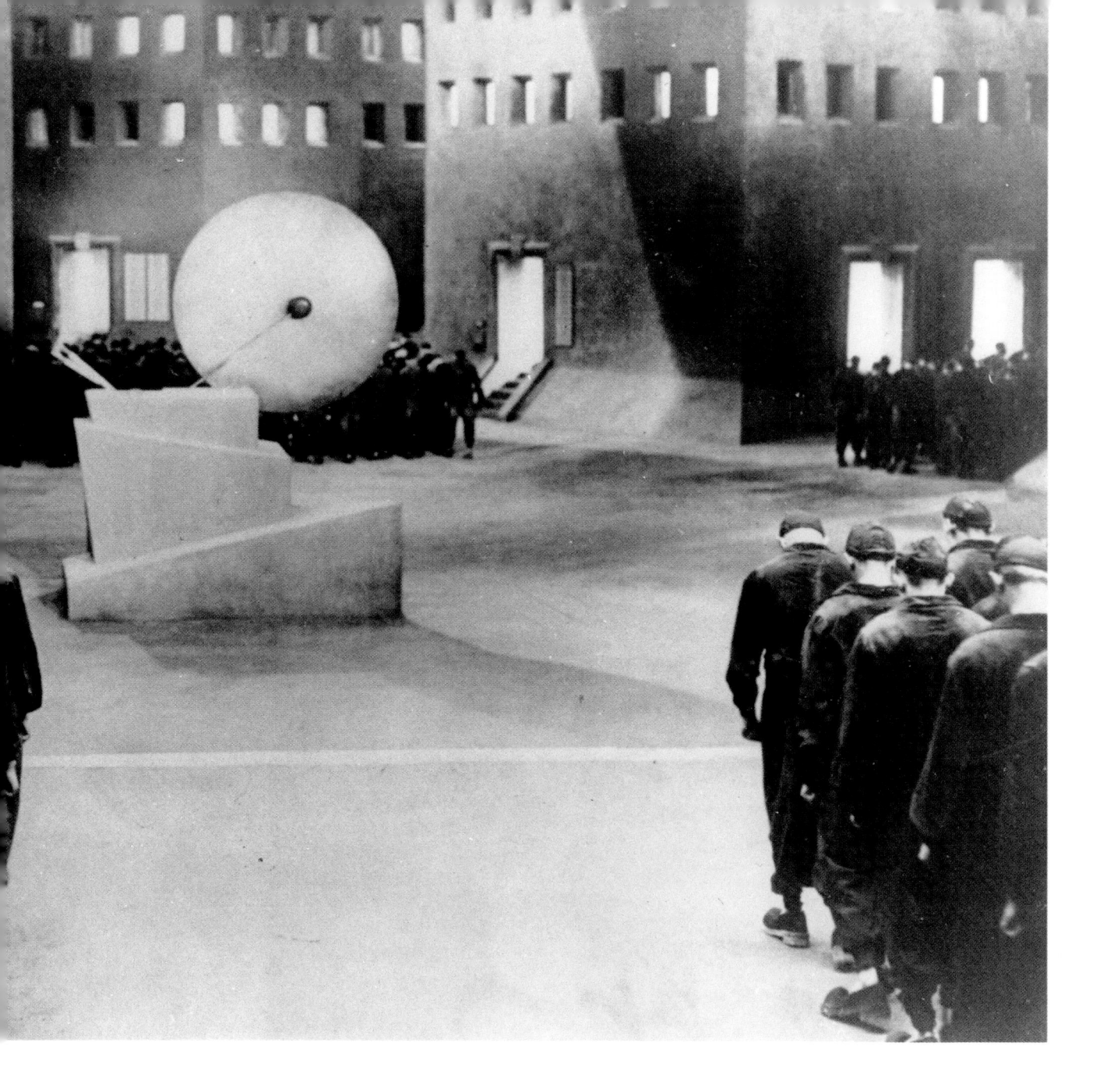

Or nous avons révisé cette opinion après avoir constaté expérimentalement que ce n'est pas la réaction, devenue sans objet, commandant la fuite ou la lutte qui se trouve à l'origine de désordres physiopathologiques chroniques, mais une autre réaction commandant l'inhibition de l'action, quand l'action se révèle impossible ou inefficace. Cette réaction peut être considérée comme « adaptative », puisqu'elle tend à éviter la destruction de l'agressé par l'agresseur en offrant au premier la possibilité de se faire oublier, d'éviter la confrontation. Le danger est en réalité lié à la durée, quand les conditions environnementales se prolongent.

En effet, si vous étiez un petit rat des champs trottinant par une belle matinée de printemps dans l'herbe

LES COMPORTEMENTS

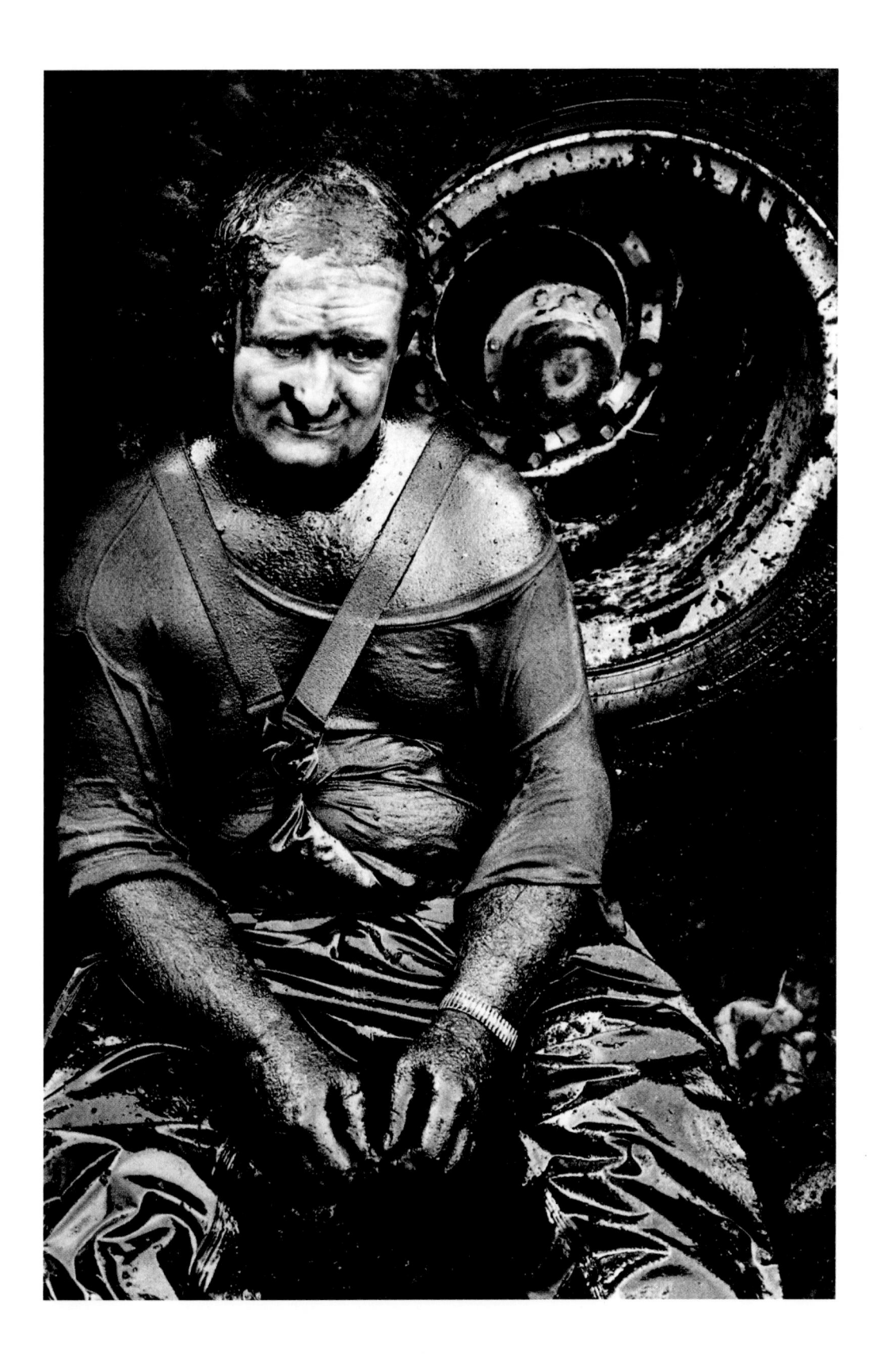

Quand un ouvrier dépend d'un chef dont la tête ou le comportement ne lui conviennent pas, il ne peut ni fuir, sous peine de se retrouver au chômage, ni combattre, car il serait remis entre les mains de la police qui défend l'existence des hiérarchies, force des sociétés. Il se trouve alors en inhibition et y demeurera pendant des semaines ou des mois, voire des années. Or c'est quand cette inhibition perdure qu'apparaît la pathologie.

---

fleurie de pâquerettes et qu'un faucon vienne survoler votre territoire, il vaudrait mieux pour votre sauvegarde que vous utilisiez votre SIA : ne voyant rien bouger, le faucon ne passera pas le plus clair de sa journée au-dessus de vous, il s'en ira. Ayant attendu « en tension » son départ, vous pourrez alors regagner votre terrier où vous serez à l'abri, et vous aurez sauvé votre peau. Faire le mort présente parfois des avantages en présence d'un prédateur dangereux, quand l'attente de son départ ne dure pas trop longtemps.

Tout se gâte en revanche si vous êtes un ouvrier spécialisé et que le rapace est un petit chef dont la tête ne vous revient pas, pas plus que son comportement à votre égard. Vous ne pouvez fuir, car vous vous retrouveriez au chômage. Vous ne pouvez le combattre par la lutte, car vous combattriez du même coup la notion de hiérarchie qui fait la force des sociétés, et vous verriez assez vite survenir la maréchaussée – étymologiquement « serviteur des chevaux ». Alors passent les jours, les semaines, les mois, parfois les années, et vous restez en inhibition de l'action. Or c'est quand l'inhibition de l'action perdure qu'elle devient catastrophique pour la santé.

Entre 1949 et 1951, l'étude expérimentale et clinique des syndromes de chocs hémorragiques et traumatiques nous avait conduits à la constatation suivante : ce qu'il était convenu d'appeler nos moyens de défense ne faisait que faciliter l'activité motrice de l'organisme au sein de son environnement. Ils facilitaient la fuite ou la lutte, comme Walter Bradford Cannon l'avait imaginé dès 1932, sous la forme d'une activité vasomotrice dépendant principalement des catécholamines circulantes qui provoquaient un déplacement de la masse sanguine vers les organes indispensables à l'activité motrice : muscles, cœur, poumons, cerveau. Cette réaction ne pouvait assurer la survie que si la fuite ou la lutte étaient rapidement efficaces, autrement dit si elles parvenaient à soustraire l'organisme à l'agression environnementale. En revanche, si elles se révélaient inefficaces, la persistance de cette réaction conduisait à un manque d'oxygène dans les tissus des organes non irrigués – viscères –, pouvant aller jusqu'à la mort.

Si l'on admettait cette hypothèse, on était amené à considérer les syndromes de choc non plus comme un épuisement des moyens de défense, mais au contraire comme la conséquence de leur mise en jeu et de la

LES COMPORTEMENTS

persistance de leur action, en cas d'inefficacité de la fuite ou de la lutte. La conséquence thérapeutique impliquait qu'au lieu de tenter de suppléer à la déficience des moyens de défense, il pouvait au contraire être utile de les tempérer. C'est ce que nous avons fait grâce à l'emploi de molécules inhibitrices des activités du système neurovégétatif, combinées dans ce que nous avons appelé des cocktails lytiques réalisant une neuroplégie, c'est-à-dire une paralysie de la transmission de l'influx nerveux.

Ces réactions neuroendocriniennes aux agressions variées présentant une grande similitude avec celles résultant d'agressions psychosociales, nous avons alors suggéré l'emploi de ces molécules, en particulier de la chlorpromazine, en clinique psychiatrique. Il n'était pourtant pas évident en 1952 de saisir les liens existant sur les plans neurophysiologique et biochimique entre l'agression physique et l'agression psychosociale.

De nombreux travaux récents concernent non le choc mais le stress. Les méthodes expérimentales utilisées sur des animaux pour provoquer le stress, que ce soit les inévitables électrochocs plantaires, les contentions de durée variable, la nage forcée, l'isolement, le combat, etc., n'aboutissent jamais à un état de choc. Les perturbations de l'équilibre homéostasique, de l'équilibre acide-base et électrolytique, les perturbations métaboliques, les phénomènes vasomoteurs et artériolo-capillaires par exemple ne sont qu'exceptionnellement envisagés, alors que les études sur les états de choc s'y étaient au contraire principalement intéressées, négligeant en revanche les recherches concernant les activités biochimiques et neurophysiologiques centrales.

*L*e stress résulte de l'inhibition de l'action, mais exige un processus de mémoire, celle de l'inefficacité de l'action. On peut en faire disparaître les conséquences psychiques et somatiques en interdisant le passage de la mémoire à court terme à la mémoire à long terme. Cette inhibition est particulièrement grande dans l'affolement chaotique des cités modernes.
Georg Grosz (1893-1959), *La Ville*, 1916. Lugano, collection Thyssen-Bornemisza.

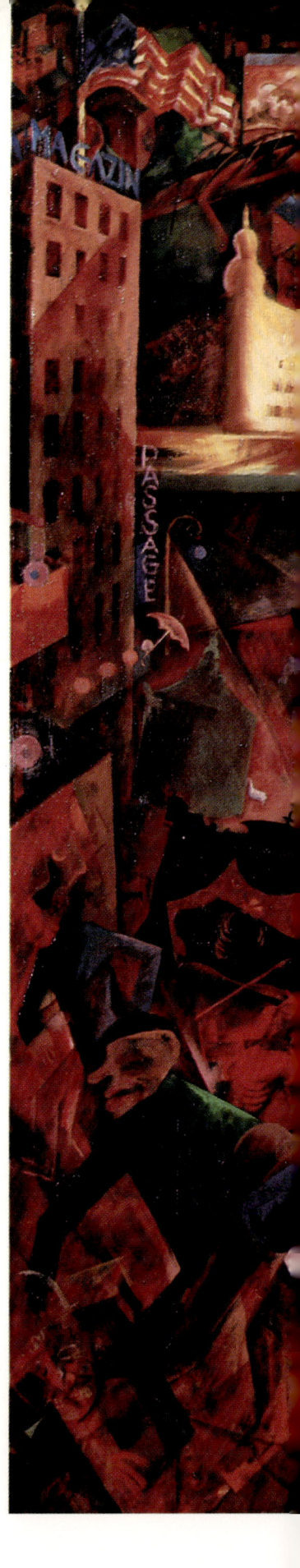

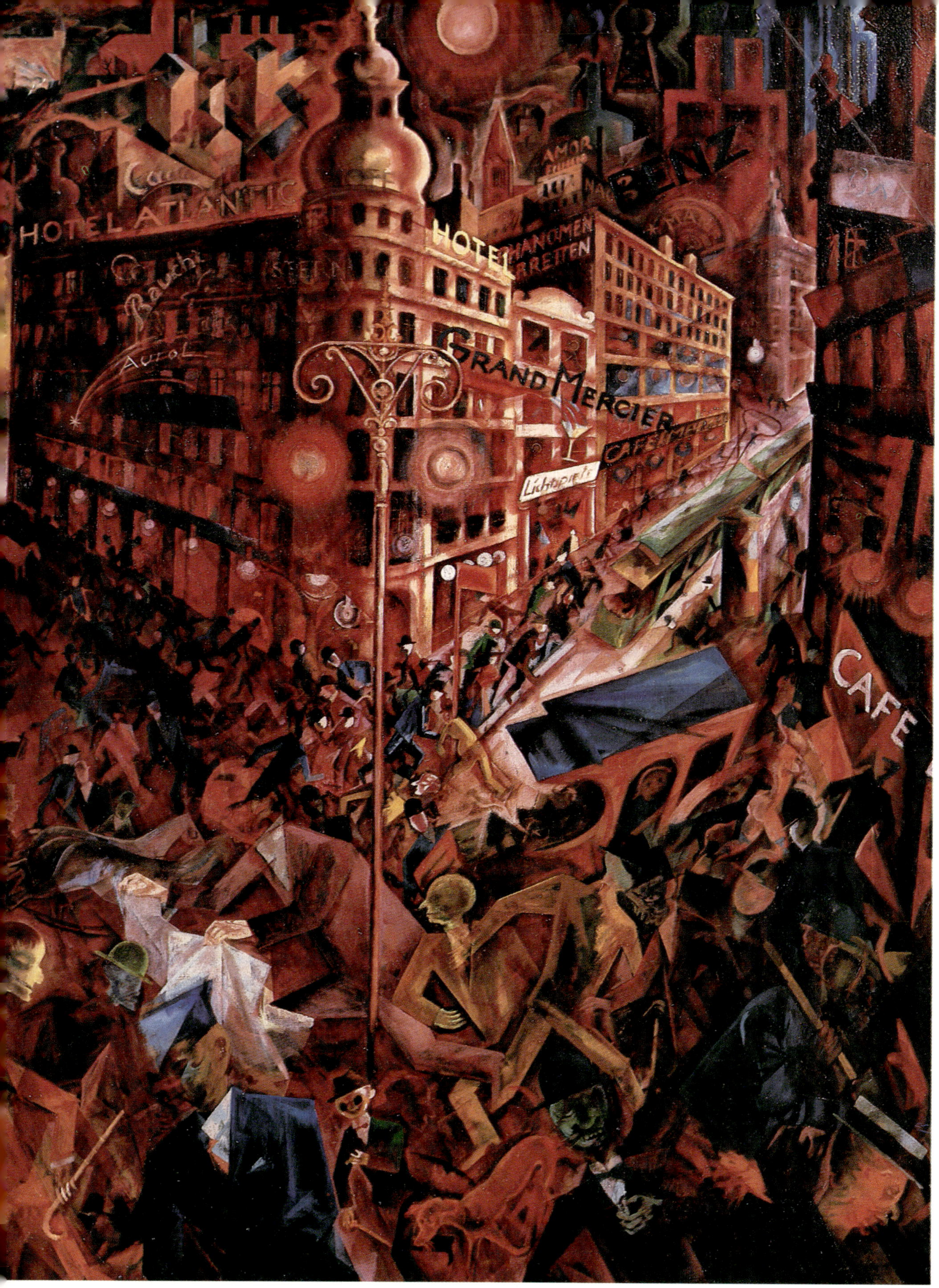
HOTEL ATLANTIC
HOTEL
GRAND MERCIER
BENZ
CAFE

Il est probable que le développement de nos connaissances de la biochimie cérébrale, au cours des dernières décennies, a permis de voir en elle le facteur essentiel des variations de nos comportements. On a donc cherché à utiliser des tests expérimentaux impliquant un comportement actif ou passif vis-à-vis de l'agent agresseur, comportement qui n'existe plus dans les états de choc même si, à l'origine, il y a eu essai de fuite ou de lutte. Ainsi, le cerveau apporte certaines réponses à l'égard de l'agent stressant. Il essaie d'abord de le contrôler ou de le neutraliser, soit par la fuite – évitement actif –, soit par la lutte – combat, agressivité défensive –, et enregistre le résultat de l'expérience – succès ou échec du contrôle. Cet apprentissage a des conséquences importantes sur le comportement ultérieur de l'individu, comportement qui dépend donc d'un processus de mémoire. Nous avons pu montrer que, si le contrôle est efficace, peu de perturbations biologiques ou physiologiques surviennent, ou alors de façon très temporaire. Ce n'est que lorsque l'action motrice de contrôle de l'environnement devient impossible que des perturbations physiopathologiques stables apparaissent.

En résumé, en passant du choc au stress, on va d'un syndrome où généralement la lésion déclenche une réaction favorisant la fuite ou la lutte, vers un syn-

---

Conséquences somatiques de l'inhibition de l'action

Les répercussions périphériques de l'inhibition de l'action font principalement appel à deux systèmes : le système neurovégétatif et le système endocrinien. Le système endocrinien est dans ce cas surtout représenté – mais pas seulement – par l'axe formé par l'hypothalamus, l'hypophyse et les glandes surrénales, qui constituent des systèmes régulés dans les périodes de repos comportemental. Si l'organisme se retrouve en inhibition de l'action, l'hypothalamus sécrète une hormone peptidique, le *corticotropin releasing factor* (CRF), facteur provoquant la libération par l'hypophyse dans la circulation sanguine de corticotrophine (ACTH). Celle-ci provoque à son tour la libération de glucocorticoïdes (Gcs) par la corticosurrénale – corticostérone chez le rat, cortisol chez l'homme. Cette série d'influences en cascade se referme sur elle-même, pour ainsi dire, car les glucocorticoïdes inhibent la libération d'ACTH par l'hypophyse et de CRF par l'hypothalamus, ce dernier voyant également sa libération bloquée par l'ACTH. Ce système, régulé en constance, ne servirait à rien d'autre qu'à maintenir le taux de glucocorticoïdes à une valeur moyenne, avec de faibles oscillations autour de cette moyenne dues au retard d'efficacité des boucles de rétroaction.

Pour influer sur son fonctionnement, il faut une commande extérieure au système qui transforme le système régulé en servomécanisme. Cette commande vient du cerveau situé au-dessus, dont le fonctionnement dépend lui-même de l'environnement dans lequel l'organisme qu'il anime est plongé.

Les catécholamines cérébrales (CA) permettent le fonctionnement des aires cérébrales aboutissant aux comportements de consommation et de récompense. Elles diminuent la libération de *corticotropin releasing factor* et en conséquence de corticotrophine et de cortisol. On peut en déduire qu'en situation de bien-être, de plaisir, l'axe hypothalamo-hypophyso-corticosurrénalien n'a pas besoin de montrer son utilité. La question de cette utilité pose elle-même des problèmes. Lorsque c'est le PVS (faisceau de la punition) qui est stimulé, *corticotropin releasing factor* et corticotrophine sont également libérés. Mais la corticotrophine favorise l'activité des aires cérébrales commandant l'activité motrice, donc la fuite ou la lutte. Il faut que celles-ci soient rapidement efficaces, sinon la libération secondaire des glucocorticoïdes par les surrénales stimulera au contraire le système inhibiteur de l'action (SIA). Or le SIA, mis en jeu quand ni récompense, ni fuite, ni lutte ne sont réalisables, met à son tour en jeu l'axe hypothalamo-hypophyso-surrénalien. On pénètre alors, pour peu que la situation environnementale oblige à persister dans le comportement d'inhibition, dans un cercle vicieux de rétroactions positives dont on ne peut se libérer que par l'acte gratifiant.

Parallèlement à cette cascade endocrinienne, le système nerveux végétatif est activé, provoquant la libération des catécholamines circulantes – noradrénaline et adrénaline.

drome où c'est la réaction, mise en jeu par l'apprentissage de l'inefficacité de l'action, qui provoque la lésion. Dans le cas d'un choc, le syndrome évolue rapidement sans apprentissage antérieur et la réponse nerveuse est surtout limitée à l'hypothalamus et au tronc cérébral. Dans le cas d'un stress, la mémoire a un rôle prédominant et le système limbique et le cortex associatif sont indispensables à l'établissement des perturbations physiobiologiques.

Système nerveux et système immunitaire

Après avoir mis en évidence la liaison entre le système catécholaminergique périphérique et le système inhibiteur de l'action, avec l'axe formé par l'hypothalamus, l'hypophyse et les glandes surrénales (HPA), mes collaborateurs et moi-même avons travaillé sur les conséquences immunitaires de l'inhibition de l'action. Le rôle du système nerveux central et périphérique et des glandes endocrines dans le fonctionnement du système immunitaire est de mieux en mieux connu. Le rôle néfaste des glucocorticoïdes sur l'activité du système immunitaire est déjà, lui, connu depuis de nombreuses années. Un médecin sérieux ne vous aurait jamais prescrit de cortisone sous quelque forme que ce soit sans l'associer à un antibiotique à large spectre, de peur que la dépression du système immunitaire ne favorise une infection dans votre organisme. Les corticoïdes sont utilisés pour limiter le rejet des greffes tissulaires par le système immunitaire. Leur intérêt principal est, d'ailleurs, en réduisant l'activité de ce système, de protéger des maladies dites auto-immunes dans les-

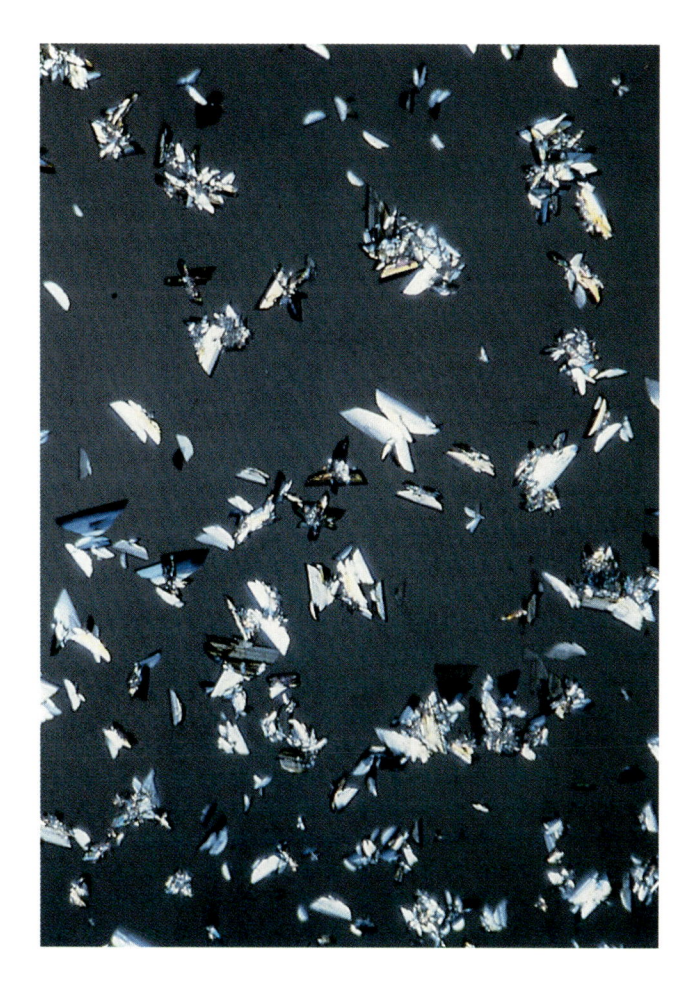

Le stress et l'inhibition de l'action en général provoquent la libération de cortisone par les glandes surrénales. Or la cortisone a un rôle néfaste sur le fonctionnement du système immunitaire, sa libération favorise donc infections et cancers. Cela illustre les relations complexes entre système nerveux et système immunitaire. Cristaux de cortisone sous lumière polarisée.

quelles ce même système immunitaire, ne sachant plus différencier le moi du non-moi, se mobilise contre les propres protéines du sujet. Au cours des années quatre-vingt-dix, les connaissances dans ce domaine se sont considérablement enrichies. Le système immunitaire apparaît aujourd'hui comme un système endocrinien dont les sécrétions influencent en retour le système nerveux central : les relations entre systèmes nerveux, endocrinien et immunitaire ne sont en effet pas à sens unique.

Nos sens informent le système nerveux de ce qui se passe dans l'environnement de façon à nous permettre de contrôler les caractéristiques de cet environnement en agissant au mieux de l'intérêt de notre équilibre biologique interne. Un élément étranger ne pouvant s'introduire dans l'organisme par le canal des sens, il passe par celui du système immunitaire. Ce dernier fonctionne alors en quelque sorte comme un sens supplémentaire, avertissant le cerveau de toute intrusion étrangère.

Le système immunitaire est un ensemble de cellules mobiles prenant le plus souvent naissance dans la moelle osseuse et qui, véhiculées dans certains organes comme le thymus, les ganglions lymphatiques ou la rate, y subissent des transformations, ce qui a pour effet de les amener à assurer la fonction complexe de défense de l'organisme contre les organismes ou les molécules étrangers. Ces transformations se font grâce à des substances, telles les interleukines 1 et 2, qui stimulent les cellules et leur permettent soit de fabriquer des anticorps, soit d'assurer leur activité phagocytaire. Les cellules de type macrophages, venues directement de la moelle osseuse, assurent une première ligne de défense

*O*n sait depuis longtemps que le système immunitaire s'oppose à la généralisation des infections et à l'extension des tumeurs, même si sa complexité n'a été mise en évidence qu'au cours des dernières décennies. Sur cette photo, on peut observer un anticorps, substance concourant à l'immunité de l'organisme, ici l'immunoglobuline G, lié à son antigène, en rouge.

par « digestion phagocytose » et sécrètent une interleukine 1. D'autres cellules sont transformées en lymphocytes T auxiliaires après être passées par le thymus. Stimulés par l'interleukine 1 sécrétée par les macrophages, ces lymphocytes assurent la mobilisation, par l'interleukine 2, des cellules tueuses naturelles ou lymphocytes T cytotoxiques, capables de détruire les cellules cancéreuses reconnues comme non conformes, les bactéries ou les virus. En outre, les lymphocytes T auxiliaires sécrètent un facteur de différenciation qui transforme les monocytes en plasmocytes. Ces derniers forment des anticorps spécifiques qui permettent une destruction plus facile des intrus. Enfin, des cellules lymphoïdes « suppressives » mettent fin à tout ce remue-ménage qui, un peu trop violent ou prolongé, risquerait de se révéler désastreux pour l'organisme.

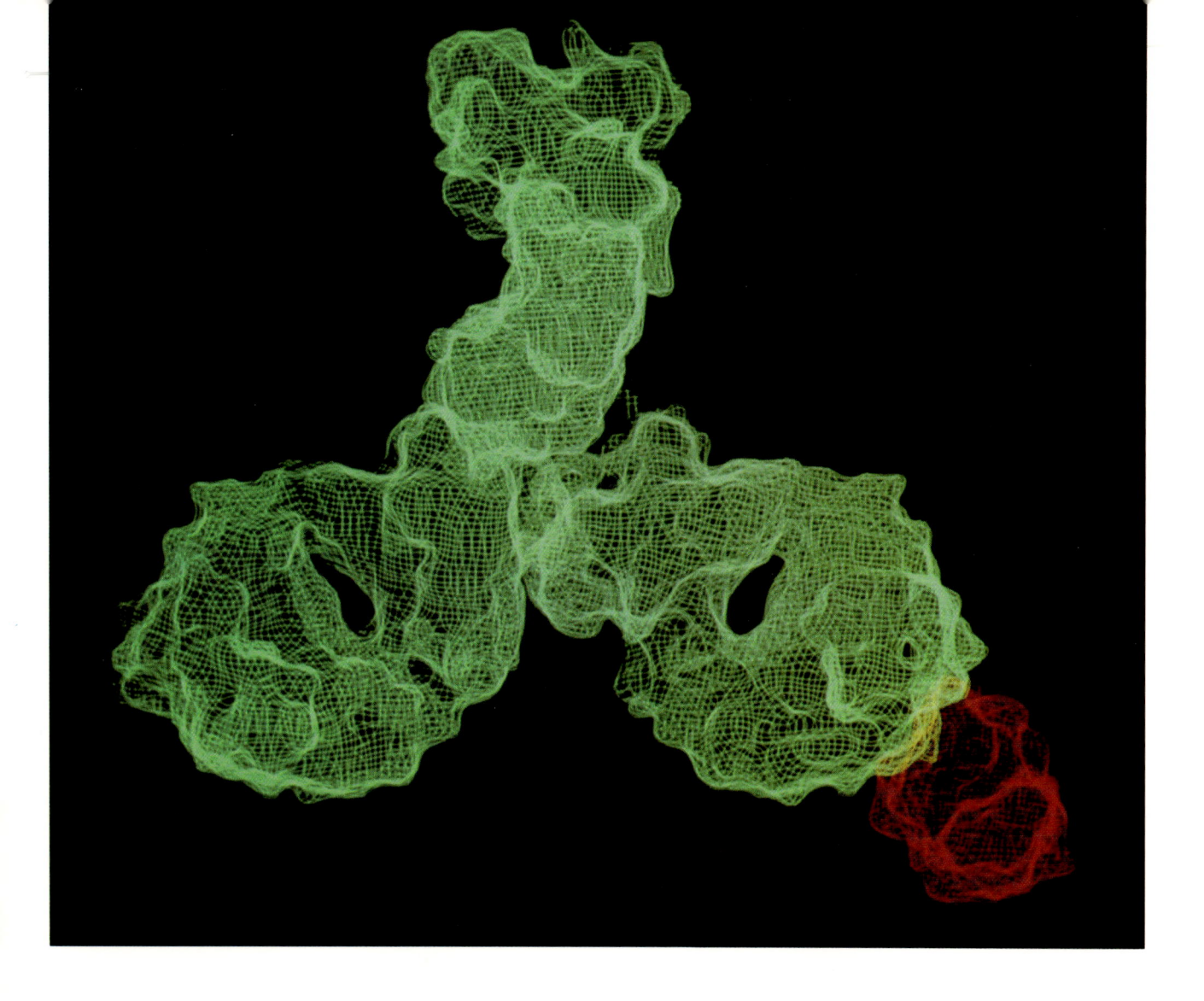

Cette description simplifiée de l'organisation du système immunitaire donne une idée de l'importance du rôle des interleukines dans son fonctionnement. Or les glucocorticoïdes ont la capacité de bloquer la libération des interleukines et, en conséquence, toute l'activité du système immunitaire. Dans ces conditions, tout microbe, tout virus, toute cellule cancéreuse pourra se développer sans trouver de résistance.

On conçoit désormais que l'inhibition de l'action, en favorisant l'émission de glucocorticoïdes, réunisse tous les facteurs fragilisant l'organisme. De plus, ces mêmes glucocorticoïdes provoquent une rétention par le rein d'eau et de sels ; la masse aqueuse extracellulaire augmente donc, alors que, dans le même temps, la noradrénaline, dont l'inhibition de l'action favorise également l'émission, diminue la capacité du système circulatoire par la vasoconstriction qu'elle déclenche. Il résulte de cette situation – trop de contenu pour un contenant trop étroit – une hypertension artérielle avec toutes les conséquences que cela suppose : hémorragies cérébrales, infarctus, etc. Le métabolisme des lipides se trouve lui-même perturbé et l'athérosclérose, avec ses incidences sur la dynamique cardio-vasculaire, ne tarde pas à faire son apparition.

Il n'est donc pas exagéré de dire que les microbes ne sont pas tout, qu'il n'existe pas non plus de cause unique aux cancers, mais de multiples facteurs, intervenant à différents niveaux d'organisation, dont le

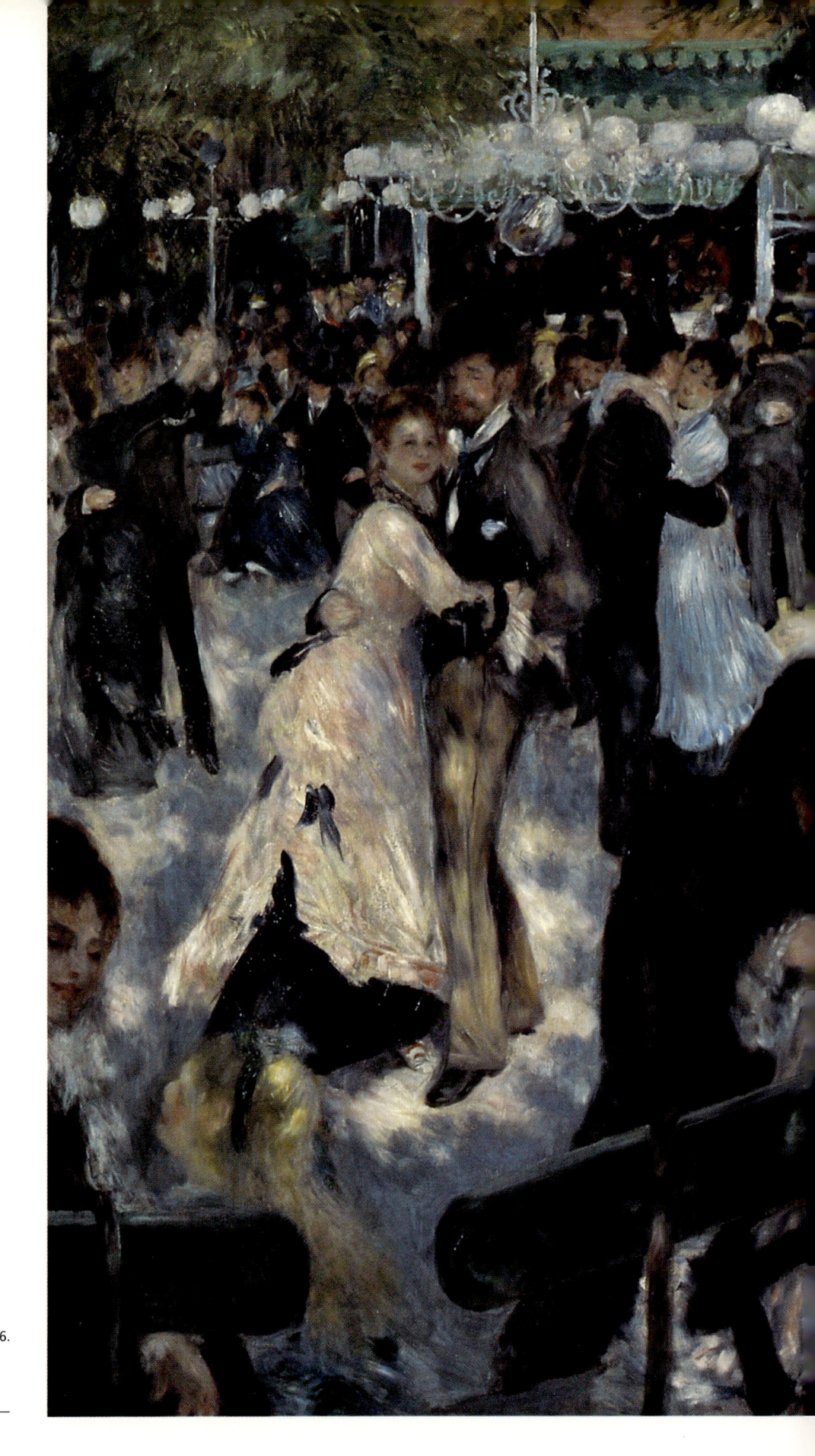

Si l'on en croit
l'expression de leurs visages
et leurs comportements,
les participants au bal
du Moulin de la Galette,
qui se trouvait à Montmartre,
sont bien dans leur peau.
Ils possèdent probablement,
de ce fait,
un bon système immunitaire.
Auguste Renoir (1841-1919),
Bal du Moulin de la Galette, 1876.
Paris, musée d'Orsay.

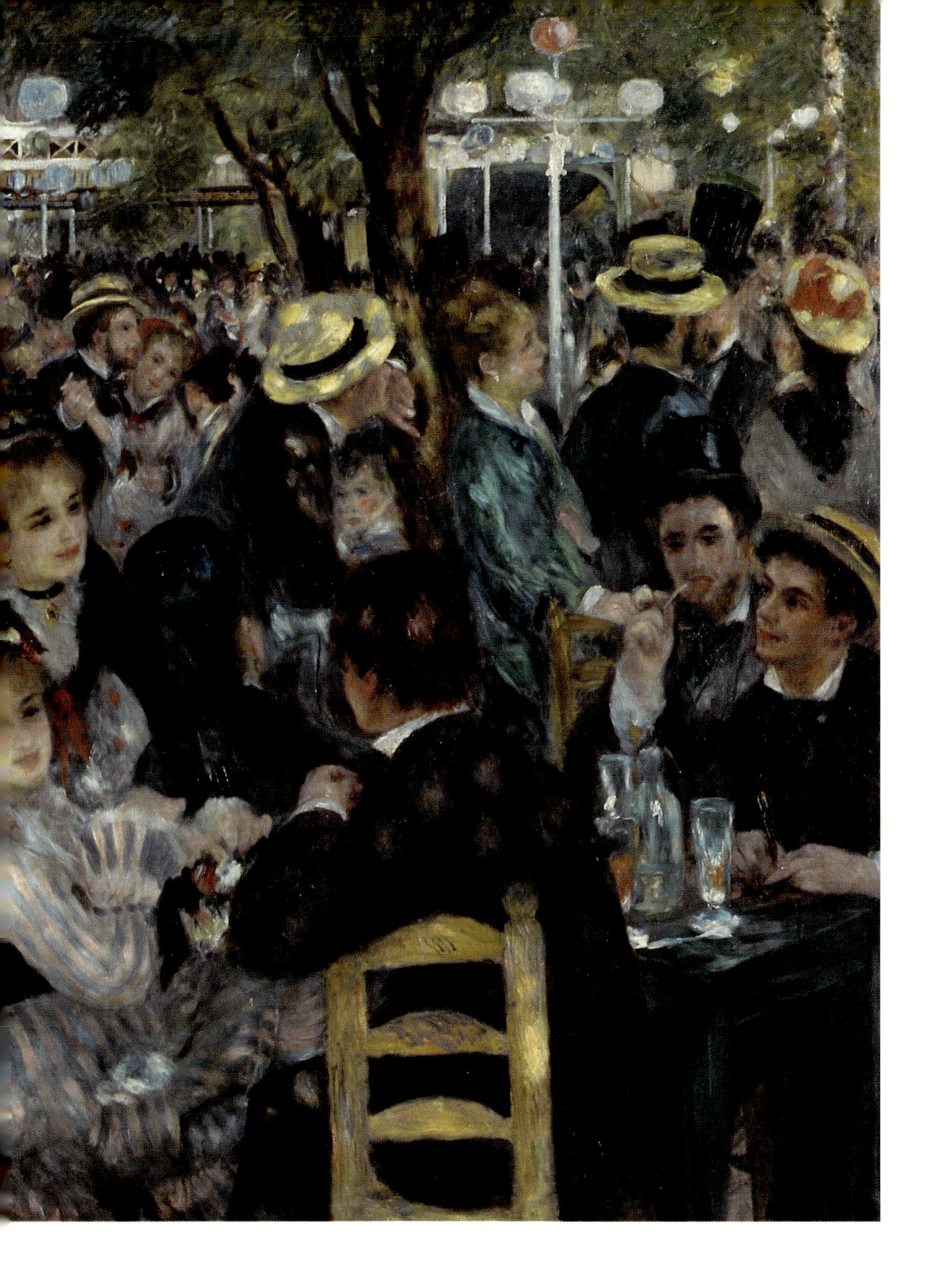

plus important peut-être, puisqu'il englobe tous les autres, est celui du rapport de l'individu avec son environnement social, qui lui permet de négocier cet environnement au mieux de son plaisir, de son bien-être, de son équilibre biologique.

Mais le plus étonnant des découvertes récentes, c'est qu'elles révèlent que certaines cellules du système immunitaire, des lymphocytes T, sécrètent plusieurs substances hormonales, en particulier la cortico-trophine (ACTH). Cette dernière, on le sait, stimule la sécrétion des glucocorticoïdes qui bloquent, comme nous venons de le voir, l'activité du système immunitaire. Nous sommes donc en présence d'un premier système régulé en constance, qui élabore lui-même ses propres moyens de contrôle, lorsqu'une information non sensorielle lui parvient et le met en mouvement. Mais l'interleukine 1 que sécrètent les cellules macrophages ne se contente pas de stimuler les lymphocytes T auxiliaires, elle stimule aussi la sécrétion d'ACTH par l'hypophyse et exprime un second système de régulation en constance qui limite l'activité du système immunitaire. D'autres substances libérées par ce dernier agissent d'ailleurs également dans le même sens. Cependant, il n'est pas inutile de rappeler que les glucocorticoïdes agissent en retour sur l'hypophyse pour limiter la sécrétion d'ACTH, et qu'avec cette dernière, ils agissent sur l'hypothalamus pour limiter la libération de *corticotropin releasing factor*. Il s'agit là d'une régulation en constance encore, mais antagoniste des précédentes.

En résumé, le système immunitaire, stimulé, limite cette stimulation par ses propres sécrétions, en particulier par l'intermédiaire d'un accroissement de la sécrétion des glucocorticoïdes. Mais à un second niveau, l'augmentation de la libération de ces glucocorticoïdes se limite elle-même par action sur l'hypothalamus et sur l'hypophyse. On ne peut qu'admirer l'ingéniosité d'un tel système, qui surveille et contrôle tout emballement de la machine, quand sa fonction protectrice est terminée.

Mais si l'on comprend bien le but poursuivi par un système aussi bien régulé lorsque l'organisme est envahi par une information non sensorielle sous la forme de molécules étrangères, on comprend difficilement son rôle lorsqu'il s'agit d'informations sensorielles. Ces dernières aboutissent, on l'a vu, au contrôle de l'environnement extérieur par l'action motrice et, dans ce cas, la boucle régulatrice se ferme sur l'environnement. Dans le premier cas en revanche, tout se passe à l'intérieur de l'organisme, envahi sous une forme microscopique par l'environnement.

Si, sur le plan endocrinien, on se limite à l'examen de l'axe hypothalamo-hypophyso-surrénalien, les réactions de l'organisme à l'environnement extérieur dans un cas, à l'environnement interne dans l'autre, paraissent comparables. A la fin de l'action de l'agent agresseur, elles permettent le retour au *statu quo ante*. Ce n'est, dans tous les cas, que lorsque l'agression n'est pas contrôlée et qu'elle persiste que ce système de régulation se trouve débordé. En effet, le rôle du SIA paraît bien être adaptatif si l'agression est temporaire, alors que si elle dure, ses conséquences deviennent catastrophiques. Il pourrait en être de même de la défense immunitaire.

En ce qui concerne cette dernière, il semble bien que le jeu des régulations n'ait pas à faire appel au système que l'on décrit actuellement comme « cognitif », c'est-à-dire nécessitant la mémorisation d'informations

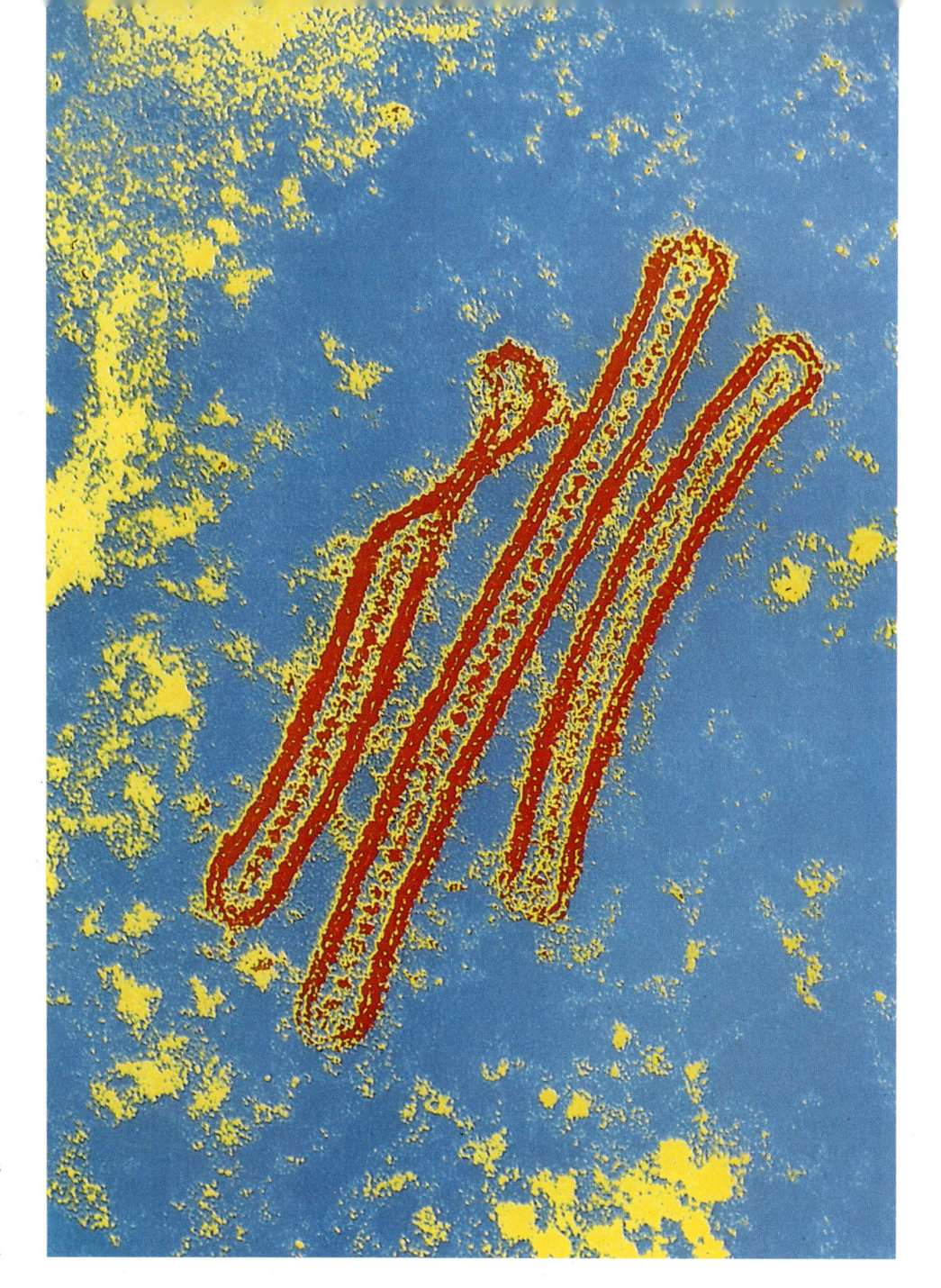

*L*a photo de ces cellules, des cellules phagocytaires de l'épiderme, qui font partie de la réponse organique immunitaire, a été obtenue par micrographie électronique. Leur rôle consiste à reconnaître, puis à ingérer les protéines étrangères. Elles les sécrètent ensuite sous une forme modifiée et les rejettent dans l'espace extracellulaire où elles seront absorbées par d'autres cellules du système immunitaire qui sont stimulées pour produire des cellules tueuses et des anticorps.

◆

concernant l'environnement. En d'autres termes, il semble devoir fonctionner suivant les processus qui apparaissent en cas de choc. Si en cas de stress un processus de mémoire paraît indispensable, mémoire de l'inefficacité de l'action aboutissant à la mise en jeu du système inhibiteur de l'action (SIA), pour le système immunitaire, la mémoire est située à l'intérieur même du système et c'est elle qui commande la sécrétion d'anticorps. C'est une mémoire qui s'exprime dans un comportement actif et non passif d'inhibition, contrairement au cas du stress. Et cependant plusieurs expérimentations ont montré que des lésions de l'hippocampe et de l'amygdale nerveuse, qui font partie des aires appartenant au SIA – aires indispensables aux phénomènes de mémorisation et à l'affectivité –, augmentent l'activité du système immunitaire. On voit donc apparaître là une commande extérieure au système régulé immunitaire, commande où intervient l'inhibition de l'action et qui implique la mémoire nerveuse de l'individu, celle de son histoire personnelle, de ses interdits sociaux et culturels, de ses désirs inassouvis, de ses conflits intracérébraux.

Ces systèmes si parfaitement régulés ne sont néanmoins valables que pour un individu capable de contrôler par son action les événements qui surviennent dans son environnement : ils fonctionnent correctement chez l'individu « bien dans sa peau ». Mais si l'individu ne contrôle plus son environnement au mieux de son bien-être, ils sont plus nuisibles qu'utiles.

LES RADICAUX LIBRES

En 1958, la Marine nationale me demanda de m'intéresser au mécanisme et si possible à la prévention des accidents dus à la plongée en oxygène pur. En effet, au-dessous de dix mètres de profondeur, c'est-à-dire à la pression d'un bar, des convulsions surviennent, ainsi que des accidents pulmonaires. Je me renseignai alors sur la structure atomique et moléculaire de l'oxygène et de cette époque date le début d'un travail très général sur les radicaux libres. Mes collaborateurs et moi-même avons pu mettre en évidence l'action protectrice de la sérotonine, du glucose hypertonique et de l'insuline contre la toxicité de l'oxygène en pression et j'orientai la recherche du Groupe d'études et de recherches sous-marines (GERS) de Toulon et du laboratoire de l'hôpital Boucicaut vers l'étude des antioxydants. Nous fûmes ainsi amenés à généraliser le rôle dommageable des radicaux libres à toute la pathologie, et en particulier à la pathologie inflammatoire, aux infarctus, aux comas et au vieillissement ; toutes notions qui, trente ans après, ne sont

Les plongeurs sous-marins utilisant l'oxygène pur sont victimes d'accidents quand ils descendent au-dessous de dix mètres de profondeur, où la pression est de un bar. Ces accidents sont dus à la toxicité de l'oxygène sous sa forme radicalaire libre. Les radicaux libres sont à l'origine de nombreuses lésions (inflammations, infarctus, comas, vieillissement, etc.), mais l'on peut s'en protéger en partie à l'aide d'antioxydants. Or, en inhibition de l'action, le métabolisme oxydatif est considérablement augmenté et se trouve être la source de nombreux radicaux libres. Ce mécanisme peut donc expliquer de nombreuses lésions observées dans ces conditions. Maldives, océan Indien.

plus discutées, font l'objet de multiples travaux et ont même atteint les médias ! Mais en 1959 les radicaux libres et leur rôle en pathologie n'avaient pas encore éveillé l'intérêt de la communauté médicale internationale et les molécules d'antioxydants que nous avions fait synthétiser et que nous avions étudiées expérimentalement n'intéressèrent aucune firme pharmaceutique.

Cependant, plusieurs années plus tard, nous nous sommes rendus compte que l'inhibition de l'action, l'attente en tension élevaient considérablement le métabolisme oxydatif et que celui-ci était un pourvoyeur important de radicaux libres. Par conséquent, si l'inhibition se prolonge, on conçoit qu'elle puisse favoriser les différents processus physiopathologiques dont ces derniers sont responsables, parmi lesquels les processus de vieillissement. L'intérêt des antioxydants classiques – vitamines E, C et A – commence même à être reconnu en médecine pratique.

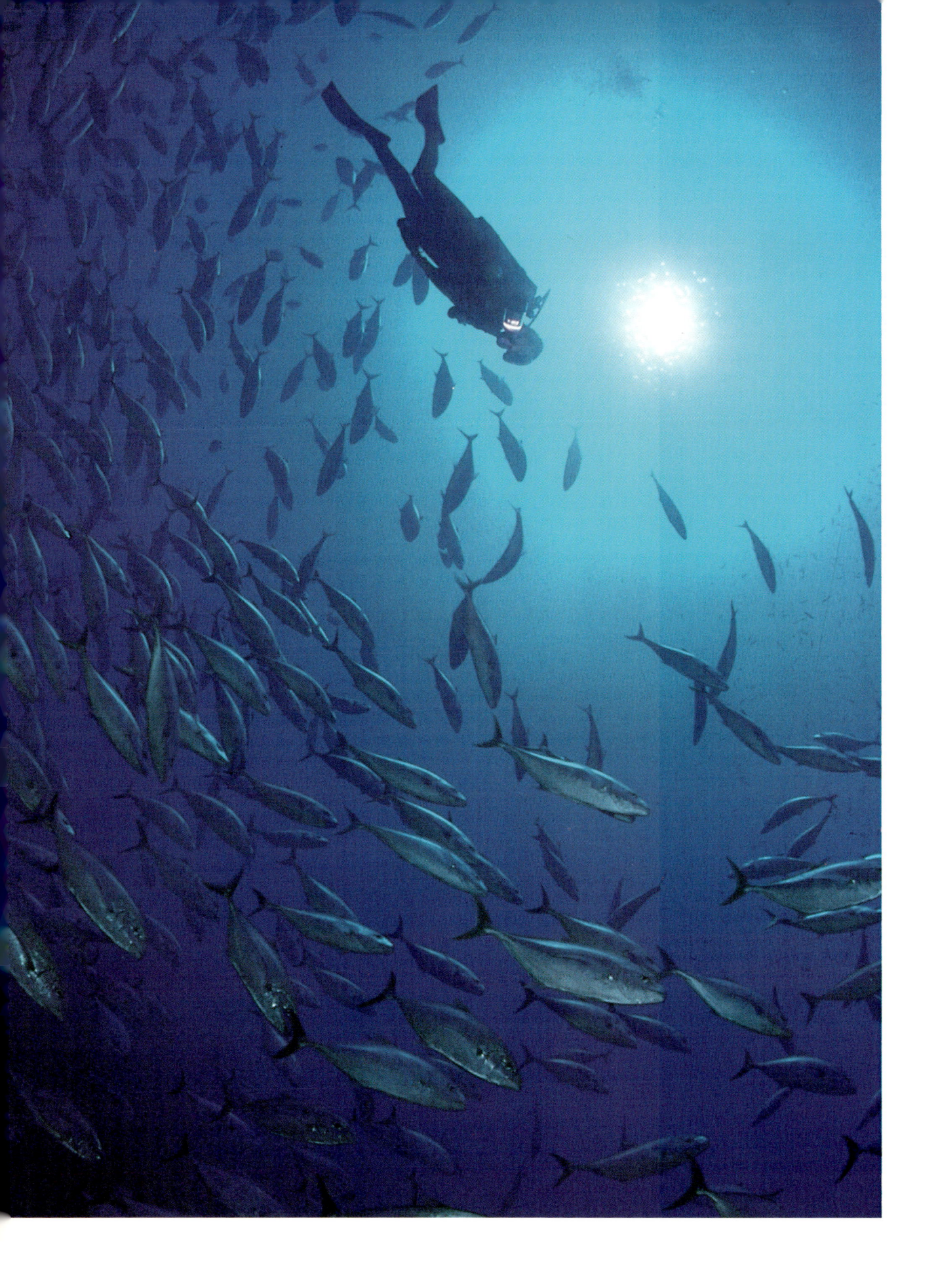

On sait l'aventure terrifiante que vécurent les quinze rescapés, sur cent cinquante personnes qui prirent place sur le radeau de la *Méduse*. Ils y connurent la pire des angoisses, leur vie étant sans cesse menacée, et leurs possibilités d'action plus que réduites. Or l'angoisse apparaît lorsqu'il y a conflit entre les voies neuronales stimulées dont les unes poussent à l'action et les autres se heurtent à l'impossibilité d'agir, ce qui provoque l'inhibition de l'action.
Théodore Géricault (1791-1824), *Le Radeau de la Méduse*, salon de 1819.
Paris, musée du Louvre.

ANXIÉTÉ ET ANGOISSE

Comment définir l'inquiétude, l'angoisse et l'anxiété ? Ces trois termes expriment sans doute trois degrés d'un même état, qui paraît être en rapport avec la mise en jeu des systèmes adréno-sympathique et hypophyso-surrénal lorsque la mobilisation de ces systèmes n'est pas accompagnée d'une action. Il s'agit donc de l'expression subjective de l'inhibition de l'action, autrement dit d'un conflit entre les voies neuronales stimulées, dont les unes poussent à l'action et les autres à l'inhibition de l'action.

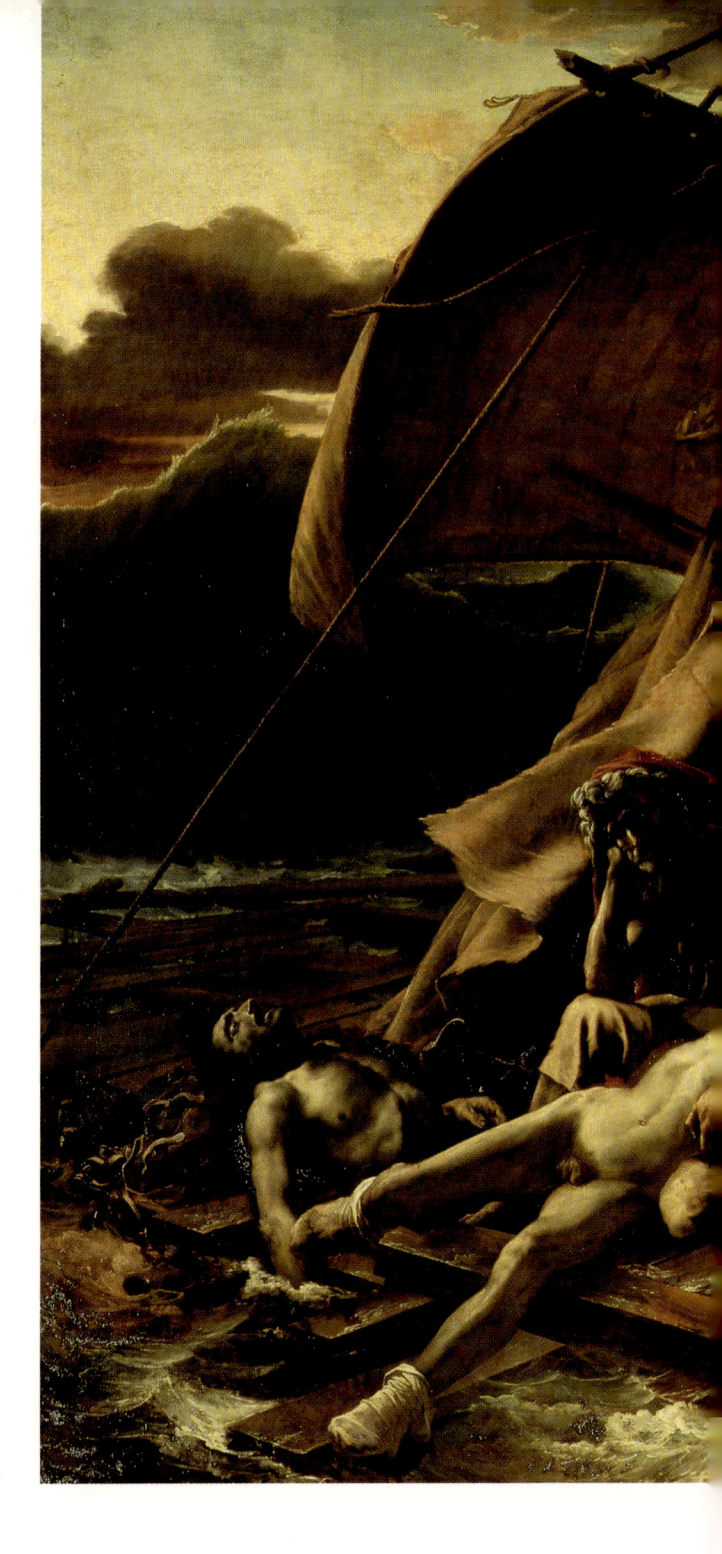

L'angoisse peut se résoudre par la fuite, la lutte, l'agressivité défensive. C'est alors la peur qui est considérée comme étant à l'origine de la fuite ou de la lutte. Si celles-ci sont efficaces, elles font disparaître la peur et font parfois même appel au système de récompense, et deviennent alors susceptibles de renforcement.

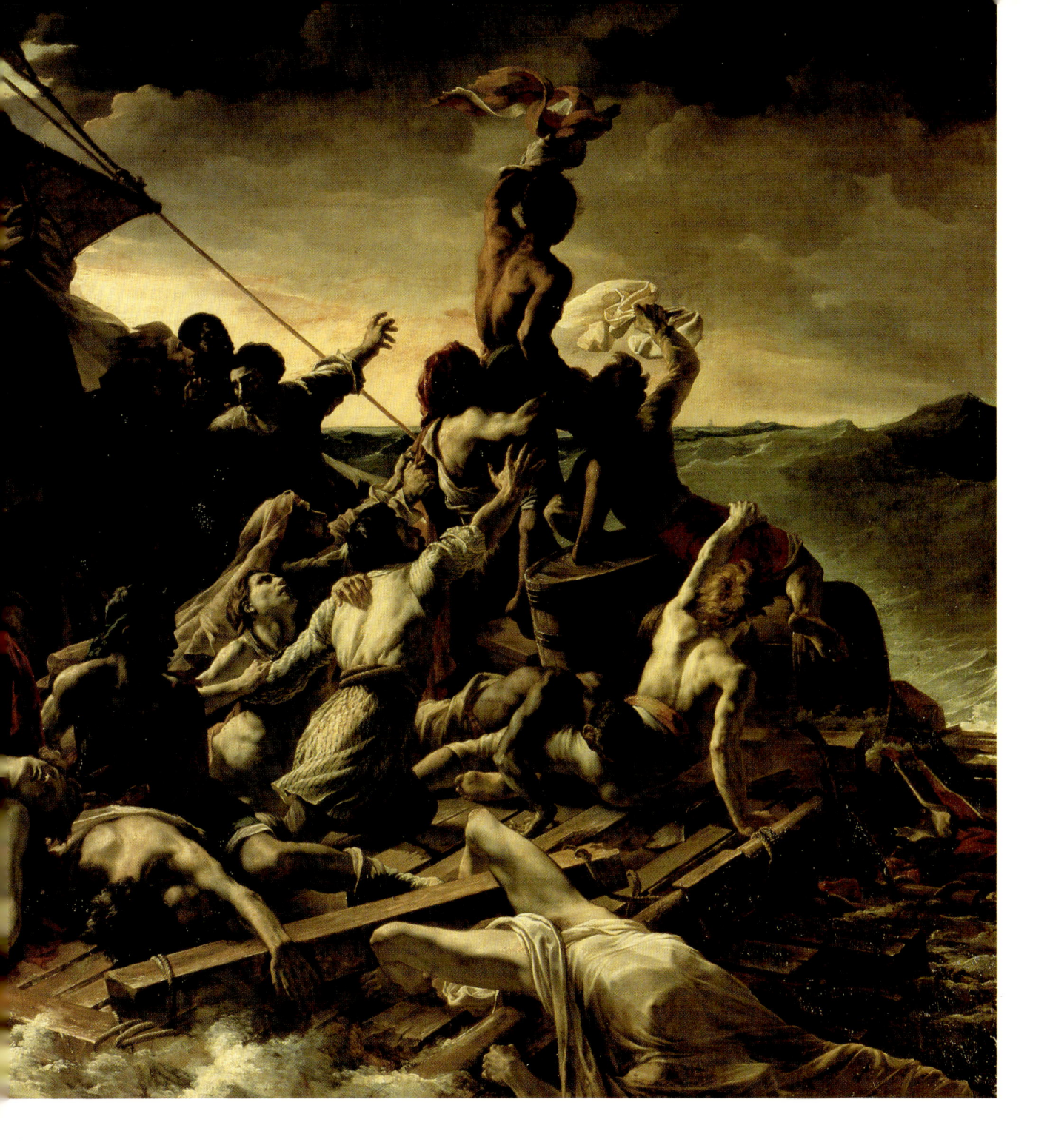

L'anxiété est souvent décrite comme une peur sans objet apparent légitime. L'existence d'un tel objet déclencherait la réaction de défense, fuite ou lutte, donc l'action. Cette définition convient donc bien aux bases bioneurocomportementales de l'anxiété : sans objet apparent légitime, l'action ne peut être entreprise et le système inhibiteur de l'action (SIA) est, par conséquent, mis en jeu. On définit aussi l'anxiété comme un sentiment pénible d'attente et, là aussi, dans l'attente d'un événement que l'on ne peut encore classer comme gratifiant ou aversif, le SIA est mis en jeu puisque l'action est immédiatement inopérante. Mais l'anxiété peut également être une réponse apprise apparaissant à un signal, le stimulus conditionnant, qui non seulement annonce une situation d'agression et de douleur, mais aussi rappelle l'inefficacité de l'action antérieurement constatée. C'est la raison pour laquelle certains chiens, replacés dans une situation où ils n'ont pu éviter un choc électrique, expérience qu'ils avaient mémorisée, ont été incapables d'agir efficacement pour amortir ce même choc quand la possibilité leur en a été rendue.

Il arrive cependant que la nature anticipatoire de l'anxiété ait une utilité biologique, lorsqu'elle pousse les organismes vivants à découvrir, par leur fonction imaginaire, une parade efficace au stimulus aversif. Mais l'expérience animale montre que, le plus souvent, elle inhibe la performance. L'homme, être doué d'imagination, est alors favorisé. Malheureusement, son imagination peut également être un facteur d'angoisse supplémentaire, auquel l'animal échappe.

L'inhibition de l'action résulte parfois, dans sa forme la plus primitive, de l'impossibilité d'assouvir un besoin. Mais alors que chez l'animal ce besoin est le plus souvent inné, chez l'homme il est presque toujours acquis. L'homme s'est en effet créé des besoins que l'on peut qualifier d'artificiels, auxquels il ajoute des désirs liés à sa fonction imaginaire. Le plaisir provient de l'accomplissement de l'action gratifiante. Chez l'animal comme chez l'homme, il accompagne l'assouvissement du besoin. Mais quand il s'agit de l'assouvissement d'une pulsion qui, en traversant le champ filtrant des automatismes culturels, débouche sur la création imaginaire et devient alors désir, le plaisir de cet assouvissement est spécifiquement humain. Être heureux, c'est être capable à la fois de désirer et d'éprouver du plaisir lorsque le désir est satisfait, du bien-être lorsqu'il est assouvi, en attendant la venue d'un nouveau désir pour recommencer. Si l'animal est satisfait, seul l'homme peut être heureux. Tout cela n'est évidemment qu'une question de sémantique, encore faut-il s'entendre sur le sens des mots. Ainsi, plus la création imaginaire est grande, c'est-à-dire moins les automatismes sont contraignants, plus les désirs sont difficiles à assouvir et le bonheur difficile à atteindre, mais plus grande est la satisfaction de parvenir au but. Et plus les automatismes sont contraignants, plus ils favorisent la fuite dans l'imaginaire.

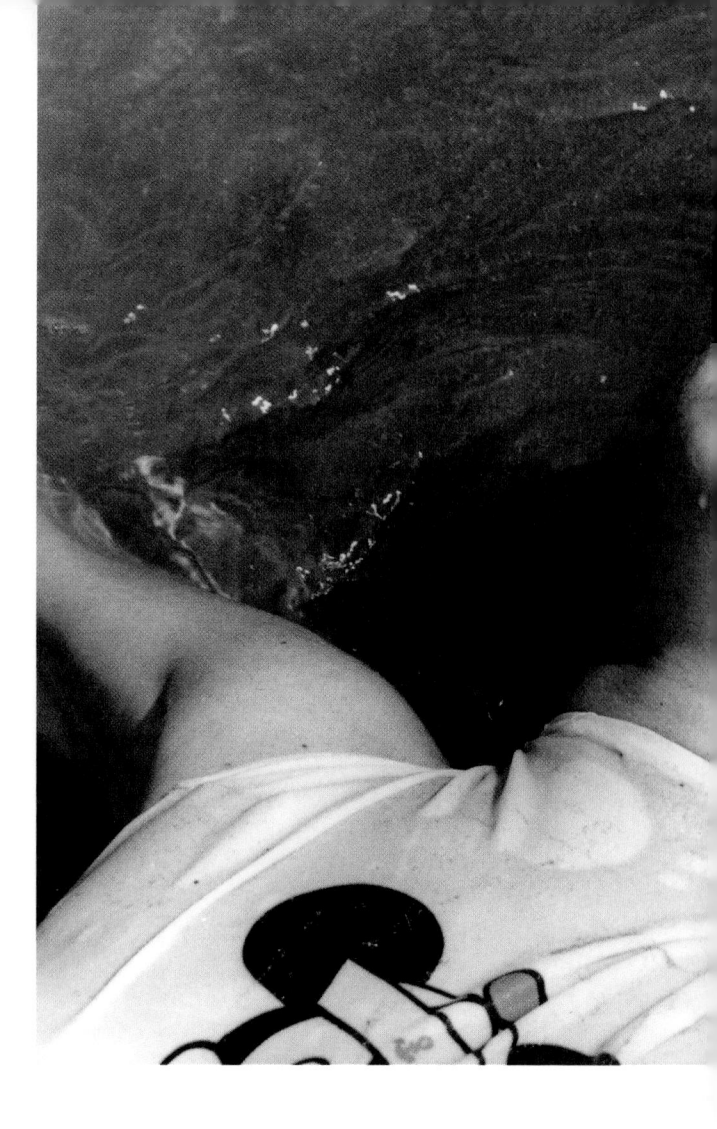

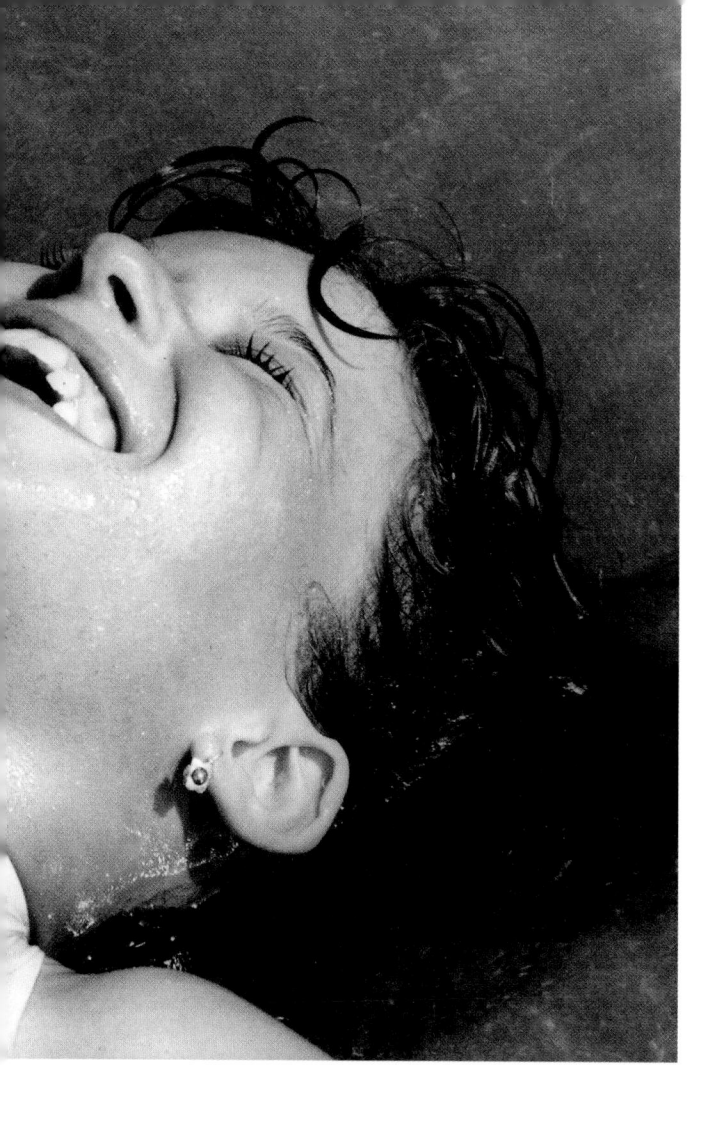

*L*e bonheur est spécifique à l'homme. L'animal, comme l'homme, peut éprouver du plaisir lorsque ses besoins sont satisfaits, mais seul l'homme, puisqu'il est capable de désirer, peut se sentir heureux lorsque ses désirs, liés à sa création imaginaire, sont assouvis. Le bonheur, chacun le sait, est fugitif... mais il ne demande qu'à réapparaître dès la venue d'un nouveau désir à son tour satisfait.

L'impossibilité d'assouvir un besoin comme celle d'aboutir au bonheur suscitent l'angoisse par l'intermédiaire, dans l'un et l'autre cas, de l'inhibition de l'action. Et la civilisation industrielle, tout particulièrement la vie dans les mégalopoles modernes, a toutes les raisons de provoquer l'angoisse. La comparaison entre les objets gratifiants que l'on possède et ceux que possèdent d'autres individus plus favorisés fait naître, avec l'envie, l'angoisse de frustration. On cherche alors à posséder davantage, mais on ne peut le faire qu'en s'élevant dans les échelles hiérarchiques, en acquérant une dominance, toujours de façon conflictuelle, et taraudé par l'angoisse de l'échec possible et de la concurrence. L'appartenance à un groupe, le militantisme, le conformisme camouflent parfois l'angoisse de façon temporaire, mais la compétition surgit à nouveau à l'intérieur même du groupe, et l'incertitude qui l'accompagne est à son tour génératrice d'angoisse par inhibition de l'action. Les sociétés qui ont installé la compétition à tous les échelons d'organisation se nourrissent de l'angoisse individuelle et de l'angoisse du groupe, qui les animent.

La transformation rapide des valeurs est une autre source d'angoisse. Sa résorption est facilitée chaque fois que sont fournis une « grille », un code à l'action, un règlement de manœuvre. Ainsi toute institution s'accompagne d'un tel code, qu'il s'agisse du règlement de l'armée ou d'une corporation, ou de l'idéologie nationale, religieuse, politique ou purement sociale. L'action redevient possible, car l'incertitude disparaît. C'est pourquoi toutes les institutions se caractérisent par leurs jugements de valeur, leur grille

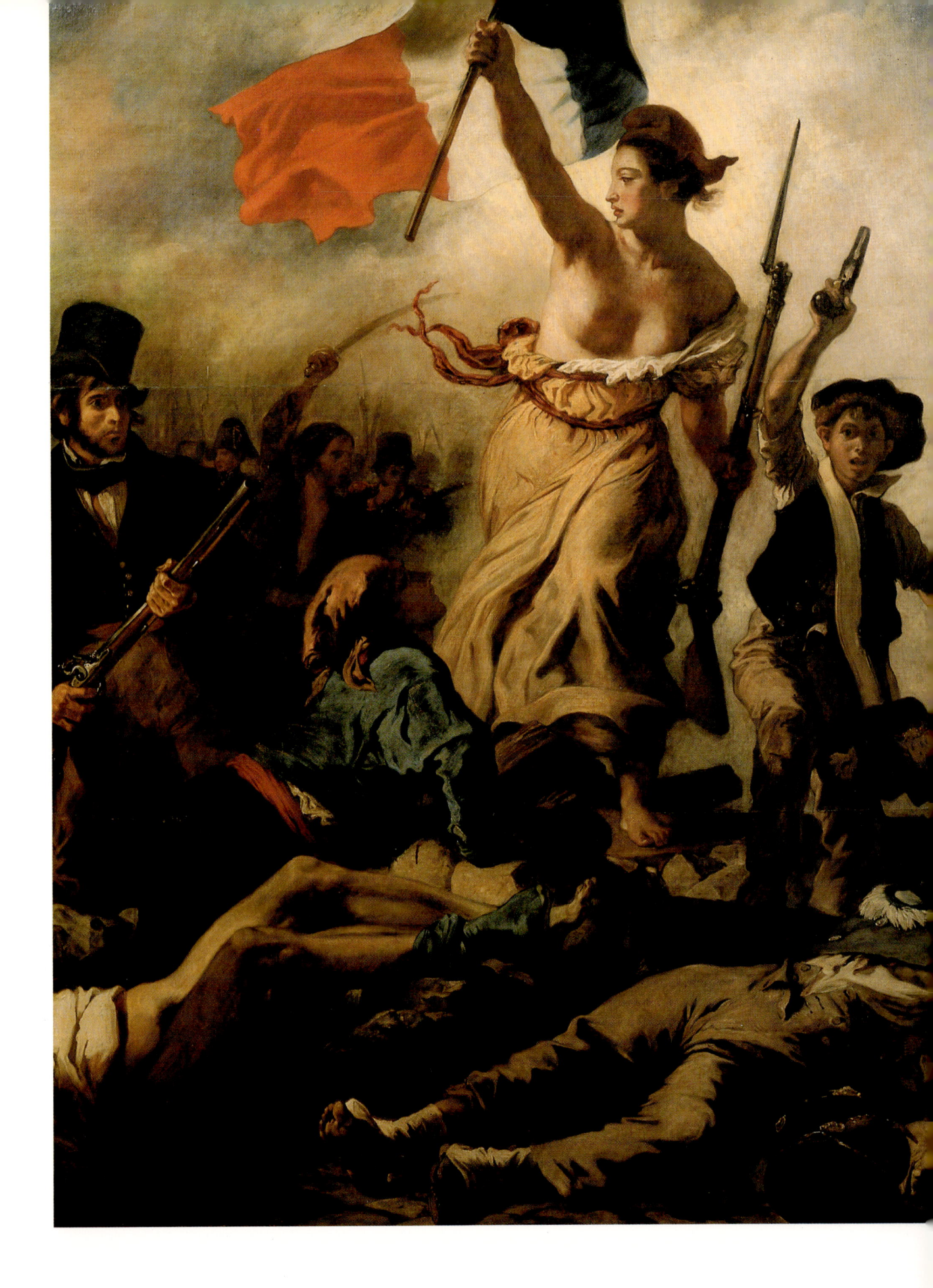

L'INHIBITION DE L'ACTION

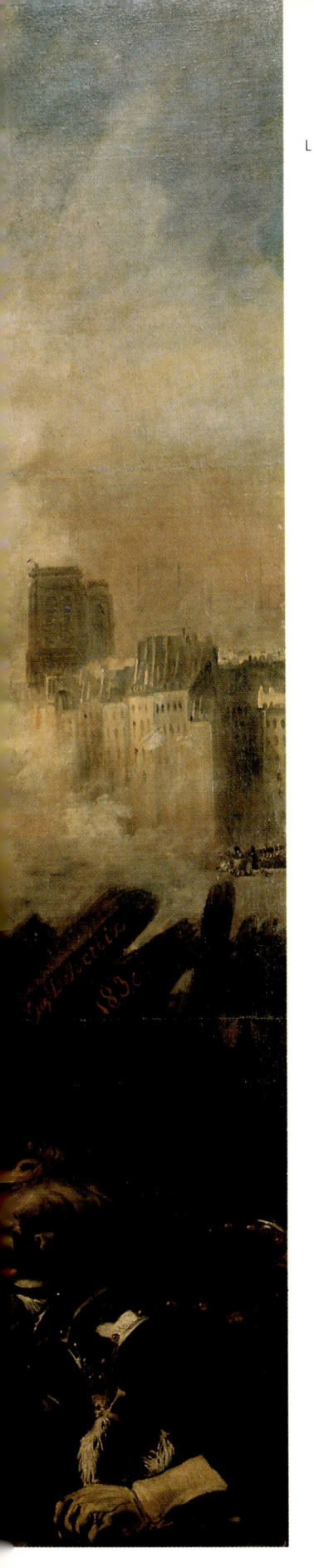

Chaque société établit une échelle des valeurs sur lesquelles elle se construit. Mais lorsque ces valeurs sont bafouées par les dominants alors même qu'ils s'appuient sur elles pour affirmer leur dominance, l'individu n'a plus de grille opératoire crédible, et il découvre l'angoisse. Bien souvent, c'est par l'agressivité qu'il tente d'occulter cette angoisse, même si elle n'est pas toujours adaptée à la complexité de la situation. Eugène Delacroix (1798-1863), *La Liberté guidant le peuple, le 28 juillet 1830*. Paris, musée du Louvre.

de décodage de la signification des événements et leurs règlements opératoires. C'est aussi pourquoi chaque institution s'accroche désespérément à ses jugements de valeur, qu'elle ne reconnaît jamais pour tels mais qu'elle élève toujours au rang de « droits imprescriptibles de la personne humaine », en faisant souvent appel, et sans humour, à l'existence des mêmes valeurs chez l'animal, ce qui en démontrerait la valeur universelle.

Mais lorsque, pour l'observateur le plus ancré dans son conformisme sécurisant, les faits sociaux ne s'adaptent absolument plus à l'échelle des valeurs d'une société en une région de la planète et à une époque données, quand ces prétendues valeurs universelles sont chaque jour bafouées par les dominants qui tentent pourtant de les affermir, de les proroger pour maintenir leur dominance, l'individu, n'ayant plus de grille opératoire crédible, redécouvre l'angoisse. L'apprentissage qui, depuis l'enfance, punit ou récompense ses comportements lui a fait acquérir ses automatismes sociaux et culturels, et ces derniers, même s'ils représentent les principaux générateurs d'angoisse parce qu'ils s'opposent aux pulsions, fournissent un code opérationnel sécurisant puisqu'ils permettent d'agir de façon conforme à la socioculture, rendant ainsi gratifiantes les actions qu'ils autorisent. Mais quand la simple observation des faits montre que ce code opérationnel n'est plus adapté aux situations, qu'il est devenu inefficace, la remise en cause raisonnée de l'action et l'impossibilité d'agir débouchent à nouveau sur l'angoisse. L'individu tente alors bien souvent d'occulter celle-ci par des bouffées d'agressivité, la plupart du temps inadaptées à la complexité de la situation, mais constituant une action libératrice. Il répond ainsi, isolément ou en groupe, par une agressivité immédiate à l'agressivité institutionnalisée par les dominants. On comprend le rôle du langage dans l'établissement des concepts de valeurs, dans leur institutionnalisation, leur transmission, et surtout dans la déformation des faits déjà sélectionnés par une affectivité qui ne peut être qu'intéressée, et l'on sait pourquoi. Les structures de dominance ont besoin de l'action conforme aux règles qu'elles ont établies pour se perpétuer. Jamais elles ne reconnaîtront l'intérêt individuel ou collectif, ni la recherche de la dominance individuelle ou collective, car ils sont puissamment démobilisateurs par rapport à l'action conforme. Elles font pourtant appel à eux, en les camouflant sous le masque mobilisateur de l'altruisme, des valeurs éternelles ou pour le moins justifiées de la promotion sociale, des dons innés, de la justice qui favorise les comportements conformes à l'intérêt dit général ou à l'accession à la propriété, droit inaliénable puisqu'il fait marcher le commerce et stimule la production de marchandises.

Dans la lutte qui s'engage à tous les niveaux d'organisation, l'incertitude de la gratification et la contestation du niveau hiérarchique de dominance sont facteurs d'angoisse. Il semble assez clair cependant que l'angoisse est généralement moins aiguë pour le dominant que pour celui qui se trouve au bas de l'échelle sociale et dont les espaces gratifiants ainsi que les objets qu'ils contiennent sont réduits au minimum. De nombreuses statistiques montrent que la morbidité est fonction du statut économique et social des individus. Mais l'accélération de l'évolution des techniques, qui rend rapidement le cadre inefficace, nécessite son recyclage et lui fait craindre la perte de

*P*our subsister, les structures de dominance ont besoin de promouvoir l'action conforme aux valeurs qu'elles ont établies afin d'exister et de se perpétuer. A voir son visage satisfait, sinon suffisant, on reconnaît en cet homme un individu ayant su répondre aux critères promus par les structures de dominance et en ayant reçu en retour une position financière et hiérarchique avantageuse.
Jean Auguste Ingres (1780-1867), *Portrait de Louis-François Bertin*, l'un des frères propriétaires du *Journal des débats*.
Paris, musée du Louvre.

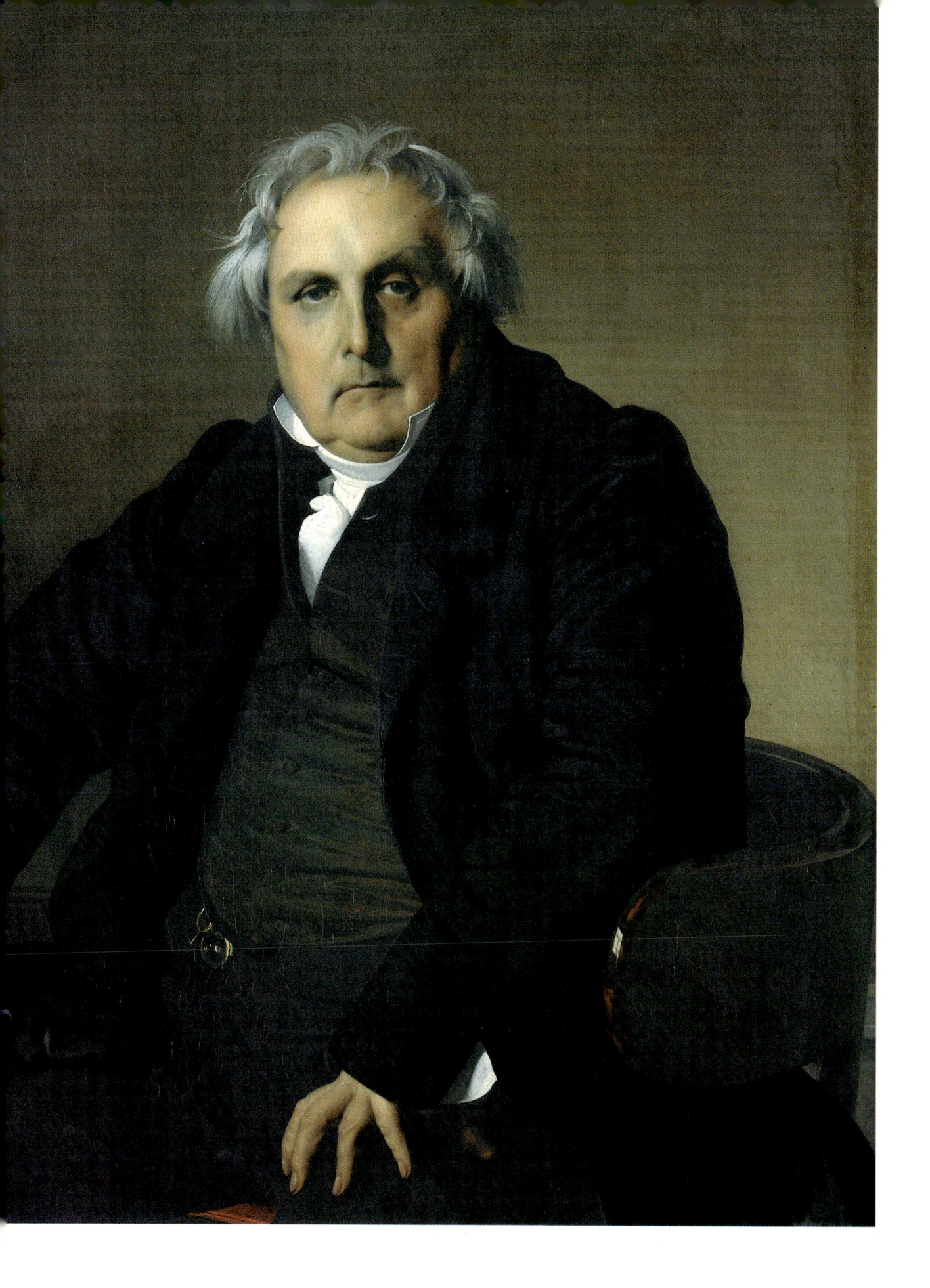

LES COMPORTEMENTS

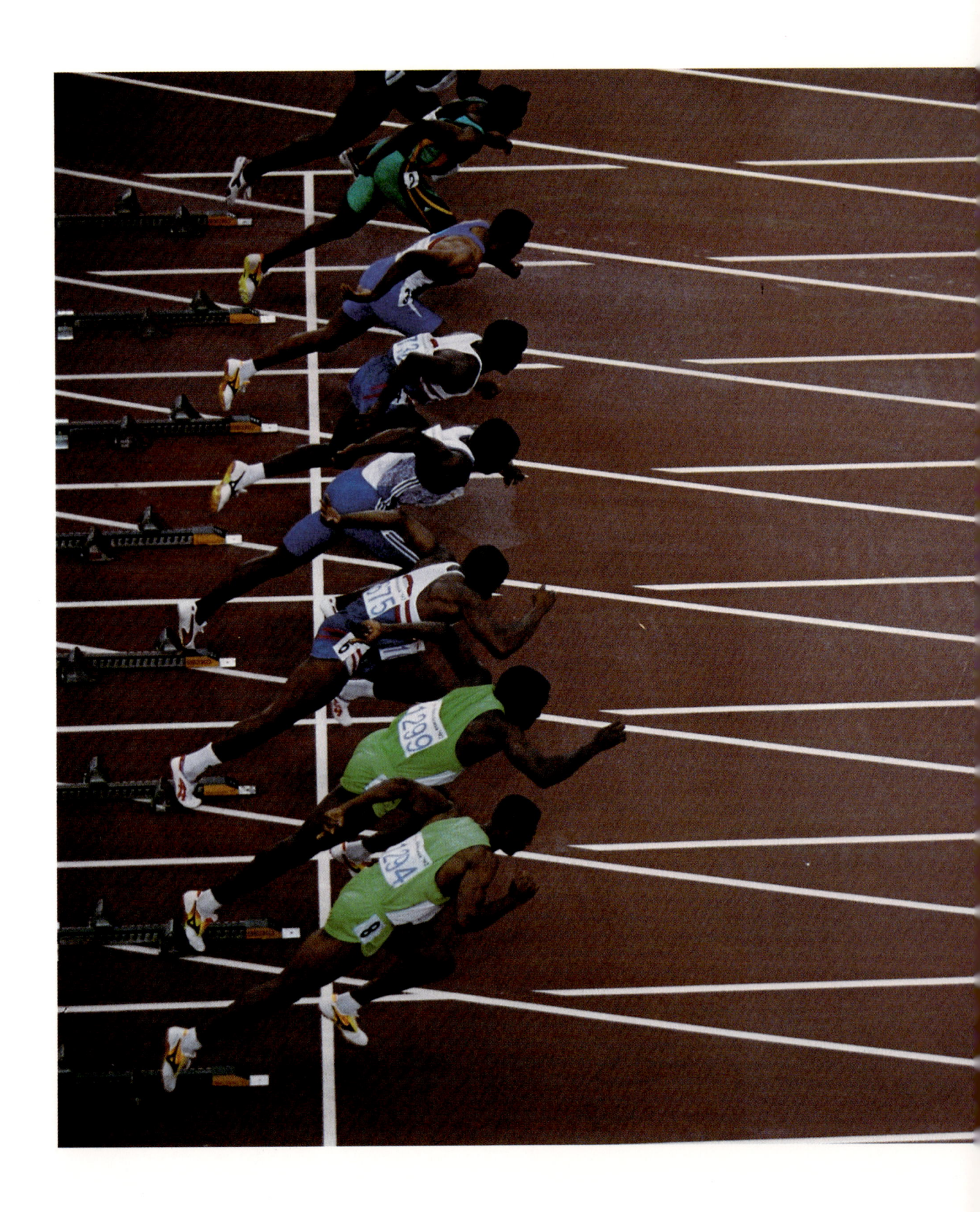

*L*a compétition
s'est introduite partout
dans la vie quotidienne
des individus, des groupes,
des États. Elle domine des activités
qui pourraient en être
exemptes, comme le sport.
Même le navigateur solitaire
se trouve aujourd'hui
en compétition, et « sponsorisé »
par une marque d'essence
ou de cigarettes.
Il n'y a plus d'action gratuite,
toutes doivent s'imposer
dans une lutte compétitive.
Jeux Olympiques de Barcelone,
1992, athlétisme, final du 100 m.

---

ses avantages pécuniaires, de dominance et de satisfaction narcissique, est pour lui facteur d'angoisse. Son milieu social ne lui renvoie plus l'image avantageuse qu'il s'était faite de lui-même et qui se lisait sur son visage. La pathologie frappe alors à sa porte, parfois insidieusement, parfois bruyamment, à la suite de l'inefficacité de son action.
Puisque la seule raison d'être d'un être c'est d'être, que l'égoïsme – sans jugement de valeur – est une loi fondamentale des systèmes vivants, ne serait-il pas possible d'apprendre très tôt aux hommes que la coopération est plus efficace, pour répondre à cette loi, que la compétition, à partir du moment où l'abondance est à portée de main ? Il est probable qu'avec la compétition disparaîtrait un facteur essentiel de l'angoisse.
Ce système de compétition a bel et bien été à l'origine des concentrations humaines, de la destruction progressive et désormais accélérée de la biosphère. Avec cette destruction de l'environnement due à la compétition marchande, sont apparues l'angoisse et, depuis peu, l'agressivité, dues à l'impossibilité pour les individus d'interdire cette marche au suicide collectif. L'homme est la seule espèce à se concevoir en tant qu'espèce, et l'angoisse spécifique – ou l'angoisse à propos de l'espèce – lui est réservée. Non pas que l'individu craigne pour l'espèce, on s'en doute, mais la disparition de l'espèce, dont il envisage la possibilité, signifie, de façon concomitante, sa propre disparition. L'angoisse qui résulte du sort commun qui pourrait être réservé à tous les êtres humains est d'ailleurs récente, comme est récente la connaissance d'un tel risque, de ses causes, de ses origines. Mais dans la recherche de ces causes, il est plus simple, plutôt que d'accuser un comportement humain fondé sur la recherche de la dominance, d'accuser le progrès technique ou la science en général, comme s'il n'y avait de science que physique, comme si elle ne s'intéressait qu'au monde inanimé. Pourtant, si la science – celle des armes en particulier, et les progrès technologiques qui en découlent – a été jusqu'ici le plus souvent motivée par la recherche de la dominance, science et agressivité compétitive ne sont pas obligatoirement liées. L'angoisse existentielle semble être une motivation plus fondamentale encore de la science.

LES COMPORTEMENTS

L'angoisse résulte également, on le sait, du déficit informationnel qui interdit de classer un événement, de déterminer s'il est utile ou nuisible, dangereux ou agréable ; l'apprentissage de l'existence d'événements douloureux au cours de la vie laisse craindre que celui-ci n'en soit un. L'impossibilité d'agir efficacement engendre alors l'angoisse. Paradoxalement, trop d'information est une autre cause d'angoisse, car cela interdit également l'action adaptée, en particulier de nos jours, avec la masse croissante d'informations distribuées par les médias, inclassables suivant une échelle de valeurs, toutes les échelles de valeurs s'effondrant. C'est en cela que les grilles conceptuelles ou affectives – ce qui revient au même – sont sécurisantes et constituent une thérapeutique efficace de l'angoisse. Le militant, quelle que soit la bannière sous laquelle il s'enrôle, est rarement angoissé : d'une part, les informations qui n'entrent pas dans sa grille sont pour lui non signifiantes, non perçues même, et d'autre part la grille fournit toujours une interprétation simpliste de l'événement, une analyse logique, rationnelle, satisfaisante, qui permet d'éliminer le doute et fournit les arguments de l'action. En revanche, l'abondance et la rapidité de diffusion de l'information, qui se fait toujours dans un seul sens, depuis l'environnement planétaire vers l'individu, l'orientation de la presse et des ondes vers le sensationnel, le tragique, le violent, l'affectif, le douloureux, fournissent des informations à l'égard desquelles l'action en retour est impossible.

Il n'y a pas si longtemps encore, certains villageois contrôlaient leur vie durant, de façon quasi complète, leur environnement immédiat, c'est-à-dire leur seule source d'information. Leurs facteurs d'angoisse

La Yougoslavie est un exemple douloureux de la façon dont le malheur du monde pénètre dans chaque foyer, sans qu'une action en retour efficace soit possible. Les médias favorisent le sensationnel, le tragique, le violent ; le citoyen contemporain porte ainsi le fardeau de toutes les souffrances des hommes, sachant qu'elles pourraient être un jour son propre lot. Sarajevo, chambre d'hôtel, septembre 1993.

– maladies, intempéries, mort –, irréductibles, étaient liés à l'ignorance de l'avenir et à l'étroitesse de leur niche environnementale, alors que le citoyen contemporain porte sur ses épaules le fardeau de toutes les douleurs des hommes vivant sur la planète, sachant que ces douleurs pourraient un jour être son propre lot. Les religions ne suffisant plus à calmer l'angoisse, on a demandé à la science ce que l'on demandait aux dieux : l'immortalité, non pas dans un autre monde, mais dans celui-ci, la suppression de la douleur, le bien-être et la joie. La science s'étant montrée incapable de réaliser ce programme, un retour à des mythes plus primitifs encore s'est récemment amorcé.

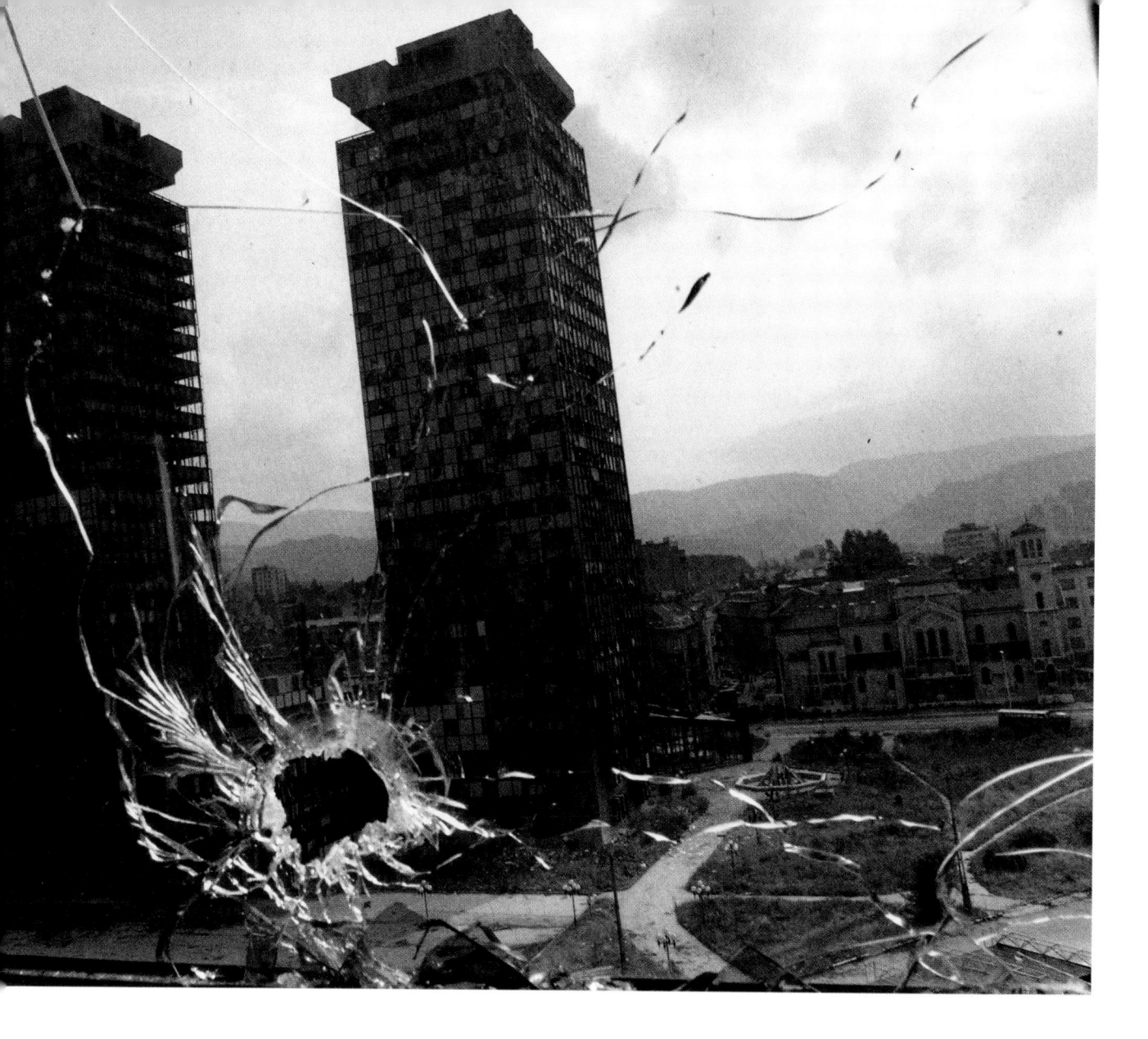

C'est sans doute la raison pour laquelle la pensée magique, dans ce siècle des lumières, n'a fait que s'étendre et se diversifier.

Seules les connaissances techniques professionnelles rentables, productrices de marchandises, sont enseignées. Aucune école ne fournit les connaissances les plus élémentaires de la biologie contemporaine, de l'anatomie et de la physiologie, ni les bases scientifiques – expérimentales – des comportements. Aussi l'angoisse surgit-elle dans toutes les classes sociales, l'individu étant laissé dans l'ignorance de l'instrument qui utilise et crée ces connaissances : l'homme, et le cerveau qui l'anime.

Rappelons que l'espèce humaine se distingue des autres espèces animales par sa faculté d'imaginer. Or, si l'imagination, on l'a vu, est parfois capable d'aider l'homme à surmonter son angoisse en lui fournissant une solution originale aux problèmes posés dans le cadre manichéen où il se laisse bien souvent enfermer, elle peut à son tour créer l'angoisse en suggérant à l'homme des scénarios douloureux dont il redoute l'avènement.

Finalement, l'homme est sans doute le seul animal à savoir qu'il doit mourir. Et cette connaissance-là est la plus importante des sources d'angoisse. Elle rassemble en elle toutes les causes précédentes : déficit informationnel concernant la date de la mort, sa forme, l'intensité de la douleur qui l'accompagnera ; déficit informationnel concernant l'existence d'un « après » heureux ou malheureux, ou l'absence d'« après », conduisant au néant. Impossibilité d'imaginer le néant et impossibilité d'agir pour l'éviter, car la mort est inéluctable : l'imaginaire n'est pas en mesure de lui opposer de solution expérimentalement contrôlable. Conflit entre le désir de survivre, besoin fondamental de tout être vivant, et l'interdiction qui lui est faite par sa structure d'assouvir cette pulsion, et de le savoir par avance. Il y a bien là, en définitive, interdiction totale de l'action. Et, pour ajouter à son angoisse, l'individu assiste, conscient, à sa lente élimination du monde des vivants par son vieillissement, sa décrépitude dont la socioculture se charge, qui plus est, d'accélérer l'évolution. L'angoisse de la mort paraît ainsi être la chance et le malheur de l'homme. La chance, car c'est le seul moteur efficace de la créativité. Le malheur aussi, car les tentations de son occultation par la pensée magique sont exploitées par les dominants pour consolider leur dominance et faire que les dominés supportent au mieux des intérêts des dominants le passage dans cette vallée de larmes en espérant un monde meilleur *après*, ce qui n'a pas toujours servi l'évolution des sociétés humaines. Cette angoisse étant en effet difficilement compatible avec la production de marchandises, les structures sociales de dominance ont toujours tenté d'en détourner l'attention des dominés en multipliant les jeux du cirque, les gadgets, les loisirs organisés et l'étouffement culturel par l'usage plus récent des médias.

Une autre façon de conjurer la mort consiste à croire que l'on se perpétue en se reproduisant. Or, si la

*L'*individu assiste, impuissant, à son lent et inéluctable vieillissement. Pour une société qui valorise la productivité avant tout, être âgé n'est plus une valeur en soi, et l'angoisse de la mort est difficilement compatible avec l'efficacité productiviste. Aussi tous les moyens sont-ils bons pour occulter cette angoisse : consommation à outrance, loisirs à gogo, étouffement culturel, illusion de la perpétuation par la reproduction...
Francisco de Goya (1746-1828), *Le Temps*, dit *Les Vieilles*. Lille, musée des Beaux-Arts.

reproduction perpétue l'espèce, elle dissout rapidement, avec sa combinatoire génétique, les caractéristiques d'un individu dans un fonds commun. Il n'en reste pas moins que l'enfant constitue un objet gratifiant qui semble faire échec à la mort, et que l'amour des parents pour leur progéniture est le plus souvent l'une des formes les plus triviales du narcissisme congénital. Il en résulte d'une part la possessivité de l'enfant par ceux qui l'ont procréé, d'autre part le désir qu'il les reproduise et surtout qu'il fournisse d'eux une image sociale si possible améliorée, en s'élevant à un échelon hiérarchique qu'ils n'ont eux-mêmes pas pu atteindre. La structure sociale n'a donc

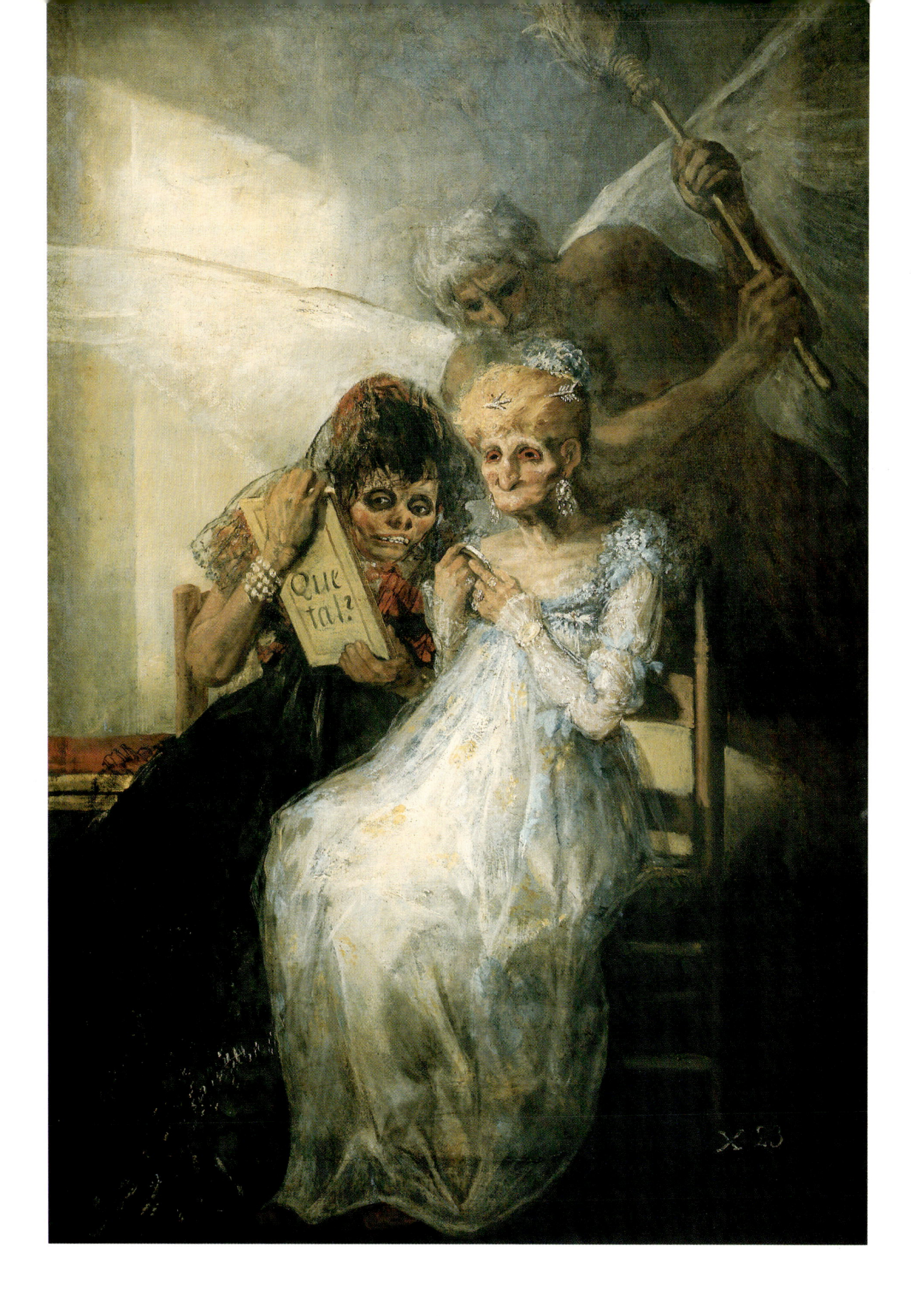

aucune chance de se transformer, puisque toute l'éducation de l'enfant vise à ce qu'il s'inscrive favorablement dans une hiérarchie au sein de laquelle les parents ont déjà fait tous leurs efforts pour s'élever. Et même dans les cas où ils la discutent ou la rejettent, ce n'est que pour souhaiter l'établissement d'un autre type de hiérarchie qui, pensent-ils, leur serait plus favorable, sous forme de rapports sociaux leur renvoyant une image plus conforme à l'image idéale qu'ils se font d'eux-mêmes.

On voit combien l'angoisse de la mort, toute camouflée qu'elle est, peut influencer le comportement social de l'homme par le biais très honorable, très noble du sentiment familial ; comment l'enfant se trouve prisonnier du narcissisme parental, et combien il aura de mal à s'en échapper s'il y parvient jamais. Devant ce désir d'immortalité, on peut se demander si chacun de nous représente une forme si exceptionnelle, si indispensable, que nous souhaitions à ce point en infliger la présence, par le truchement de nos descendants, aux générations futures…

Cette approche particulière de l'angoisse humaine révèle comment l'imaginaire et le langage, en façonnant le désir et les lois, donnent leurs caractéristiques à un mécanisme largement réparti dans les espèces animales et qui, pour l'homme, réside essentiellement dans l'inhibition de l'action gratifiante.

LES MALADIES MENTALES

L'explosion des découvertes au cours des années quatre-vingt-dix dans le domaine de la génétique a poussé les chercheurs à rechercher l'existence d'une cause génétique aux affections mentales. Beaucoup d'entre elles proviennent probablement d'une altération du génome, altération héréditaire ou altération acquise à la suite du rapport de l'individu avec son environnement. On attache une importance croissante à la production de radicaux libres dans la genèse de nombreuses lésions enzymatiques et génomiques ; or l'inhibition de l'action et l'angoisse sont de puissants facteurs de production de radicaux libres.

Sauf dans les cas de lésions d'origine traumatique ou tumorale, l'origine organique des maladies mentales a toujours échappé aux générations précédentes qui l'ont recherchée *post mortem* à l'aide du microscope dans le cerveau des malades. Mais cette « organicité » prend aujourd'hui un sens différent de celui que l'on a longtemps cru pouvoir lui donner. La mémoire immunitaire est bien moléculaire, organique, et nous avons vu qu'elle n'était pas sans analogie étroite avec la mémoire nerveuse. L'organicité des maladies mentales ne résiderait alors que dans l'établissement de voies synaptiques préférentielles, codées métaboliquement et résultant du perpétuel dynamisme qui s'établit dès la naissance entre les différents niveaux d'organisation du système nerveux central, la niche environnementale et le résultat de l'action opérée sur celle-ci. Suivant cette hypothèse, la chronicité de la maladie mentale reposerait sur la base matérielle, moléculaire, de l'apprentissage, du souvenir inconscient du conflit persistant au sein des voies nerveuses. Dans cette même hypothèse, le névrosé, inconscient des mécanismes et des facteurs complexes qui l'assaillent dans la négociation qu'il doit mener quotidiennement entre ses expériences passées et son milieu social, tenterait encore de se faire entendre, d'attirer l'attention sur son mal-être qu'il serait incapable de définir. Son « langage du corps », c'est-à-dire son comportement, tâcherait d'attirer l'attention de l'autre sur lui, sans qu'il parvienne à se faire comprendre.

L'inhibition de l'action débouchant sur l'angoisse pourrait être à l'origine des maladies mentales. Dans les névroses, le sujet tenterait encore de s'exprimer dans l'action, ce qui serait à l'origine des différents mécanismes étudiés par la psychanalyse sous le terme de « moyens de défense du moi ». Ces derniers ne sont en fait pour le névrotique que des moyens de continuer à agir. Il ne protège pas son moi, mais son autonomie motrice, son action sur le milieu, à commencer par le milieu social. Si le névrotique pouvait assurer un fonctionnement efficace de son imaginaire, s'il pouvait sortir de ses apprentissages culturels et de ses empreintes, il découvrirait un autre type de solutions aux problèmes inconscients qui le martyrisent. La sublimation peut socialement le valoriser. S'il résout son angoisse dans la créativité, l'action créatrice ou parfois prétendument altruiste, il peut même être considéré comme un génie ou comme un héros.

Dans les psychoses au contraire, le patient a perdu l'espoir de se faire entendre. Il s'enferme progressivement dans son imaginaire. Le langage n'est plus pour lui un moyen de communication, mais sa seule réalité, à laquelle il plie le monde qui l'entoure. Il s'agit d'une fuite stable, car progressivement fixée dans la mémoire, dans le codage synaptique. Elle résulte de l'impossibilité de réaliser une autre expérience qui permettrait de résoudre l'angoisse dans l'action. Dans le délire, le langage ne fournit plus au psychotique qu'un matériel de « signifiants » dont la fonction symbolique n'est valable que pour lui, car il n'essaie plus

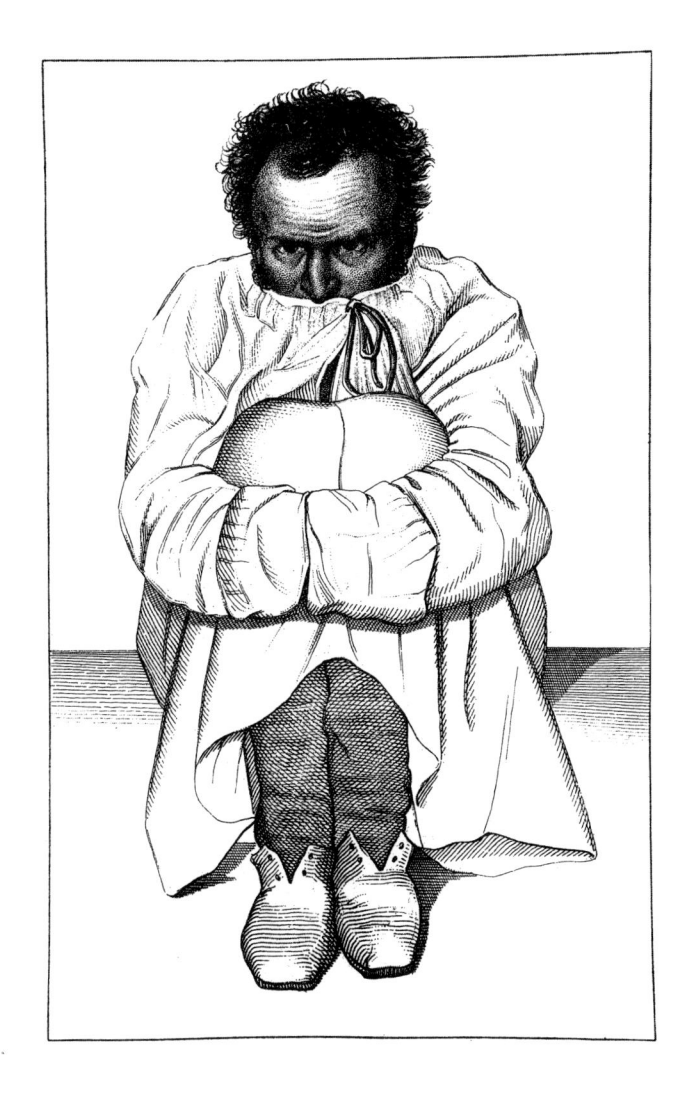

*L*a camisole de force était, jusqu'au milieu de ce siècle, le seul moyen de contrôler la surexcitation d'un aliéné agité, agressif et dangereux pour lui-même comme pour les autres. Mais cette mise en inhibition de l'action forcée était catastrophique du point de vue thérapeutique. *Traitement d'un aliéné*, gravure par Tardieu pour Jean Étienne Dominique Esquirol, « Des maladies mentales considérées dans les rapports médicaux », *Hygiène et Médico-Légal*, 1838. Paris, musée d'Histoire de la médecine.

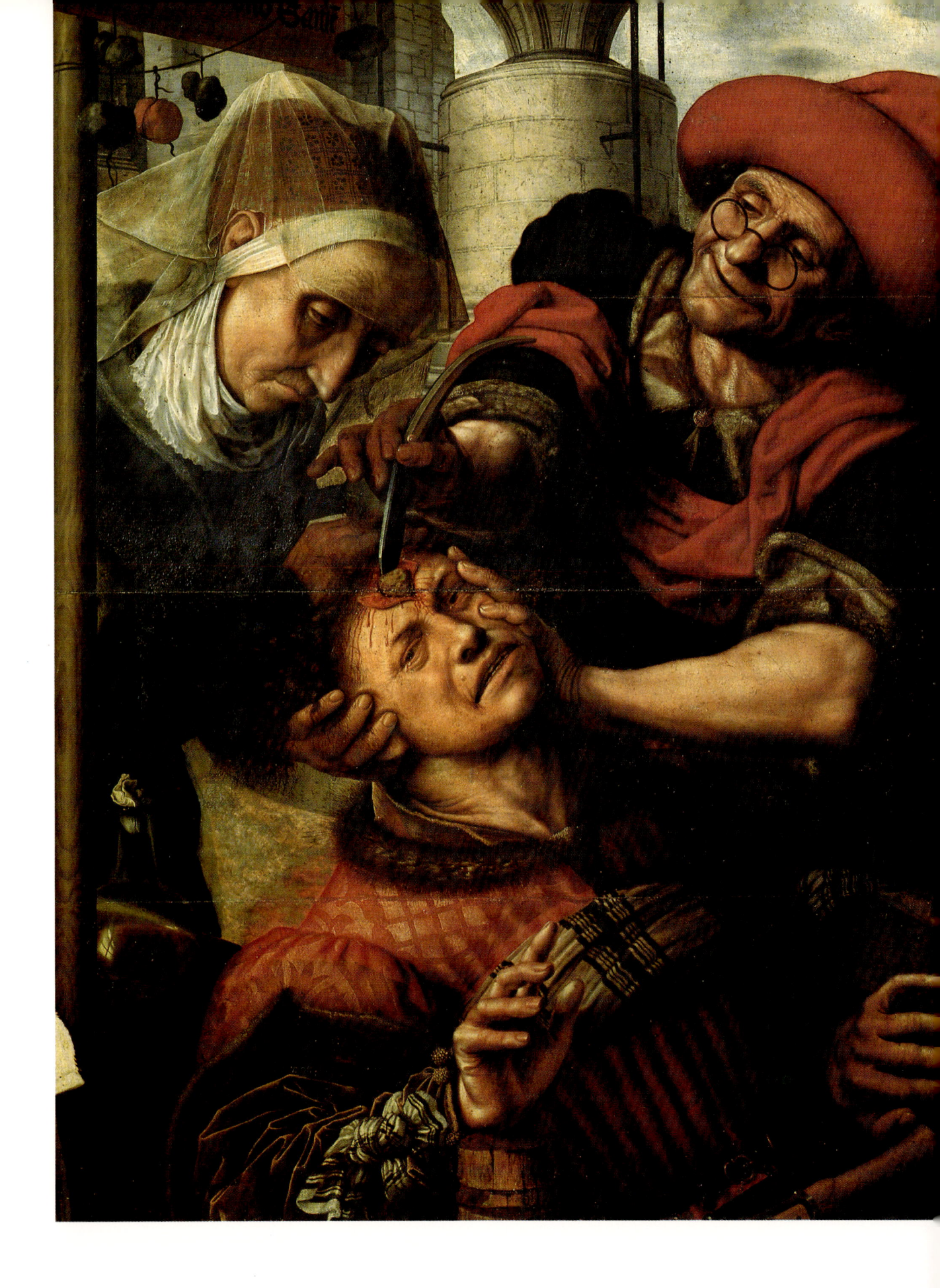

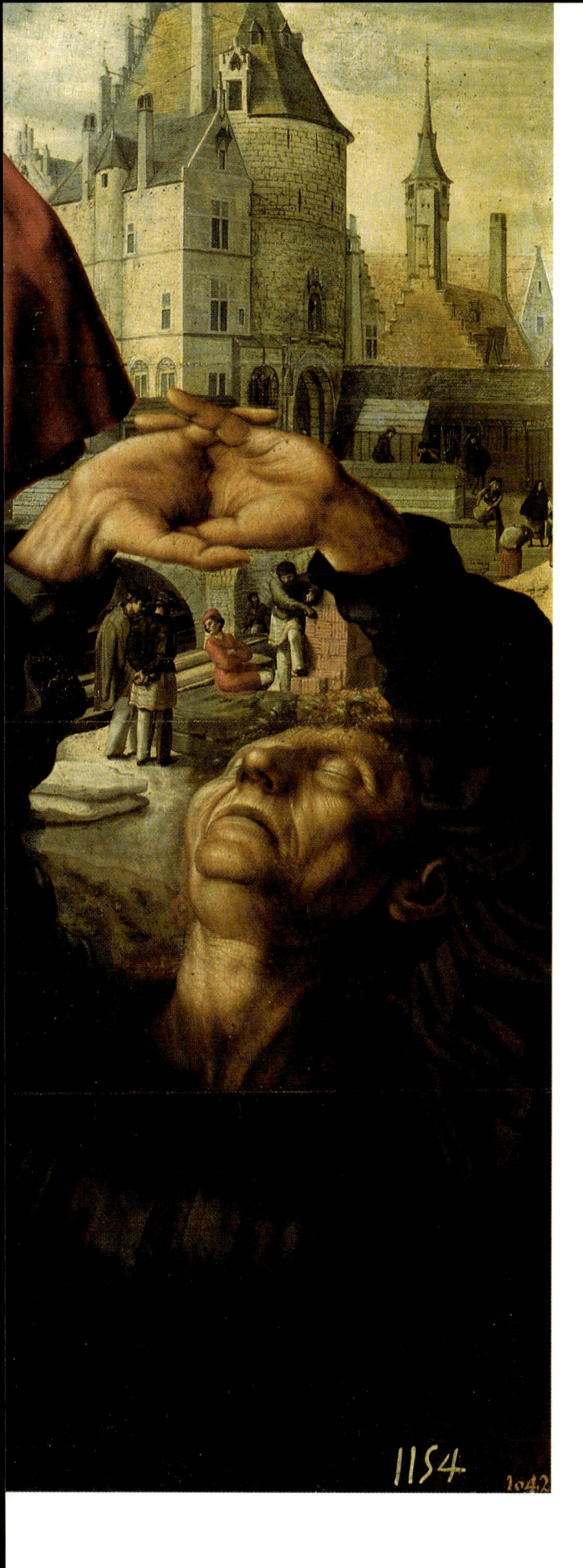

On a longtemps cru que la folie

était causée par des lésions

organiques du cerveau.

On les a même recherchées

post mortem au microscope

dans le cerveau des malades.

Mais on sait maintenant

que, si l'organicité des maladies

mentales existe,

ce n'est qu'au niveau moléculaire

qu'elle sera mise en évidence.

Jan Sanders van Hemessen

(vers 1500-vers 1560),

Le Chirurgien.

Madrid, musée du Prado.

de confronter son approche personnelle, qu'il a intériorisée, avec la réalité. Il semble incapable de saisir, d'organiser, de filtrer les stimuli du monde extérieur. On peut même penser qu'il fuit l'organisation du langage, image aliénante de la réalité qui lui a interdit le comportement gratifiant répondant à son principe personnel de plaisir.

Les rapports du délire et du rêve sur le plan électrophysiologique et biochimique demanderaient un long développement. Disons seulement qu'on peut penser que le délirant se rapproche de l'animal dont on a détruit la zone du mésencéphale dénommée *locus coeruleus* : l'animal ainsi traité agit conformément à son imaginaire onirique, il n'est plus sensible aux stimuli sensoriels du monde extérieur et dort tout en présentant un comportement d'éveil. Le psychotique présente une hyperactivité de la formation réticulaire activatrice ascendante, état qui ne lui permet plus de filtrer ni d'organiser les stimuli sensoriels.

COMMENT ÉVITER L'INHIBITION DE L'ACTION ?

Pour éviter l'inhibition de l'action, il n'y a que deux comportements possibles : la fuite ou la lutte. Pour fuir, il n'est pas toujours utile de courir vite. Le suicide est une forme de fuite définitive et efficace quand il est réussi. La drogue est un départ en voyage – le *trip* – fort apprécié aujourd'hui par une jeunesse à qui l'on explique que pour être heureux, il faut être gagnant dans les compétitions pour la productivité et qu'on a plus de chances de réussir – quoi, mon Dieu ? – en sortant de ce qu'il est convenu d'appeler une grande école. Beaucoup de jeunes,

Pour échapper à l'inhibition de l'action, plusieurs attitudes sont possibles, dont le suicide, définitif et efficace quand il est réussi. La drogue et l'alcool représentent d'autres formes de fuite, qui procurent des paradis artificiels... et passagers, et ne sont finalement peut-être qu'une sorte de suicide atténué, plus progressif, mais tout aussi efficace. Atelier de Lucas Cranach (xve siècle), école du Danube, *Lucrèce romaine se tuant.* Sienne, Pinacothèque nationale.

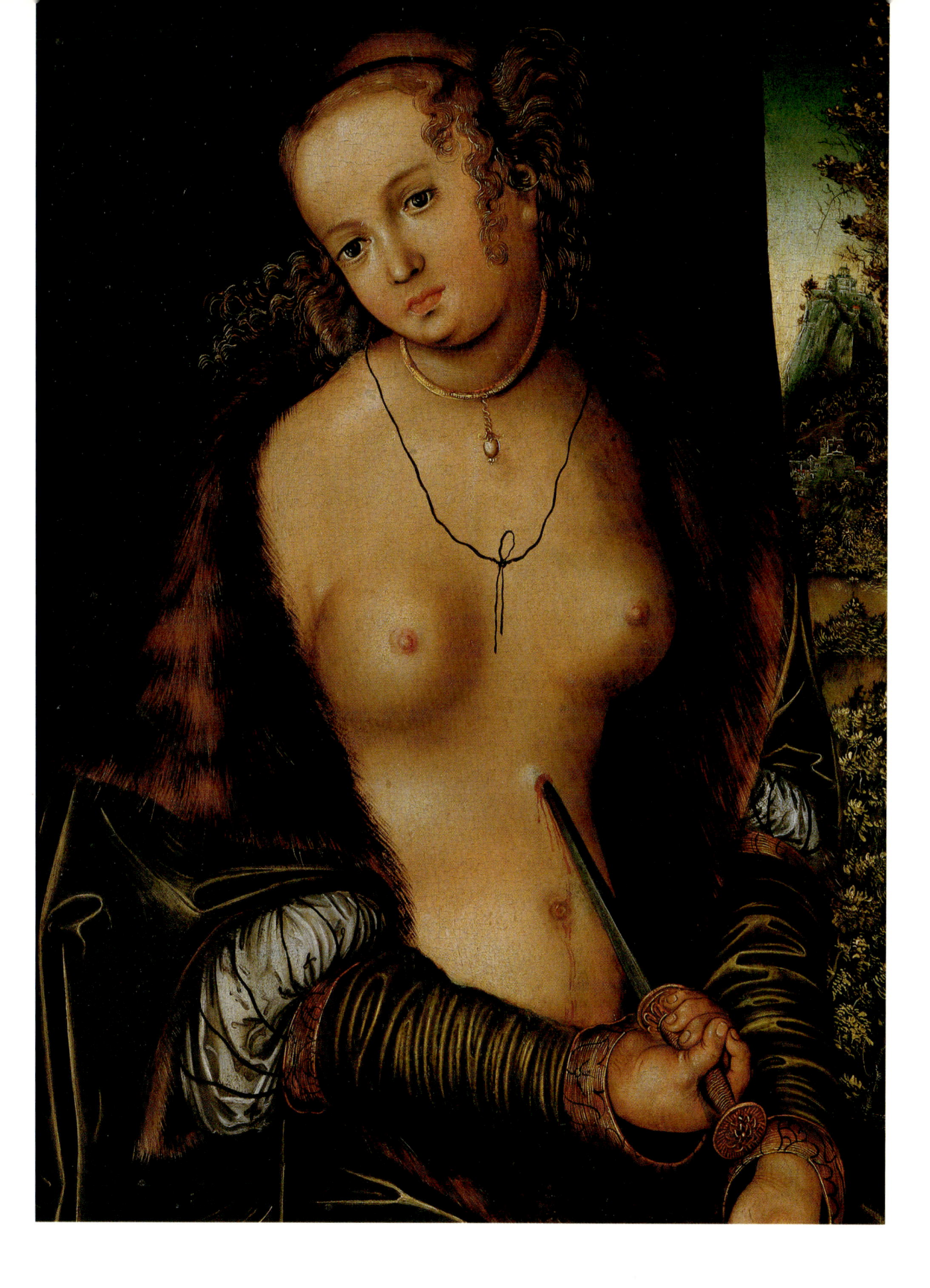

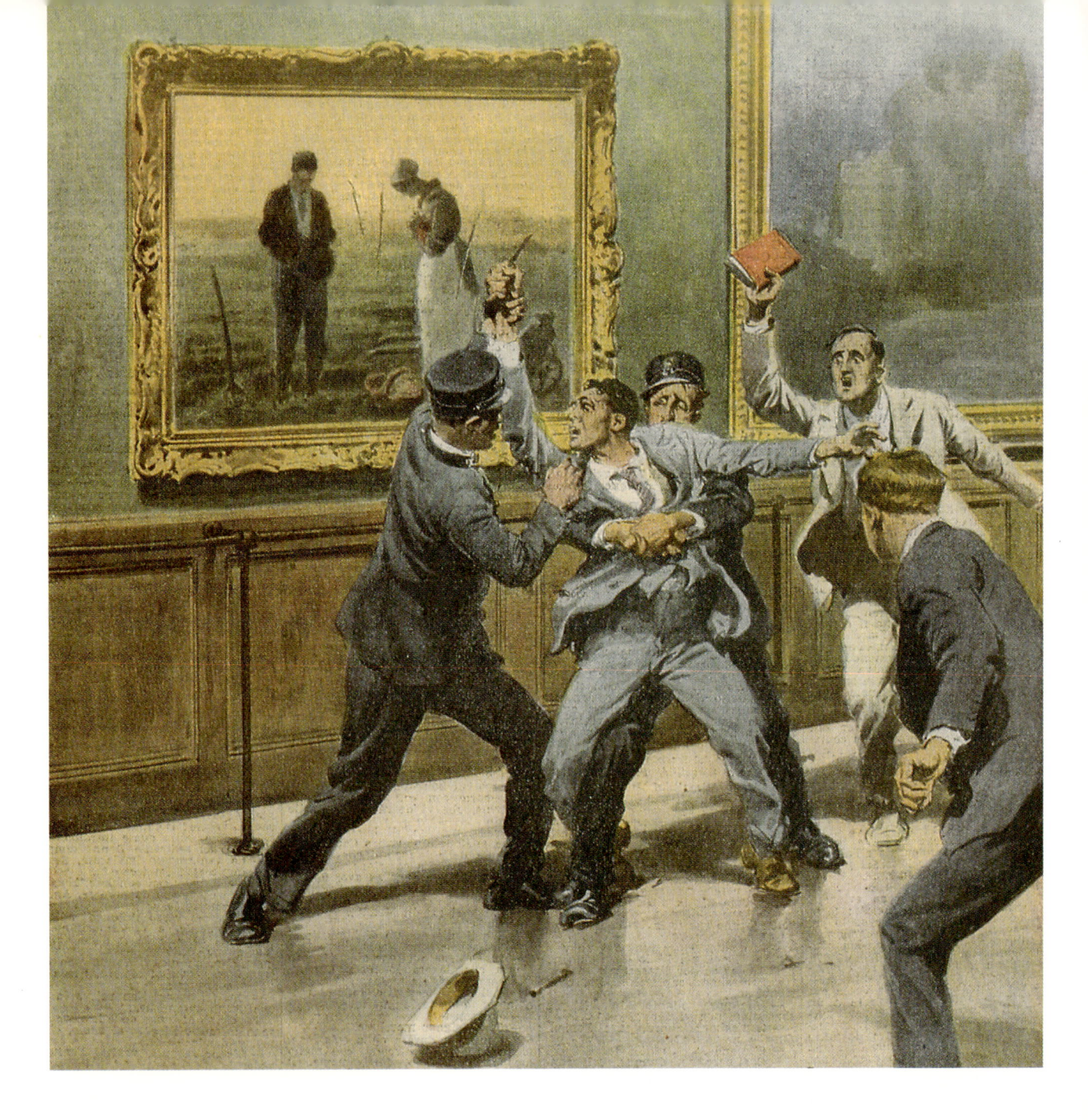

n'ayant pas saisi la très grande beauté du théorème de Pythagore ou de la fonction de dérivée, préfèrent jouer de la guitare et se « shooter ». C'est une forme de suicide, donc de fuite, plus progressive que la défenestration. Il en est de même pour l'alcool qui, dit-on, tue lentement, ce à quoi le marin répond qu'il ne craint pas la mort et que d'ailleurs il n'est pas pressé. Il y a la fuite dans la démence grâce à laquelle des hôpitaux fort bien chauffés prennent soin de vous avec beaucoup d'attention depuis que les camisoles de force ont disparu de l'arsenal thérapeutique qui s'est enrichi d'autres moyens de fuite comme les drogues psychotropes, tranquillisants, antidépresseurs ou hypnotiques variés. La créativité dans un monde imaginaire est un autre moyen de fuite qui constitue parfois une étape intermédiaire avant la folie ou le suicide. Le choix méthodologique pour éviter l'inhibition est donc large. Si vous n'êtes pas

L'INHIBITION DE L'ACTION

*O*utre la fuite, il existe une autre façon d'échapper à l'inhibition de l'action : la lutte. La violence en est le mode d'expression le plus fréquent, généralement inefficace, mais qui a le grand avantage de défouler. La parole peut également jouer ce rôle, et il est des échanges verbaux qui n'ont rien à envier à une expression plus physique de la violence.
Achille Beltrame,
Au Louvre, un déséquilibré tente de s'attaquer au tableau de Millet « L'Angélus »,
gravure pour
La Domenica del corriere,
1932. France.

convaincu, si vous voulez convaincre les autres que vous n'allez pas bien, que vous avez des problèmes que vous êtes incapable de formuler clairement, car vous ne savez pas formuler dans un langage logique le prétendu illogisme de votre inconscient, adressez-vous à un psychanalyste qui soignera ses propres problèmes par la même occasion. Ou bien une bonne fois pour toutes, établissez-vous dans la névrose et essayez par votre comportement, votre «langage du corps», de faire participer les autres à vos ennuis, à vos désirs inassouvis. Le succès n'est pas assuré et, dans la majorité des cas, vous ferez appel aux maladies dites psychosomatiques pour punir votre corps de ce que les autres ne vous auront pas compris. Vous voyez que ces prétendues maladies ne sont en fait que la conséquence de l'inhibition de votre action.

Mais il existe des moyens plus efficaces encore. Il y a la plupart des méthodes psychothérapiques modernes, qui vous conseillent de taper dans des coussins devant un public choisi, de pousser le grand cri primal, de réaliser votre crise pseudo-épileptique en groupe, au cours d'un psychodrame, etc. Vous avez encore la possibilité de défiler de la Bastille à la République en vous heurtant aux agents de la police ou aux CRS, en mettant au besoin le feu à quelques voitures en stationnement, ou bien de faire du *jogging* autour de votre pâté de maisons, ou encore de casser la figure à l'arbitre à la fin d'un match durant lequel vous êtes resté assis en inhibition pendant une heure et demie. La violence est un moyen d'action, strictement inefficace, mais qui défoule. La parole aussi est un moyen d'échanges parfois violents permettant d'agir sur l'autre sans faire couler le sang. Les coléreux ne font guère d'infarctus du myocarde, paraît-il. Et quant à l'interlocuteur, l'injure ne fera de mal qu'à son narcissisme. On s'en relève.

L'homme a surtout la chance de pouvoir fuir dans l'imaginaire créateur d'un nouveau monde dans lequel il peut enfin vivre. Malheureusement ce monde est rarement accepté par l'environnement social et, dans ce cas, il ne parvient pas à le communiquer. Aussi bien en art qu'en sciences, ce n'est fréquemment qu'après la mort de son auteur que ce monde nouveau est reconnu, et cela conduit souvent le créateur à la folie puisque celle-ci résulte généralement de l'impossibilité de se faire entendre. Je ne parle pas ici de ce que j'appellerais les innovateurs, capables de découvrir de nouveaux gadgets, de nouveaux moyens instrumentaux, d'améliorer la production en marchandises et qui souvent sont tout de suite non seulement acceptés, mais récompensés par la société marchande. Je parle des créateurs capables d'apporter des éléments fondamentaux aux connaissances humaines. Parmi eux, Vincent Van Gogh, Robert Schumann, le mathématicien Georg Cantor, le médecin Ignác Semmelweis, Wilhelm Reich, Friedrich Nietzsche, Gérard de Nerval, etc.

Il y a quelques années, Claude Maupaumé m'invita un dimanche après-midi à parler sur France Musique d'un compositeur que j'aimais. Je choisis Schumann et m'efforçai de montrer, en l'illustrant par sa musique, que l'établissement de sa folie maniaco-dépressive provenait d'une existence ligotée, depuis l'enfance, par l'inhibition de l'action. Il faut savoir par exemple que, pauvre et avec huit enfants à charge, le couple qu'il formait avec Clara ne possédait qu'un seul piano. Clara, pianiste de concert connue dans toute l'Europe, en avait besoin pour préparer ses représentations. Pendant ce temps, Robert ne pouvait pas composer. D'autre part, il commença par suivre Clara dans ses déplacements à l'étranger comme un imprésario. Il n'était alors qu'un compositeur peu connu, accompagnant l'interprète de renommée internationale. Ainsi, même dans l'amour exceptionnel qui le liait à sa femme, il continuait à être en inhibition de l'action. Sa seule fuite fut sa création littéraire et musicale. Claude Maupaumé me demanda pour conclure

Quelques rares privilégiés peuvent fuir l'inhibition dans la créativité sous toutes ses formes, artistiques ou scientifiques. Mais les vrais créateurs, qui n'arrivent pas à convaincre leurs contemporains de ce que leur vision originale du monde est une forme non conforme de la réalité, terminent souvent leur vie dans la psychose. Ils sont nombreux, dont le peintre Van Gogh. Vincent Van Gogh (1853-1890), Autoportrait. Paris, musée d'Orsay.

si on aurait pu aujourd'hui guérir Schumann de sa folie maniaco-dépressive. Je lui répondis qu'un traitement au lithium l'aurait probablement atténuée. Schumann aurait sans doute échappé à son délire final et au suicide. Mais il n'est pas sûr qu'il fût demeuré Schumann si sa fuite de l'inhibition avait été tempérée.

Que préférer ? Schumann, tel qu'en lui-même… ou le petit-bourgeois conforme qu'il serait alors devenu ? La seule raison d'être d'un être, c'est d'être. Mais il y a plusieurs façons d'être…

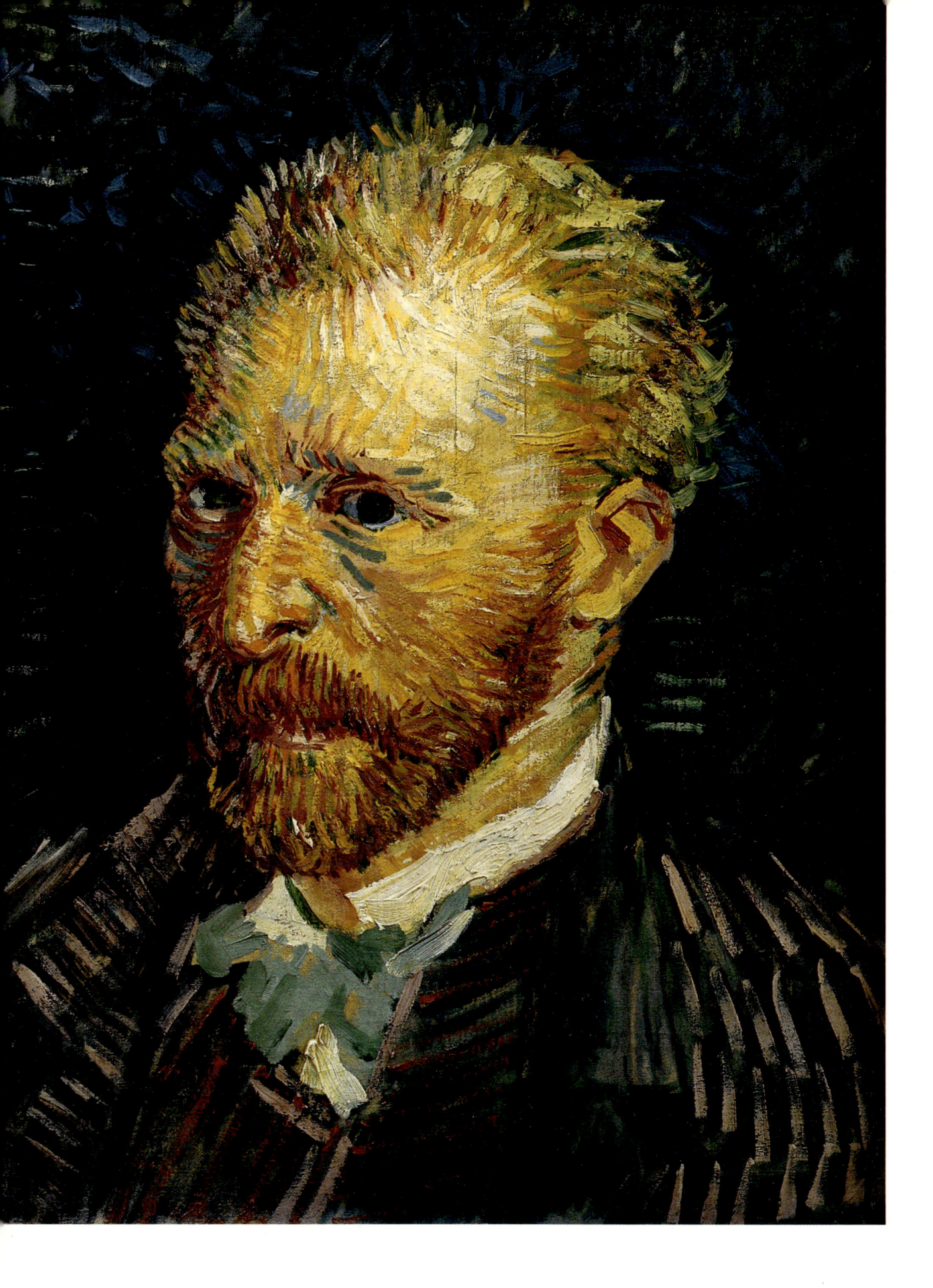

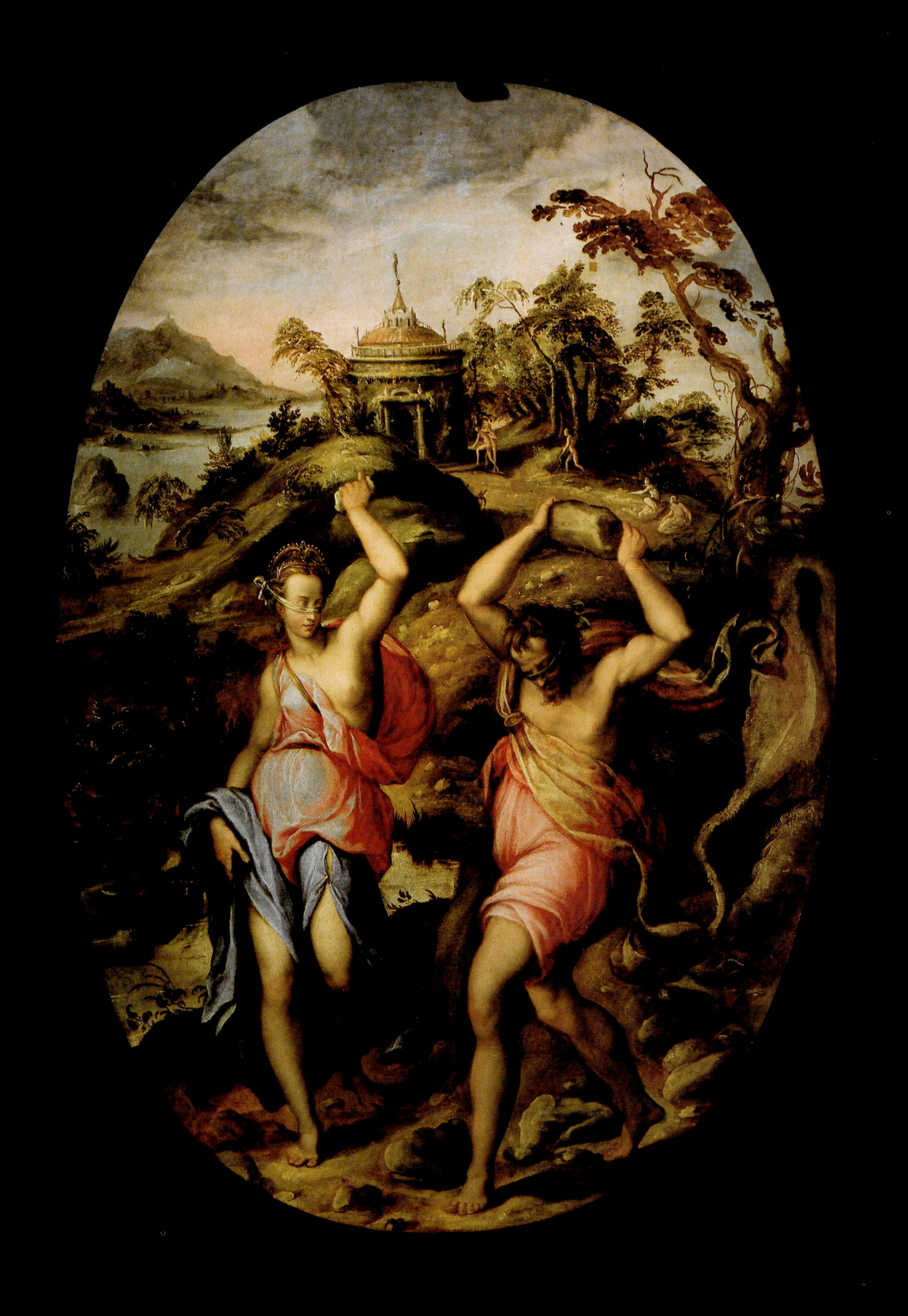

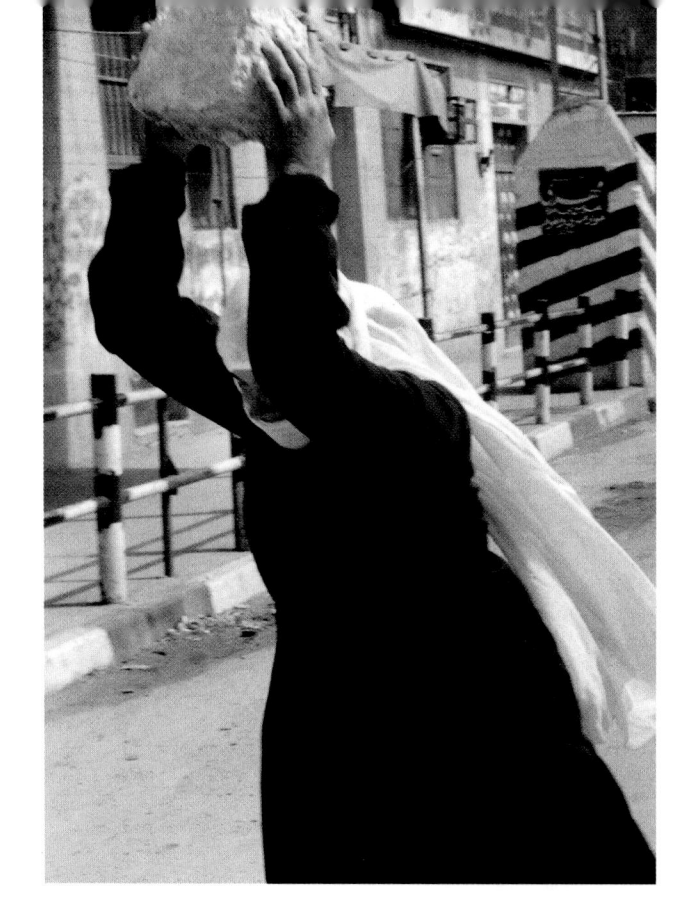

*I*l existe différentes sortes d'agressivité, mais elle ont toutes une finalité commune : la destruction plus ou moins complète du système auquel elles s'attaquent. Dans ce tableau, des pierres sont brandies, mais on a l'impression que les protagonistes hésitent encore sur la cible à atteindre.
A. Minghi (XVIe siècle),
La Colère.
Florence, Palazzo Vecchio.

*D*ans la compétition entre Israéliens et Palestiniens pour la possession d'un territoire permettant à ces derniers de vivre, donc gratifiant, l'inefficacité de l'action des Palestiniens sur l'opinion internationale a provoqué colère et agressivité et a conduit à la « bataille des pierres ».

LES AGRESSIVITÉS

L'agression peut se définir comme une quantité d'énergie cinétique capable de réduire plus ou moins complètement la structure d'un système, autrement dit d'accélérer sa tendance à l'entropie. Cette structure est elle-même définie comme l'ensemble des relations existant entre les éléments d'un ensemble. L'agressivité est alors la caractéristique d'un agent qui utiliserait cette énergie contre un ensemble organisé.

A partir de ces définitions, on s'aperçoit que l'agression n'a rien d'un concept unitaire, car les mécanismes qui se trouvent à l'origine d'une libération d'énergie déstructurante sont variés. Ils ont d'ailleurs conduit de nombreux auteurs à établir une liste des types

LES COMPORTEMENTS

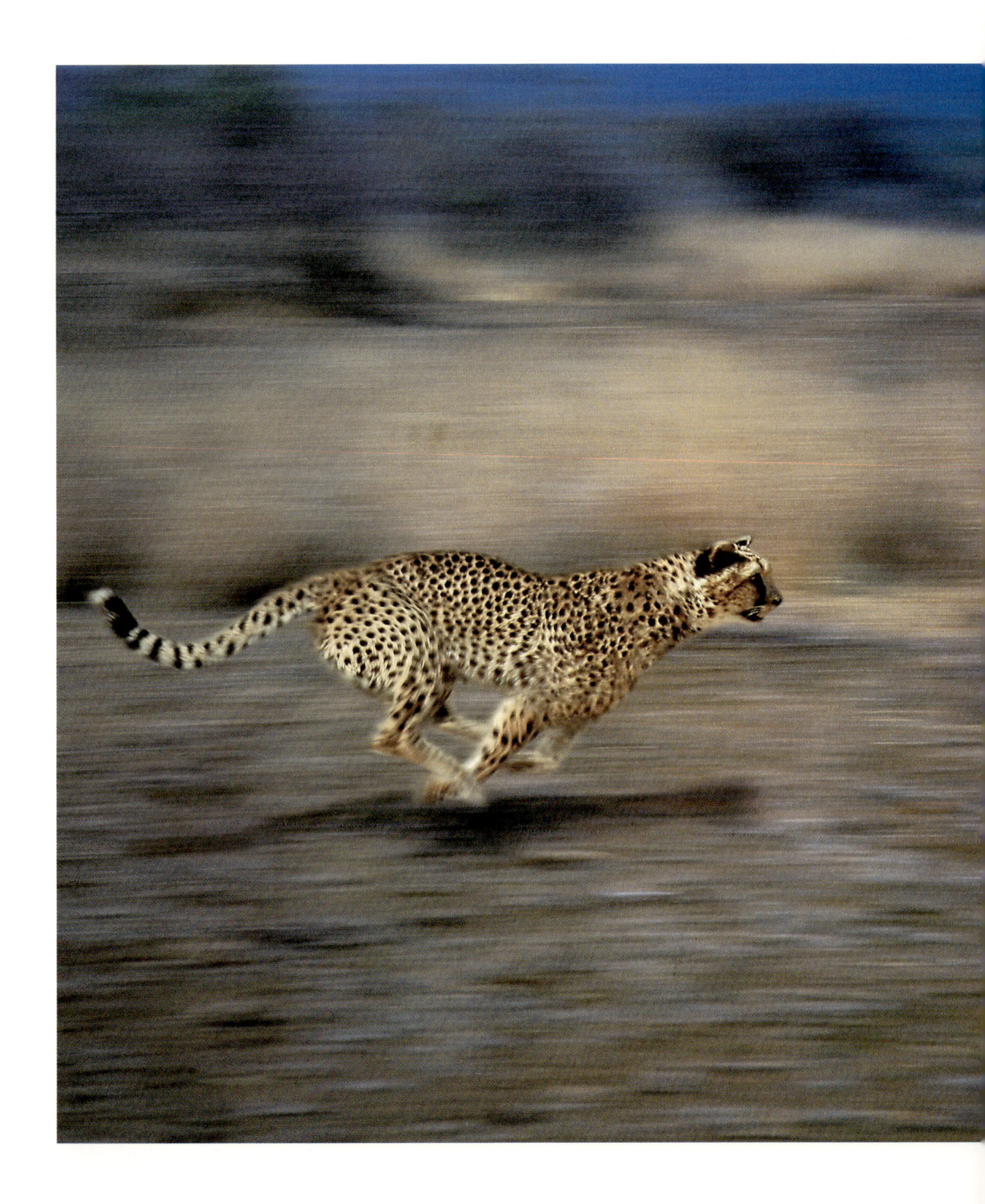

LES AGRESSIVITÉS

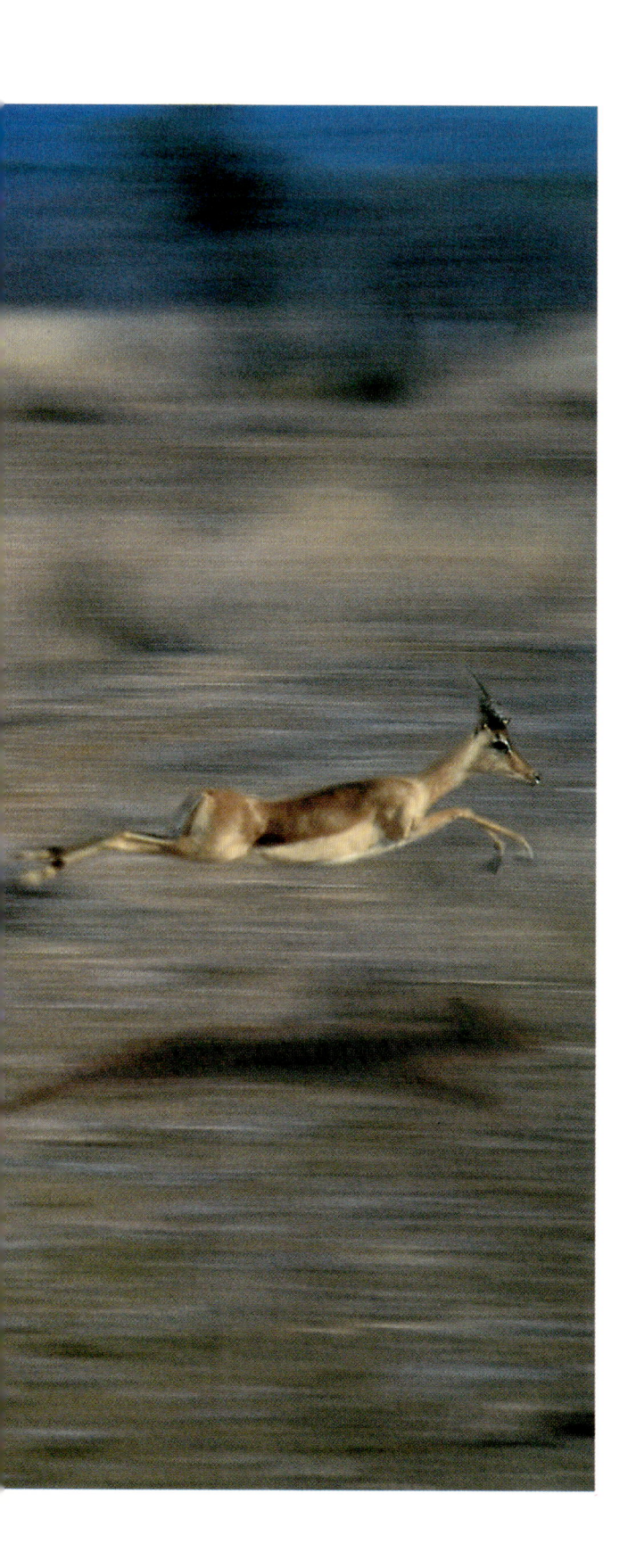

*L'*agressivité prédatrice
répond au besoin alimentaire
de la survie,
mais ne s'accompagne
d'aucun sentiment de haine,
pas plus chez le guépard
poursuivant l'impala – antilope
africaine – que chez la ménagère
allant acheter un bifteck
chez le boucher.

d'agression les plus courants. Cependant cette liste a été élaborée en distinguant les situations déclenchantes, mais sans préciser, le plus souvent, les mécanismes nerveux centraux mis en jeu. Reste donc à établir les liens entre les situations environnementales et le mécanisme de la réponse que leur oppose le système nerveux. C'est à l'intérieur de ce cadre indispensable qu'il sera possible de décrire les comportements agressifs et leurs mécanismes d'apparition.

L'AGRESSIVITÉ PRÉDATRICE

Le comportement de prédation est un comportement agressif selon la définition qui vient d'être proposée, puisqu'il aboutit à la disparition de la structure de son objet, donc à l'augmentation de son entropie. Mais il a pour spécificité de répondre à un besoin fondamental, la faim, et il ne s'accompagne généralement pas d'affectivité, car celle-ci est le résultat d'un apprentissage de l'agréable et du désagréable, de l'utile et du dangereux. Or la lionne sautant sur une gazelle pour la dépecer et s'en nourrir n'éprouve aucun ressentiment, aucune haine et, repue, elle peut fort bien, un peu plus tard, laisser les autres gazelles venir se désaltérer au même point d'eau sans les agresser. Ce comportement de consommation, que caractérise une agressivité prédatrice, ne paraît lié à l'affectivité que dans la mesure où la pulsion, qui provient d'un déséquilibre biologique interne, s'accompagne d'une sensation désagréable et où l'assouvissement met fin à cette sensation désagréable et s'accompagne d'un certain plaisir. Il n'en va sans doute pas de même pour le loup de la fable qui, poussé par le même besoin, a bénéficié du langage

Nous ne sommes plus dans le cadre de l'agressivité prédatrice lorsqu'un discours logique soutient l'action et lui fournit un alibi. C'est le cas du loup de La Fontaine, qui rend l'agneau responsable du comportement des bergers et des chiens à son égard. Image d'Épinal, XIXe siècle, Le Loup et l'Agneau, fable de La Fontaine.

humain pour exprimer un apprentissage et couvrir d'un discours logique son comportement agressif, plein de haine pour « l'agneau, ses bergers et ses chiens ». Il s'agit manifestement cette fois de l'apprentissage d'un comportement agressif.
Mais l'homme, au lieu de limiter la prédation à sa faim, l'a utilisée pour fabriquer des marchandises et établir sa dominance sur ses semblables, par le biais de la production de ces marchandises et de leur vente.

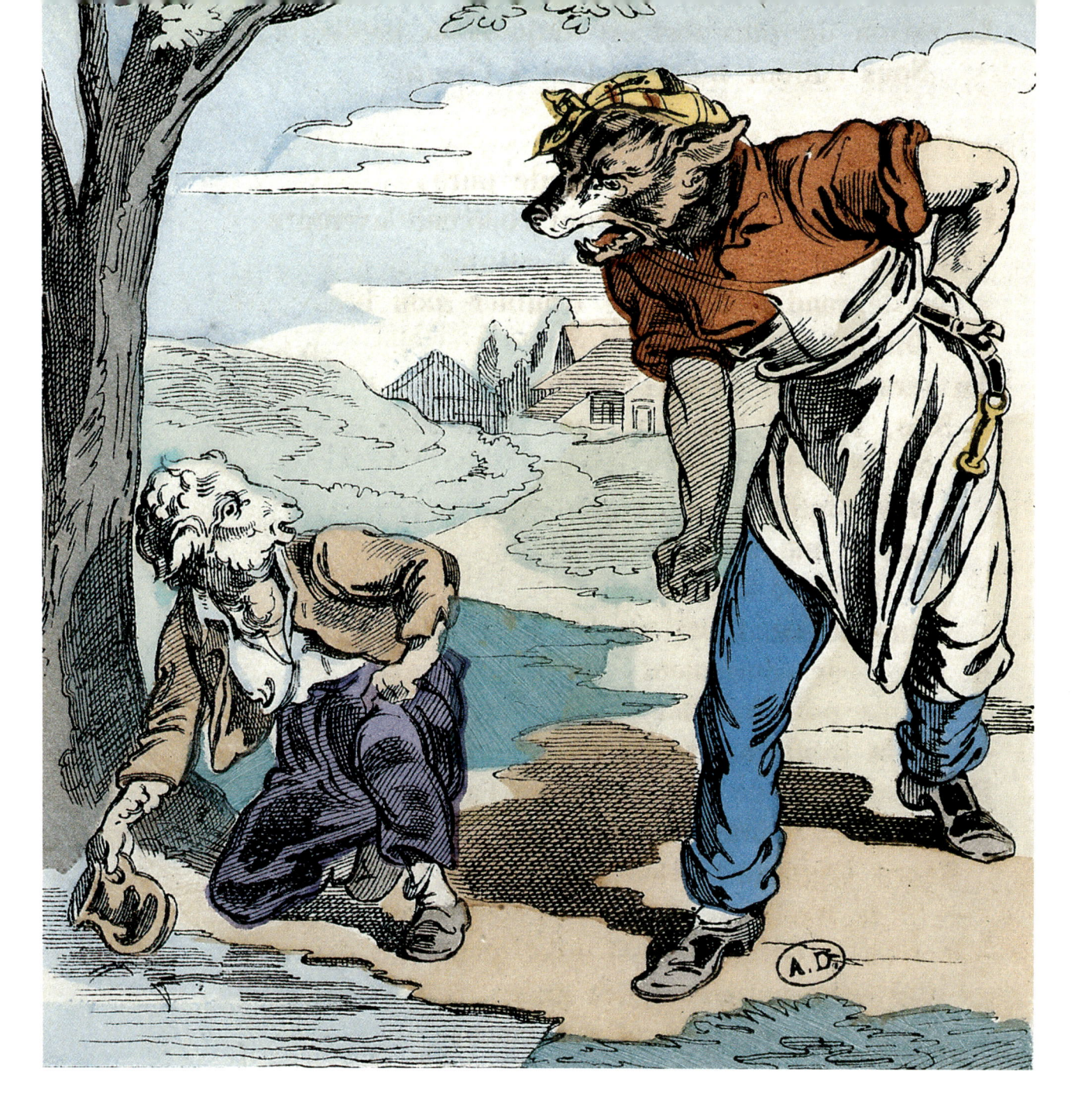

Dans nos sociétés contemporaines évoluées, l'agressivité prédatrice motivée par la faim est en effet devenue exceptionnelle. Même pour les millions d'individus qui, chaque année encore, meurent de faim, ce type d'agressivité n'est pas rentable, car il n'est plus efficace face aux armes de ceux qui n'ont pas faim. On ne saurait confondre l'agressivité prédatrice avec un comportement de vol ou de délinquance qui a pour origine, dans la plupart des cas, un apprentissage d'objets gratifiants, c'est-à-dire un besoin acquis d'origine socioculturelle. Enfin, l'agressivité prédatrice s'exerce toujours sur un individu d'une autre espèce que l'espèce concernée, jamais sur un animal de la même espèce. Si la faim peut encore exceptionnellement motiver les comportements humains d'agressivité, le but n'est pas de manger l'autre, mais de lui prendre son bien. Un discours logique vient alors fournir un alibi au comportement agressif offensif

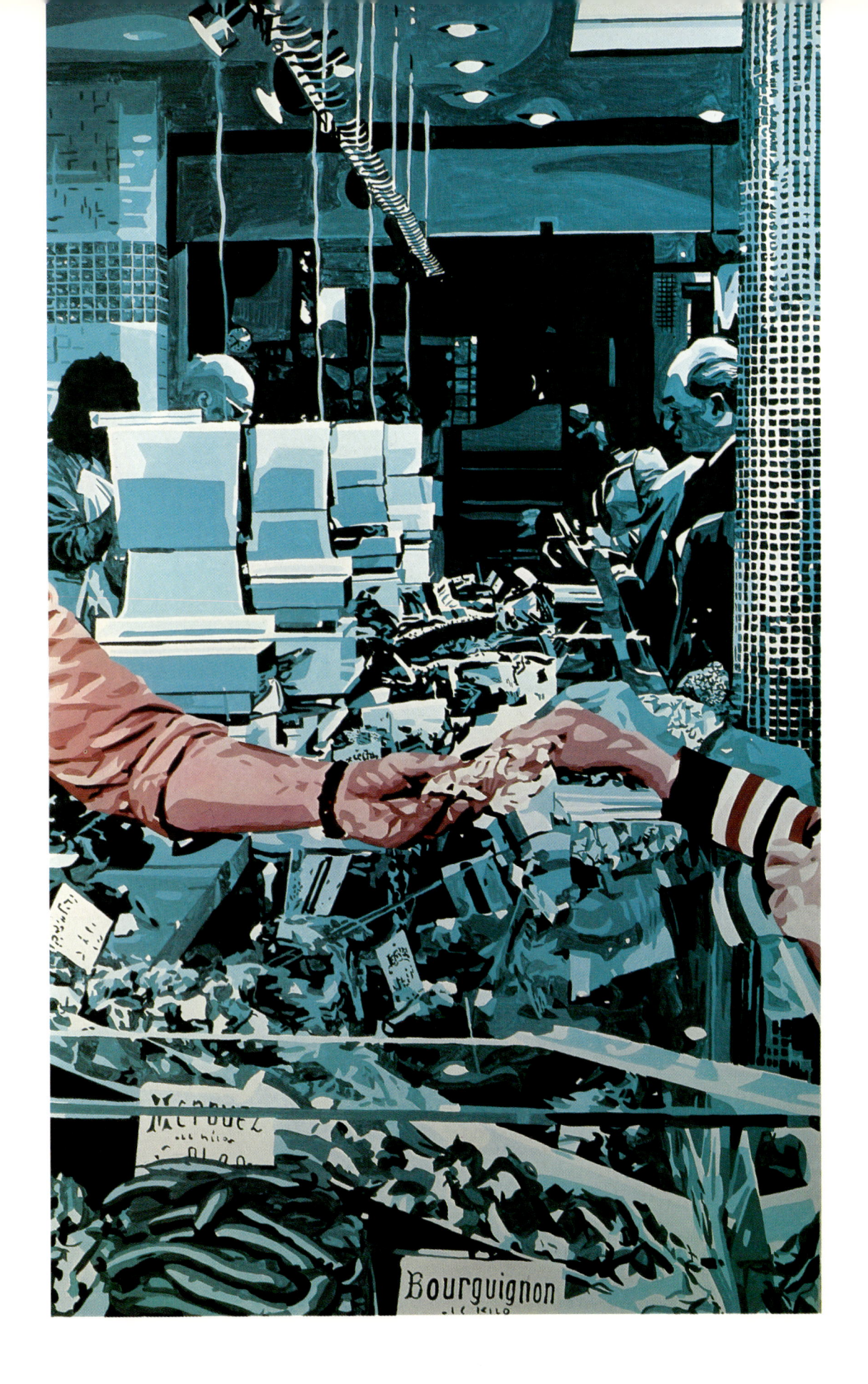

*P*our parvenir à se nourrir, et donc à réaliser son activité prédatrice, l'espèce humaine a su élaborer des scénarios de plus en plus complexes et efficaces. Loin de nous le chasseur préhistorique qui risquait parfois sa vie en luttant contre des bêtes sauvages : le supermarché a supplanté la savane, nous nous alimentons facilement et en toute sécurité.
Gérard Fromanger (né en 1939), *Chez le boucher*, 1974, dans la série *Le désir est partout*. Bruxelles, collection particulière.

comme au comportement agressif défensif. Cependant, dans nos sociétés évoluées, ce ne sont en fait pas ceux, de plus en plus nombreux, qui ont faim qui se montrent agressifs et entretiennent la délinquance.

L'agressivité prédatrice concerne aussi bien l'individu que le groupe, et même les espèces : chacune d'elles a ses prédateurs spécialisés d'une autre espèce. La compétition entre espèces exprimée dans cette agressivité prédatrice semble sous-tendue par le besoin de maintenir la structure individuelle grâce à l'alimentation. Ce but étant mieux réalisé en groupe, l'individu accepte, parce qu'il y trouve son avantage, d'entrer dans un système hiérarchique de dominance et de se soumettre à une agressivité de compétition qui maintient la cohésion du groupe.

L'agressivité prédatrice résulte, on s'en doute, de la perturbation que connaît la colonie cellulaire où se trouve situé un système nerveux lorsque, par manque de nourriture, les substrats assurant l'activité métabolique des usines chimiques cellulaires viennent à manquer. Ces perturbations stimulent certaines régions de l'hypothalamus qui, à leur tour, déclenchent l'activité motrice de la prédation, laquelle fait disparaître les perturbations. Lorsque l'animal appartient à une espèce possédant un système limbique qui lui permet de faire l'apprentissage de la stratégie à mettre en jeu pour la satisfaction du besoin, il ajoute à l'activité stéréotypée déclenchée par l'hypothalamus l'expérience beaucoup plus complexe des succès et des échecs consécutifs à ses essais antérieurs. Enfin, seule l'espèce humaine est capable d'imaginer des moyens de plus en plus complexes et efficaces pour assurer la réalisation de son activité prédatrice, ce qui lui permet de s'alimenter avec une sécurité plus

*U*n territoire vide ne présenterait guère d'intérêt. C'est parce qu'il contient des objets et des êtres gratifiants que les groupes humains entrent en compétition, les uns tentant de défendre ce que les autres essaient de s'approprier. Ce comportement, source de toutes les guerres, est donc bel et bien acquis et non inné. Paolo Uccello (1397-1475), *La Bataille de San Romano*. Florence, musée des Offices.

grande et de se défendre efficacement contre les bêtes sauvages. La transmission de l'expérience ne se fait plus uniquement par mimétisme, mais par le langage, d'où son enrichissement de génération en génération, par accumulation de l'information.

L'AGRESSIVITÉ DE LA COMPÉTITION

C'est d'un tout autre type de compétition qu'il s'agit là, au sein duquel on distingue la défense du territoire et l'agressivité intermâles. Pour comprendre ce type d'agressivité, il faut tout d'abord poser les bases du prétendu instinct de propriété.

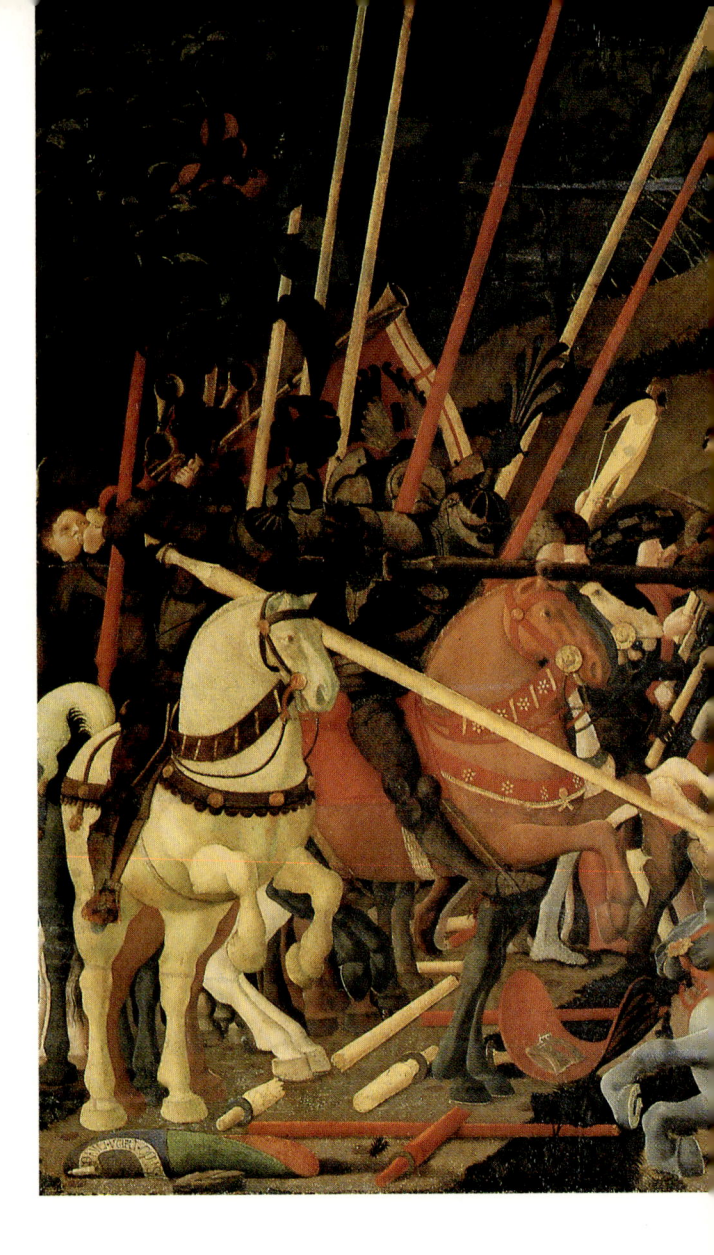

La mise en relation du système nerveux avec des objets ou des êtres au sein d'un espace ou d'un territoire est à l'origine d'un renforcement lorsqu'elle aboutit au maintien ou au rétablissement de l'équilibre biologique, à la gratification. Ce renforcement peut donc être considéré comme un besoin acquis, à même d'engendrer une pulsion et de motiver l'action capable de le satisfaire. Si, dans le même espace, un autre organisme acquiert la même pulsion et les mêmes motivations pour les mêmes objets ou les mêmes êtres, il y a alors compétition entre les deux organismes pour l'obtention de ces objets ou de ces êtres gratifiants.

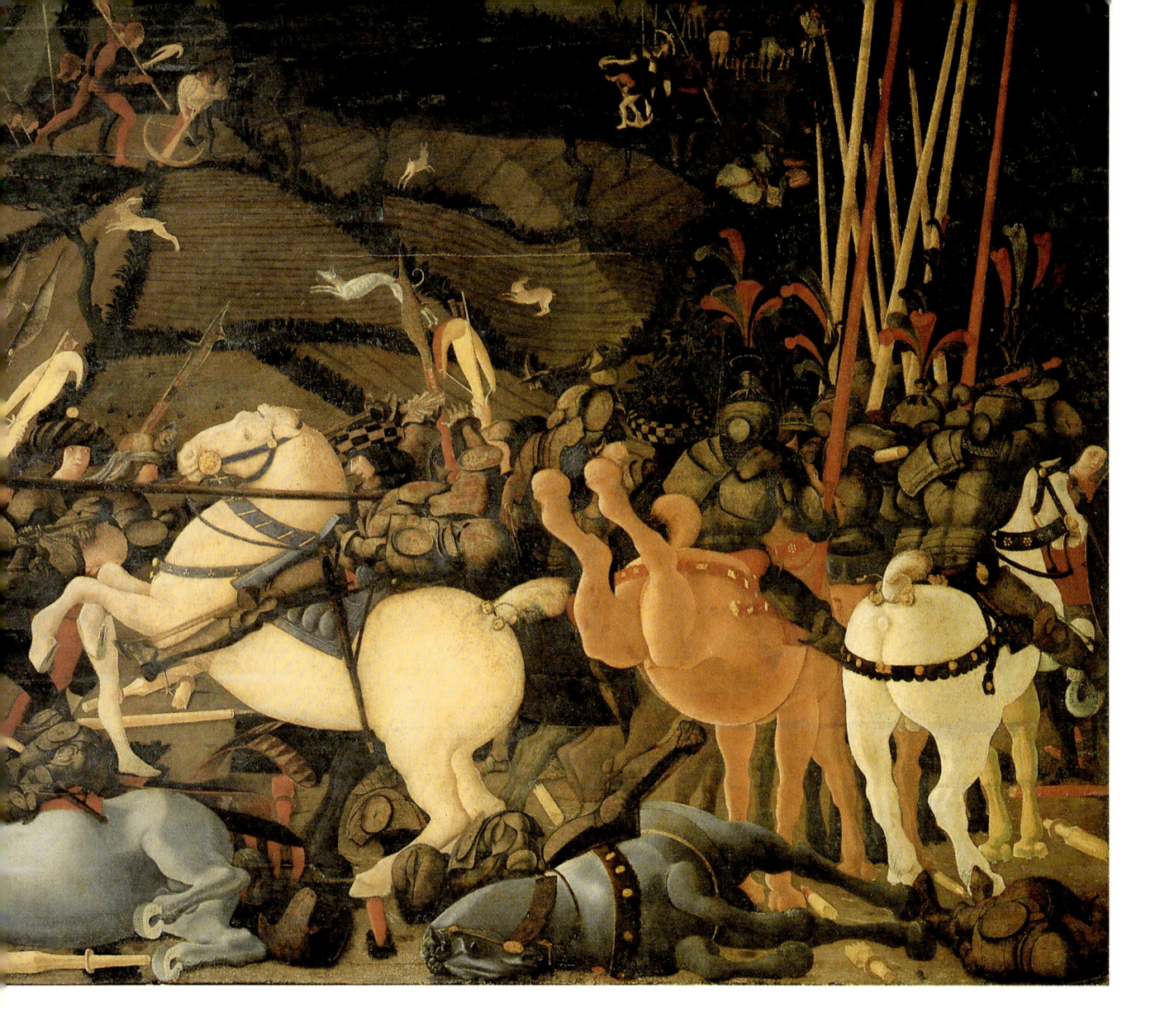

L'instinct de propriété n'est donc dans ce cas que l'acquisition de l'apprentissage de la gratification et du renforcement qui lui succède. On admet donc que l'agressivité de défense du territoire est un comportement acquis, et non inné, qui résulte de la compétition avec un intrus pour la conservation d'objets et d'êtres gratifiants.

Quant à l'agression intermâles, bien que reposant sur un instinct sexuel qui dépend de l'état hormonal, elle fait également appel à l'agressivité de compétition, dès lors qu'un autre individu de la même espèce intervient dans le même espace pour s'approprier l'objet de la gratification, sexuelle ou autre.

Que la pulsion soit liée à une activité hormonale paraît certain, car l'agressivité intermâles n'apparaît chez la souris ou chez le rat qu'au moment de la maturité sexuelle. La testostérone, hormone mâle, administrée à des souris castrées provoque en effet une augmentation considérable des combats entre mâles. De même, injectée à des souris immatures, elle augmente l'agressivité des mâles, mais non celle des femelles. Les hormones mâles ou androgènes – surtout les testostérones – agissent sur les voies nerveuses qui déclenchent le comportement agressif chez le mâle, mais non chez la femelle ; elles favorisent le développement de l'organisation de ces voies et

LES COMPORTEMENTS

*L*a compétition intermâles pour la possession d'une femelle est fortement conditionnée par la testostérone, hormone mâle. Mais il a été démontré que l'expérience sociale antérieure et l'apprentissage de règles hiérarchiques avaient encore plus d'importance que les hormones sexuelles dans l'agressivité et l'établissement des dominances. Combat entre springboks (antilopes communes en Afrique du Sud).

---

leur excitabilité, même en dehors de la compétition pour les femelles. On a même pu « androgéniser » à la naissance des souris femelles qui ont ensuite, au vingt-cinquième jour, été « ovariectomisées », puis isolées. A l'âge adulte, ces femelles, placées avec des mâles, sont considérablement plus agressives qu'eux, et le nombre de blessures qu'elles occasionnent, allant parfois juqu'à la mort, est proportionnel à la dose de propionate de testostérone injectée.

Cependant, des expériences sur les singes ont démontré, après ablation des testicules avec ou sans thérapeutique de remplacement par la testostérone, que l'expérience sociale antérieure et l'apprentissage des règles hiérarchiques avaient plus d'importance que les hormones sexuelles dans l'agressivité et dans l'établissement des dominances.

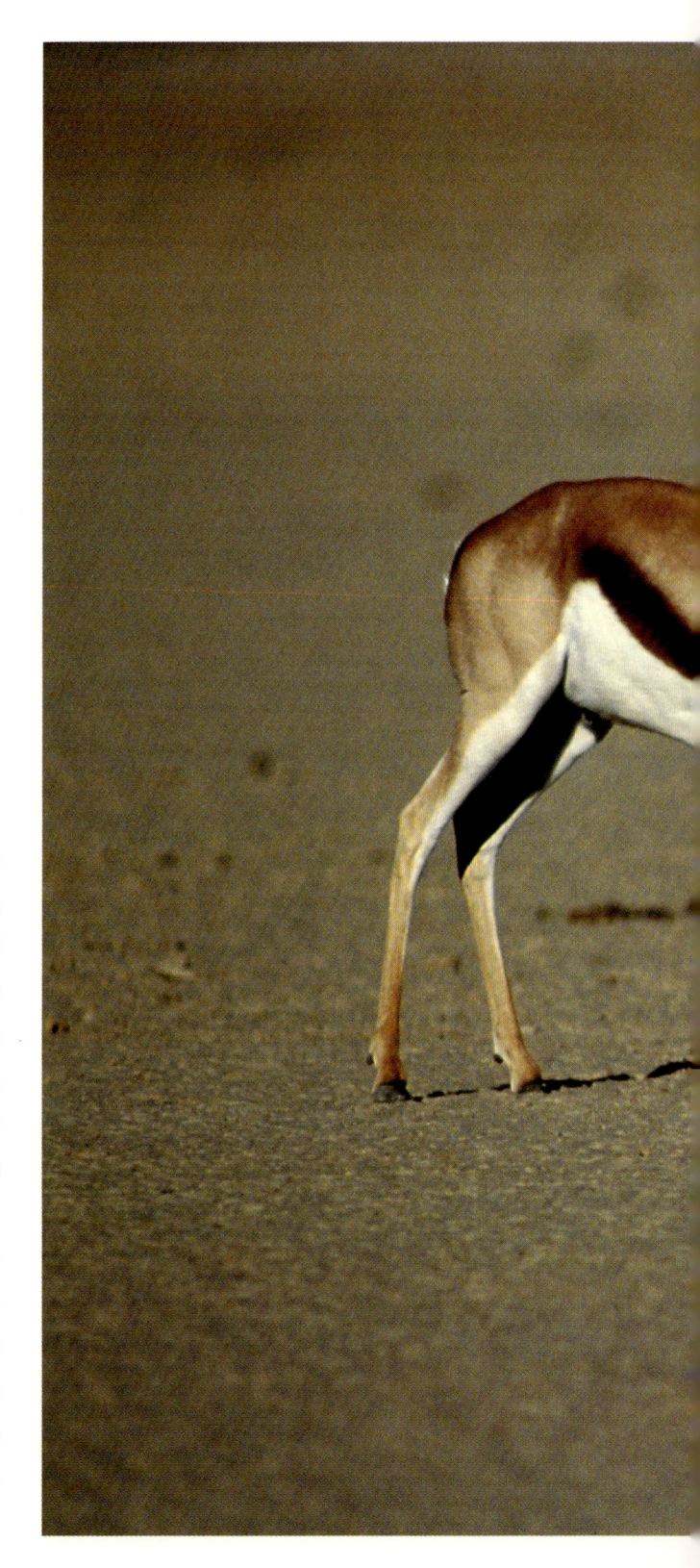

LES AGRESSIVITÉS

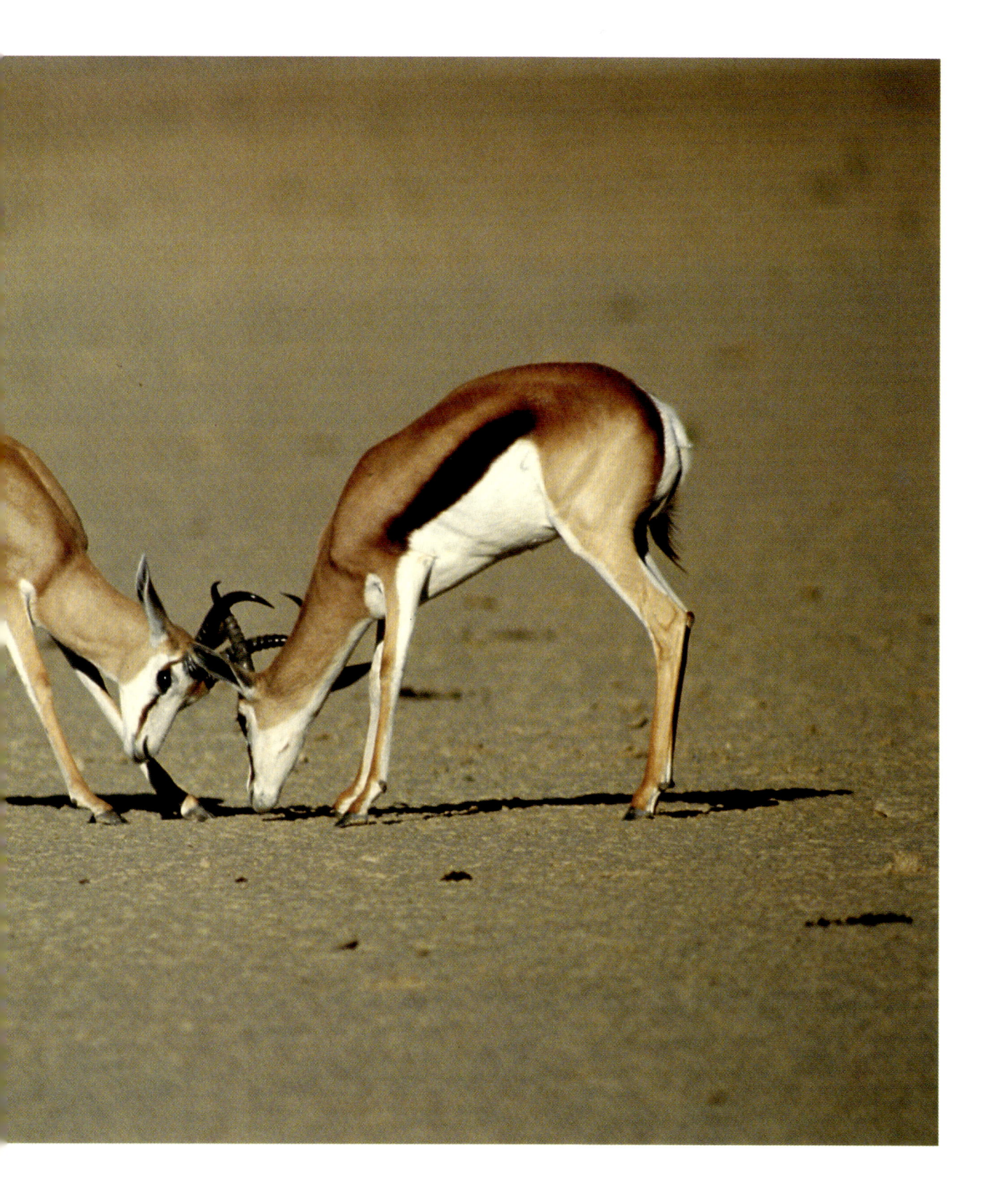

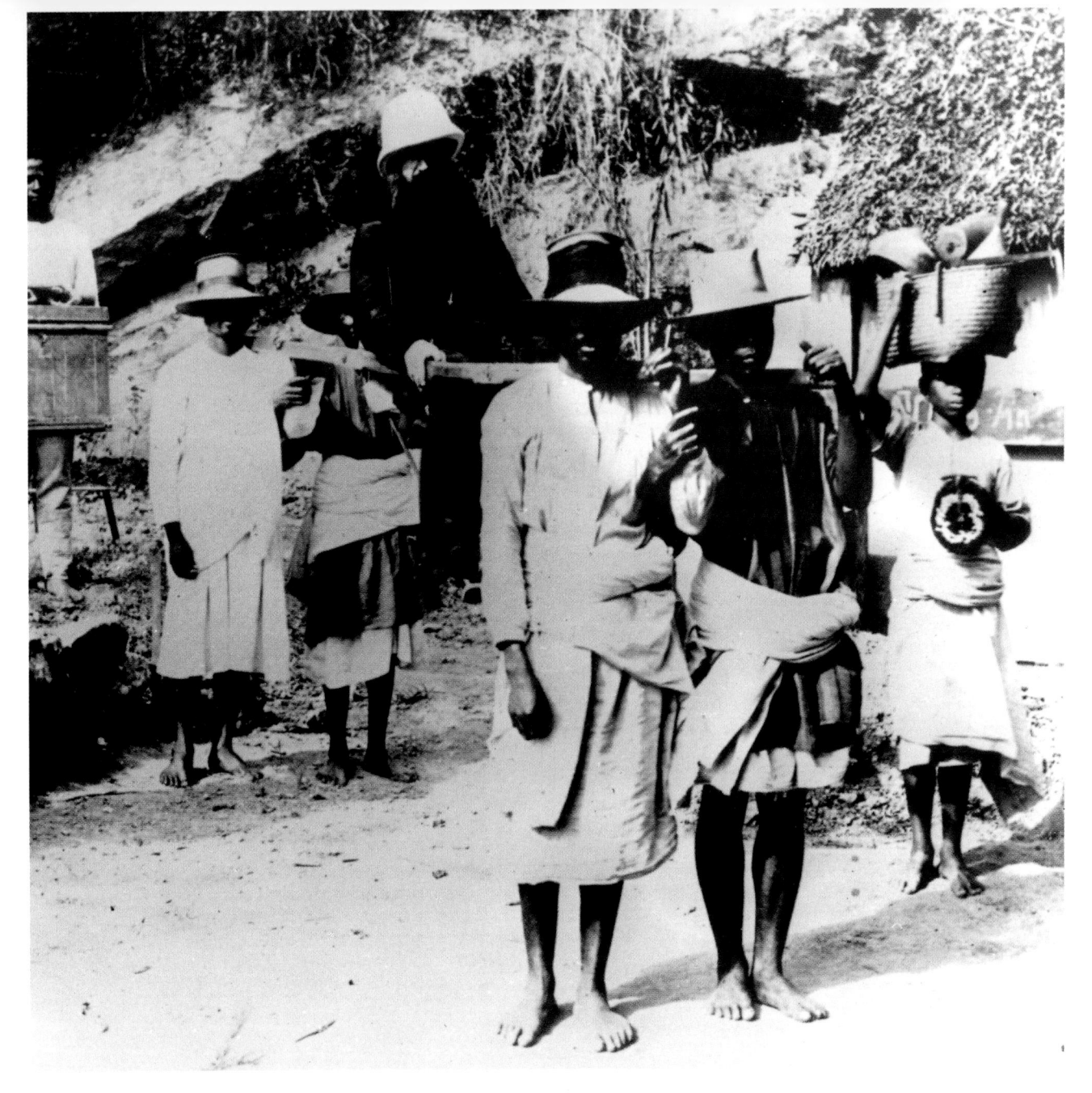

Ces mécanismes étudiés sur l'animal se retrouvent intégralement chez l'homme. Cependant, on assiste chez ce dernier à l'institutionnalisation de la notion de propriété et des moyens d'obtention de la dominance. Son aptitude à créer une information capable, par le biais des machines, de fabriquer un maximum de marchandises en un minimum de temps est à l'origine de l'apparition d'une échelle hiérarchique établie sur le degré d'abstraction de l'information professionnelle. La civilisation industrielle a donc permis aux techniciens et bureaucrates d'acquérir la dominance.

Ce qu'il est convenu d'appeler enseignement et éducation consiste d'ailleurs à apprendre à l'enfant, puis à l'adolescent, à pénétrer le plus tôt possible dans un système de production et à acquérir les informations techniques qui le leur permettront. C'est la recherche de la dominance par l'intermédiaire de l'acquisition de cette information technique, base de toute promotion sociale, qui motive l'enseignement.

La compétition intermâles, et maintenant interfemelles aussi, ne revêt plus l'aspect du comportement batailleur rencontré chez l'animal et qui persista

*C'*est le plus souvent sous un discours pseudo-humanitaire déculpabilisant que se maintiennent les structures de dominance, que ce soit à l'intérieur des groupes et des ethnies, ou entre groupes, ethnies et nations. Les ethnies ayant acquis une information technique élaborée ont pu imposer leur dominance aux autres, moins avancées techniquement. Elles ont ainsi été à même d'exploiter à bas prix leurs matières premières, et sont parfois allées jusqu'à leur imposer leur religion. Missionnaire à Madagascar porté par des indigènes.

---

longtemps chez l'homme. La bataille existe toujours, tout aussi ritualisée et institutionnalisée, mais elle est dorénavant abstraite. On peut en conclure que les problèmes de production, de croissance, de pollution sont des problèmes d'agressivité compétitive camouflés sous un discours pseudo-humanitaire déculpabilisant permettant de maintenir la structure de dominance à l'intérieur des groupes et des ethnies, et entre groupes, ethnies ou nations. La masse – les matières premières – et l'énergie ont toujours été à la disposition de l'espèce humaine, mais seules les ethnies ayant acquis une information technique élaborée ont pu en profiter et, grâce à une plus grande efficacité de leurs armes, imposer leur dominance aux autres, moins avancées techniquement. L'agressivité compétitive passe aujourd'hui plus encore qu'hier par l'intermédiaire de l'efficacité des armes et du nombre des brevets.

Cette agressivité fondamentale, celle qui permet aux dominants de conquérir et de conserver leur dominance, est si bien ritualisée et institutionnalisée qu'elle est devenue inapparente et a même pris l'aspect du bon droit, de la justice et de l'absence d'agressivité. A tel point qu'elle se trouve à l'origine de professions de foi humanistes, de pitié, de charité et de mansuétude, tout en stigmatisant les explosions brutales de violence de la part des dominés, contre lesquels on organise des guerres « justes » pour l'établissement d'un nouvel ordre international, celui qu'imposent les nations dominantes et les mieux armées. Il faut pourtant s'en souvenir, les transformations sociales les plus profondes des sociétés humaines n'ont pu voir le jour que grâce à des révolutions qui ont renversé les rôles et assuré la dominance aux anciens dominés. Devenus dominants, ceux-ci se sont empressés d'établir les règles d'obtention de la dominance, de les institutionnaliser. Le discours législatif n'est jamais que l'alibi logique d'une pulsion dominatrice inconsciente, établissant les règles de la structure hiérarchique d'une société. L'agressivité de compétition conditionne dès lors, chez les dominés, l'agressivité d'inhibition comportementale ou d'angoisse, parfois appelée agressivité d'irritation.

Un livre de Jean-Michel Bessette, *Sociologie du crime*, montre que le langage intervient d'une façon fondamentale dans l'agressivité individuelle, car il peut avoir une action sur l'environnement social. Mais l'auteur démontre surtout, par d'édifiantes études statistiques officielles, que le crime est essentiellement le fait des classes sociales les plus défavorisées, celles dont la niche environnementale ne permet pas d'apprendre à parler facilement. Pour lui, le geste criminel est généralement en soi une parole de misère. Ainsi, affirme-t-il, le « discours exerce non seulement une fonction cathartique, mais il est aussi pôle d'intégration. Il véhicule et distille les valeurs intégratrices de la société, car la dramatisation des assises remplit une fonction bien précise : rendre intelligible un comportement aberrant, un comportement qui menace l'ordre social et, par là même, régénérer les valeurs sur lesquelles se fonde cet ordre social. » Et, plus loin : « Des mécaniques verbales différentes régissent chez le personnel justicier et chez le prolétariat criminel des psychologies différentes. Les hommes ont la psychologie du langage qu'ils apprennent mais cela n'est pas l'affaire de la justice. » Ou encore : « Le criminel n'est-il pas, lui aussi, le spectre de ce jardin où l'homme est appelé à vivre, jardin envahi par le béton de la raison techno-industrielle ? » Les conclusions des statistiques abondantes émanant d'organismes officiels que fournit Jean-Michel Bessette laissent peu de place à la discussion. Ainsi ce Narcisse qui parle plus ou moins bien et qui essaie de découvrir l'autre à travers l'image idéale qu'il se fait de lui-même, ce Narcisse qui trouvera d'autant plus facilement cet autre qu'il pourra traduire avec plus d'efficacité sous une forme langagière son besoin d'être aimé par l'être gratifiant, et qui cherchera à se l'approprier, à le conserver pour lui, à le soustraire aux autres, ce Narcisse, même dans

Le discours a une fonction cathartique, et il permet parfois de canaliser la violence. C'est un moyen d'agir, mais bien souvent insuffisant et non entendu.
Les « tags », par exemple, sont le plus souvent considérés comme un acte de délinquance parce que non conformes à la raison commune de propriété. Jean-Michel Bessette le demande : « Le criminel n'est-il pas le spectre de ce jardin où l'homme est appelé à vivre, envahi par le béton et la raison techno-industrielle ? »

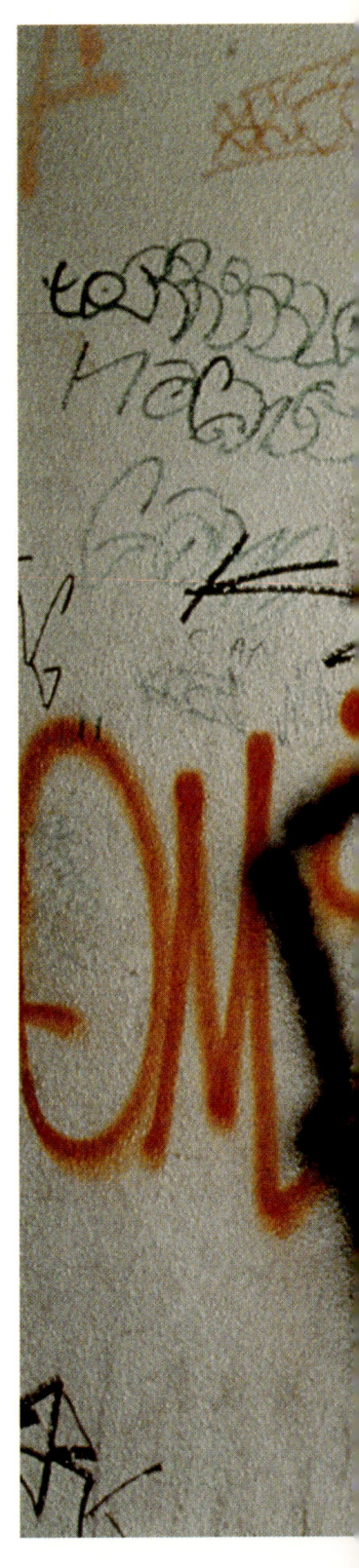

LES AGRESSIVITÉS

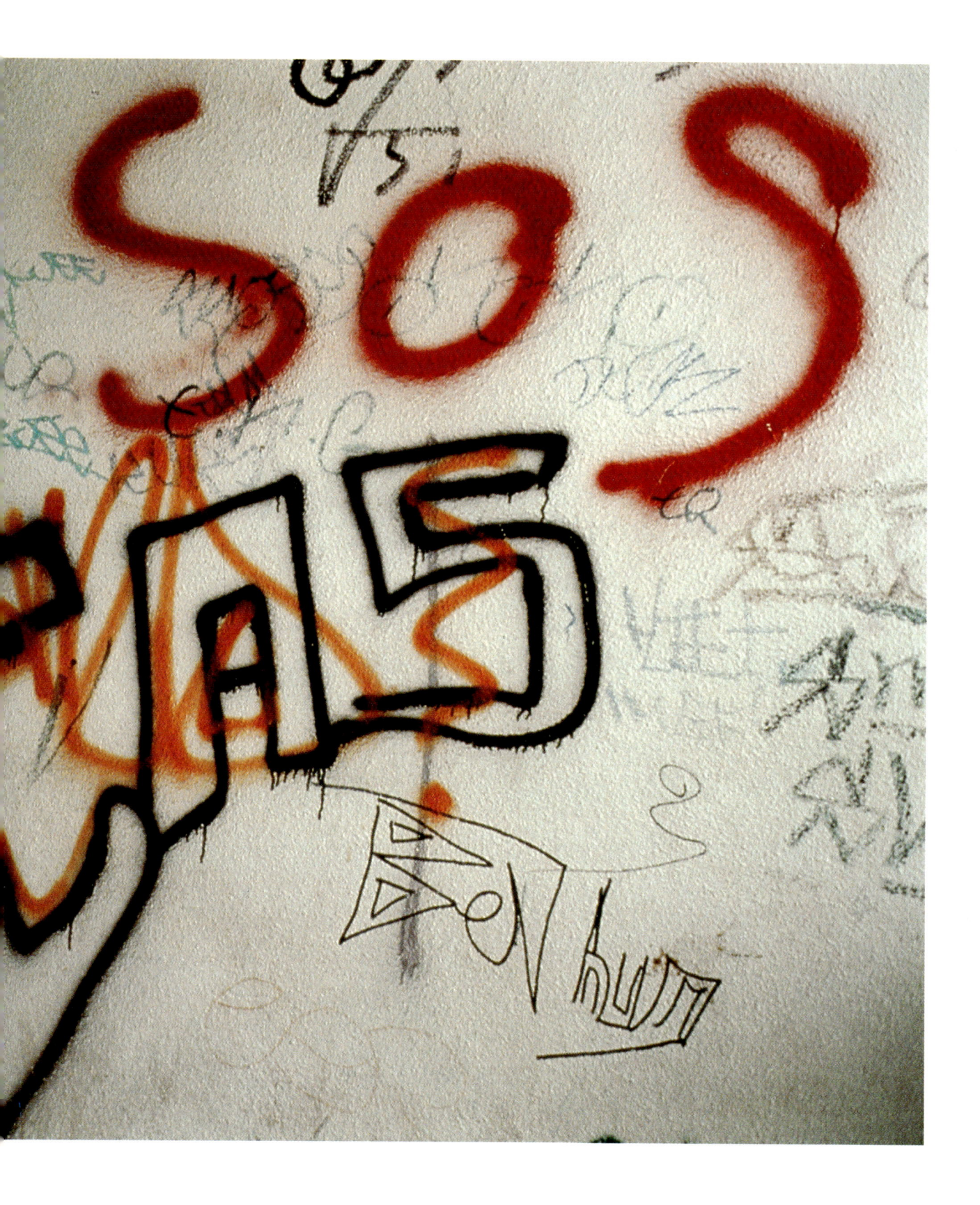

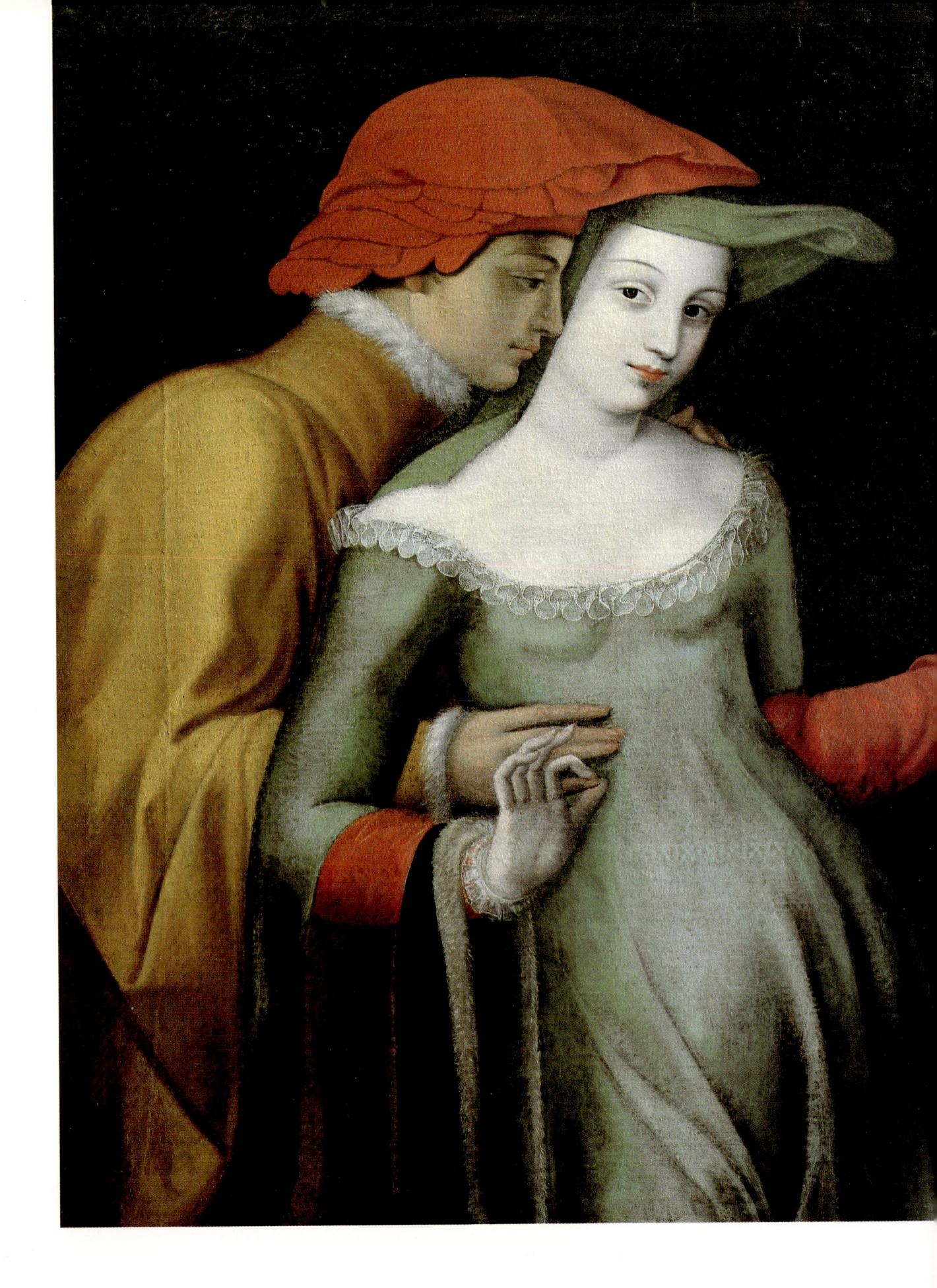

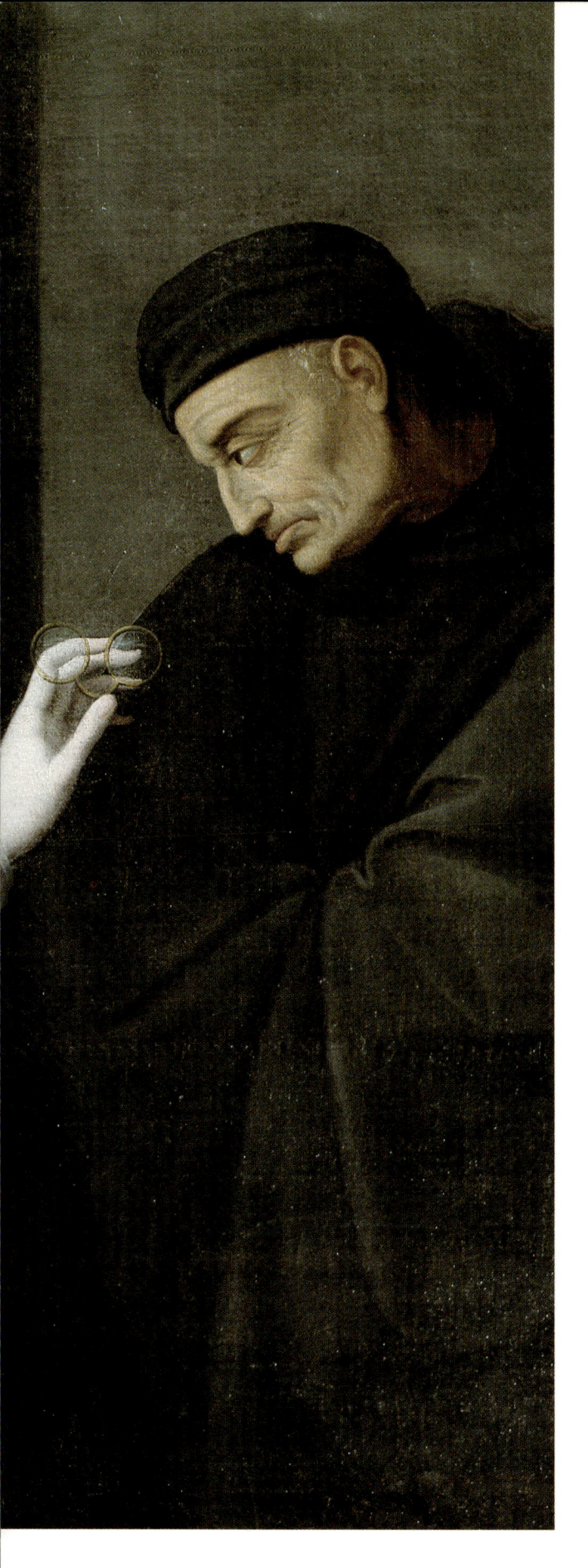

Dans le rapport sexuel, la recherche de la dominance fait appel au sexe bien sûr, mais aussi à un comportement situé au niveau de l'organisation de la société : elle pousse à rechercher un statut social privilégié pour se valoriser par rapport à l'autre.
Anonyme du XVIe siècle,
La Femme entre les deux âges.
Aix-en-Provence, musée Granet.

---

le rapport le plus simple, le rapport sexuel, va s'exprimer effectivement par la recherche de la dominance, de façon différente selon qu'il sera homme ou femme. Et parfois, la quête de cette dominance entre deux individus – ou dominance diadique – pousse à rechercher un statut social hiérarchique privilégié. Dans ce cas, la volonté d'imposer sa dominance au plus grand nombre d'individus vient avant tout du besoin de se rendre intéressant aux yeux de l'autre. La motivation première se trouve donc au niveau de la diade, mais elle aboutit à un comportement situé au niveau de l'organisation de la société. La quête de la dominance opère, on le voit, à partir de facteurs extrêmement nombreux, parmi lesquels le sexe et l'âge ont leur importance. En effet, ces facteurs varient avec la motivation à l'assouvissement du besoin, et l'on sait l'intérêt porté à l'objet sexuel dans toutes les classes de notre société industrielle. Parmi ces motivations, il en est une autre d'importance : la motivation à l'assouvissement des envies créées par la publicité et par la constatation du plaisir que les autres éprouvent à utiliser l'objet convoité. On ne peut sous-estimer la part prise par la publicité lorsque s'exerce la violence pour se procurer des objets que le statut économique ne permet pas d'obtenir en se soumettant aux lois du monde marchand. Monde qui ne maintient d'ailleurs ses échelons hiérarchiques de dominance, à tous les niveaux d'organisation, qu'en créant des besoins qui sont eux-mêmes nécessaires à l'accroissement de la production marchande.

Enfin, il me semble que si le meurtre n'existe pas chez l'animal, c'est parce que celui-ci ne parle pas. Cette opinion, contrairement aux apparences, ne contredit pas celle de Jean-Michel Bessette, car en réalité le rôle du langage change en changeant de niveau d'organisation. Chez les humains, les guerres et les génocides sont toujours couverts par un discours logique, un alibi langagier, une idéologie qui motivent et excusent les pulsions inconscientes de recherche de la dominance. Je crois biologiquement impossible l'instinct de mort freudien, qui n'a sans doute été invoqué que pour faire pendant à l'éros, en un douteux système d'équilibre. Il me semble que cet instinct de mort n'est en fait pas un instinct, mais qu'il provient, chez l'homme, de l'apprentissage de l'emploi du langage qui façonne l'inconscient et fournit la justification au crime « juste », mais qui représente aussi un moyen de vivre, puisqu'il permet la communication, la formation de groupes et finalement l'occultation de l'angoisse résultant de la solitude et de l'inhibition de l'action : ambiguïté de ce qui n'est qu'un moyen relationnel pouvant servir aussi bien au meurtre, qu'il motive ou qu'il excuse, qu'à la délivrance en apaisant notre solitude.

L'AGRESSIVITÉ DÉFENSIVE

L'agressivité défensive est provoquée par un stimulus nociceptif, douloureux, lorsque la fuite ou l'échappement sont impossibles. Reste alors la lutte, qui peut encore réaliser la destruction de l'agent nociceptif. Ce comportement inné, qui met en jeu le faisceau de la punition (PVS), peut être orienté vers un objet, un individu d'une autre espèce ou un individu de la même espèce. Cette agression répond à l'agression du milieu, quel qu'en soit l'agent responsable. Si elle est récompensée, et uniquement dans ce cas, l'agressivité défensive devient un comportement appris, faisant appel à un processus de mémoire, mais elle reste toujours liée à un stimulus du milieu.

Il est souvent difficile de distinguer clairement ce type d'agressivité des agressivités compétitives qui, elles, rappelons-le, sont acquises. En effet, le stimulus douloureux provoquant l'agressivité défensive peut provenir d'un individu entrant en compétition pour l'obtention d'un objet ou d'un être gratifiant. Chez l'animal également, il est difficile de discerner si le comportement mis en jeu est inné ou acquis. On peut toutefois identifier expérimentalement son agressivité défensive par la stimulation électrique de certaines aires cérébrales. Il s'agit alors d'un comportement inné mis en jeu par la douleur.

LES AGRESSIVITÉS

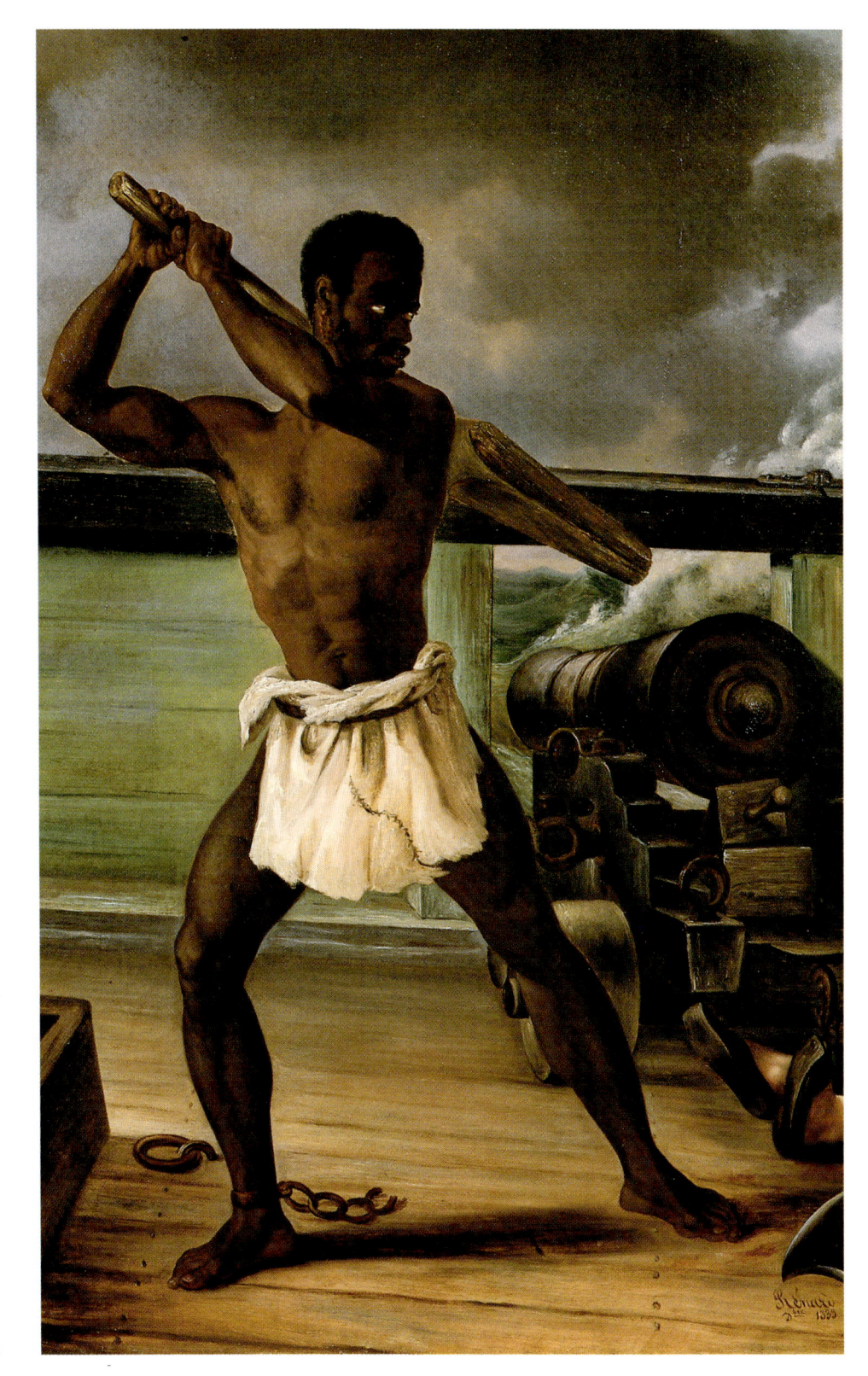

Quand un stimulus douloureux
n'est plus supportable,
si la fuite est impossible,
reste l'agressivité défensive.
La lutte peut alors être libératrice,
puisqu'elle parvient parfois
à faire disparaître
le facteur d'origine de la douleur.
Édouard A. Renard (1802-1857),
*La Rébellion d'un esclave
sur un navire négrier.*
La Rochelle,
musée du Nouveau Monde.

Pour montrer la difficulté fréquente de distinguer un comportement inné d'un comportement acquis, y compris en ce qui concerne l'agressivité défensive, V. Flandera et V. Novaka ont isolé, en 1974, deux lignées de rats, les uns tueurs de souris, les autres non tueurs. Les petits de chaque type de mère furent échangés à la naissance. Or ils développèrent le comportement de leur mère adoptive et non celui de leur mère biologique, bien qu'ils n'aient pas été mis en présence de souris avant leur trentième jour. Pour les petits de mère non tueuse, regarder leur mère adoptive tuer une souris améliora leur performance, mais ne fut pas nécessaire à leur initiation. Alors que les petits nés de mère tueuse ne montrèrent leur comportement agressif qu'au quatre-vingt-dixième jour. Cette expérience met en évidence l'importance du comportement maternel dans le contrôle et l'apprentissage de celui de sa progéniture.

En résumé, s'il existe bien chez l'animal un ensemble d'aires et de voies nerveuses centrales dont l'existence est innée et qui fait partie d'un capital génétique, aires et voies centrales que l'on peut stimuler directement pour voir apparaître un comportement d'agressivité défensive, il semble que ce comportement ne puisse être mis en jeu que chez l'animal blessé. La douleur est alors le facteur primaire de cette mise en jeu, mais cette dernière semble également dépendre d'un apprentissage et donc nécessiter un processus de mémoire : mémoire de la punition et de l'ensemble environnemental qui l'accompagnait. Cette possibilité d'utiliser l'apprentissage de l'animal et de faire appel à sa mémoire permet de comprendre comment l'homme a pu, au début du néolithique, élever de jeunes animaux sauvages et en faire des animaux domestiques, comment il est parvenu à changer des loups en chiens domestiques.

L'agressivité défensive provoquée par un stimulus douloureux est relativement rare chez l'homme. En revanche, le deuxième « système de signalisation » suivant l'expression pavlovienne, autrement dit le langage, est peut-être un stimulus qui met en jeu le système inné de défense, à condition d'avoir fait l'apprentissage de la sémantique qu'il véhicule : l'injure. D'autre part, il implique également un

Biologie de l'agressivité défensive

Les expériences menées en laboratoire pour identifier l'agressivité défensive chez un animal se font par stimulation électrique de certaines aires cérébrales. Celles qui stimulent les structures du faisceau de la récompense (MFB) provoquent le renforcement, alors que celles qui stimulent les structures du faisceau de la punition (PVS) entraînent une agressivité défensive quand la fuite est impossible. En 1971, R. Plotnik et ses collaborateurs ont implanté des électrodes sur des singes et leur ont donné la possibilité de se stimuler eux-mêmes. Il a ainsi été possible de préciser les régions où la stimulation était renforcée parce que perçue comme positive, ou évitée parce que constituant une punition. Lorsque ces animaux sont placés en situation libre et en groupe, ils s'organisent hiérarchiquement. On stimule alors par contrôle à distance les points précédemment isolés, et l'on constate que les seuls points entraînant un comportement agressif sont ceux où l'autostimulation provoquait antérieurement une punition. En outre, ce comportement agressif ne se produit qu'à l'égard des singes sur lesquels les animaux stimulés exercent une situation de dominance. Ce qui semble vouloir dire que l'animal dominant n'attaque que lorsqu'il est frustré, et que l'apprentissage de la situation hiérarchique est aussi important que les circuits fondamentaux. En 1962, Kenneth Evan Moyer avait déjà qualifié de « comportement d'agression instrumentale » les cas où la réponse agressive était facilitée dans une situation compétitive et subissait un renforcement positif du fait qu'elle était récompensée.

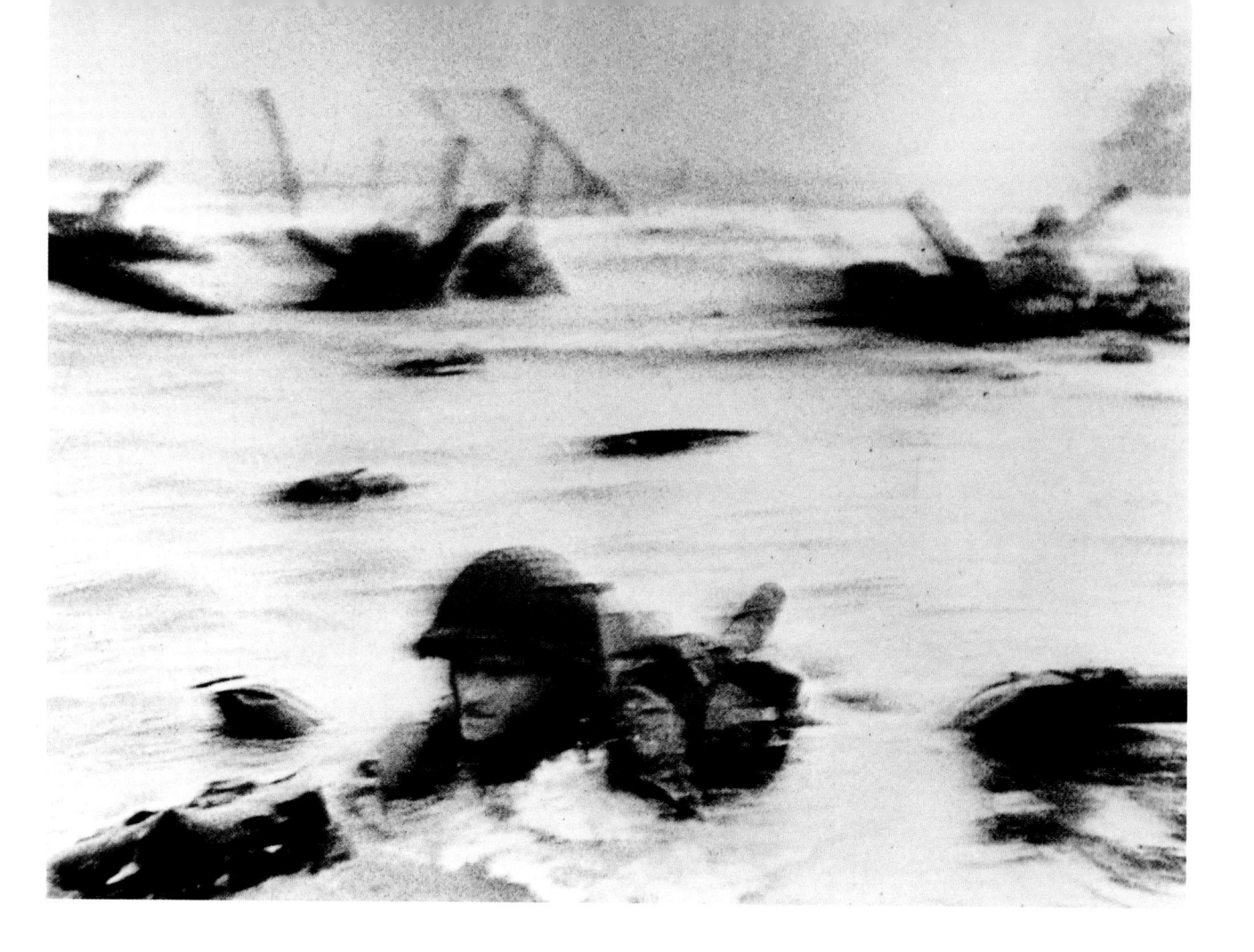

*Q*uand la fuite ne peut aboutir qu'à la mort, le combat devient obligatoire, malgré l'incertitude de son dénouement. Ce soldat qui débarque en Normandie au petit matin, le 6 juin 1944, est bien conscient du danger de la situation. Mais ici, la fuite est impossible, et l'inhibition de l'action conduirait, à coup sûr, à la mort. Il ne reste donc plus qu'une solution : la lutte. Photo de Robert Capa.

apprentissage culturel de valeurs à usage purement sociologique, telles que celles de la virilité, du courage, des différents types d'honneur, comme celui du gangster ou celui de l'honnête homme. Il suppose enfin l'apprentissage du mérite et de la discipline : le premier, respecté, est récompensé par la structure sociale de dominance, la seconde, non respectée, entraîne la punition.

L'agressivité déclenchée par la peur – *fear aggression* – peut être rapprochée de l'agressivité défensive, mais elle implique un apprentissage préalable de la punition. La peur nécessite la connaissance de l'existence de stimuli désagréables, et la connaissance du fait qu'en présence de l'un d'eux, antérieurement répertorié comme tel, la fuite ou la lutte permettent l'évitement. L'agressivité résulte alors de l'impossibilité de fuir l'agent agresseur.

LES COMPORTEMENTS

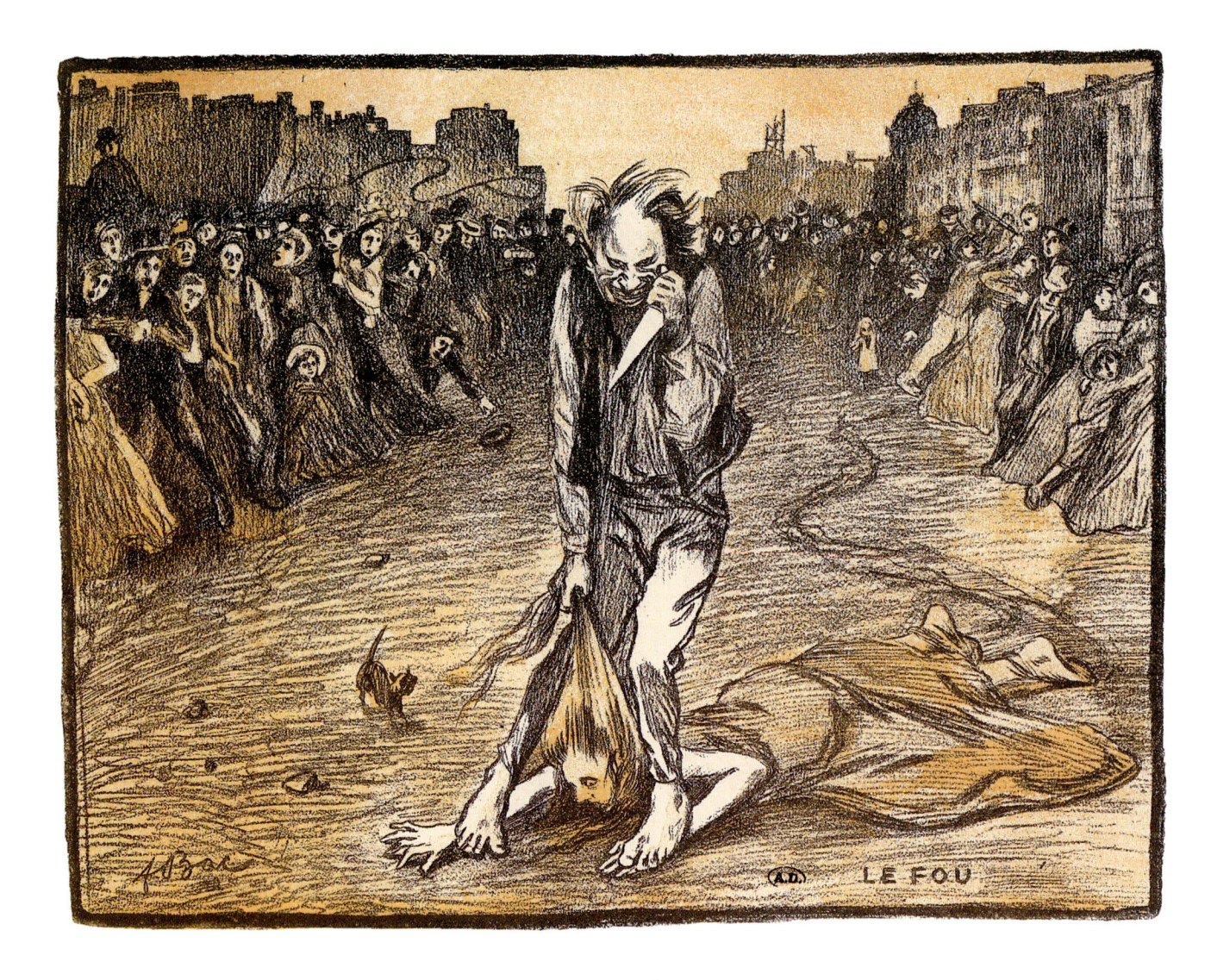

LE FOU

Dans certains cas, où l'apprentissage de l'existence d'événements nociceptifs a également déjà été fait, l'étrangeté d'un événement ne permet pas de déterminer s'il sera douloureux, neutre ou gratifiant. Il en résulte une inhibition de l'action qui s'accompagne d'un sentiment non plus de peur, mais d'angoisse. Si l'agressivité a été récompensée dans des cas analogues, il se peut qu'elle soit alors utilisée préventivement.

L'agressivité résultant de l'isolement peut également être rapprochée de l'agressivité défensive. Elle se développe lorsque l'animal, après avoir été isolé, est replacé en situation sociale. Pendant la période d'isolement, il lui était facile de contrôler son territoire. On pourrait donc penser qu'une fois l'animal replacé dans un espace socialisé, son agressivité se révèle être une agressivité de compétition. Mais on a pu observer qu'une souris vaincue au cours d'une agressivité de compétition a tendance à retrouver un comportement agressif après l'isolement ; or, après son échec précédent, ce nouveau comportement agressif ne saurait être une agressivité de compétition.

*L*orsque l'angoisse monte et qu'aucune issue de secours n'est en vue, elle trouve parfois sa résolution dans l'explosion agressive. Cette dernière permet de mettre fin à une inhibition de l'action devenue insupportable, mais elle est totalement inefficace et peut même se révéler dangereuse.
A. Bal, *Le Fou*, vers 1900.
Paris,
bibliothèque des Arts décoratifs.

L'AGRESSIVITÉ D'ANGOISSE ET D'IRRITABILITÉ

*N*ous avons vu précédemment que lorsque la gratification n'est pas obtenue, lorsque ni la fuite ni la lutte ne peuvent s'opposer à l'agression, un comportement d'inhibition motrice survient : la poursuite de la lutte risquant d'aboutir à la mort, la défaite est encore préférable. Mais elle entraîne la mise en jeu d'un cercle vicieux avec, sur le plan végétatif, une augmentation importante de la noradrénaline circulante et, sur le plan endocrinien, la libération de glucocorticoïdes qui eux-mêmes stimulent le système inhibiteur de l'action. Or, en situation d'inhibition de l'action, situation qui ne peut se résoudre que par l'action gratifiante, on assiste parfois à des explosions d'agressivité ou à des dépressions. En effet, en pareille situation, un stimulus surajouté qui normalement n'aurait pas entraîné d'agressivité peut transformer l'ensemble du comportement. On suppose que le PVS est alors mis en jeu. L'explosion agressive est une réponse motrice inopinée à l'angoisse ; elle ne répond pas aux facteurs qui ont provoqué cette angoisse, mais permet d'abandonner l'inhibition de l'action pour une activité motrice, même inefficace. En 1967, J. P. Flynn a proposé un modèle fort semblable du comportement d'irritabilité.

L'inhibition de l'action est un comportement acquis, puisqu'elle réclame l'apprentissage de l'inefficacité de l'action. L'agressivité d'inhibition ou d'irritabilité est donc une agressivité d'apprentissage, et non un comportement inné.

On a pu observer que les criminels ont un trait commun : leur manque d'autonomie, leur dépendance, tandis que les délinquants se caractérisent par leur sentiment d'insécurité, leur crainte de la dépendance, le fait qu'ils sont socialement et psychologiquement des dominés.

Deux facteurs peuvent favoriser l'explosion d'agressivité. Le premier est la toxicomanie, surtout alcoolique, qui, dans la majorité des cas, est à l'origine de la violence. Mais cet alcoolisme est lui-même la conséquence d'une tentative d'occultation de l'angoisse. Comme la violence, et d'ailleurs de façon complémentaire, la toxicomanie est une fuite de la sensation pénible résultant de l'inhibition de l'action gratifiante. Le second facteur provient de l'absence d'interlocuteur auquel parler de son angoisse, car le langage aurait alors déjà constitué un moyen d'action.

Quant au comportement suicidaire, il s'agit d'un comportement d'angoisse et d'inhibition de l'action dans lequel l'agressivité se tourne vers le seul objet envers lequel la socioculture ne peut interdire l'action : le sujet lui-même. Ainsi la toxicomanie pourrait être un comportement intermédiaire dans lequel l'individu fuit l'inhibition due à la socioculture et dirige l'agressivité contre lui-même.

Enfin, tout ce que nous venons d'observer au niveau de l'individu peut également être constaté au niveau de l'organisation des groupes sociaux. La guerre est-elle autre chose que l'affrontement de deux structures fermées en vue d'établir leur dominance, cette dernière étant nécessaire à leur approvisionnement énergétique et matériel, et en conséquence au maintien de leur structure ? Mais comme la structure de tous les groupes sociaux a toujours été, jusqu'à présent, une structure hiérarchique de dominance, on peut en déduire que la guerre, quelles qu'en soient les causes politiques, économiques et énergétiques apparentes, a toujours eu pour but de maintenir cette structure de dominance spécifique de chaque groupe en lutte. Le langage, par le biais de la propagande, fait croire à chaque élément du groupe en guerre qu'il défend son propre territoire avec les objets et les êtres qui s'y trouvent alors que, bien souvent, ce n'est que la structure hiérarchique de dominance qui est protégée et défendue.

Il semble donc que, l'agressivité prédatrice exceptée, dont on se demande même si elle doit être conservée

*P*armi les comportements d'agressivité dus à l'angoisse ou à l'irritabilité, le suicide est un acte par lequel l'individu met fin à l'inhibition de l'action en retournant son agressivité contre le seul sujet envers lequel la socioculture ne peut interdire l'action : lui-même.
Le hara-kiri, ou plus exactement, et comme les Japonais préfèrent le nommer, le *seppuku*, est un mode de suicide bien particulier, ritualisé, choisi le plus souvent pour sauvegarder l'honneur.
Hara-Kiri, estampe japonaise du XIXe siècle. Paris, bibliothèque des Arts décoratifs.

近世義勇傳

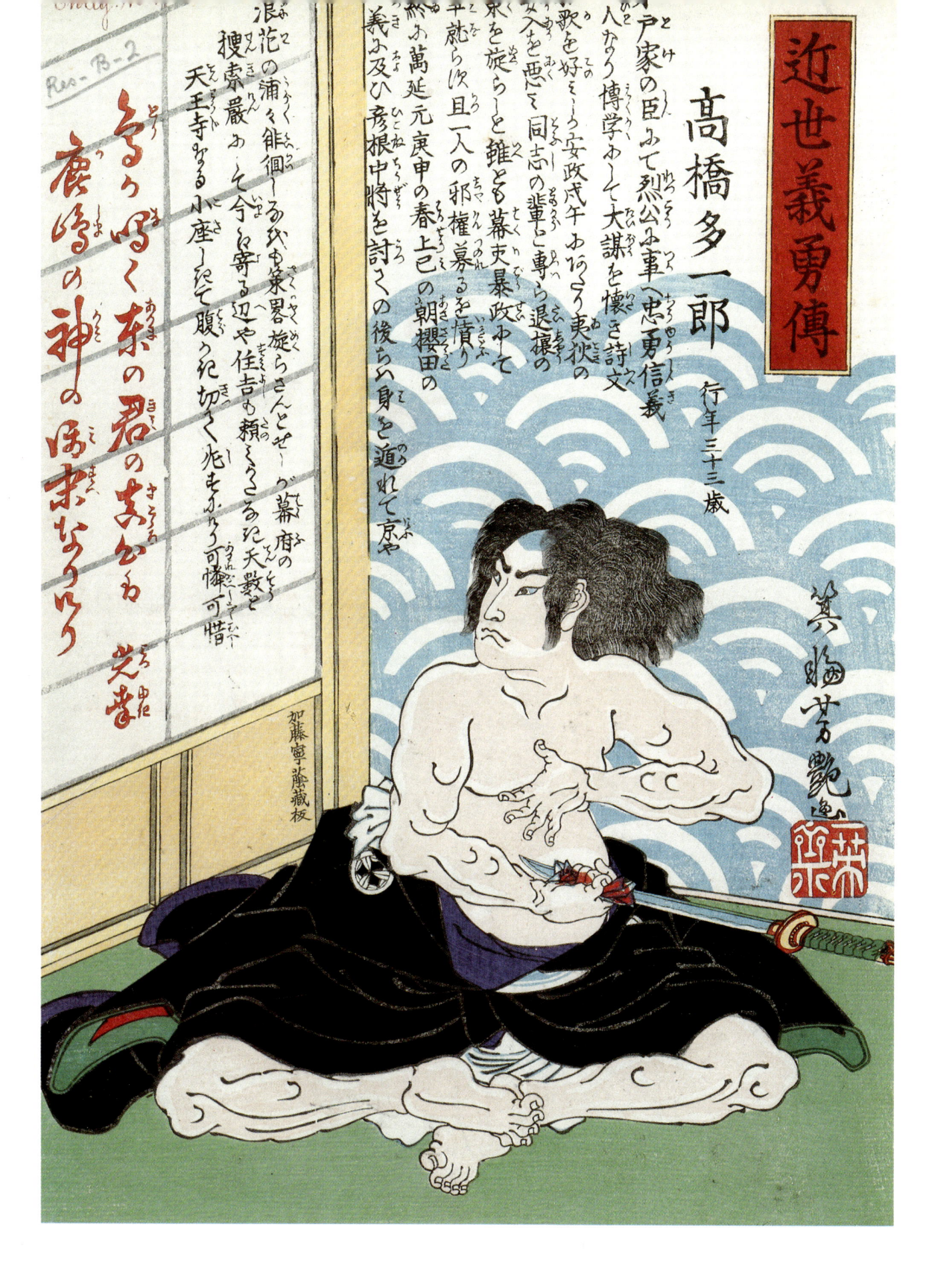

髙橋多一郎　行年三十三歳

戸家の臣ふて烈公ふ事へ忠勇信義
人なり博學ふて大謀を懷き詩文
歌を好ミ多ふ安政戌午ふらくう夷狄の
女人を惡き同志の輩と專ら攘
京を旋らすと雖とも幕吏暴政ふて
就ら次且一人の邪權募るを憤り
熱ふ萬延元庚申の春上巳の朝櫻田
義ふ及ひ彥根中將を討くの後ら身を逭れて京や

浪花の浦々俳徊ーる式も策暑旋らさんとせーゲ幕府の
搜索嚴ふーろ今を寄る辺や住吉も賴ミーろるに天數と
天王寺ふーろる小座ーろにて腹ふ切ーろ光さふろ可憐可惜

とうほく東の君のミかる
廣峰の神のほむなうろう　芝翠

加藤寧藏藏板

芳艷

Comment éviter la violence, qu'aucun discours humaniste n'a jusqu'à présent réussi à éliminer ? Peut-être en cessant de récompenser systématiquement les comportements les plus agressifs et les plus inconscients. A force de favoriser toujours le droit du plus fort, nos sociétés finissent par avoir leur poids de responsabilité dans les explosions de violence qui ont lieu partout dans le monde.
Scène de violence au Chili.

dans le cadre des comportements agressifs chez l'homme, tous les types de comportement agressif sont soit le résultat d'un apprentissage et par conséquent susceptibles d'être transformés par la socioculture, soit une réponse élémentaire à un stimulus douloureux.

L'agressivité de compétition paraît bien être le type le plus fréquemment rencontré. Et aussi longtemps que les sciences dites humaines ne tiendront pas compte de la propriété fondamentale du cerveau humain de créer de l'information et d'utiliser celle-ci comme moyen d'établissement de la dominance entre individus aussi bien qu'entre groupes ou entre nations, il est peu probable qu'une évolution puisse survenir. Une société qui se veut d'abondance et qui prétend avoir oublié la pénurie devrait être capable d'une répartition planétaire équitable des biens et des êtres. Elle devrait être à même de ne plus camoufler sous un discours humaniste le droit du plus fort. Commençant à comprendre le mécanisme de ses motivations les plus archaïques, elle devrait enfin pouvoir les dépasser, sans contribuer à récompenser les plus agressifs et les plus inconscients. Ce serait le seul moyen d'éviter, au cours des millénaires, la reproduction de la violence, de l'exploitation de l'homme par l'homme, des guerres et des génocides, que les meilleurs discours humanistes n'ont jamais réussi à éliminer. Jusqu'ici, l'humanisme a le plus souvent été celui de groupes prédateurs, dominants et sûrs de leur bon droit, et non un humanisme valable pour l'espèce humaine tout entière. Tout acte réalisé en faveur d'un groupe ne peut être qualifié d'« humain ».

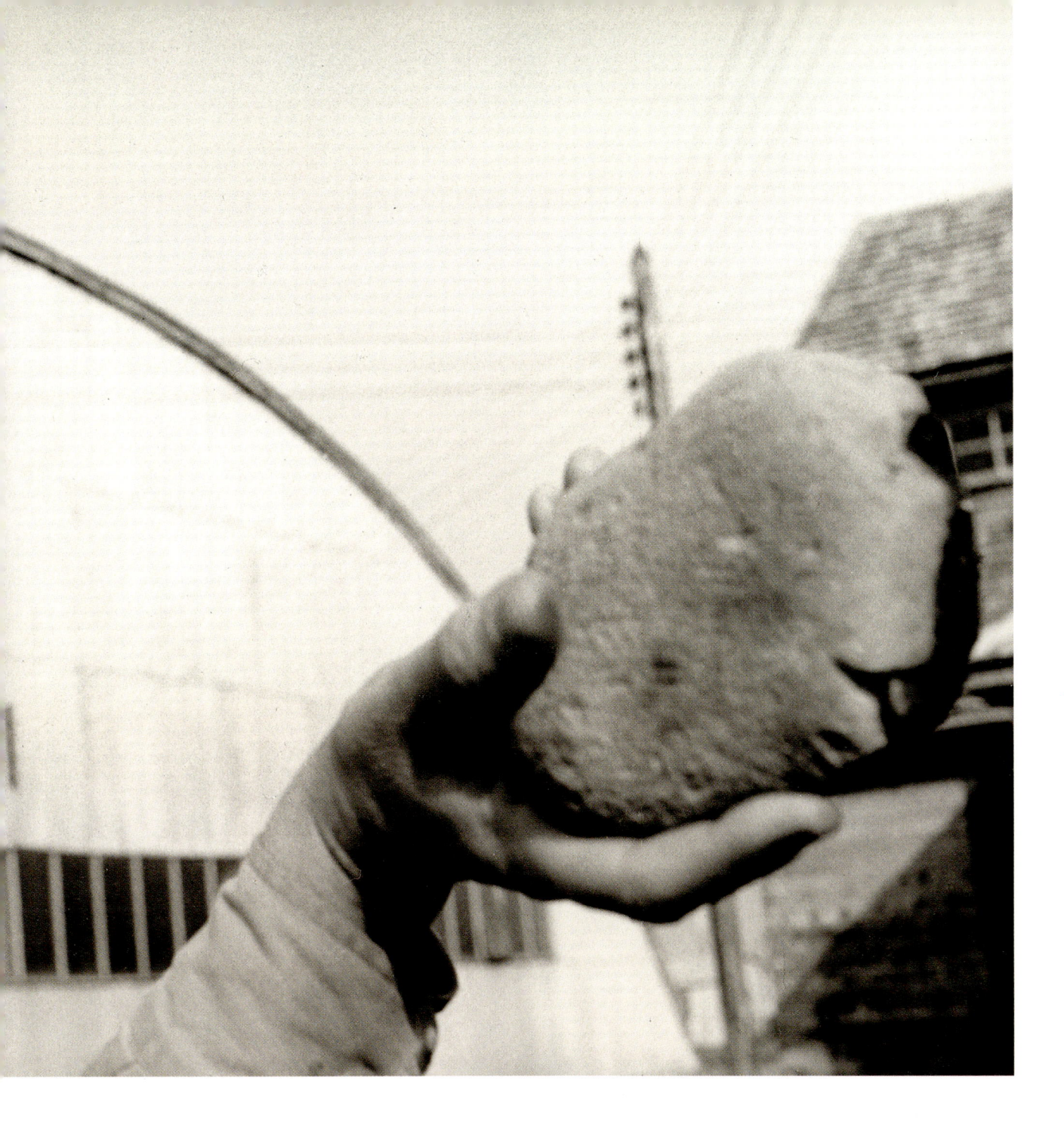

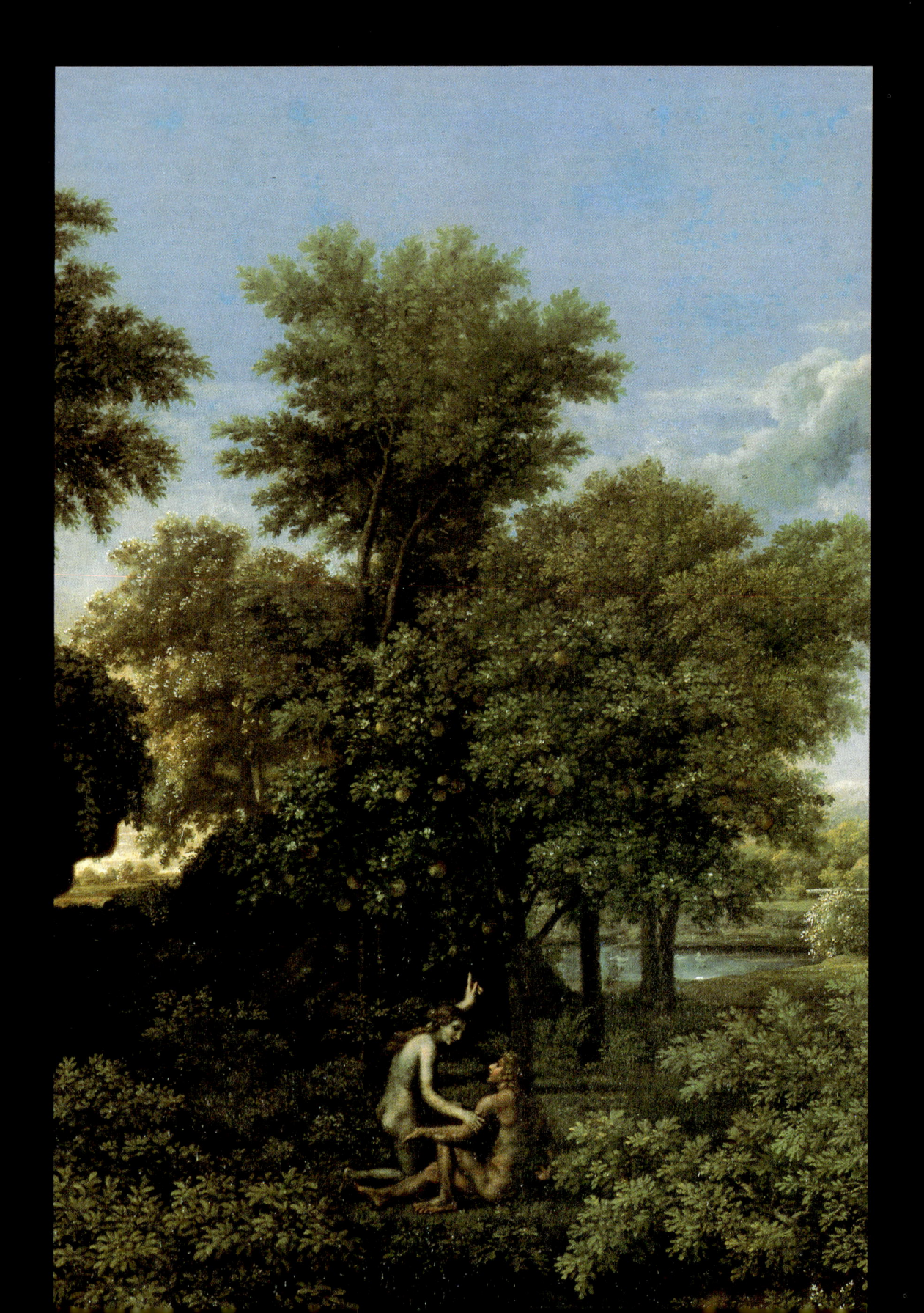

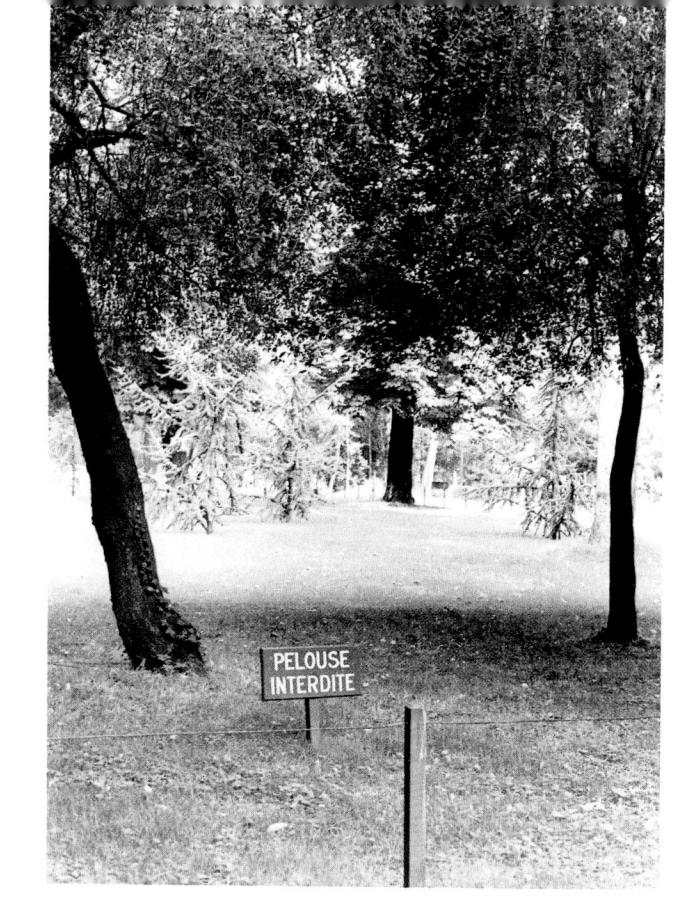

*L'*homme fait partie intégrante de l'environnement, il est une partie de la faune, elle-même intégrée à la flore. Lorsque revient le printemps, l'homme se fond dans la nature, l'un et l'autre renaissent.
Nicolas Poussin (1594-1665), *Le Printemps*, détail.
Paris, musée du Louvre.

*C*ouvrirait-on la planète de gazon, si l'on m'interdit de m'y coucher par un bel après-midi d'été, la qualité de ma vie n'en sera pas améliorée pour autant. L'environnement humain est d'abord fait des autres hommes et des relations s'établissant entre eux.
Bois de Vincennes, août 1974.

DU PHYSIOLOGIQUE AU PATHOLOGIQUE

Lorsqu'une source énergétique – énergie mécanique, thermique, radiante, chimique, etc. –, située dans l'environnement d'un organisme, entre en relation avec cet organisme et, en agissant directement sur lui, provoque une perte partielle ou totale de sa structure, cela se traduit par l'apparition de lésions qui affectent l'organisme de façon plus ou moins étendue. Il s'agit d'un état pathologique. Le rôle du thérapeute à l'égard de la lésion est alors assez simple : il doit en assurer ou en faciliter la réparation.

Mais à côté de la ou des lésions existent aussi des réactions neuroendocriniennes, réactions aiguës à une agression elle-même brutale et passagère. Elles appellent des traitements intensifs, soit généraux, comme celui des états de choc, soit locaux, comme celui des processus inflammatoires par exemple. Cependant ces syndromes aigus ne se présentent pas de la même façon suivant l'histoire antérieure, nerveuse en particulier, de l'organisme qui les subit : la pathologie réactionnelle aiguë à une lésion elle-même brutale et soudaine dépend aussi de ce qu'il est convenu d'appeler le terrain, c'est-à-dire l'état de la dynamique métabolique tissulaire du moment. Cette dynamique elle-même dépend de toute l'histoire antérieure du sujet, c'est-à-dire de l'histoire de ses rapports avec ses environnements, de sa mémoire inconsciente. Or cette histoire, qui est à la fois nerveuse, endocrinienne et métabolique, domine toute la physiopathologie aiguë ou chronique. Autant dire, de façon peut-être schématique et cependant fondamentalement exacte, que la physiopathologie se trouve dominée par les processus de mémoire et par leurs conséquences sur le comportement à l'égard du milieu.

*C*es processus mettent en jeu à la fois la mémoire génétique, la mémoire immunitaire et surtout la mémoire nerveuse : c'est en effet cette dernière qui mobilise le système inhibiteur de l'action qui, à son tour, mobilise le système neuroendocrinien de la réaction d'alarme ; et celle-ci s'auto-entretient aussi longtemps que l'action gratifiante ne vient pas interrompre le cercle vicieux. Or, nous avons vu le rôle des glucocorticoïdes sur le système immunitaire et ses conséquences sur les systèmes de défense de l'organisme, qui sont avant tout des systèmes de mémoire immunitaire. Nous pouvons en déduire qu'une pathologie fort éloignée de ce qu'il est généralement convenu d'englober sous le terme de psychosomatique risque d'en résulter.

*I*l paraît évident qu'il ne suffit pas d'un contact avec un microbe, un virus ou un irritant local chroniquement subi pour développer une infection ou une tumeur. On a trop focalisé sur ces facteurs extérieurs et pas assez sur le sujet, sur son histoire passée et présente, sur ses rapports avec son environnement. La toxicité de ces facteurs varie probablement avec le contexte et le statut social de l'individu qu'ils atteignent. Ainsi, les schizophrènes parvenus au stade de la démence, isolés du contexte social par leur folie, sont parmi les populations les moins atteintes par les affections cancéreuses, infectieuses et psychosomatiques ; la thérapeutique des tumeurs s'oriente de plus en plus vers la stimulation des défenses immunitaires. C'est toute la pathologie qui dépend sans doute des comportements individuels en situation sociale, et pas uniquement les maladies psychiques et psychosomatiques. On peut ainsi, sans crainte d'erreur, émettre l'opinion selon laquelle les critères d'appréciation du normal et du pathologique se recueilleront à plusieurs niveaux d'organisation.
Sera considéré comme organiquement normal l'individu conforme au « mode » d'une courbe de Gauss – courbe en cloche exprimant la densité de probabilité d'une variable – sur laquelle s'inscrivent tous les phénomènes et valeurs biologiques. Un individu sera ainsi déclaré diabétique, urémique, hyperthermique, etc., qu'il présente ou non une lésion organique, s'il ne s'inscrit pas dans la moyenne de la courbe. Sera considéré comme psychiquement normal l'individu

conforme au mode d'une courbe de Gauss sur laquelle s'inscrivent les comportements humains dans une société donnée, suivant l'époque et l'échelle de valeurs qu'elle a historiquement établies.

Dans ces deux cas, il est rarement envisagé de préciser le pourquoi ou le comment de l'anormalité, car à ce niveau on ne peut considérer l'individu isolé de son contexte socioculturel. La thérapeutique s'est donc généralement limitée à agir sur l'individu pour le rendre conforme, pour le contraindre à suivre un règlement de manœuvre établi par les dominants, mais rarement sur l'environnement, pour permettre à l'individu d'être lui-même.

Il en résulte que, s'il existe bien une thérapeutique d'urgence à court terme parant au plus pressé, il devrait surtout exister une thérapeutique à long terme tendant à établir de nouveaux rapports entre individus, de nouvelles structures sociales qui permettent de limiter les dégâts de l'inhibition de l'action en agissant sur ses causes plus que sur ses mécanismes nerveux centraux, comme le font les drogues psychotropes. Celles-ci ne peuvent offrir qu'une thérapeutique de replâtrage, un pansement psychosomatique. Leur avenir est d'autant plus limité à long terme qu'elles ne font que réintroduire dans le système un individu qui, sans drogues, ne serait d'aucune rentabilité pour la production, et qui aura généralement perdu ses motivations fondamentales, c'est-à-dire sa joie de vivre.

*L*e manichéisme qui caractérise la majorité des conduites humaines ne permet d'envisager jusqu'ici que deux conduites à l'égard de la maladie : l'une consiste à agir sur l'organisme malade en ignorant son environnement, l'autre à agir sur l'environnement en imaginant que cela suffira à résoudre tous les problèmes organiques. Il serait ainsi sans doute préférable, pour traiter un ulcère de l'estomac par exemple, d'éloigner la belle-mère plutôt que de pratiquer une gastrectomie qui ne changera rien au facteur environnemental ! C'est le reproche que l'on peut faire à toute thérapeutique qui se contente de soigner la lésion sans jamais s'intéresser au facteur psychosocial qui se trouve à l'origine de l'affection. Mais inversement, croire qu'il suffit de supprimer le pouvoir médical ou de retourner à la socioculture paléolithique pour voir disparaître les maladies serait un comportement enfantin, ignorant les mécanismes de fonctionnement des organismes qui en sont atteints, en particulier les mécanismes du fonctionnement du système nerveux. Ceux-là mêmes qui émettent pareille opinion se sont-ils posé la question de savoir quelles sont leurs propres motivations inconscientes ?

*V*oilà plus de trente ans que je m'efforce de réagir contre cette dichotomie : l'homme d'une part, l'environnement de l'autre. L'homme fait partie intégrante de l'environnement. Depuis quelques années, la notion d'environnement est à la mode. Des ministères ont été créés, mais toujours dans la même vision dichotomique. On parle de qualité de la vie, celle-ci étant liée essentiellement à l'importance des espaces verts et d'une moindre pollution, obtenue grâce à une autre croissance dont on ne précise jamais les caractéristiques. Mais couvrirait-on la planète de gazon, si l'on m'interdit de m'y coucher par un bel après-midi d'été, la qualité de ma vie n'en sera pas améliorée pour autant. Ce qui veut dire que l'environnement humain est d'abord représenté par les autres hommes et que l'écologie humaine est avant tout une socio-économie politique. Pour un individu, être normal, c'est d'abord l'être par rapport à soi-même et non suivant des règles comportementales imposées par une structure hiérarchique de dominance. L'honnête citoyen sur la tombe duquel on peut lire « bon fils, bon époux, bon père, bon citoyen, priez pour lui » a pu être considéré comme parfaitement normal. Il n'en est pas moins mort « anormalement », d'une maladie de l'inhibition comportementale le plus souvent.

*T*oute dichotomie entre l'homme et son environnement, entre le psychique et le somatique, paraît ressortir d'une préhistoire de la biologie, époque où la thermodynamique dominait la recherche scientifique dans l'ignorance de la notion d'information. Nous avons vu que l'homme est un élément d'un système complexe, constitué d'individus et organisé en structures sociales. Il serait présomptueux de penser que l'on peut agir sur ces individus en agissant simplement sur le système complexe qui les réunit, alors que l'organisation de ce dernier dépend de la structure fonctionnelle, en particulier nerveuse centrale, des individus qui le constituent ; mais il serait tout aussi inefficace d'agir sur ces individus en ignorant l'organisation du système qui les englobe. Le « dedans » d'un individu ne devient ainsi qu'un lieu de passage de l'environnement, lieu de passage spécifiquement structuré, au sein duquel cet environnement parfois se fixe et sommeille, pour en ressortir transformé dans l'action.

Ici est considéré comme anormal l'individu qui ne peut se soumettre à la notion de propriété parce qu'il ne possède rien, et, suivant son comportement, il lui sera délivré l'étiquette qui décidera de son internement, carcéral ou psychiatrique. Là est considéré comme anormal celui qui ne peut se soumettre au conformisme idéologique qui règle les rapports socio-économiques, et son internement, carcéral ou psychiatrique, sera la conséquence de sa déviation par rapport à cette autre norme socioculturelle. Mais dans tous les cas, cette norme est imposée par une structure hiérarchique de dominance qui décide si un comportement peut être considéré comme normal ou pathologique suivant une échelle de valeurs qu'elle considère comme seule valable.

*E*n résumé, il n'est peut-être pas inexact de dire que le malade mental, comme l'ulcéreux ou l'hypertendu, existe bien si l'on admet la base matérielle, protéique, moléculaire de la mémoire, mais c'est le mécanisme d'établissement de la lésion, qui n'est lésion que parce qu'elle réalise une structure non conforme à la structure courante, qui présente le plus grand intérêt.

La lésion ulcéreuse gastrique rend un estomac inefficace dans la réalisation de sa fonction. La lésion psychotique rend-elle un comportement inefficace dans la réalisation de la fonction comportementale ? Oui, si cette fonction est considérée comme assurant la relation avec l'environnement social et ses règlements institutionnalisés. Non, si cette fonction a pour finalité première le maintien de la structure d'ensemble de l'organisme et non pas sa conformité à l'ensemble socioculturel environnant et au maintien de la structure de dominance de celui-ci.

Conclusion

*D*epuis Paul Dirac, on admet que le vide est rempli de particules et d'antiparticules, d'électrons et de positons par exemple, qui s'annihileront en libérant, avec la disparition de la matière, l'énergie de masse ; on sait en effet depuis Einstein que $E = mc^2$. Le vide est donc plein de particules dites « virtuelles », de photons – sans masse –, de neutrinos, etc. De même, dans les noyaux atomiques, constitués de protons et de neutrons, les quarks sont mis en relation par des particules vectrices sans masse, les gluons.

Ainsi, un organisme que l'on peut voir et toucher n'est en réalité qu'un grand vide au sein duquel sont réparties quelques particules ayant une masse, celles que nous touchons. Il semble que la biologie ne se soit intéressée jusqu'ici qu'à une infime partie du monde du vivant, celle qui est décrite dans la physique et dans la chimie atomique et moléculaire. Et si l'important ne se trouvait pas dans ces grains de matière, mais dans le vide énergétique qui les entoure ? Dans ce cas, comment le biologiste peut-il appréhender ce vide, découvrir son rôle dans l'ensemble ? On commence à deviner, à la lumière de la physique contemporaine, comment le niveau d'organisation matériel que l'on observe se relie à ce niveau fondamental par l'intermédiaire de toutes les particules vectrices, sans masse ; comment l'électron, qui ordonne toute la chimie organique et l'association des atomes en molécules, est en rapport avec les nucléons par un espace qui n'est pas vide, mais rempli de photons et de particules virtuelles en perpétuel mouvement. Si l'on essaie de raisonner par niveaux d'organisation, quel niveau englobe l'autre ? Le niveau des particules de matière, les fermions, n'englobe sans doute pas celui du vide quantique, mais paraît résulter de l'organisation de ce dernier. Devons-nous considérer de la même façon l'inobservable et l'observé ? *A priori*, j'aurais tendance à croire que ces grains de matière constituent un nouveau niveau d'organisation, qui pourrait ne pas se révéler, mais nous rendrait alors le monde inobservable puisque nous ne serions pas là pour le voir...

Quelle part le vide quantique qui constitue la majeure partie de nous-mêmes peut-il prendre dans les comportements ? Le siècle à venir l'apprendra peut-être à nos descendants, lorsque les automatismes conceptuels de la biologie contemporaine auront été dépassés.

BIBLIOGRAPHIE

OUVRAGES GÉNÉRAUX, EN FRANÇAIS

Anokhin, P., *Biologie et Neurophysiologie du réflexe conditionné*, éditions Mir, Moscou, 1975.

Bernard, Claude, *Introduction à l'étude de la médecine expérimentale*, coll. « Champs », Flammarion, 1984.

De la physiologie générale, Culture et civilisations, 1965.

Leçons sur les phénomènes de la vie communs aux animaux et aux végétaux, Vrin, 1966.

Bessette, Jean-Michel, *Sociologie du crime*, coll. « Le Sociologue », PUF, 1982.

Boltzmann, Ludwig, *Leçons sur la théorie des gaz*, J. Gabay, 1987.

Cannon, Walter Bradford, *La Sagesse du corps*, W. W. Morton and Co, New York, 1932.

Chomsky, Noam, *Réflexions sur le langage*, Flammarion, 1981.

Règles et Représentations, Flammarion, 1985.

Couffignal, Louis, *La Cybernétique*, coll. « Que sais-je ? », 1978.

De Latil, *La Pensée artificielle*, Gallimard, 1953.

Dirac, Paul, *Les Principes de la mécanique quantique*, J. Gabay, 1990.

La Grande unification: vers une théorie des forces fondamentales, Le Seuil, 1991.

Einstein, Albert, *Œuvres choisies*, Le Seuil/CNRS, 1989, 6 volumes.

La Relativité, Payot, 1983.

Correspondance 1903-1955, Hermann, 1979.

Autoportrait, InterÉditions, 1980.

Comment je vois le monde, coll. « Champs », Flammarion, 1992.

Freud, Sigmund, *Œuvres complètes : psychanalyse*, PUF, 1991, 16 volumes.

Correspondance, Gallimard, 1966.

Girard, René, *La Violence et le Sacré*, Grasset, 1978.

Lacan, Jacques, *Les Ecrits*, Le Seuil, 1966.

Leroi-Gourhan, André, *Le Geste et la parole*, Albin Michel, 1965.

Milieu et technique, Albin Michel, 1978.

Dictionnaire de la préhistoire, PUF, 1988.

Marx, Karl, *Œuvres*, coll. « Bibliothèque de la Pléiade », Gallimard, 1982, 3 volumes.
Correspondance, Messidor éditions sociales, 1989, 12 volumes.

Maxwell, James Clerk, *Traité d'électricité et de magnétisme*, J. Gabay, 1989.

Pavlov, Ivan Petrovitch, *Les réflexes conditionnés : étude objective de l'activité nerveuse supérieure des animaux*, PUF, 1977.

Piaget, Jean, *Traité de psychologie expérimentale*, PUF, 1973 à 1981, 7 volumes.
Le Comportement, moteur de l'évolution, Gallimard, 1976.

Prigogine, Ilya, *Entre le temps et l'éternité*, coll. « Champs », Flammarion, 1992.
La nouvelle Alliance : métamorphose de la science, Gallimard, 1986.
A la rencontre du complexe, PUF, 1992.

Wiener, Norbert, *Cybernétique et société : l'usage humain des êtres humains*, Union Générale d'Éditions, 1971.

OUVRAGES PLUS SPÉCIALISÉS, POUR LA PLUPART EN ANGLAIS

Bernstein, I. S., « Dominance : the baby and the bathwater », *Behavioural Brain Science*, n° 4, pp. 419 à 457, 1981.

Brady, J. V., « Toward a behavioral biology of emotion », in *Emotions. Their parameters and measurements*, pp. 17 à 45, ed. Lévi, Raven Press, 1975.

Cannon, W. B., *Ger, fear and rage*, 1 vol., Brandford, Boston, 1929.

Flandera, V. et Novaka, V., « Effect of mother on the development of aggressive behaviour in rats », *Rev. Psychobiol.*, n° 8, pp. 49 à 54, 1974.

Flynn, J.P., *The neural basis of aggression*, cité par K. E. Moyer in Kinds of Agression and their physiological basis, *Communications in Behavioral Biology*, n°2, pp. 65 à 87, 1968.

Gauthreaux Jr., S. A., « The ecological significance of behavioural dominance », in *Perspective in ethology*, vol. 3 : *Social behaviour*, Bateson P. P. G. et Klopfer P. H., Plenum Press, New York et Londres, 1978.

Gray, J. A., « The structure of the emotions and the limbic system », in *Physiology emotions and psychosomatic illness*, 1 vol., pp. 87 à 130, Ciba Foundation symposium 8 (new series), Elsevier, Amsterdam, 1972.

Hockett, C. F., « Logical consideration in the study of animal communication », in *Animal sounds and communication*, pp. 392 à 340, Lanyon et Travolga, American Institute of Biological Sciences, Washington D.C., 1960.

JAMES, W., « What is an emotion ? », *Mind*, n° 9, pp. 188 à 205, 1884.

JAYNES, J., « The evolution of language in the late Pleistocene », in *Origins and evolution of language and speech*, conference held by Anyas, sept. 1975, *Annals New York Academy of Sciences*, n° 280, pp. 312 à 325, Harnad, Steklis et Lancaster, 1976.

KORZYBSKI, A., *Science and sanity*, The internat non-aristotelian library, Lakeville, USA, 1933.

KROPOTKINE, P., *L'entraide, un facteur de l'évolution*, Editions de l'Entraide, 1978, première édition 1906.

LABORIT, H., HUGUENARD, P. et ALLUAUME, R., « Un nouveau stabilisateur végétatif (le 4560 RP) », *La Presse Médicale*, t. LX, n° 10, pp. 206 à 208, 13 février 1952.

LANGE, K. G., *Om sinds bevaegelser*, Copenhague, 1885.

MAC LEAN, P. D., « Psychosomatic disease and the "visceral brain". Recent development hearing on the Papez theory of emotions », *Psychiatry in Medecine*, n° 11, pp. 338 à 353, 1949.

MAGUR, A., «A cross-spieces comparison of status in small established groups», *American Sociological Review*, n° 38, pp. 513 à 530, 1973.

MOYER, K. E., « Kinds of aggression and their physiological basis », Communications in Behavioral Biology, n° 2, pp. 65 à 87, 1968.

OLDS, J. et MILNER, P., « Positive reenforcement produced by electrical stimulation of septal area and other regions of rat brain », *Journal of Comparative and Physiological Psychology*, n° 47, pp. 419-427, 1954.

PAPEZ, J., « A proposed mechanism of emotion », *Archives of Neurology and Psychatry*, n° 38, pp. 725 à 743, Chicago, 1937.

PLOTNIK, R., MIR, D. et DELGADO, J. M. R., « Aggression, noxiousness and brain stimulation in unrestrained Rhesus monkey », in Eleftheriou et Scott, *The physiology of aggression and defeat*, Plenum Press, Londres, 1971.

SCHACHTER, S. et SINGER, J. E., « Cognitive, social and physiological determinants of emotional states », *Psychological Review*, n° 69, pp. 379 à 399, 1962.

SHERRINGTON, C. S., « Decerebrate rigidity and reflex coordination of movements », *Journal de Physiologie*, n° 22, pp. 319 à 332, 1898.

WIENER, N., *Cybernetics or Control and Communication in the Animal and in the Machine*, The Technology Press, 1949.

TABLE DES CITATIONS

page 5

Robert Bly, *L'Homme sauvage et l'Enfant*, Le Seuil, 1992, p. 195.

page 61

Paul Verlaine, *Jadis et Naguère*, « Art poétique ».

page 80

J.A. Gray, *The Psychology of Fear and Stress*, 1 vol., Weindenfeld and Nicolson, McGraw Hill, 1971.

pages 125-126

B. W. Robinson, « Anatomical and physiological contrast between human and other primates vocalisations », in *Perspectives on human evolution*, ed. by S. Washburn and F. Dolhinov, pp. 418 à 443, Holt Richard and Winston Inc., New York, 1972.

pages 134 et 230

Paul Verlaine, *Mon Rêve familier*, « Poèmes saturniens ».

page 144

Alfred Korzybski, *Science and Sanity*, 1 vol., The international non aristotelician Library publishing Company, Lakeville, Conn., USA, 1933.

page 182

Pierre Kopotkine, *L'Entraide, un facteur d'évolution*, Editions de l'Entraide, 1978.

page 187

Henri Laborit, « A propos de l'automobiliste du néanderthal », *La Presse médicale*, 1965, t. LXXIII, n° 16, pp. 927 à 929.

page 195

Milton Friedman, *Theory of Consumption function*, 1957.

page 197

Karl Marx, *Le Capital*.

pages 226-227

P. Anokhin, Biologie et Neurophysiologie du réflexe conditionné, éditions Mir, Moscou, 1975.

page 286

Jean-Michel Bessette, Sociologie du crime, PUF, 1982.

DU MÊME AUTEUR

Physiologie et Biologie du système nerveux végétatif au service de la chirurgie, G. Douin & Cie, 1950.

L'Anesthésie facilitée par les synergies médicamenteuses, Masson, 1951.

Réaction organique à l'agression et choc, Masson, 1952, 2e éd., 1954.

Résistance et Soumission en physiologie. L'Hibernation artificielle, coll. « Évolution des sciences », Masson, 1954.

Pratique de l'hibernothérapie en chirurgie et en médecine, en collaboration avec P. Huguenard, Masson, 1954.

Excitabilité neuromusculaire en équilibre ionique, en collaboration avec G. Laborit, Masson, 1955.

Le Delirium Tremens, en collaboration avec R. Coirault, Masson, 1958.

*Les Destins de la vie et de l'homme. Controverses par lettres sur des thèmes biologiques, en collaboration avec P. Morand, Masson, 1959.

Physiologie humaine, cellulaire et organique, Masson, 1961.

Du soleil à l'homme, Masson, 1963.

Les Régulations métaboliques. Aspects théorique, expérimental, pharmacologique et thérapeutique. Masson, 1965.

*Biologie et Structure, coll. « Idées », Gallimard, 1968, et coll. « Folio/Essais », Gallimard, 1987.

*L'Homme imaginant. Essai de biologie politique, coll. « 10-18 », Union générale d'éditions, 1970.

Neurophysiologie. Aspects métaboliques et pharmacologiques, Masson, 1969.

Les Comportements. Biologie, physiologie, pharmacologie, Masson, 1973.

* Société informationnelle. Idées pour l'autogestion, coll. « Objectifs », Éditions du Cerf, 1973.

*L'Agressivité détournée. Introduction à une biologie du comportement social, coll. « 10-18 », Union générale d'éditions, 1971

*Éloge de la fuite, R. Laffont, 1976, et coll. « Folio/Essais », Gallimard, 1985.

L'Homme et la Ville, Flammarion, 1971, et coll. « Champs », Flammarion 1977.

*La Nouvelle Grille, coll. « Libertés », R. Laffont, 1974, coll. « Idées », Gallimard, 1982, et coll. « Folio/Essais », Gallimard, 1985.

* *Discours sans méthode*, en collaboration avec F. Jeanson, Stock, 1978.

L'Inhibition de l'action. Biologie, physiologie, psychologie, sociologie, Masson et Presses universitaires de Montréal, 1979.

* *Copernic n'y a pas changé grand-chose*, R. Laffont, 1980.

* *L'Alchimie de la découverte*, en collaboration avec Fabrice Rouleau, Grasset, 1982.

* *La Colombe assassinée*, Grasset, 1983.

L'Inhibition de l'action. Biologie comportementale et Psysiopathologie, 2e éd., Masson et Presses universitaires de Montréal, 1986.

* *Dieu ne joue pas aux dés*, Grasset, 1987, et « Le Livre de Poche », LGF, 1994.

* *La Vie antérieure,* Grasset, 1989, et « Le Livre de Poche », LGF, 1991.

Les récepteurs centraux et la transduction des signaux, Masson, 1990.

* *L'Esprit du grenier,* Grasset et Editions de l'Homme (Montréal), 1992.

* *Étoiles et Molécules*, en collaboration avec Elisabeth Teissier, Grasset, 1992.

Les titres précédés d'un * sont des ouvrages destinés à un large public.

TABLE DES MATIÈRES

Introduction	7
Première partie - LE SYSTÈME NERVEUX	**17**
Cybernétique et biologie	19
Structure et ensemble régulé	20
Niveaux d'organisation et servomécanismes	24
L'information circulante	34
Structure générale du système nerveux	39
Les neurones	41
Il était une fois les reptiles	49
Puis vinrent les mammifères	51
Récompense et punition	52
De l'animal à l'homme	53
A la recherche de l'équilibre	56
La science, c'est l'homme	61
Réflexes et instincts	67
Les réflexes : du simple au complexe	68
Les instincts	76
Le système limbique	87
Les mémoires	90
Rôle de la mémoire et de l'apprentissage	95
Affectivité et mémoire affective	99
Biochimie de la mémoire	104

Le cortex	111
Conscience, inconscient et langage	112
Imagination et langage	136
Du rêve au désir	149
Le narcissisme	155
Seconde partie - LES COMPORTEMENTS	**163**
Du biologique au sociologique	165
L'inné et l'acquis	168
Passage de l'individuel au collectif	172
Histoire des dominances	185
Le travail	198
Les pays industrialisés	210
L'inhibition de l'action	225
Les causes de l'inhibition de l'action	227
Choc et stress	232
Système nerveux et système immunitaire	239
Les radicaux libres	246
Anxiété et angoisse	248
Les maladies mentales	262
Comment éviter l'inhibition de l'action	266
Les agressivités	273
L'agressivité prédatrice	276
L'agressivité de la compétition	280
L'agressivité défensive	290
L'agressivité d'angoisse et d'irritabilité	295
Du physiologique au pathologique	301
Conclusion	305

CRÉDITS PHOTOGRAPHIQUES

ADAGP, Paris 1994/Dagli Orti : 18 (Colmar, musée Unterlinden, 33 (Prague, Galerie nationale), 110 (collection Thyssen Bornemisza), 118-119 (Italie, collection particulière), 120 (Italie, collection particulière), 133 (Mexico, collection particulière), 134 (Berlin, galerie Nierendorf), 143 (collection particulière), 153 (Saint-Etienne, musée des Arts et de l'Industrie), 161 (Eindhoven, Stedelijk van Abbemuseum), 211 (collection particulière), 228-229 (Prague, Galerie nationale), 237 (Lugano, collection Thyssen-Bornemisza)

ADAGP, Paris 1994/Giraudon : 139 (Bruxelles, collection M. Stal)

ADAGP, Paris 1994/Magnum : 145 (ph. Erich Lessing, Vienne, collection particulière)

CIRAD, 140-141

CNRI, 35 (ph. J.-C. Révy), 36 (GJLP), 48 (ph. J.-C. Révy), 87 (ph. Dr D. Kunkel/Phototake/CNRI), 121 (Dr. Zatorre/CNRI), 146-147, 239, 241 (ph. J.-C. Révy)

Collection Christophe L., 20-21, 208-209

Cosmos, 19 (Eric Gravé/Science Photo Library/Cosmos), 22 (Laurence Berkeley/Science Photo Library/Cosmos), 24-25 (Clive Freeman, The Royal Institution/Science Photo Library/Cosmos), 26 (Dr. Jeremy Burgess/Science Photo Library/Cosmos), 27 (Dr. Morley Read/Science Photo Library/Cosmos), 28-29 (Peter Jarver/Wild Light/Cosmos), 30 (Dr. Gopal Murti/Science Photo Library/Cosmos), 39 (Science Photo Library/Cosmos), 43 (John Bavosi/Science Photo Library/Cosmos), 44 (Manfred Kage/Science Photo Library/Cosmos), 45 (Eric Grave/Science Photo Library/Cosmos), 46-47 (Francis Leroy/Science Photo Library/Biocosmos), 68 (Manfred Kage/Science Photo Library/Cosmos), 88 (John Bavosi/Science Photo Library/Cosmos), 89 (Francis Leroy/Biocosmos/Science Photo Library/Cosmos), 245 (Dr. Brian Eyden/Science Photo Library/Cosmos)

Dagli Orti, 6 (Nantes, musée des Beaux-Arts), 7 (Le Caire, Musée égyptien), 14-15 (Château de Blois), 18 (Colmar, Musée Unterlinden), 33 (Prague, Galerie nationale), 57 (Paris, collection Michèle Boulet), 61 (Budapest, Galerie nationale), 67 (Madrid, musée du Prado), 70 (Chantilly, musée Condé), 72-73 (Paris, musée du Louvre), 77 (Italie, Pompéi), 78-79 (Montpellier, musée Fabre), 83 (Saint-Etienne, musée Art et Industrie), 86 (Paris, collection particulière), 98, 99 (Venise, bibliothèque Marciana), 101 (Rome, galerie d'Art moderne), 106 (Dôle, musée des Beaux Arts), 110 (Lugano, collection Thyssen-Bornemisza), 111 (Colmar, musée Unterlinden), 113 (Munich, Stadtische Galerie im Lenbachhaus), 114 (Lyon, musée des Beaux Arts), 117 (Vienne, Musée historique), 118-119 (Italie, collection particulière), 120 (Italie, collection particulière), 125 (Milan, Musée archéologique), 133 (Mexico, collection particulière), 134 (Berlin, galerie Nierendorf), 136-137 (Neuilly, collection Kandinsky), 138 (Thèbes, Egypte), 143 (collection particulière), 150-151 (Paris, collection Leegenhoek), 153 (Saint-Etienne, musée des Arts et de l'Industrie), 154-155 (Paris, musée du Louvre), 157 (Madrid, collection Thyssen-Bornemisza), 158 (Lyon, musée des Beaux-Arts), 161 (Eindhoven, Stedelijk van Abbemuseum), 163 (Madrid, musée du Prado), 164 (Orange, musée municipal), 165 (Orange, musée municipal), 172-173 (Troyes, bibliothèque nationale), 176-177 (Versailles, château), 180-181 (Milan, musée d'Art moderne), 185 (Paris, musée des deux Guerres mondiales), 186-187 (Paris, musée Carnavalet), 190 (Paris, musée des deux Guerres mondiales), 194 (Rome, galerie nationale d'Art antique, palais Barnerini), 202 (Modène, bibliothèque Estense), 211 (collection particulière), 228-229 (Prague, Galerie nationale), 231 (Zurich, collection particulière), 237 (Lugano, collection Thyssen-Bornemisza), 252 (Paris, musée du Louvre), 255 (Paris, musée du Louvre), 261 (Lille, musée des Beaux-Arts), 264-265 (Madrid, musée du Prado), 267 (Sienne, Pinacothèque nationale), 268, 272 (Florence, Palazzio Vecchio), 280-281 (Florence, musée des Offices), 288-289 (Aix-en-Provence, musée Granet), 291 (La Rochelle, musée du Nouveau-Monde

DEMART PRO ARTE B.V./ADAGP 1994/Dagli Orti : 110 (collection Thyssen-Bornemisza)

Explorer, 168 (ph. Jean-Louis Charmet, Philadelphie, musée des Arts), 215 (ph. Y. Layma), 222-223

G. F.-Giraudon, 220-221 (collection particulière), 278 (Bruxelles, collection particulière)

Giraudon, 54-55 (Dunkerque, musée des Beaux-Arts), 65 (Chantilly, musée Condé), 139 (Bruxelles, collection M. Stal), 148 (Paris, musée Picasso), 183 (musée de Roubaix), 193 (Chantilly, musée Condé), 196-197 (Toulouse, musée des Augustins)

Jean-Loup Charmet, 8-9 (Paris, bibliothèque des Arts décoratifs), 17 (bibliothèque de l'ancienne Faculté de médecine de Paris), 31 (Paris, bibliothèque des Arts décoratifs), 38 (bibliothèque de l'ancienne Faculté de médecine de Paris), 74-75 (Paris, bibliothèque des Arts décoratifs), 81 (Philadelphie, musée des Beaux-Arts), 84-85 (Paris, bibliothèque des Arts décoratifs), 170-171 (Paris, collection particulière), 225 (Paris, Bibliothèque nationale, cabinet des Estampes), 263 (Paris, musée d'Histoire de la médecine), 277, 294 (Paris, bibliothèque des Arts décoratifs), 297 (Paris, bibliothèque des Arts décoratifs)

Keystone, 130-131, 284

L'Illustration/Sygma, 232-233

Lauros-Giraudon, 166-167 (Paris, musée Carnavalet)

Magnum, 10-11 (ph.E. Lessing, Bâle, Kunstmuseum), 13 (ph. Sebastiao Salgado), 40 (ph. Wayne Miller), 60 (ph. Eric Lessing), 62-63 (ph. Inge Morath), 82-83 (ph. Ian Berry), 92 (ph. Wayne Miller), 93 (ph. W. E. Smith), 96-97 (ph. Wayne Miller), 105 (ph. Patrick Zachmann), 109 (ph. Raymond Depardon), 115 (ph. Sebastiao Salgado), 145 (ph. Eric Lessing, Vienne, collection particulière), 199 (ph. Erich Lessing, Dusseldorf, Kunstmuseum), 200-201 (ph. René Borri), 203 (ph. Richard Kalvar), 204-205 (ph. Leonard Freed), 207 (ph. Salgado), 212-213 (ph. Sebastiao Salgado), 216 (ph. John Vink), 224 (ph. Henri Cartier-Bresson), 234 (ph. Sebastiao Salgado), 259 (ph. Gilles Peress), 273 (ph. Larry Towell); 286-287 (ph. P. Zachmann), 293 (ph. Robert Capa), 298-299 (ph. Sergio Larrain)

Pix, 50 (ph. Planet Earth/Ken Lucas), 274-275 (ph. Planet Earth/Steve Bloom), 282-283 (ph. Planet Earth/Ronald S. Rogoff)

Rapho, 90-91 (ph. Robert Doisneau), 94 (ph. Elise Philippotin), 128 (ph. Robert Doisneau), 226 (ph. Jean-Christian Bourcart), 250-251 (ph. Lily Francy), 301 (ph. Bajande)

RMN, 66 (ph. G. Blot, Paris, musée d'Orsay), 102-103 (Paris, musée du Louvre), 175 (Paris, musée d'Orsay), 188-189 (Paris, musée du Louvre), 219 (Paris, musée du Louvre, cabinet des dessins), 242-243 (Paris, musée d'Orsay), 248-249 (Paris, musée du Louvre), 271 (Paris, musée d'Orsay), 300 (Paris, musée du Louvre)

SPADEM 1994/Giraudon, 148 (Paris, musée Picasso)

Vandystadt, 123 (ph. Bernard Asset), 178 (ph. Gérard Vandystadt), 247, 256 (ph. Yann Guichaoua)

Zucca-Kipa, 126-127

© SPADEM pour les œuvres de : Pablo Picasso
© ADAGP pour les œuvres de Carlo Carra, Marc Chagall, Salvador Dali, James Ensor, George Grosz, Auguste Herbin, Frantisek Kupka, René Magritte, André Masson, Remedios Varo, Claude Verlinde, Marie-Hélène Vieira da Silva
© D.R. pour les œuvres de : A. Bal, Pierre Lacombe, Franz Wilhelm Seiwert, Christian Schad, Rufino Tamayo

Légendes des illustrations d'ouverture des parties

Ouverture de la première partie : Vicq d'Azyr, *Anatomie, Le Cerveau*, 1786. Paris, bibliothèque de l'ancienne Faculté de Médecine.

Ouverture de la seconde partie : Francisco de Goya (1746-1828), peinture murale de la maison du sourd, 1815 à 1823, *Le Colosse ou la panique*. Madrid, musée du Prado.

Achevé d'imprimer en septembre 1994
sur les presses de l'imprimerie CLERC S.A.
à Saint-Amand-Montrond.
Relié par Brun, à Malesherbes.

N° d'édition : 0852
N° d'impression : 5671
Imprimé en France